Fourth Edition

최신공중보건학

Public Health

김갑중 송호대학교

박상남 경동대학교

박형기 마산대학교

송민영 동의과학대학교

유원종 을지대학교

허재원 경북전문대학교

서광석 가천대학교 교수 역임

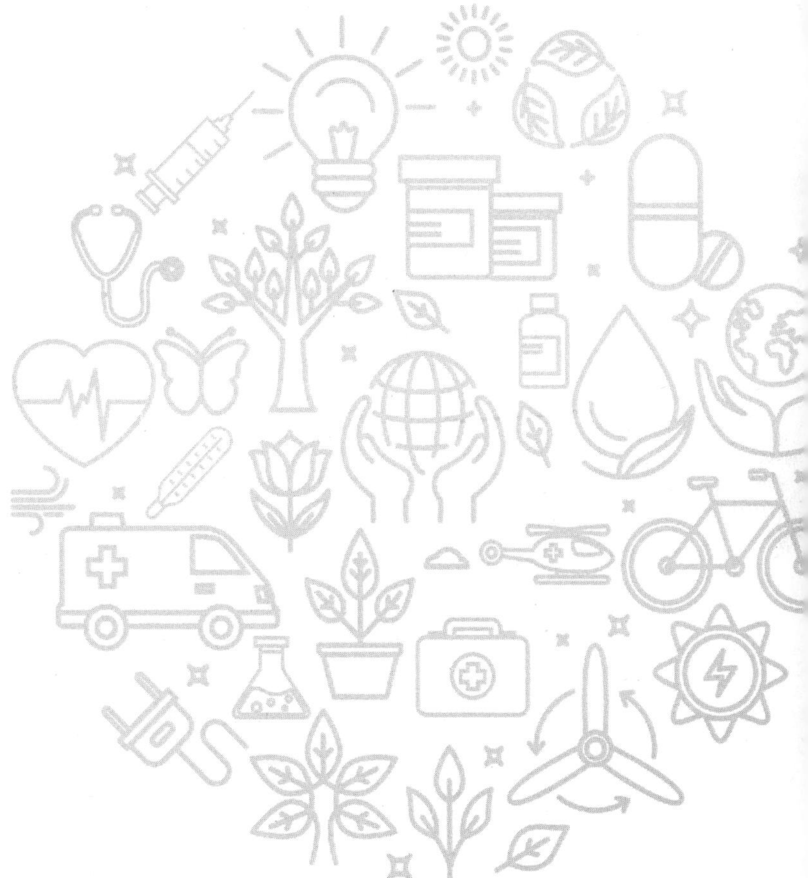

도서출판 대학서림

머리말

21세기의 첨단과학화 시대는 과거 공중보건의 주요 업무인 감염병의 예방 및 관리가 각종 환경질환, 사회적 질환, 성인병, 노인병, 정신적 질환 등의 예방과 관리 그리고 포괄적인지역사회보건형태와 복지사회구현의 패턴으로 바뀜에 따라 보건학이 다루던 영역도 광역화 내지 다양화되어 보다 전문화가 되었다.

이제 보건학은 전문인만의 소유물이 아니라 국민 모두 건강하고 행복한 삶을 추구하기 위해 누구나 알고 행해야 하는 교양 영역에까지 이르렀다.

따라서 현재 대학에서 공중보건학을 전담하시는 교수들이 모여 공중보건에 관심을 가진 관련분야 사람들이나 공중보건학도들에게 보다 알기 쉽도록 하고자 그동안 강의한 자료와 지식들을 토대로 한 관련 자료와 내용들을 참고해서 강의하는 선생님과 배우는 학생들 그리고 관심있는 모두에게 쉽게 이해하고 빠르게 전문지식을 습득할 수 있도록 내용 전 부분을 수정, 개정, 보완하여 보다 체계화되고 발전된 친보건학적인 최신 공중보건학 완전 개정3판을 출간하게 되었다.

특히, 이 책은 각급 대학의 보건관련학과나 관련 분야 전공자들과 보건관련분야 종사를 원하는 사람들에게 전문학술서로서 역할을 다하도록 개론적으로 되도록 쉽게 서술한 학술서이니 널리 애독되어 공중보건 발달에 일조가 된다면 다행으로 생각하겠다.

이 책의 집필과정에서 미비점과 내용의 잘못된 점이 있다면 서슴없는 질정과 편달을 바라면서 앞으로 판을 거듭함에 따라 수정보완 할 것을 약속드린다.

끝으로 이 책이 발간될 때까지 많은 도움을 준 가족들에게 감사드리며 기꺼이 출판을 맡아주신 대학서림 윤 진영 회장님과 편집과 교정에 수고해 주신 편집부 직원 여러분께 진심으로 감사드린다.

2020년 경자년 입춘을 맞아

저자 일동

차례

표·그림 차례

제 1 편

보건학의 개념

Public Health

1

건강과 질병

1-1. 건강(Health)의 개념

1-1-1. 건강(Health)개념의 변천

Health의 어원은 hale(상처없는, 건강한, 힘찬) 또는 whole(원래대로, 상처없는) + the(상태, 성질을 의미하는 접미사)로 추상명사화 한 것으로 알려져 있다.

생의학적 건강 개념은 16세기 이후 근대과학의 성립으로 이전의 종교적 관념론과 초자연적인 신비주의의 영향에서 벗어나 건강에 대한 이해와 개념이 질병의 양상, 과학철학의 사조, 삶의 가치관 등의 시대적 상황 변화 및 진보와 더불어 변천하고 있다.

1-1-2. 건강의 정의

1. 신체개념에서의 건강

19세기 이전 동·서양에서는 건강은 「신체적인 질병이 없는 상태」로 당시의 인체를 정신과 신체가 별개로 분리되어 있다는 이원론(Descartes R.)의 영향을 받은 건강개념이었다. 신체적 현상을 기계론적으로 해석하여 질병은 신체의 부속(조직 또는 세포 등) 일부가 고장난 것이며 그 부분을 고치면 건강이 회복된다는 건강개념이다.

2. 심신개념에서의 건강

19세기 중엽 이후 건강개념은 인체를 정신과 육체로 각각 구분할 수 없다는 심신개념으로 바뀌게 되었다. 질병의 양상이 신체조직, 세포의 형태적 및 생화학적 변화 이외에 질병 발병이나 후유증 발생과 같은 건강 상실요인으로 환경변화나 형태적 요인이 대두되면서 환경변화에 대한 인체의 육체적 및 정신적(형태적) 적응성을 건강의 척도(예, a sound mind in a sound body)로 삼게 된다.

3. 생활개념에서의 건강

1945년 제2차 세계대전이 끝난 후 국제연합의 경제사회이사회의 전문기관인 세계보건기구(WHO)가 1948년 4월 7일 그 효력이 발생되면서 WHO 보건헌장에서 “건강이라 함은 단순히 질병이 없고 허약하지 않을 뿐만 아니라 신체적, 정신적, 또한 사회적으로 안녕한 완전무결한 상태에 놓여있는 것”이라고 기술하고, 이어서 “도달되는 최고의 건강수준을 향유하는 것은 민족·종교·정치신조 및 경제적 또는 사회적 조건의 여하를 불문하고 모든 인류에 있어서의 기본적 권리이다”라고 선언하였다. 여기서 사회적 안녕 상태(a state of social well being)란 자신에게 부과된 각자의 기능과 역할을 충실히 수행해 갈 수 있는 상태를 말한다. 즉, 인간은 사회적 역할을 다하면서 생활하는 것 만큼 건강을 생활개념에서 파악하고 있다.

WHO에서의 정의는 건강의 사회적 측면이 강조되고, 건강을 당위적인 측면에서 규정한 선언으로 의미가 크며, 보편적인 인간의 가치가 모두 포함되어 있다. 그러나 정의가 너무 비현실적이며 이상적이고, 건강을 역동적으로 이해하는 건강의 연속선 개념과 비교하여 정적이라는 비판도 있다.

WHO는 1957년에 다시 실용적인 건강의 정의를 「건강이란 유전적으로나 환경적으로 주어진 조건하에서 적절한 생체기능을 나타내고 있는 상태」라고 내렸는데 즉, 연령, 성, 지역사회 및 지역 등 기본적인 특성에 따라 정해진 기준 가치의 정상 범위 내에서 정상적으로 기능을 영위하고 있는 사람을 건강하다고 할 수 있다.

1998년 5월 제101차 WHO 본 회의에서 건강의 정의에 영적인 개념이 추가되었다. 즉, 건강이란 단순히 질병이 없거나 허약하지 않을 뿐만 아니라 신체적·정신적·사회적 또한 영적으로 안녕한 완전무결한 활발한 상태에 놓여있는 것이다(Health is a dynamic state of complete physical, mental, social and spiritual well-being and not merely the absence of disease or infirmity). 여기서 영적건강(spiritual health)이란 특정한 종교에 의해서 이루어지는 특별한 삶의 방법들이나 고차원적인 삶의 유형에 대한 신념, 거대한 환경과의 일치감이나 의미와 가치를 지지하는 감각 등을 의미한다.

4. 생활수단 개념에서의 건강

과거에는 건강을 병리적인 견지에서의 개념으로 인식하여 왔다. 즉, 질병이 없고 허약하지 않는 상태가 건강이라 인식되어 왔지만 오늘날은 건강을 환경과 대응한 생태학적인 개념인 건강과 질병을 연속선상에서 파악하려는 개념으로 변천되어 왔다. 즉, 생태학적 견지에서의 인식으로서 우리의 건강은 변동하는 외부환경에 대하여 적응하거나 혹은 저항하여 내부환경의 항상성(恒常性, homeostasis; Bernard, Cannon)을 유지하려고 하므로 때로는 어느 시점에서 건강으로 판단되었던 것도 다른 시점에서는 이상으로 인정되는 수가 있어 건강과 불건강, 질병과 사망에 이르는 변화는 연속적이라고 할 수 있고, 그림으로 표시하면 [그림 1-1]과 같다.

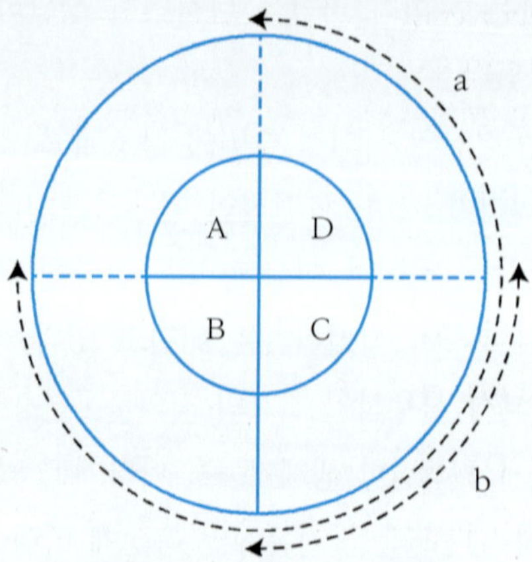

[그림 1-1 건강의 연속성]

CONSTITUTIONOF THE WORLD HEALTH ORGANIZATION (1948)

The States Parties to this Constitution declare, in conformity with the Charter of the United Nations, that the following principles are basic to the happiness, harmonious relations and security of all peoples : Health is a state of complete physical, mental and social well being and not merely the absence of disease or infirmity.

The enjoyment of the highest attainable standard of health is one of the fundamental rights of every human being without distinction of race, religion, political belief, economic or social condition.

The health of all peoples is fundamental to the attainment of peace and security and is dependent upon the fullest cooperation of individuals and States.

The achievement to any state in the promotion and protection of health is of value to all.

Unequal development in different countries in the promotion of health and control of disease, especially communicable disease, is a common danger.

Healthy development of the child is of basic importance, the ability to live harmoniously in a changing total environment is essential to such development.

The extension to all peoples of the benefits of medical, psychological and related knowledge is essential to the fullest attainment of health.

Informed opinion and active cooperation on the part of the public are of the utmost importance in the improvement of the health of the people.

Governments have a responsibility for the health of their peoples which can be fulfilled only by the provision of adequate health and social measures.

즉, A범위는 의학적으로 완전한 건강상태로서 사회에 적응하는 단계이고, B범위는 질병의 준비단계로서 감염병인 경우 잠복기에, 만성병인 경우 자각 증상이 없는 시기에 해당되며, C범위는 완전한 질병상태로서 노동력이 상실되어 사회생활에서 탈락된 상태이고, D범위는 질병에서 회복되는 단계로서 이 4단계는 완전히 연속적 상태라 할 수 있다. 그리고 이들 각 단계 상호간에 이동이 가능하며, 보건의식이 향상된 계층에서는 B, C, D(a) 범위를 병적으로 인식하는데 비하여 보건의식이 빈약한 계층에서는 C(b) 범위만을 병적으로 인식하기 쉽다.

이와 같이 생활수단 개념의 건강은 WHO 정의에서 「well-being」 대신 「well balanced life」로 표현되는 동적인 상태를 건강이라고 하며 "평형적" 건강으로 표현된다. 즉, 일상생활에서 개개인마다 가지고 있는 건강잠재력과 건강위해요소들 간에 평형을 이루어진 상태를 말한다.

5. 기타 건강정의

- 와일리(Wylie): 건강이란 「유기체가 외부환경조건에 부단히 잘 적응해 나가는 것」이다.
- 지게리스트(Siperist H): 건강이란 「자연, 문화 및 습관의 제약하에서 일정 리듬 속에 살고 있는 우리들 신체가 생활상의 요구에 잘 견디고, 여러 개의 생활조건의 변화에 대하여 일정 범위 내에서 신속히 적응할 수 있도록 내부 제기관의 조화와 통일이 유지되는 상태」이다.
- 뉴만(Newman): 건강자란 「단순히 질병이 없는 것만으로는 건강이라 할 수 없고 모든 자질, 기능, 능력이 신체적, 정신적 또는 도덕적인 면에서도 최고도로 발달하고 완전히 조화된 인간만이 진실한 건강자」이다.
- 파슨스(Parsons T): 건강이란 「각 개개인이 사회적인 역할과 임무를 효과적으로 수행할 수 있는 최적의 상태」이다.
- 블랙스터(Blaxter M): 적극적인 정의에서 「건강은 신체적으로 적절함(physically fit)을 의미하거나 정신적·사회적으로 안녕한 상태」를 의미한다. 소극적인 정의에서는 「건강은 아픈 증상이 없거나 질병이 없는 것」을 말한다.

1-1-3. 건강모형

1. 생의학적 모형(biomedical model)

생의학적 모형은 정신과 육체의 분리, 그리고 인간의 건강과 질병현상을 기계론적으로 해석하며 인간은 하나의 기계와 같은 존재로 설명되어 그 부속 하나가 고장나면 질병이 발생되고 그 부속 하나를 고치면 건강이 회복된다는 개념이다. 사회, 문화 및 인간의 일상생활에 관한 설명을 배제하고 생물학적 구조와 과정에 발생하는 장해를 철저하게 강조한다. 주요 내용은 정신과 신체의 이원성, 생물학적 일탈, 특정병인설, 질병의 보편성, 과학적 중립성, 과도한 개입주의, 전문가 중심 의료체계, 잔여적 건강개념 등이다.

2. 역학적 모형(epidemiological model)

질병은 인간을 포함하는 생태계 각 구성요소들 간의 상호작용의 결과가 인간에게 나타난 것이라는 개념으로 병인(agent), 숙주(host factors), 환경적 요인(environmental factors: 가장 중요 요인)의 세가지 요인으로 구성되어 있다.

3. 사회생태적 모형(socioecological model)

개인의 사회적, 심리학적, 형태학적 요인을 중요시하는 모형으로 숙주요인, 외부환경요인, 개인형태요인이 질병발생에 영향을 준다고 설명하고 있다.

4. 전인적 모형(holistic model)

건강과 질병은 단순한 이분법적인 것이 아니라 건강 및 질병의 정도에 따라 연속선상에 있으며, 그러므로 질병은 다양한 복합요인에 의해 발생된다는 개념이다. 이들 요인에는 환경, 생활습관, 생물학적 특성, 보건의료체계가 포함된다.

5. 웰니스 모형(wellness model)

웰니스(wellness)는 던(Dunn HL)에 의해 처음으로 소개된 개념으로, 「개인의 생활환경 내에서 각자의 가능한 잠재력을 극대화하는 통합된 기능수단」으로 정의하였다. 던은 환경축과 건강축으로 구분되는 웰니스 사분면을 제시하였다.

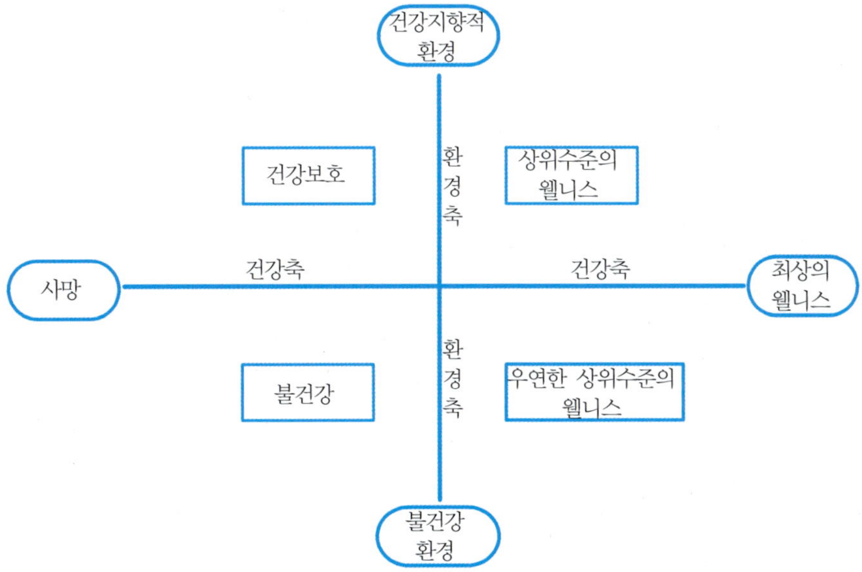

[그림 1-2 웰니스의 사분면]

최근 휴틀러(Heuttler B)는 사회적, 감성적, 직업적, 정신적, 신체적, 지적 영역의 상호작용의 결과로 개인의 완전한 웰니스를 추구하게 된다는 6차원 웰니스 모형을 소개하였다.

웰니스 모형에서 건강은 「충만하고 유익하며 창조적인 생활을 영위하기 위한 개인의 이상적인 상태이며, 건강의 예비적 준비상태인 불건강을 극복하기 위한 힘과 능력」으로 정의된다. 정신과 신체의 연계가 중요하게 간주되며, 상위수준의 웰니스는 개인의 고차원적인 기능을 하고, 미래와 개인의 잠재력에 대하여 긍정적이 되며, 개인적 기능에 있어서 신체적, 정신적, 영적인 영역에서 전인적인 통합을 이룬다는 개념이다. 이 모형에서는 전통적인 의료외에 개인의 건강에 대한 신념 혹은 가치에 근거해서 대체요법이 추가되기도 한다.

1-1-4. 건강-질병 현상의 결정요인

건강-질병 현상의 결정요인은 매우 다양하며, 1980년 이전의 이론들은 주로 질병발생의 결정요인을 주축으로 하고 있다. 건강현상은 인과관계 추론대상이 아니라 질병발생 현상에 대하여 인과관계 추적을 통해 건강결정요인을 제시한 이론들로 질병의 주요 결정요인은 다음과 같다.

1. 유전적 요인

유전적 요인이 질병발생에 영향을 미친다는 연구가 있지만 유전요인 자체를 결정요인으로 인정하지는 않는다. 향후 계속 연구가 진행 중이다.

2. 성관련 요인

건강-질병현상과 수명의 성별차이가 일관된 양상으로 나타나고 있다. 즉 남성의 평균수명이 여성보다 짧으므로 노년기 여성인구가 상대적으로 많다.

3. 사회경제적 요인

직업의 유무 및 종류, 주거환경, 작업환경, 교육수준, 재산보유정도, 가족상태 등이 있으며, 이는 사회계층 또는 사회계급(사회경제적 계층) 등의 포괄적인 지표로 표현된다. 사회경제적 요인과 건강형평성 개념과 밀접한 관련이 있다는 연구결과가 발표되고 있다.

4. 생활습관 및 건강형태 요인

흡연, 신체활동 및 운동, 일상생활, 음주, 식습관, 자기관리실천 행위, 사회활동, 작업형태 등이 포함되며, 라동드(Lalond M)는 라동드 보고서에서 생물학적 요인, 환경요인, 생활습관 및 보건의료체계의 네가지 결정요인 중 생활습관요인이 건강에 가장 영향을 미치는 제1의 건강결정으로 보았다.

5. 환경요인

생물학적 환경, 물리·화학적 환경, 사회적 환경이 있다. 이것들은 인간을 둘러싼 모두 외부요인으로 가장 포괄적이고 다른 요인들과 중첩되는 부분들이 많다.

6. 사회·문화적 요인

사회와 문화에 따라 서로 다른 행동양식을 형성하며, 이는 건강의 결정요인으로 작용한다. 사회와 문화권에 따라 가치관과 관습이 다르고, 이러한 차이가 개인 건강에 영향을 미치게 된다.

7. 정치적 요인

한 국가의 정치체계는 사회경제적 부문과 보건의료체계에 영향을 미치며, 이는 인구집단의 건강에도 영향을 미친다. 한 국가의 보건의료정책은 국민들의 건강-질병의 중요한 결정요인으로 작용한다.

1-2. 질병상태의 개념

1-2-1. 질병(disease)의 정의

질병이란 영어로 "dis-ease"로 "편안하지 않다"는 뜻이다. 즉, 개체가 받은 자극과 스트레스(stress)에 대한 적응기전에 파탄이 생겨서 생체내 구조적, 기능적 변화가 의학적으로 정의될 수 있는 상태를 말한다. 이것은 생물학적 개념으로 병리학 또는 생리학적 관점에서 정의한 것으로서 질병은 어느 한 가지 원인에 의하여 발생하는 것이 아니고 여러 가지 원인들의 종합에 의해 작용하게 되는 것이다. 현대의 질병관은 분자병리학적 개념을 바탕으로 하고 있다. 세포수준 또는 분자수준 같은 미세기능의 장애로 질병을 이해하는 것이다.

1-2-2. 질환(illness)의 정의

질환은 개인적, 사회심리학적 차원 개념으로 환자의 개인적인 질병 경험을 의미하는 것으로 질병에 대한 개인적, 사회적, 문화적 반응에 의하여 만들어진 것이다. 몇 개의 서로 다른 질병들이 동일한 질환으로 표현될 수도 있고, 하나의 질병이 여러 개의 질환을 야기할 수도 있다. 또한, 의학적으로 질병이 없어도 신체적, 정신적 증상을 겪을 수도 있다. 이러한 질환이 의사에 의해 기능장애로 진단되면 「질병」이 된다.

1-2-3. 질병의 발생과정

1. 감수성기(stage of susceptibility) : 무증상기

아직 질병이 발생한 것은 아니지만 질병을 일으키기 쉬운 요인들로 인하여 질병이 발생할 수 있는 여지가 생길 수 있는 시기이다(예, 알코올 중독자 → 간암 이환율이 높다).

2. 증상발현전기(Presymptomatic stage) : 무증상기

임상증상은 나타나지 않았으나 여러 가지 인자가 서로 작용하여 병적 변화가 일어나기 시작하는 시기이다(예, 악성종양이 생기기 전에 앞서 전암성 조직변화가 생긴다).

3. 임상질환기(Stage of clinical disease) : 증상기

해부학적 또는 기능적으로 변화가 생겨서 뚜렷한 임상증상이 나타나는 시기이다. 환자는 증상기의 최고점을 지나 아무런 후유증 없이 회복하거나, 장애를 남기고 회복하거나 사망하게 된다.

4. 장해기(Stage of disability)

질병에 따라서는 치료 여부에 관계없이 어떠한 신체적 장해를 남기지 않고 저절로 회복되지만 때로는 일시적 또는 영구적으로 신체장해를 남기는 경우가 있다. 장해는 일반적으로 개인의 활동이 제한된 기능장해를 말하며 여기에는 신체적·정신적·사회적 활동이 포함된다.

1-3. 건강증진(health promotion)

1-3-1. 건강증진의 정의

1. 건강한 사람들(Healthy People)의 정의

미국공중보건국의 보고서(1979) '건강한 사람들(Healthy People)'은 건강증진을 정의하는 대신 그 목표만을 밝혔다. 즉, 건강증진의 목표는 국민들의 안녕상태를 유지·증진시킬 수 있는 생활양식을 개발할 수 있도록 개인과 지역사회적인 방법들을 개발하는 활동이다.

2. 오타와 헌장(Ottawa Charter for Health Promotion)의 정의

WHO는 1986년 제1회 건강증진국제회의 오타와 헌장에서는 '건강증진이란 사람들이 스스로 자신들의 건강을 관리 또는 통제할 수 있어서, 결과적으로 건강수준을 향상시키는 것이 가능하도록 하는 과정이다(Health Promotion is the Process of enabling people to increase Control over, and to improve their health)'라고 정의하였다. 이 헌장에서 제시한 건강증진의 3대 접근 원칙은 옹호(advocate), 가능화(enable) 또는 역량강화(empowerment), 조정(mediate) 또는 연합(alliance)이다.

3. 로랜스(Lawrence W. Green)의 정의

건강증진은 '건강에 도움이 되는 개인생활습관의 변화와 환경개선을 위하여 보건교육과 이와 관련된 조직적, 정치적, 경제적 노력의 조화를 의미한다'라고 하였다.

4. 오도넬(O' Donnel)의 정의

1989년 오도넬(O' Donnel)은 '건강증진이란 최적의 건강상태를 지향하기 위하여 사람들로 하여금 생활양식을 변화시키는데 도움을 주는 과학과 기술이다'라 하였으며 여기서 최적의 건강상태란 신체적·정신적·사회적·영적·지적 건강이 균형을 이룬 상태를 말한다.

5. 한국의 정의

우리나라는 1995년 국민건강증진법을 제정 공포하였는데 법 용어의 정의에서 '국민건강증진사업이란 보건교육, 질병예방, 영양개선 및 건강생활의 실천 등을 통하여 국민의 건강을 증진시키는 사업을 말한다'라고 규정하고 있다.

1-3-2. 건강증진사업의 발전과정

건강증진이 획기적으로 부각되게 된 것은 1975년 캐나다의 보건후생부의 장관이었던 라동드(Marc Lalonde)가 출간한 보고서 "캐나다 국민의 건강에 관한 새로운 시각"이라는 소위 라동드 보고서(Lalonde Report)이다. 이 보고서에서는 과거 15년간 전 국민건강보험의 실시로 의료의 접근성이 크게 개선되었으나 사망률과 상병이환율에는 그다지 영향을 미치지 못하였으며, 환경과 생활습관이 사망과 상병이환율에 크게 기여하였음을 밝힘으로써 현대국가의 경우 국민건강 향상을 위하여 환경과 생활양식과 같은 비의료적 요인을 개선할 필요성이 강조되었다. 또한 보건의 범주개념을 인간생물학(biology), 생활습관, 환경, 보건의료조직으로 구분하였으며 이중 개인의 생활습관(life styles)이 건강결정요인에서 차지하는 비율이 1위로 51%나 된다고 하였다.

미국에서 비슷한 내용의 보고서가 1979년 건강한 사람들(Healthy People)이 발표한 "The Surgeon General's Report on Health Promotion and Disease Prevention" 보고서로 미국정부의 핵심적 보건정책예방이며 예방의 가장 중요한 요소는 건강증진임을 확실히 하였고 건강증진의 일반적 방책으로 예방보건서비스(preventive health service)분야, 건강보호(health protection)분야, 인간집단을 대상으로 한 건강증진(health promotion)분야로 대별하였다.

현재의 건강증진 개념이 정립되는 데는 생활양식을 중심으로 한 위험요인에 대한 역학연구에 크게 기여하였다고 할 수 있다.

그 후 1978년 음주가 건강에 주는 영향인 U.S Congress on Alchol and Health 보고서, 1979년 흡연의 건강피해에 관한 연구인 Surgeon Greneral 보고서 등이 발표되었으며, 1980년에는 어떤 위험요인이 어떤 질병발생 크기에 얼마나 큰 부분을 기여하고 있다는 것들이 주종을 이루었고 1980년 후반부터는 생활양식 등 위험요인에 대한 개입의 가능성에 대해 연구가 주종을 이루었다.

1-3-3. 건강증진사업

건강증진사업의 실천초기 단계는 주로 개인생활양식의 변화에 초점을 두었다. 사회경제수준이 건강수준에 미치는 영향은 매우 크다. 즉, 사회경제수준이 가장 높은 층은 가장 낮은 사망률을 나타내고 있을 뿐만 아니라 사회경제수준이 낮은 군으로 내려갈수록 사망률은 더 높아진다. 질병력에 있어서도 가장 중요한 위험요인 중의 하나가 사회경제 수준이다.

사생활에 가까운 생활양식을 바람직한 방향으로 변화시키는 데에는 개개인이 선택하는 면이 크지만 성공적인 건강증진사업을 되게 하려면 사회제도가 협조적인 방향으로 변화해야 하며 지역사회적, 직장, 보건의료조직, 학교의 건강증진사업이 서로 연관성을 가지고 유기적으로 이루어질 수 있다면 더욱 효과적일 것이다.

건강증진은 특정질환에 위험이 있는 인구집단에 중점을 두기보다는 전체 인구집단 즉, 지역사회가 건강증진사업에 가장 적합하고 효과 있는 대상이며 지역사회나 정부는 정책수립, 선도적 역할, 예산할당과 건강증진사업에 필요한 자료를 제공할 수 있다. 하나의 지역사회를 대상으로 하는 건강증진사업의 모형으로 건강도시(Healthy Cities) or 건강지역사회(Healthy Communities)로 1987년 "Health For All"의 원칙과 오타와 헌장을 토대로 세계보건기구의 유럽지부에서 11개 시범도시로부터 시작되었으며, 여기서 건강도시(Healthy Cities)란(WHO 정의) "시민의 삶의 질을 증진시키기 위해 도시의 물리적·사회적 환경을 지속적으로 개선하고 창출하며, 지역사회의 자원을 증대시킴으로써 구성원들이 개개인의 능력을 모두 발휘하고 최대한 개발하여 서로 상부상조할 수 있도록 하는 도시"를 말한다.

그리고 직장건강증진사업과 보건교육사업에 대한 관심은 점차적으로 증가하게 되었으며 사업주들도 점차적으로 고용인의 건강수준의 향상이 바로 사업이익과 일치하는데 이견이 없게 되었다.

최근에 병원들 즉, 보건의료조직이 역시 건강증진분야에 새로운 역할을 하고 있다. 즉, 의료인이 환자와 상담함으로써 환자의 생활양식을 변화시킬 수 있다. 끝으로 잘 조화된 학교건강증진사업은 우리사회의 어떤 집단을 대상으로 하는 보건사업보다 높은 비용효과를 거둘 수 있는 사업이라고 할 수 있다.

우리나라는 1995년 국민건강증진법을 제정한 이후 기본시책에서 건강증진사업의 궁극적 목적을 상병이환과 조기사망 예방을 통한 건강수명 연장에 의한 건강장수와 삶의 질 향상에 두었고 이를 달성하기 위하여 많은 노력을 전개하고 있다.

국가시책으로 2002년도에 제1차적으로 국민건강증진종합계획(HP 2010, 2002~2005)을 수립하였고, 제2차 2005년에는 계획실행에 대한 중간평가를 실시하여 시대적 상황에 맞게 수정·보완하여 국민건강증진종합계획(HP 2010, 2006~2010)을 제 3차 2011년에는 2015년까지 국민건강증진계획(HP 2020, 2011~2015) 수립, 제4차 2015년에는 2020년까지 국민건강증진종합계획 2020 (HP 2020, 2016~2020)을 수립하였다.

HP 2020에서 「온 국민이 함께 만들고 누리는 건강세상」이라는 비전하에, 국민건강증진사업의 목표를 '건강수명 연장'과 '건강형평성제고'로 정하고 이를 달성하기 위하여 건강결정요인을 중심으로 '건강생활실천확산', '만성퇴행성질환과 발병위험요인 관리', '안전·환경·보건', '인구집단별 건강 관리', '감염질환관리', '사업체계관리' 등 6개 부문 27개 중점과제를 선정하였다.

반면, 지역수준차원에서는 보건소를 중심으로 지역중심의 건강증진사업을 전개하였다. 즉, 금연 및 흡연예방, 영양, 절주, 신체활동(운동)증진, 구강보건 등 건강한 생활습관의 실천사업과 만성퇴행성질환과 암 조기발견을 위한 검진사업 등 질병예방 사업들이다. 서울특별시를 비롯한 일부 지방자치단체에서는 지역사회 전체수준에서의 건강지향적 공공정책수립, 건강에 좋은 사회·물리적 환경조성, 다양한 생활터 중심의 건강증진사업 등을 포함한 건강도시사업을 전개하고 있다.

[표 1-1 제3차 HP 2020과 제4차 HP 2020의 중점과제]

사업분야	제3차 HP 2020 (32과제)		제4차 HP 2020 (27과제)	
건강생활실천확산	• 금연 • 신체활동	• 절주 • 영양	• 금연 • 신체활동	• 절주 • 영양
만성퇴행성질환과 발병위험요인관리	• 암 • 관절염 • 비만 • 구강보건	• 건강검진 • 심뇌혈관질환 • 정신보건	• 암 • 관절염 • 비만 • 구강보건	• 건강검진 • 심뇌혈관질환 • 정신보건
감염질환관리	• 예방접종 • 의료관련감염 • 에이즈	• 비상방역체계 • 결핵	• 예방접종 • 의료관련감염 • 에이즈	• 비상방역체계 • 결핵
안전환경보건	• 식품정책 • 건강영향평가	• 손상예방	• 식품안전	• 손상예방
인구집단건강관리	• 모성건강 • 노인건강 • 군인건강증진 • 다문화가족건강 • 장애인건강	• 영유아건강 • 근로자건강증진 • 학교보건 • 취약가정방문가정	• 모성건강 • 노인건강 • 군인건강증진 • 취약가정건강	• 영유아건강 • 근로자건강증진 • 학교보건 • 장애인건강
사업체계관리	• 기반(인프라) • 정보 및 통계	• 평가 • 재원	• 사업체계관리	

참고문헌

1. 편찬위원회, 보건학개론, 서울대학교출판부, 2006
2. 유승흠, 양재모의 보건학, 계축문화사, 2005
3. 대한예방의학회편, 예방의학과 공중보건학, 계축문화사, 2014
4. 안윤옥 외, 역학의 원리와 응용, 서울대학교출판부, 2010
5. World Health Organization, A call for Action–Promoting Health in Developing Countries, WHO, Geneva, 1990
6. John J. Hanlon, George E. Pickett, M.D., M.P.H, Public health Administration and practies, Time Mirror/MOSBY COLLEGE PUBLSHING, 1984
7. World Health Organization. The Ottawa Charter for Health Promotion, First International Conference on Health Promotion. Canada Ottawa, 21 November 1986, Available ffrom :
   URL : http://www.who.int/hpr/NPH/docs/ottawa-charter-hp·pdf

2 공중보건학의 개념

2-1. 공중보건학의 정의

일반적으로 보건학이라 하는 말은 공중보건학(public health)을 의미한다. 공중보건에 퍼블릭(public)이라는 복수를 뜻하는 단어가 들어 있듯이 건강증진의 대상자를 개인이 아닌 지역사회 전주민과 전국민처럼 인간집단이라는 복수를 염두에 두고 연구하는 학문이다. 따라서 건강과 보건(학)의 관계는 건강이 보건(학)에 내포되는 보건학의 외연관계에 있다고 하겠다. 여기서 지역사회(community)란 일정한 지역에서 거주하는 주민들로서 공동의식을 갖고 상호관련성이 있는 사람들의 집단을 말한다.

공중보건학에 대한 가장 대표적인 현대적 의미의 정의로서 미국 예일 대학교 교수였던 윈슬로우(Winslow CEA, 1877~1957)는 "공중보건학이란 환경위생관리, 감염병관리, 개인위생에 대한 보건교육, 질병의 조기진단과 예방치료를 위한 의료와 간호사업의 조직화, 건강유지를 위한 적합한 생활수준을 보장받는 사회제도확립을 목표로 조직적인 지역사회노력을 통해서 질병을 예방하고, 생명을 연장시킴과 동시에 신체적 및 정신적 건강과 효율을 증진시키는 기술 및 과학이다(Public health is the science and art of preventing disease, prolonging life, and promoting physical and mental efficiency through organized community effort for

(a) the sanitation of the environment,

(b) the control of communicable infections,

(c) the education of the individual in personal hygiene,

(d) the organization of medical and nursing services for the early diagnosis and preventive treatment of disease, and

(e) the development of the social machinery to insure everyone a standard of living adequate for the maintenance of health.

so organizing these benefits as to enable every citizen to realize his birthright of health and longevity.)"라고 규정했다. 또한 질병을 예방하고 건강을 증진시키는 예방의학(preventive medicine)이라는 측면 때문에 위생학(hygiene)이라 명명되기도 한다.

위생학 즉, 하이진(hygiene)의 어원은 그리스 신화에 등장하는 의술(태양)신 아폴로(론)(Appolo, Apollon)의 아들 중 의학의 신인 아스클레피오스(Aesculapius)가 낳은 두 딸 하기에아(Hygiea)와 파나케이아(Panacea; 약의 신) 중 건강의 여신인 하기에아(Hygiea)에서 비롯되었다고 한다. 이탈리아의 의학자 갈레노스(Galenus; AD 130~200)가 처음으로 하이진(hygiene)이란 단어를 사용했으며, 위생학이란 중국식 표현은 중국의 고전인 《장자》에 나오는 "위생"이란 단어에서 비롯되었다고 한다. 그러나 초기의 위생학은 개인위생학적인 개념에서 벗어나지를 못했다. 이것은 현대에서 협의의 위생학 의미를 가진 환경위생학이란 용어에서 볼 수 있다. 그러나 일본에서 공중보건학을 공중위생학이라고 표기하는 것은 다르다.

공중보건학은 지역사회전주민 또는 전국민을 대상으로 하기 때문에 사회의학(social medicine) 또는 그 대상이 개인인 동시에 집단이며 생태학적 지향을 기초로 하고 있고 팀어프로치(team approach)로서 포괄적 의료를 제공한다는 점에서 지역사회의학(community medicine)이라 하기도 하며, 적극적이며 건설적으로 건강을 추구한다는 의미에서 건설의학(constructive medicine)이라 칭하기도 한다.

공중보건학의 내용은 예방의학과 인문·사회과학의 지식과 기법을 활용하여 조직적인 지역사회의 노력을 통해 인구집단의 건강을 관리하는 것이 공중보건이다. 공중보건의 활동은 과거 공중위생과 감염병관리에서 20세기부터 인간과 환경사이의 모든 생태학적 관계로 확대되어 생물학, 생활습관과 건강형태, 환경, 보건의료서비스체계와 보건의료사업이 포함되었다.

예방의학과 공중보건학의 내용과 활동을 중심으로 그 특성을 비교하면 표 1-2와 같다.

[표 1-2 예방의학과 공중보건학의 특성 비교]

비교기준	예방의학	공중보건학
대 상	개인, 가족, 인구집단	인구집단(지역사회, 국가, 인류)
목 적	수명연장	수명연장
목 표	건강보호와 증진	질병예방
책임소재	개인, 가족	공공조직
진단방법	임상적 진단	지역사회 보건통계 자료
바탕학문	치료의학의 바탕학문, 통계학, 역학, 보건행정 및 관리	예방의학의 바탕학문, 인문학, 사회과학, 자연과학
문제해결	진료와 투약 (일차, 이차, 삼차 예방 의료서비스)	의료체계 및 보건관리, 봉사, 식품 및 환경위생관리

2-2. 공중보건학적 접근방법이 필요한 이유

현대인의 모든 질병은 전통의학처럼 환자의 치료만으로는 국민보건을 향상시킬 수 없는 이유 때문에 공중보건학적 접근방법으로 사전에 예방과 치료를 병행해야 하므로 이의 필요성이 절실하게 요구되는 것이다. 그 구체적인 이유를 일일이 열거하여 보면, 첫째, 현대사회가 복잡해지고 대인관계가 빈번해짐에 따라 개개인의 건강문제는 주위 전체주민의 건강상태에 지대한 영향을 주기 때문이다.

둘째, 모든 질병은 지역사회의 여러 환경과 여건이 밀접한 관계가 있으므로 지역 주민의 주거환경과 여건에 대한 기초조사가 없이는 근본적인 질병의 예방이 어렵기 때문이다.

셋째, 재래식 의료기관 중심의 치료 방식만으로는 여러 지역사회에서 번지고 있는 보건문제를 해결할 수 없고 지역사회 전주민의 협조를 반드시 필요로 하기 때문이다.

넷째, 지역사회 주민의 건강관리는 보다 포괄적인 방법이 요구되기 때문에 다각적인 면에서 연구되어야 하기 때문이다.

다섯째, 모든 국민은 건강 생활을 향유할 기본적 권리를 가지고 있고, 오늘날의 모든 사회와 국가는 이를 보장할 의무가 있기 때문이다.

여섯째, 공중보건의 향상에는 의학적 기술면보다 오히려 정책적 배려가 필요하기 때문이다. 따라서 모든 보건교육기관에서 보건서기보(9급), 보건서기(8급), 보건주사보(7급), 보건주사(6급), 보건사무관(5급), 보건서기관(4급), 보건부이사관(3급), 보건이사관(2급), 보건관리관(1급) 등의 많은 인재를 양성하는 것도 공중보건이 정책적인 배려를 많이 요하기 때문에 이의 충원을 위함에서이다.

일곱째, 공중보건사업을 수행하기 위해서이다. 앤더슨(Anderson)의 공중보건사업을 수행하기 위한 3대 접근방법으로는 서비스에 의한 봉사행정(보건행정), 법규에 의한 통제행정(보건관계법규), 교육에 의한 조장행정(보건교육)이 있고, 여기서 교육에 의한 조장행정 즉, 보건교육이 가장 효과적인 공중보건사업의 접근방법이다. 그리고 공중보건 사업을 계획할 때 보건통계자료는 가장 우선 고려되어야 할 사항이다. 이 외 WHO에서는 공중보건의 3대 핵심원칙 즉, 참여(participation), 형평(equity), 협동(collaboration)이 있다. 공중보건사업을 기획하고 실시할 때에는 다양한 집단의 사람을 참여시켜야 하며, 사회·경제적 불평등을 극복하는 즉, 형평성을 제고하는 공중보건정책을 수립·시행하여야 하고, 공유된 프로젝트에 대해 다른 사람들과 함께 일을 하고 파트너십을 구축하는 것으로, 가령 정부가 간행물을 발간할 때 해당 지역주민의 의견청취와 건강증진을 위해 다양한 단체와 협력해야 한다.

2-3. 보건사업을 정부책임하에 수행하는 이유

공중보건사업을 정부책임하에 수행하여야 할 이유로는 그 첫째가 보건사업 중에서 지역사회적 활동으로만 할 수 없는 것이 많고, 둘째, 보건사업 중에는 관권과 법적규제로서만 수행 될 수 있는 것이 많으며, 셋째, 보건사업 중에서 정부기관의 광범위한 조직·인원·안전성 및 지속성을 필요로 하는 것이 많고, 넷째, 보건사업의 중첩을 피할 수 있기 때문이다. 그러나 그 지역사회의 특성에 맞는 보건사업을 펼치지 못하는 단점도 있다.

참고문헌

1. 편찬위원회, 보건학개론, 서울대출판부, 2006
2. 유승흠, 양재모의 보건학, 계축문화사, 2005
3. 대한예방의학회편, 예방의학과 공중보건, 계축문화사, 2014
4. 서광석, 최신공중보건학 문제집, 대학서림, 2018
5. 안윤옥 외, 역학의 원리와 응용, 서울대출판문화원, 2010
6. Lalonde M., A New Perspective on the Health of Canadians, awa, Information Canada, 1974
7. World Health Organization, A call for Action–Promoting Health in Developing Countries, WHO, Geneva, 1990
8. Green L.W., Kreuter M.W., Health Promotion Planning: An Education Envirommental Approach, Mayfield Publishing Co., Mountain View, 1991
9. John J. Hanlon, George E. Pickett, M. D., M.P.H, Public health Administration and practies, Time Mirror/MOSBY COLLEGE PUBLISHING, 1984

3 건강수준과 예방대책

3-1. 건강수준

건강은 앞에서 설명한 역학적 모형에서 역학적으로 질병발생의 3요소인 병인(Aqent factor), 숙주(Host factor), 환경(Environmental factor)의 상호작용에 의하여 성립되며, 병인이 우세하거나 환경이 병인쪽에 유리하게 작용하면 병인쪽으로 기울어져서 평행이 파괴되어 건강이 나빠져 질병이 발생되며, 반대로 숙주쪽이 우세하거나 환경이 숙주쪽에 유리하게 작용되면 숙주쪽으로 기울어져서 건강이 좋아지게 되어 건강이 더욱 증진된다. 이 세 가지 요소가 평형을 이룰 때 건강은 유지되고 균형이 깨질 때는 불건강해지는데 가장 중요한 요인은 환경적 요인이다. 이를 클라크(Clark)의 삼원론(三元論)이라고 한다.

(1) 병인(Agent factors, 병원체, 병원소: 감염원) – 직접원인이 되는 생물학적, 화학적, 물리적, 정신적 요인

- 화학적 병원체 – 외인성과 내인성 화학물질
- 물리적 병원체 – 열, 방사능, 자외선 등
- 생물병원체 – 세균, 바이러스, 리케치아, 곰팡이 등
- 유전적 소인 – 유전병, 염색체 이상
- 영양소의 결핍 또는 과잉

(2) 숙주(Host factors, 숙주의 감수성 또는 면역) – 유전적 소인, 사회계급, 연령, 성별, 인종, 결혼상태, 영양상태, 습관, 심리적, 생물학적 요인

- 생물학적 요인(연령, 성별, 종족, 면역 등 선천성 요인)
- 형태적 요인(직업, 개인위생, 생활습관 등)

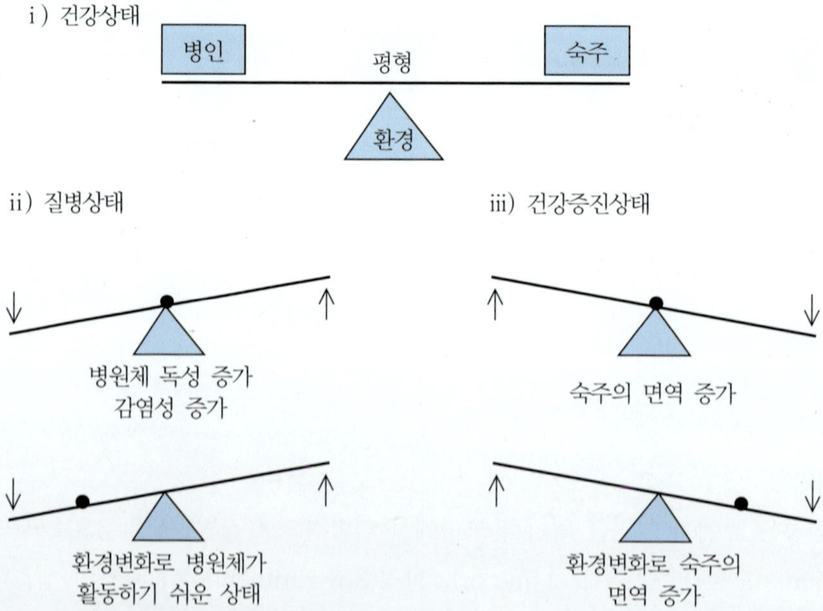

[그림 1-3 건강성립의 모형도]

• 체질적 요인(선천적·후천적 저항력, 건강 및 영양상태 등)

(3) 환경(Environmental factors, 탈출, 전파, 신숙주내침입 등 감염경로)
  – 생물학적, 사회적, 물리, 화학적, 경제적 환경 요인
  • 생물학적 환경(병원체가 기생 전파할 수 있는 환경)
  • 물리·화학적 환경(기후, 지형, 직업, 주거 이외 인간 생활과 관련된 환경)
  • 사회·경제적 환경(인구분포, 사회구조, 문화권 및 경제수준 등)

이와 같이 개인이나 인간집단의 건강수준을 지표적으로 계측하거나 이것을 수량으로 표현하는 것은 대단히 어려운 문제이다.

일반적으로 건강상태를 생각하는 데는 건강수준을 설정하여 판단하려는 경우와 보다 좋은 건강을 원하는 뜻에서 건강의 유지·증진을 지향하는 경우가 있다.

해치(Hatch)는 사람의 건강수준 즉, "완전한 건강에서 죽음에 이르는 과정을 환경에 대한 생체조절계의 파탄" 다시 말해 생체조절능력의 저해척도(impairment scale)에 대한 활동능력의 장해척도(disability scale)로 표시하였다.

사람은 일상생활 중에 외부환경으로부터 많은 자극을 받으며 어느 정도까지는 항상성을 유지하지만, 그 자극이 커지면 신체의 생리대상기능에 의하여 정상기능을 유지한다. 예를 들면, 더위에 대한 발한작용, 산소부족시 적혈구 증가 등이 있다. 이러한 상태에서는 심신의 활동능력에는 아무런 변화도 없고 건강하게 보이지만 대상조절(代償調節) 기능에 파탄이 생겨 기능실조를 초래하여 기능장애와 질병이 발생하고 최후에는 사망에 이른다. 그러므로 개인의 건강을 지키기 위해서는 인간의 각종 건강 진단을 실시하는 등 여러 가지 노력이 필요하다.

최근 그 운동이 확산되고 있는 뉴스타트(NEW START)는 화이트(E. G. White : 1827~1915)가 주장한 것으로 영양(nutrition), 운동(exercise), 물(water), 햇빛(sunlight), 절제(temperance), 공기(air), 휴식(rest), 믿음(trust) 등이 잘 조화되면 건강이 향상된다고 한다.

또한, 지역사회 집단의 건강수준을 아는 것도 보건학상 중요하며 이것을 단일적으로 하나의 지표로 표시하여 평가하는 것은 용이한 일이 아니다.

그리고, 한 나라나 지역사회의 건강도를 나타내는 보건지표로서 조사망률(粗死亡率), 영아사망률, 유아사망률, 모성사망률, 평균여명(expectation of life), 비례사망지수(PMI) 등이 있다. 세계보건기구(WHO)에서는 한 나라의 보건수준을 표시하여 다른 나라와 비교할 수 있도록 하는 건강지표로서 비례사망지수(PMI), 평균여명, 조사망률(crude death rate), 영아사망률, 유아사망률, 사인별 사망률(死因別 死亡率) 등이 있다. 특히, 조사망률과 비례사망지수 및 평균수명을 WHO의 종합건강지표(3대 보건지표)로, 그리고 감염병사망률과 의료봉사자수 및 병상수를 특수건강지표로 활용하고 있다.

여기서 비례사망지수(PMI)는 전사망에 대한 50세 이상의 사망자수를 백분율로 표시한 것이며, PMI 수치가 높을수록 전사망자 중 고령자 수가 많다는 것을 표시하고, 선진국일수록 일반적으로 높은 수치를 나타낸다.

평균여명은 어떤 연령의 사람이 장래 평균해서 살 수 있는 연도를 통계상 기대할 수 있는 기대치를 표시한 것이며, 보통 평균수명이라고 하는 것은 0세의 평균여명 또는 출생직후의 평균여명을 말하는 것이다. 조사망률은 인구 1,000명당 1년간 전사망수를 말하고, 영아사망률은 출생 1,000명에 대한 생후 1년 미만의 사망수로 나타낸다.

이와 같은 각종 지표는 기본적인 공중보건수준을 표시하는 지표이기는 하지만 건강지표의 전부라고 생각할 수는 없다. 이 외에도 우리 일상생활과 직접 관련이 되어 있는 것과 환경위생시설, 의료시설, 의료보장제도 등도 중요한 지표이다.

3-2. 예방대책

예방(prevention)이라 하면 좁은 뜻에서는 질병을 발생하기 전에 이를 막아내는 것을 뜻하지만 지금은 다음 3단계 예방대책에서처럼 넓은 뜻에서 이미 발생한 질병의 진행을 중단시키거나 그 경과를 완화시키는 것까지 포함시키고 있다.

3-2-1. 1차예방(Primary prevention)

질병발생의 감수성기에 적용되는 것으로서 신체의 기능장해나 질병보다는 생체의 조절기능이 변해가는 과정에 깊은 관심을 가지고, 대상기능이 완전히 파탄되기 이전에 예방조치를 취하여 건강한 상태에 있는 개인 또는 인구집단의 건강을 보호 또는 증진하는 것과 질병발생을 예방하는 것이다.

질병발생 예방방법으로는 예방접종, 개인위생관리, 환경위생관리, 안전관리(작업환경보호, 교통사고방지, 손상예방, 특수영양소보충, 유전질환 보호 등) 등 특수 대책을 강구하여 건강을 저해하는 인자를 배제하거나 회피시키는 방법이고, 건강증진 방법은 생활환경 개선, 모자보건사업 등으로 일반 건강상태를 증진시키거나 보건교육을 실시하여 건강증진을 시키므로서 질병예방을 하는 방법이다.

3-2-2. 2차예방(Secondary prevention)

이것은 증상발현전기 또는 임상질환기인 질병초기에 적용되는 것으로 건강을 해쳐서 질병 상태에 있는 사람은 물론이지만, 어떤 질병에 감염될 가능성이 있는 개인 또는 집단에 대하여 개별적 또는 집단적으로 건강진단을 실시하여 조기질병원인을 발견하고 적절한 의료혜택을 받도록 하여 큰 질병으로 진행을 막거나 감염병 확산을 막거나, 합병증을 또는 후유증을 막거나 장애를 줄여 가능한 빨리 원래의 건강상태를 찾도록 주선하는 것으로 선별검사(screening test), 환자발견(case-finding), 건강진단(health examination) 등이 있다. 예를 들어 집단결핵검진, 암검진, 직업병검진, 기생충검진, 종합검진 등 질병의 조기발견사업 등이 있다.

3-2-3. 3차예방(Tertiary prevention)

질병에 대한 치료를 하였음에도 불구하고 심신의 장해를 남긴 사람들에게 물리의학적 치료를 실시하여 장해된 신체기능을 회복시키거나 기능장해는 최소한도로 감소시키고, 남아 있는 기능을 최대한도로 활용하여 정상적인 사회생활을 할 수 있도록 직업훈련을 시켜주는 것 즉, 재활(rehabilitation)이 3차적 예방이다. 이와 같이 재활이라 하면, 의학적인 것에 국한되는 것이 아니고 정신적·사회적 및 직업적인 재활도 포함된다. 이와 같이 건강한 삶을 유지하기 위한 건강증진, 질병예방, 치료, 재활 등의 일차, 이차, 삼차 예방서비스를 전부 포함하는 보건의료인 포괄적인 의료(comprehensive health care)가 현대적 개념의 예방대책이라고 할 수 있다.

[표 1-3 질병발생과 예방단계(Leaven & Clark)]

구 분	제1단계 비병원성기	제2단계 초기병원성기	제3단계 불현성감염기	제4단계 발현성질환기	제5단계 회복기·사망
질병의 과정	병인, 숙주, 환경요인 간의 상호작용	병인, 자극의 형성	숙주의 반응	질병	회복, 사망
예비적 조치	환경위생개선 건강증진 영양관리 모자보건 작업환경관리 (적극적예방)	특수예방 예방접종	조기발견 조기치료	악화방지를 위한 치료	재활
예방차원	1차예방 건강보호(증진) 질병예방		2차예방 조기진단 조기치료(중증예방) 장애제한		3차예방 재활 사회복귀

참고문헌

1. 김정순, 역학각론, 신광출판사, 1991
2. 편찬위원회, 보건학개론, 서울대학교출판부, 2006
3. 대한예방의학회, 예방의학과 공중보건, 계축문화사, 2014
4. 김정순, 역학원론(증보5판), 신광출판사, 2000
5. Rothman KJ. Mordern epidemiology, 3rd ed, Oxford University, 1974
6. Gregg MB, Field epidemiology, Oxford University Press, 1966

4 우리나라의 국민보건현황

4-1. 주요 사망원인별 사망률

우리나라의 2019년 보건복지통계연보에 의하면 2018년 10대 원인별 사망자는 악성 신생물(암)이 인구 100,000명당 154.3명으로 사망해 사망률이 가장 높았고, 다음이 심장질환이 62.4명, 폐렴 45.4명, 뇌혈관질환(뇌졸중)이 44.7명, 고의적 자해(자살) 26.6명, 당뇨병 17.1명, 간질환, 만성하기도 질환, 알츠하이머, 고혈압성 질환 순으로 나타났다(표 1-4).

[표 1-4 주요 사망원인별 사망자]

단위 : 인구 10만 명당

구 분	2011	2012	2013	2014	2015	2016	2017	2018
악성신생물(암)	142.8	146.5	149.0	150.9	150.8	153.0	153.9	154.3
심장질환	49.8	52.5	50.1	52.3	55.6	58.2	60.2	62.4
뇌혈관질환(뇌졸중)	50.7	51.1	50.3	48.2	48.0	45.8	44.4	44.7
폐 렴	17.2	20.5	21.4	23.7	28.9	32.2	37.8	45.4
고의적 자해(자살)	31.7	28.1	28.5	27.3	26.5	25.6	24.3	26.6
당뇨병	21.5	23.0	21.5	20.7	20.7	19.2	17.9	17.1

자료 : 통계청, 「사망원인통계」 2018.

4-2. 영아(嬰兒)사망률(Infant mortality)

출생 후 1세 미만의 영아들은 일반적으로 저항력이 약하여 다른 연령층에 비해 사망률이 높은 것은 어느 나라나 비슷한 실정이다. 따라서 한 나라에 영아사망률과 모성사망률은 그 나라의 문화·경제·공중보건의 수준을 나타내는 척도라고 할 수 있다.

우리나라 영아사망률은 출생 1,000명당 지난 1970년에 45.4명, 1981년에 17.3명, 1993년 9.9명과 1996년 7.7명, 1999년에는 6.2명, 2002년 5.3명, 2006년 3.8명, 2008년 3.4명, 2009~2010년 3.2명, 2011년 3.0명, 2015년 2.7명, 2016년부터 2.8명(2017, 2018년)까지 떨어져 낮은 편이지만, 일본 2.0명, 핀란드 1.9명 보다는 높은 편이다(표 1-5 참조).

4-3. 출생시 기대여명과 고령화

인간의 수명은 근대에 이르러 차츰 높아지는 것이 세계적 추세이다. 우리나라의 경우 특정 연령에서 주어진 연령별 사망률이 지속된다고 한다면 앞으로 생존할 평균기간(연수) 즉, 기대여명만 보더라도 1980년 66.1세, 1990년 71.7세, 2000년 76.0세, 2010년 80.2세, 2013년 81.4세(남 78.1세, 여 84.6세), 2015년 82.1세(남 79.0세, 여 85.2세), 2017년 82.7세(남 79.7세, 여 85.7세)로 높아지고 있다(표 1-6 참조).

이제 한국도 영아사망률은 낮아져 평균수명이 연장되고 출산율 감소 등의 영향으로 노인 인구가 증가되는 양상이 나타났다. 그 결과 총 인구에서 65세 이상 고령인구의 비율은 1,000명당 1970년 3.1%에서 계속 증가해 2012년 11.8%로 크게 증가하였으며, 2018년에는 14.3%로 나타났고, 2025년 20.3%로 초고령사회에 도달, 2050년 39.8% 수준에 이를 전망이다. 이에 따라 노인단독가구의 증가가 가속화되고 노년부양비(1,000명)가 고령인구의 빠른 증가로 인해 1990년 7.4%에서 2018년 19.6%을 넘고, 2050년 77.6% 수준으로 증가할 전망이며, 세

[표 1-5 영아 사망률-지역별 : 2005-2018]

단위 : 출생아 천 명 당

구 분 Classification	영아사망률 Infant mortality rate	사망수(명) Deaths	출생수(명) Births
2005	4.2	1,833	438,707
2006	3.8	1,710	451,759
2007	3.4	1,707	496,822
2008	3.4	1,580	465,892
2009	3.2	1,415	444,849
2010	3.2	1,508	470,171
2011	3.0	1,435	471,265
2012	2.9	1,405	484,550
2013	3.0	1,305	436,455
2014	3.0	1,305	435,435
2015	2.7	1,190	438,420
2016	2.8	1,154	406,243
2017	2.8	1,000	357,771
2018	2.8	931	326,822
서울 Seoul	2.2	126	58,074
부산 Busan	3.0	57	19,152
대구 Daegu	4.0	58	14,400
인천 Incheon	3.2	64	20,087
광주 Gwangju	2.6	24	9,105
대전 Daejeon	3.1	29	9,337
울산 Ulsan	2.8	23	8,149
세종 Sejong	2.2	8	3,703
경기 Gyeonggi	2.9	253	88,175
강원 Gangwon	1.6	13	8,351
충북 Chungbuk	2.6	27	10,586
충남 Chungnam	3.6	52	14,380
전북 Jeonbuk	3.1	31	10,001
전남 Jeonnam	2.7	30	11,238
경북 Gyeongbuk	3.7	60	16,079
경남 Gyeongnam	3.0	64	21,224
제주 Jeju	2.5	12	4,781

자료 : 통계청, 「사망원인통계」

주 : 2008년까지는 보건복지부 「영아모성사망조사」
2009년부터는 통계청 「사망원인통계」 자료임

대 간의 의식 차이로 노령인구의 정서적·경제적 갈등이 심화돼 적절한 노인의 복지시책과 노후생활 대책이 새로운 문제로 대두되고 있다.

그리고 [표 1-7]에서 보는 바와 같이 2017년 합계출산율 1.05명에서, 2018년에는 0.98명으로 감소되어 인구대체수준인 2.1명에 크게 미치지 못하고 있다.

[표 1-6 출생시 기대여명 및 출생성비 : 1985~2018 p]

단위 : 세

구 분	기대수명(출생비 기대여명)				출생성비
	계	남	여	차이	
1985	68.9	64.6	73.2	8.6	109.4
1990	71.7	67.5	75.9	8.4	116.5
1995	73.8	69.7	77.9	8.2	113.2
2000	76.0	72.3	79.7	7.3	110.2
2001	76.5	72.9	80.1	7.2	109.1
2002	76.8	73.4	80.3	6.9	110.0
2003	77.3	73.8	80.8	7.0	108.7
2004	77.8	74.3	81.2	6.9	108.2
2005	78.2	74.9	81.6	6.7	107.8
2006	78.8	75.4	82.1	6.6	107.5
2007	79.2	75.9	82.5	6.7	106.2
2008	79.6	76.2	83.0	6.7	106.4
2009	80.0	76.7	83.4	6.7	106.4
2010	80.2	76.8	83.6	6.8	106.9
2011	80.6	77.3	84.0	6.7	105.7
2012	80.9	77.6	84.2	6.6	105.7
2013	81.4	78.1	84.6	6.5	105.3
2014	81.8	78.6	85.0	6.4	105.3
2015	82.1	79.0	85.2	6.2	105.3
2016	82.4	79.3	85.4	6.1	105.3
2017	82.7	79.7	85.7	6.0	106.3
2018 p	–	–	–	–	105.4

자료 : 통계청, 「2018 인구동태통계연보」 2019.

주 : p 잠정치

[표 1-7 연령별 출산율 및 합계 출산율 : 1994-2018]

단위 : 여자인구 1천 명당 명, 가임여성 1명당 명, %

연 도 Year	연령별 출산율 ASFR[1) 15-19세	20-24세	25-29세	30-34세	35-39세	40-44세	45-49세	합계 출산율 TFR[2)
1994	4.0	65.4	177.5	67.0	14.5	2.2	0.3	1.66
1995	3.7	62.4	175.3	68.6	15.0	2.4	0.2	1.63
1996	3.4	58.5	166.3	70.3	15.4	2.5	0.2	1.57
1997	3.2	54.7	160.5	72.3	15.9	2.5	0.2	1.54
1998	3.0	48.8	152.8	71.9	15.7	2.5	0.2	1.46
1999	2.8	43.8	147.9	73.0	15.7	2.6	0.3	1.43
2000	2.6	39.2	150.3	84.1	17.6	2.7	0.2	1.48
2001	2.4	31.7	129.8	78.1	17.3	2.6	0.2	1.31
2002	2.7	26.8	111.4	75.0	16.9	2.5	0.2	1.18
2003	2.5	23.9	112.2	79.7	17.4	2.6	0.2	1.19
2004	2.4	20.8	105.0	83.7	18.6	2.6	0.2	1.16
2005	2.2	18.0	92.1	82.1	19.0	2.5	0.2	1.09
2006	2.2	17.8	89.9	90.0	21.5	2.7	0.2	1.13
2007	2.3	19.7	95.9	102.0	25.9	3.1	0.2	1.26
2008	1.7	18.2	85.6	101.5	26.5	3.2	0.2	1.19
2009	1.7	16.5	80.4	100.8	27.3	3.4	0.2	1.15
2010	1.8	16.5	79.7	112.4	32.6	4.1	0.2	1.23
2011	1.8	16.4	78.4	114.4	35.4	4.6	0.2	1.24
2012	1.8	16.0	77.4	121.9	39.0	4.9	0.2	1.30
2013	1.7	14.0	65.9	111.4	39.5	4.8	0.1	1.19
2014	1.6	13.1	63.4	113.8	43.2	5.2	0.1	1.21
2015	1.4	12.5	63.1	116.7	48.3	5.6	0.2	1.24
2016	1.3	11.5	56.4	110.1	48.7	5.9	0.2	1.17
2017	1.0	9.6	47.9	97.7	47.2	6.0	0.2	1.05
2018	0.9	8.2	41	91.4	46.1	6.4	0.2	0.98

자료 : 통계청, 「인구동향조사」

주 : 1) 해당연령 여자인구 1천 명당 명

2) 가임여성 1명당 명

참고문헌

1. 보건복지부, 보건복지통계연보, 2017~2019
2. 편찬위원회, 보건학개론, 서울대학교출판부, 2006
3. 대한예방의학회, 예방의학과 공중보건, 계축문화사, 2014

제2편

역 학

Public Health

1 역 학

1-1. 역학(疫學)의 개념

1-1-1. 역학의 정의

몇몇 역학자들의 역학에 대한 정의가 있지만, 그 공통적인 특성을 종합해 보면 첫째, 주 연구대상이 개인이 아닌 인간집단이고 둘째, 연구과제가 집단구성원들로부터 발생되는 건강에서 사망에 이르기까지의 모든 사건과 사건분포 및 이 분포의 결정요인들이며 셋째, 궁극적인 목적은 질병의 원인과 위험요인 파악, 질병의 자연사 예후 파악, 지역사회 질병규모 파악, 질병의 예방과 치료 등 질병관리 방법의 효과평가, 보건의료 및 환경문제 계획수립의 기초자료제공 등을 통하여 인간집단의 건강증진을 위한 수단을 개발하는 것이다. 즉, 역학이란 인간집단을 대상으로 그 구성원들로부터 발생되는 건강에서 사망에 이르기까지 질병의 발생, 분포 및 경향의 양상을 명확히 하고, 그 질병의 분포 및 경향을 결정하는 각종 유행병의 요인들을 규명함으로써 그 원인을 탐구하며, 이에 대한 예방대책을 수립하는 학문이다. 참고로 현대 역학의 기반을 다진 몇몇 역학자들의 정의를 열거해 보면 다음과 같다.

- Gordon: 역학이란 인간집단을 대상으로 하는 보건학적인 진단학이며, 또 예방 및 치료학이라는 의미에서 의학 생태학의 한 분야이다.
- Anderson: 질병의 발생을 연구하는 학문이다.
- Greenwood: 모든 질병을 집단현상으로 연구하는 학문이다.
- MacMahon: 인간집단에 발생하는 질병빈도의 분포와 이들의 결정 요인에 관한 연구이다.

- Clark: 인간집단의 건강·질병·결손·불능·사망 등의 분포를 결정하는 각종 요인과 상태를 연구하는 학문이다.
- Omran: 인간집단 내 건강, 질병상태, 그리고 인구변동의 발생과 분포는 물론 이들의 결정요인과 속발성결과(續發性 結果), 그리고 투입된 보건사업의 작동기전을 연구하는 body of knowledge와 이 지식을 얻기 위한 방법론을 포함한 학문이다.
- 국제역학회: 역학은 인간집단 내 발생하는 질병의 빈도와 분포를 결정하는 요인들에 관하여 연구하는 학문이다.

1-1-2. 역학의 어원

역학(Epidemiology)이라는 어원의 단어는 Epidemic에 logos(science, 학문)를 합친 말이며, Epidemic은 2가지 뜻이 있는데 하나는 고대 희랍의 히포크라테스(Hipocrates)의 저서명인 Epidemic(upon + the population)에서 유래된 것으로 인간집단에서 갑작스레 유행하는 감염병을 뜻하고, 또하나 그리스어 epidemic 즉, epi(-에 관한, upon/among) + demos(인구집단, population) 합성어로 직역하면 '인간집단에 관한'이라는 의미가 된다. 그래서 역학은 인간집단에서 발생되는 질병의 분포양상과 이 분포양상을 결정하는 요인을 연구하는 학문이라는 뜻이다.

1-1-3. 역학의 4대 현상(감염병의 유행양상)

1. 시간적 현상(Time factors)

감염병은 일정한 주기를 갖고 유행되어 왔다. 시대적 또는 연대적인 변동으로 장기간을 주기로 반복 유행하는 현상을 가리켜서 추세변화(trend variation 또는 secular trend)라고 하며 과거 질병 중 인플루엔자 30년·장티푸스 20~30년, 디프테리아 10~24년, 성홍열은 10년 전후 주기를 가지고 유행이 반복되는 추세변화질환이다.

위의 추세변화 사이엔 수년의 단기간을 주기로 순환적으로 유행을 반복하는 주기적 변화를 순환변화(cyclic variation 또는 cyclic periodicity)라 한다. 순환변화의 주기로 백일해 2~4년, 홍역은 2~3년, 일본 뇌염 3~4년, 유행성 독감은 3~6년이었다.

또한 1년을 주기로 계절적으로 반복 발생되는 변화 현상은 계절변화(seasonal variation)로 여름철엔 소화기병, 겨울철엔 호흡기병이 성행한다.

때에 따라서는 외국의 감염병이 국내침입시 돌발적으로 유행하는 것을 불규칙변화(irregular variation 또는 irregular fluctuation)라고 하고, 그 대표적인 것은 콜레라 등이며 주로 수계유행(水係流行)을 한다.

2. 지리적 현상(Geographical factors)

어떤 특정지역에 계속적으로 존재하면서 시간적으로 비교적 오랜기간 동안 발생하는 지방병적(endemic) 유행과 일부지역이나 지역사회에서 일시적으로 평상시 기대되는 발생수준 즉, 토착성 발생이상으로 발생되는 유행성(epidemic) 유행, 그리고 한 지역에 국한되지 않고 최소한 두 국가 이상의 광범위한 지역에 동시에 유행되는 범발성(대유행성 : pandemic) 유행과 질병유행이 아니고 시간이나 지역에 따라 어떤 경향을 나타내지 않고 개별적으로 발생되는 산발성(sporadic) 유행으로 크게 나눌 수 있다. 예컨대 풍토병이나 간흡충증과 폐흡충증은 하천지역을 중심으로 지방병적(endemic)으로 나타난다든지, 장티푸스나 콜레라가 전국적으로 유행(Epidemic)하거나 괴질이나 렙토스피라증과 같이 개별적(sporadic)으로 발생하는 경우와 세계적으로 유행했던 유행성인플루엔자는 범발성(pandemic)유행의 예라고 하겠다.

3. 사회적 현상(Social factors)

감염병은 여러 가지 사회적 현상(도시와 농어촌, 인구밀도, 교통사정, 빈부의 차, 보건의료시설, 제도) 등 사회경제수준과 감염병의 유행양상과는 밀접한 관계가 있다.

사회적 현상에서 빚어지는 감염병의 유행양상은 다음과 같다.

- 인구밀도가 높은 도시–성홍열과 같은 호흡기계통의 감염병
- 위생환경이 나쁜 농어촌과 빈민굴–소화기계통의 감염병
- 교통기관이 발달한 도시에는 감염병의 유행 속도가 빠르다.
- 가난한 사람들–결핵이 많다.

• 부유한 사람들–당뇨병이 많다.

• 보건·의료시설이 나쁠수록 감염병 유행의 빈도가 높다.

이와 같이 경제사회라고 할 수 있는 현대는 경제수준에 따라 사회적 현상이 크게 변한다는 관점에서 사회경제적 현상(socio economical status, SES)을 독립하여 생각하는 학자도 있으나 사회적 현상에 포함시키는 것이 좋겠다.

4. 생물학적 현상(Biological factors)

대개의 질환은 종족, 성(sex), 연령, 개인에 따라서 많은 차이가 나타난다.

종족 간의 차이에서 보면 결핵은 백인에 비해 흑인에 많고, 성홍열은 유색인종에 비해 백인에 많이 감염된다.

병원체의 감수성과 저항력에 따라 남녀 간 차이가 나는데, 많은 질병에서 대체적으로 남자가 여자보다 사망률이 높으며, 남자에게는 발진티푸스와 장티푸스가, 여자에게는 백일해와 이질이 많이 발생한다.

연령면으로 보면 연령은 질병발생과 사망에 가장 영향력이 큰 변수로, 연령별 사망률은 'J'모양을 보이며 60세 이후 사망률이 급격히 증가하고, 연소자층은 급성감염병이, 노인층에서는 고혈압·뇌졸중·심장질환·암 등이 많이 발생한다.

일반적으로 감염병이 많이 발생하는 지역에서 노년층은 어느 정도 면역이 생겨 잘 이환되지 않는 것에 비하여 젊은층의 이환율이 높아지는 현상이 생기는데 이를 가리켜서 침염도전진현상(浸染度 前進現象)이라고 한다.

이상에서 설명한 역학의 시간적 현상, 지리적 현상, 사회적 현상, 생물학적 현상을 가리켜 "감염병의 유행양식"이라고도 한다.

1-1-4. 역학의 영역

1. 기술역학(記述疫學, Descriptive epidemiology)

기술역학은 인간집단에서 건강과 질병현상을 시간적, 지역적, 인적(person) 변수별로 기술하여 건강, 질병 빈도 차이를 일으키는 요인을 파악하고 가설을 생성하는 역학연구이다. 제 1단계역학이라고도 하며, 주로 임상의학에서 활용되는 역학 영역이다. 기술역학에서는 누구에게(who–person), 어디서(where–place), 언제(when–time) 특정질병이 발생되었는가에 대한 기본사항이 기술되어야 한다. 기술역학에서 가장 큰 비중을 차지하는 것은 지역사회의 건강수준과 질병 양상을 기술하는 것이다. 고로 협의의 지역사회건강진단(community diagnosis)이라고 할 수 있다.

기술역학의 주요한 세 변수는 사람, 시간, 장소로, 이를 통해 질병분포에 차이를 유발하는 인자가 세 변수들의 어떤 특성차이인지를 관찰하여 건강, 질병 빈도 차이를 일으키는 요인이 무엇인지에 대한 가설을 제기한다.

1) 인적변수

건강-질병현상 발생과 관련된 인적특성에는 성별, 연령, 결혼상태, 가족관계와 유전적 감수성, 인종, 종교, 직업, 사회경제적 수준 등이 해당된다.

2) 시간적변수

시간경과에 따른 질병발병 양상의 변화에 대한 관찰을 통해 질병발생과 관련된 요인, 조기발견, 치료효과의 영향을 종합적으로 평가할 수 있다. 시간경과에 따른 질병발병 양상의 변화는 다음과 같이 나눈다.

(1) 장기추세변동

주로 만성질환(암, 심장병 등)의 수십년 동안 걸친 변동을 관찰하므로서 이들 질환의 장기적 경향을 관찰할 수 있다.

(2) 주기변동

주로 감염성질환(홍역, 유행성이하선염 등)에서 몇 년 주기로 집단발병이 재현되는 양상을 말하며, 해당 지역주민의 집단면역(herd immunity)에 의한 것이다.

(3) 계절변동(seasonal variation)

특정계절(겨울-인플루엔자, 가을-신증후군출혈열)에 집중적으로 발생하는 양상을 말한다.

(4) 유행곡선(epidemic curve)

감염성질환의 집단발병시 전파양상과 경로파악을 위해 짧은 주기(단기간)로 질병발병건수를 기록하는 것이다. 유행곡선은 유행을 시간에 따라 기술하는 방법으로 시간(날짜)을 X축으로 하고 신환자수를 Y축으로 표시한 그림이다. 유행곡선의 모형은 다음과 같다.

① 단일봉 유행곡선: 공동오염원에 감수성 있는 사람들이 동시에 노출되었음을 의미하며, 오른쪽으로 길게 치우친 대수정규분포를 한다.

② 단일봉·고원형 유행곡선: 잠복기가 알려진 것보다 긴 경우에 지속적 오염이 있는 경우에 나타나며, 오염되어 있는 감염원이 제거되지 않아 여러 번에 걸쳐 지속적으로 유행을 일으키는 경우이다.

③ 다봉형 유행곡선: 노출이 지속적으로 이루어지지 않고 간헐적으로 여러 번 노출시 유행이 일어나는 것을 반복하는 것이다. 즉, 여러 번의 유행이 잇따라 일어나는 것이다.

④ 증식형 유행곡선: 사람간 접촉으로 인한 전파시 나타나는 유행의 모습으로 불규칙한 봉우리크기와 비교적 일정한 봉우리 간격을 특징으로 한다. 특히, 비말로 감염되는 호흡기감염병(예: 홍역)의 경우 그대로 유행을 두면 점차적으로 유행곡선의 봉우리크기가 커지는 전형적인 증식형 유행곡선을 보인다.

3) 지역적변수

지역응집성은 질병의 특성(감염성, 빈도 등) 관찰에 매우 중요하며, 지역응집성에 따라 산발성(sporadic), 토착성(지방병성: endemic), 유행성(epidemic), 대유행성(범발성: pandemic) 질환으로 분류한다.

그리고 기술역할을 연구하는 방법으로 생태학적 연구, 사례연구 및 사례군 연구가 수행되고 있다. 생태학연구(ecology study)는 다른 목적을 위해 생성된 기존자료 중 질병에 대한 인구집단통계자료와 관련요인에 대한 인구집단통계자료를 이용하여 상관분석을 한다.

가장 많이 수행되는 생태학적 연구유형은 한 시점에서 여러 인구집단에서 대상 질병의 집단별 발생률과 위험요인에의 노출률간의 양적 상관성이 있는지를 분석하는 방법이다(예: Doll과 Peto의 흡연과 폐암연구).

사례연구(case study)는 단일 환자에 관한 기술로서 기존에 보고되지 않았던 특이질환 양상이나 특이원인이 의심되는 경우 원인적 노출요인과 발병에 관하여 임상적 특성을 기술하여 보고하는 것이다.

사례군 연구(case series study)란 사례연구의 연장선으로, 이전에 알려지지 않았던 새로운 질환, 새로운 증상 혹은 치료에 대한 반응을 공유하는 사례들을 가지고 이들의 공통점을 기술하여 가설을 수립하는 연구설계이다(예: 후천성면역결핍증 사례연구).

2. 분석역학(分析疫學, Analytic epidemiology)

기술역학을 통하여 설정된 구체적인 가설(질병발생의 요인들에 대한 가설)을 설정하고, 이를 실제로 관측 조사해서 얻은 자료를 분석하여 이 가설이 옳은지 그른지를 가려내는 것을 내용으로 하는 제2단계역학이다. 1950년 돌과 힐(Doll & Hill)이 흡연과 폐암간의 연관성에 대한 환자-대조군 연구결과를 발표한 이후 비감염성질환에 대한 역학적 연구들이 크게 발전되었다.

1) 환자-대조군 조사(Case control study)

일명 후향성조사(後向性調査) 또는 기왕조사(旣往調査, retrospective study)라 불리워지며 질병이 있다고 진단된 환자를 대상으로 하는 경우이며, 질병을 가진 환자군과 해당질병이 없는 대조군(정상인들)으로 구분하여 두 군간에 질병의 원인 또는 위험요인이라고 의심되는 요인이 과거에 노출된 여부를 조사하여 두 군 사이를 비교함으로써 질병발생과의 원인관계를 규명하는 방법으로 장단점을 비교하면 다음과 같다. 이 조사 중 일정한 인구집단을 대상으로 특정한 시점이나 기간 내에 그 질병과 그 인구집단이 가지고 있는 속성과의 관계를 조사하는 경우를 단면조사(cross-sectional study)라고 하며 상대적으로 비용이 적게 들며, 단시간에 결과를 얻을 수 있고, 해당 질병의 유병률을 구할 수 있는 장점이 있고, 동시에 여러 종류의 질병과 요인과의 관련성을 조사할 수 있는 반면에 유행기간이 짧을 경우 조사 의미의 상실과 질병과 관련 요인과의 선후관계가 불분명하고 발생률을 구하지 못한다거나 대조군이 없다는 단점도 있다.

환자-대조군 조사에서는 요인과 질병과의 연관성지표로서 교차비(odds ratio)를 산출한다. 교차비란 '환자-대조군 조사에서의 위험요인노출/비노출비에 대해 대조군에서 노출/비노출비' 혹은 '위험요인 노출군에서의 질병있음/없음비에 비해 위험요인 비노출군에서의 질병있음/없음비'로 정의된다.

[표 2-1 교차비]

		질병여부	
		질병(+)	질병(-)
위험요인	있음	A	B
	없음	C	D

• 질병여부에 따른 교차비 = (AC)/(B/D) = AD/BC

• 노출여부에 따른 교차비 = (AB)/(C/D) = AD/BC

장 점

- 대상자의 수가 적다.
- 시간·경비·노력이 절약된다.
- 윤리적으로 문제가 적다.
- 희귀한 질병이나 잠복기간이 긴 질병 조사에 적합하다.
- 기존자료의 활용이 가능하다.
- 의심되는 원인 여러 개를 동시에 검증할 수 있다.

단 점

- 수집된 정보가 불확실할 우려가 있다-정확도와 신뢰도 문제
- 기억력이 흐려 착오가 생기므로 정보편견의 위험이 크다.
- 모집단이 없는 경우가 대부분이어서 일반 인구에의 응용에 문제가 있다.
- 대조군의 선정에 어려움이 있다.
- 상대위험도(위험요인군의 질병발생률/비위험요인군의 질병발생률) 밖에 얻을 수 없다.

2) 코호트조사(Cohort studies)

일명 전향성조사(前向性調査, prospective study)라고도 하며 건강한 사람을 대상으로 하여, 원인이라고 의심되는 요인에 노출된 집단과 노출되지 않은 인구집단을 장시간 추적 관찰하여 질병 또는 사망의 발생을 비교하는 역학적 연구방법이다. 이 코호트조사는 첫째 연구하고자 하는 대상집단은 조사하려는 질병이 발생하기 이전의 특성에 따라 확정되며, 둘째 이 확정된 집단은 이 집단 중에 발생하는 질병의 빈도를 관측하기 위하여 일정 기간 동안 계속 관찰하는 것이고, 어느 시점에서 조사를 시작했느냐에 따라 후향성 코호트조사(retrospective cohort study)와 전향성 코호트조사(prospective cohort study)로 구분한다. 이 코호트조사의 장단점을 비교하면 다음과 같다.

장 점

- 요인에 편견이 개입될 여지가 없다.
- 다른 질병과의 관계를 파악할 수 있다.
- 코호트조사에서 얻은 결과를 모집단에 적용할 수 있다.
- 원인적 연관성을 확정하는 데 도움이 되는 시간적속발성, 상대위험비, 그리고 양반응관계를 비교적 정확히 파악할 수 있다.

단 점

- 희귀한 질병의 조사에는 적합하지 않다.
- 질병의 분류에 오류를 범하고, 대상자가 넓어 경비·노력·시간이 많이 든다.
- 장기간 추적조사로 인하여 연구 진행 중 탈락자가 많아질 우려가 있으며, 이로 인해 연구결과의 정확도에 문제가 생긴다.
- 진단방법과 기준에 변동이 생길 우려가 있다.

코호트조사에의 집단간 질병발생률 크기 비교는 질병발생률의 비(ratio) 또는 질병발생률의 차(difference)를 이용할 수 있다.

(1) 비교위험도(상대위험도: RR)

코호트조사에서 위험요인 노출군과 비노출군간의 질병 또는 사망의 위험비를 말한다.

- 비교위험도 = $\dfrac{\text{노출군의 발생률}}{\text{비노출군의 발생률}} = \dfrac{\left(\frac{a}{a+b}\right)}{\left(\frac{c}{c+d}\right)}$

[표 2-2 비교위험도]

		추적조사결과		계	질병발생률
		질병있음	질병없음		
위험요인	노출	a	b	a+b	$\frac{a}{a+b}$
	비노출	c	d	c+d	$\frac{c}{c+d}$

※ 비교위험도(RR)의 의미

① RR > 1 : 위험요인에 대한 노출이 질병발생의 원인일 가능성이 높고, 이를 통계적으로 보면 위험요인에 대한 노출과 질병발생은 양의 상관관계를 가진다고 볼 수 있다.

② RR = 1 : 위험요인에 대한 노출이 질병발생과 연관이 없음을 뜻한다.

③ RR < 1 : 위험요인에 대한 노출이 질병의 예방효과를 가져온다고 볼 수 있고, 이를 통계적으로 보면 위험요인에 대한 노출과 질병발생은 음의 상관관계를 가진다고 볼 수 있다.

(2) 귀속위험도(기여위험도: AR)

노출집단의 질병 또는 사건의 발생 중 특정위험요인 노출로 인한 발생률로 노출군과 비노출군의 차이를 귀속위험도 또는 기여위험도 라고 한다.

• 귀속(기여)위험도 = 노출군의 발생률 − 비노출군의 발생률

노출집단의 위험도 중에서 해당 노출이 기여한 정도(분율)를 알기 위하여 노출군의 기여위험도를 분율(AF)로 표현한다.

• 기여위험률 $= \dfrac{\text{노출군의 발생률} - \text{비노출군의 발생률}}{\text{노출군의 발생률}} \times 100(\%)$

3) 병력별전향성조사

전향성조사(일명 cohort study)와 후향성조사(일명 case control study)의 장점을 택한 것으로 과거 어느 시점에서 비슷한 특성을 가진 집단을 찾아 그 집단에서의 발생률과 사망률을 분석하는 방법이다. 이 조사는 시점조사로 끝나므로 전향성조사와 같이 장기간의 추적을 요하는 연구보다 시간과 경비가 절약되어 환자-대조군 조사의 장점을 가지며, 연구결과를 모집단에 적용 가능하고, 상대위험도의 추정이 가능하므로 코호트조사의 장점도 갖고, 대상 질환의 이병률(罹病率)을 얻을 수 있다.

그러나 이 조사에 있어서는 전제 조건이 따르는데, 첫째 과거의 병력 조사를 철저히 해야 하고, 둘째 조사에 필요한 사항이 기록되어 있거나 그렇지 않으면

다른 자료에서 이를 가려내야 하고, 셋째 각 대상군에서 일어나는 결과에 대한 정보를 얻을 수 있어야 한다.

3. 실험역학(實驗疫學, Experimental epidemiology)

사람을 직접대상으로 하는 실험적 역학으로 같은 조건 하에서 인위적으로 두 군(실험군과 대조군)으로 나누어 실험군에는 가설을 검정하기 위한 요인을 작용시키고, 이와 비교하는 대조군을 비교 관찰하는 타당도가 높은 역학이다.

실험역학의 기본적 기법은 대상 요인을 인위적으로 투여하여 그 영향을 측정하는 것으로서, 원칙적으로 대상 요인 이외의 변수는 실험군과 대조군이 똑같아야 한다.

4. 사회역학(Social epidemiology)

건강의 '사회적 분포'와 '사회적 결정요인'들에 대해 연구하는 역학이다.

5. 영양역학(Nutritional epidemiology)

인구집단에서 질병의 분포양상과 이 분포양상의 영양학적 결정요인을 연구하는 역학으로 질병의 원인이나 예방에서 식이(diet)가 하는 역할을 연구한다.

6. 이론역학(理論疫學, Theoretical epidemiology)

질병발생양상에 관한 모델을 설정하고 그에 따른 수학적 분석을 토대로 유행하는 법칙을 비교하여 타당성 있게 상호관계를 수학 또는 통계학적으로 규명하는 역학의 한 영역이다.

7. 임상역학(臨床疫學, Medical epidemiology)

개인환자를 대상으로 그 환자의 증상과 질병의 양상을 기초로 인간집단이나 지역 사회를 조사대상으로 확대 비교하여 역학적인 제 요인을 규명하는 학문 즉, 역학적 원리를 올바르게 적용하여 질병을 지역사회의 입장에서 이해하는 것이 임상역학의 내용이다.

8. 혈청역학(血淸疫學, Serum epidemiology)

면역 보유상태를 조사할 때, 집단에 있어서의 감염병만연도측정, 목적하는 질환 유무의 판정 등을 실시하게 된다. 감염병의 유행을 일으키는 데에는 집단구성원의 면역 보유상태가 일정한 한계농도(threshold density) 이하가 되어야 한다. 이 점에 대한 정보를 혈청역학 방법으로 얻을 수 있다.

9. 유전역학(遺傳疫學, Genetic epidemiology)

가계와 인구집단에서 유전자의 질병발생에 대한 병인을 밝히고 나아가서 유전자와 환경간의 상호작용을 평가하는 방법으로 해명하는 방법이다. 질병발생에 유전인자와 환경인자가 어느 정도 관여하는가를 규명하려는 목적으로 이용되는 방법으로 가계조사, 쌍생아조사 등이 있다.

10. 작전역학(作戰疫學, Operational epidemiology)

오므란(Omran)이 처음 소개한 말로써, 보건 서비스를 포함하는 지역사회서비스의 운영에 관한 계통적 연구를 의미하며 보건사업평가의 역할을 하고, 서비스의 향상을 목적으로 하는 역학이다.

11. 분자역학(分子疫學, Molecular epidemiology)

역학연구에 있어 분자와 세포수준의 생체지표(biologic marker)를 주요방법으로 이용하는 역학이다. 분자역학은 노출-영향-개체의 감수성 등 질병발생과정에서 일어나는 일련의 과정에 대하여 분자생물학적 기법을 적용하는 것이다. 분자역학에서 이용되는 분자와 세포레벨의 생체지표는 노출지표, 효과지표, 감수성지표로 크게 나눌 수 있다.

1-2. 역학측정방법의 타당도와 신뢰도

역학연구의 주 변수인 위험요인, 질병, 교란변수 등에 각각 그 측정 방법이 있으며, 적절한 특정방법의 사용이 역학연구의 타당도와 신뢰도를 높이는 요인이 된다.

1-2-1. 타당도(Validity)

타당도는 검사법이 진단하고자 하는 질병의 유무(양성: 질병있다, 음성: 질병없다)를 정확하게 판정하는가에 대한 능력을 의미하므로 정확도(accuracy)와 같은 의미로 사용된다.

1. 민감도(Sensitivity)

질병이 있는 환자(확진환자) 중 검사결과가 양성으로 나타나는 확률이다.

- 민감도 = $\frac{a}{a+c}$

2. 특이도(Specificity)

질병이 없는 사람 중 검사결과가 음성으로 나타나는 확률이다.

- 특이도 = $\frac{d}{b+d}$

3. 예측도(Predictive value)(양성예측도와 음성예측도)

양성예측도는 해당 검사결과 양성인 사람들이 실제로 환자일 확률이며, 음성예측도는 해당 검사결과가 음성인 사람들이 실제로 환자가 아닐 확률이다.

- 양성예측도 = $\frac{a}{(a+b)}$
- 음성예측도 = $\frac{d}{(c+d)}$

[표 2-3 질병유무와 진단결과]

		질병		계
		있음	없음	
검사결과	양성	a	b	a+b
	음성	c	d	c+d
계		a+c	b+d	a+b+c+d

4. 위음성률(False negative rate)과 위양성률(false positive rate)

위음성률은 질병이 있는 사람이 검사결과 음성으로 나타나는 확률이며, 위양성률은 질병이 없는 사람이 검사결과 양성으로 나타나는 확률이다.

- 위음성률 $= \frac{c}{(a+c)}$
- 위양성률 $= \frac{b}{(b+d)}$

1-2-2. 신뢰도(Reliability)

신뢰도는 검사가 반복되었을 때 비슷한 검사결과가 얻어지는지를 의미하는 개념으로 재현성(reproducibility) 또는 반복성(repeatability)과 같은 의미로 사용된다.

신뢰도에 영향을 미치는 변이(variability)는 검사대상자 내 변이와 검사자로 인한 변이가 있으며, 측정방법으로 일차율(agreement percent), 카파통계량(kapa statistics), 상관계수(correlation coefficient) 등이 있다.

1-2-3. 바이어스(bias)

바이어스(bias)는 체계적오류(systematic error)로 내적타당도를 저해하는 것으로 무작위오류(random error)와는 다르다. 무작위오류는 연구모집단의 연구결과를 추정하는데 있어 여러 방향과 위치에서 연구과정이나 방법과 무관하게 발생할 수 있는데 이는 체계적오류가 아니기 때문에 바이어스도 아니고 내적타당도와 무관하다.

1. 선택바이어스(selection bias)

연구대상을 선정하는 과정에서 발생하는 바이어스로 환자-대조군조사(연구)에서 연구대상을 선정할 때 주로 발생한다. 여기에는 무응답바이어스, 버크슨(Berkson) 바이어스(병원환자 대상 연구시 발생), 선택적 생존바이어스(단면연구와 후향성 코호트조사에서 다발), 자발적 참여자바이어스, 추적관찰 탈락바이어스, 인지바이어스(단면연구와 환자-대조군연구에서 관찰) 등이 있다.

2. 정보바이어스(information bias)

연구수행과정 특히, 각종 수집과정에서 측정오류의 정도가 비교하고자 하는 집단간에 서로 다를 때 발생하는 바이어스다. 여기에는 면담자바이어스, 특정바이어스, 기억소실바이어스, 회상바이어스, 호손효과(습득효과), 확인바이어스, 시간바이어스, 출판바이어스 등이 있다.

3. 교란바이어스(confounding bias)

제3의 변수인 교란변수에 의해 발생되는 연구결과의 왜곡이다.

1-3. 질병발생요인과 관리

1-3-1. 질병발생의 3요소

질병유행에 영향하는 역학의 기본요인으로는 병인(agent factors), 숙주(host factors), 환경(environmental factors)의 세 가지가 있다. 고든(John Gordon)은 질병 또는 유행의 발생기전을 환경이란 저울 받침대의 양쪽 끝에 병원체와 숙주라는 추가 놓인 저울대에 비유하여 설명하였는데 이를 레버이론(lever theory)이라고 한다.

즉, 개인 혹은 지역사회의 건강상태는 병원체(병인)·숙주·환경요인들이 평형을 이루면 건강상태이고, 이 3개의 요인 중 어느 한 가지 요인이라도 변동을 일으켜 평형은 깨어지고 어느 한쪽으로 기울어진 상태가 되면 질병 또는 유행이 발생한다는 이론이다(P. 30, 그림 1-3 건강의 성립모형도 참조).

1-3-2. 질병발생의 모형과 3대요인과 상호관계

모든 질병이나 건강 상태에서 어느 한 가지 요인이 그 질병이나 건강상태의 필요충분조건인 경우는 거의 없으며 대부분 여러 가지 요인이 상호작용하여 발생한다. 이와 같이 여러 원인 혹은 요인들의 작용으로 질병이 발생된다는 개념을 질병발생의 다요인설이라 한다.

여기서는 '질병은 인간을 포함한 생태계 각 구성요소 간의 상호작용 결과로 나타난 현상'이라는 개념인 질병발생의 다요인설에 입각한 관점에서 질병발생의 3가지 생태학적 모형을 설명하면 다음과 같다.

1. 역학적 삼각형(Epidemiologic triangle)

질병 발생의 생태학적 모형 중 현재까지 가장 많이 사용된 모형으로 숙주, 환경 및 병인의 3대 요인을 가지고 질병과 건강과의 관계를 설명하는 것이다. 즉, 이들의 3요소의 상호관계에 의해 질병이 발생하거나 반대로 감소한다는 설로 특정한 병인을 찾을 수 없는 비감염성질환의 발생을 설명하기에는 적당하지 않다.

2. 거무줄형(Web of causation)

마크마홍(MacMahon) 등(1960)에 의하여 구상된 설로서 질병발생은 어느 한 가지 원인에 의한 것이 아니라 여러 가지 원인이 서로 연관되는 것(다요인설)이며, 선행하는 각 요소가 복잡한 계보를 이루는 결과로써 어떤 질병이 발생된다는 것이다. 즉, 과거의 여러 가지 선행요소는 마치 거미줄처럼 서로 복잡하게 얽혀 있으며, 그 근원을 찾기가 어렵다는 질병발생원인에 대한 다원론적 개념이다.

3. 수레바퀴형(Wheel model)

질병은 핵심적인 숙주요인과 그를 둘러싼 생물학적, 사회적 및 물리·화학적 환경의 상호작용으로 발생된다는 모형이다.

바퀴의 중심부는 숙주 즉, 사람으로 되어 있으며 그 핵심은 유전적인 소인으로 구성되고, 사람을 둘러싼 환경은 생물학적·사회적 및 물리화학적 환경으로 구분된다.

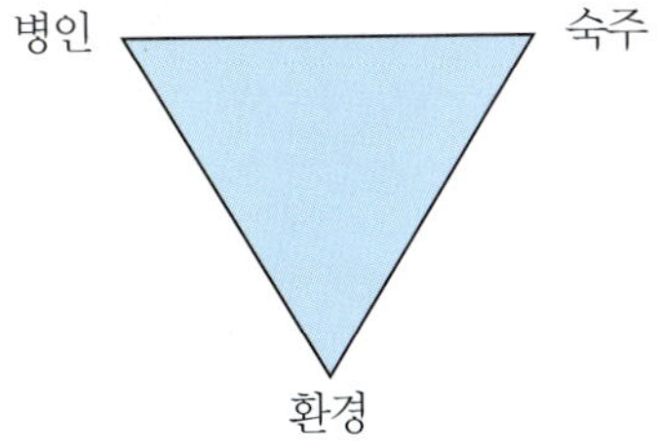

[그림 2-1 역학적 삼각형]

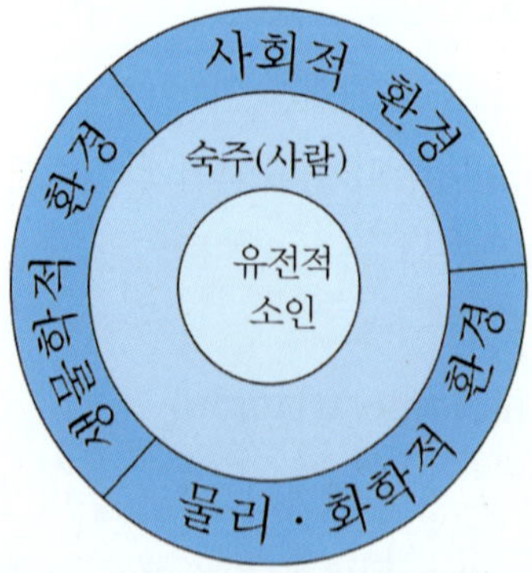

[그림 2-2 숙주와 환경 사이의 상호작용에 관한 수레바퀴모형]

바퀴를 구성하는 각 부분의 크기는 질병의 종류에 따라 달라진다. 유전성질환에서는 유전적 소인 부분이 비교적 크며, 홍역과 같은 감염성질환에서는 유전적 소인 부분은 별로 중요시 되지 않고 숙주의 면역상태와 생물학적 환경이 크게 관여한다. 이 모형은 질병발생의 다요인설(multiple causation)을 뒷받침 해주고 있다.

1-3-3. 감염병 발생의 6개 요인

감염병이 생성되는 과정에는 일반적으로 다음과 같은 6개 요인이 반드시 연쇄적으로 상호관계가 유지됨으로써 발생되며, 이 중 어느 한 가지라도 성립되지 못하면 감염병은 발생되지 않는다. 또한 이런 감염병이 유행하려면 감수성이 높은 숙주집단과 감염원과 충분한 접촉기회가 있어야 하며, 감염원에 병원체가 질적·양적으로 충분해야 하고, 전파체의 수가 많아야 한다.

(1) 병원체(Pathogen)
(2) 병원소(reservoir of infection)
(3) 병원소로부터 병원체의 탈출(escape of organisms from reservoir)
(4) 전파(transmission)
(5) 신숙주에의 침입(entry to new host)
(6) 신숙주의 저항성(resistance)

1. 병원체(Pathogen)

병원체란 감염병을 일으키는 1차 병인으로 다음과 같은 것이 있다.

1) 동물성 기생체(animal parasites)

원충류(protozoa)가 주종인 단세포류(말라리아, 아메바성 이질, 질트리코모나스 등)와 후생동물(metazoa)인 다세포류가 있다. 우리의 국민보건에 크게 문제되었던 회충·요충·십이지장충 등이 이에 속한다.

2) 식물성기생체(plant parasites)

소위 곰팡이 진균(fungus) 종류로 무좀, 도장 부스럼 등의 질병을 일으킨다.

3) 세균(bacteria)

모든 세균이 문제가 되는 것이 아니고, 병원성이 있는 세균(pathogenic bacteria)이 문제시 된다. 병원체로서의 세균은 간균(踞菌, bacillus)·구균(球菌, coccus)·나선균(螺旋菌, spirillum) 등이 있으며 디프테리아, 장티푸스, 결핵, 포도상구균에 의한 질병 등을 발생시킨다.

4) 바이러스(virus)

바이러스목에 속하는 한외현미경적인 미생물로 전자현미경만으로 볼 수 있어 여과성병원체라고도 한다. 폴리오, 인플루엔자, 홍역 등의 질병을 일으키며 암(癌)도 바이러스에 의해 발병한다.

5) 리케치아(rickettsia)

세균에 가까운 바이러스이며, 이나 벼룩 등에 의해 전파되며 발진티푸스, 발진열, 쯔쯔가무시병(양충병) 등이 있다.

2. 병원소(Reservoir of infection)

병원소란 병원체가 생장증식을 계속하여 다른 숙주(인간 등)에게 전파될 수 있는 상태로 저장되는 장소를 말하며 인간병원소, 동물병원소, 기타 병원소(토양, 물 등)가 있다.

1) 인간병원소

인간병원소에는 현성감염자, 불현성감염자, 보균자가 있다.

(1) 현성감염자(clinical case) – 발병하여 뚜렷한 임상 증상을 나타내는 다음과 같은 환자를 말한다.

- 은닉환자(hidden case): 신고 또는 보고되지 아니한 자
- 간과환자(missed case): 임상증상이 미약하여 지나쳐 버린 환자
- 전구기환자(prodromal phase case): 임상증상이 나타나기 전 환자
- 현성환자(frank case): 뚜렷한 임상증상을 나타내는 환자

(2) 불현성감염자 – 감염되어 병원체가 체내에 증식해도 임상증상과 증후가 없는 상태로 발병되지 않은 사람으로서 아임성(subclinical), 불현성(inapparent), 잠복기(latent infection), 무증상(symptomless) 감염자가 있다.

(3) 보균자 – 자각적·타각적으로 증상이 없으나 병원체를 배출함으로써 다른 사람에게 병을 전파시킬 수 있는 다음과 같은 사람이다.

- 회복기보균자(병후보균자): 병후 그 임상증상이 소실된 후에도 병원체를 배출시키는 보균자(장티푸스·이질·디프테리아)로 소화기계 감염병은 일반적으로 병후보균자에 속한다.
- 잠복기보균자(발병전보균자): 잠복기간 중에 병원체를 배출하는 자로 호흡기계감염병은 일반적으로 여기에 속한다(홍역·백일해·유행성 이하선염·수두·디프테리아·성홍열).
- 건강보균자(무증상보균자): 병원체에 감염은 받아도 처음부터 증상을 나타내지 않고 건강한 사람과 같지만 병원체를 배출하는 영구보균자로 보건관리가 제일 어렵다(폴리오·일본뇌염·디프테리아·B형간염).
- 만성보균자: 환자에 따라 장기간 보균상태가 계속되는 환자(장티푸스·B형간염·결핵)

2) 동물병원소

대부분 가축과 쥐 종류 등이 있으며 특히, 사람과 동물에게 함께 오는 감염병을 인수공통감염병이라고 하고 여기에는 공수병, 탄저, 고병원성조류인플루엔자, 돼지인플루엔자[H5 또는 H7혈청형 바이러스 및 신종인플루엔자A(H1N1) 바이러스]감염, 일본뇌염, 결핵, 브루셀라증 등이 있다.

3) 토양병원소

토양은 무생물이면서도 병원소 역할을 하는데 히스토플라즈마(histoplasmosis) 등 진균류와 파상풍의 병원소가 된다.

3. 병원소로부터 병원체 탈출

병원체가 병원소로부터 탈출하는 경로 즉, 병원체가 나갈 수 있는 길을 다음과 같이 크게 다섯 가지로 분류한다.

1) 호흡기관(respiratory tract)

주로 호흡기질환 병원체가 외호흡기계를 통해 대화, 기침, 재채기 등을 통해 전파되며 감기, 홍역, 볼거리, 디프테리아, 백일해 등이 여기에 속하고, 이상적인 관리방법은 예방접종의 실시이다.

2) 장관(intestinal tract)

병원체가 소화기계통(주로 분변)을 통해 탈출하며 콜레라, 장티푸스, 파라티푸스, 세균성 이질, 폴리오 등이 여기에 속하고, 이상적인 관리방법은 환경위생을 철저히 하는 것이다.

3) 비뇨기관(urinary tract)

주로 혈행성질병이 비뇨기계를 통해 배출되며 성병 등이 여기에 속하고, 이상적인 관리방법은 접촉자를 색출하는 것이다.

4) 개방병소(open lesion)

신체표면의 상처, 농창 등을 통해서 직접 배출된다(한센, 무좀, 습진 등).

5) 기계적 탈출(mechanical escape)

기계적 탈출이란 자기의 힘으로 탈출하지 못하고 제3자의 힘 즉, 모기(뇌염, 황열, 재귀열, 말라리아 등), 이(발진티푸스), 벼룩(발진열)에 물리거나 주사기(매독), 감염된 육류 등에 의해 직접·간접적으로 탈출된다.

4. 전파(transmission)

전파란 병원소로부터 배출된 병원체가 새로운 숙주까지 매개물에 의해 운반되어지는 것을 말하며 직접전파와 간접전파 또는 활성전파체와 비활성전파체로 구별된다.

1) 직접전파(direct transmission)

병원체가 매개물 없이 숙주(병원소)에서 피부접촉, 점막접촉, 교상, 수직감염 등 직접접촉을 통하여 다른 숙주로 전파되는 것과 기침, 재채기 등 호흡기에서 나온 비말(droplet)에 섞여나온 병원체가 신숙주의 호흡기나 점막에 전파되는 것(비말전파)을 말한다(성병, 결핵, 홍역, 파상풍, 탄저, 렙토스피라증, 사상균증, 구충증 등).

2) 간접전파(indirect transmission)

병원체와 숙주 간에 밀접한 관계없이 중간 매개물(공기, 물, 음식 등)을 통해 숙주에게 전파되는 경우이며, 대부분이 세균감염이고, 생물매개전파와 무생물매개전파가 있다.

간접전파가 일어날 수 있는 조건으로는 첫째, 병원체가 병원소 밖에서 어느 기간 동안 생활할 수 있는 능력이 있어야 한다. 둘째, 병원체를 운반하는 데 필요한 매개체가 있어야 한다.

(1) 생물매개전파(vector-borne transmission)

① 기계적 전파

절지동물(arthropod)(모기, 진드기, 게, 새우 등) 전파로 매개곤충의 다리나 체표에 부착되어 있는 병원체를 변화없이 새로운 숙주에 전파하는 역할을 하는 것을 말한다.

② 생물학적전파

병원체가 매개생물(vector) 내에서 증식 혹은 발육의 과정을 거친 후에 전파되는 것을 말한다.

- 증식형 전파(propagative transmission) – 곤충(매개체)체내에서 수적으로 증식한 후 전파(재귀열, 페스트, 황열, 일본뇌염)
- 발육형 전파(cyclo developmental t.) – 매개체내에서 수적증식은 없고 병원체가 감염형으로 발육하여 전파(사상충증, Loaloa)
- 발육증식형 전파(cyclo propagative t.) – 매개체내에서 생활환(유성 생식)을 거쳐 수적증식을 한 후 전파(말라리아, 수면병)
- 배설형 전파(fecal contamination t.) – 매개체내에서 증식한 후 장관을 통

해 배설물과 함께 배출되어 전파(발진티푸스, 발진열, 재귀열)

- 난소전이형 전파(trans ovarian t.) – 진드기의 난소를 통해 병원체가 다음 세대까지 전달되는 전파(록키산 홍반열, 양충병)

(2) 무생물매개전파(vehicle-borne transmission)

무생물이 병원체를 전파하는 것을 말한다. 즉, 공기, 물, 토양, 우유, 식품과 같은 공동매개물(common vehicle)에 의한 공동전파나 숙주의 내부로 들어가지 않고 병원체를 운반하는 매개물 즉, 개달물(介達物, fomites)인 의복, 침구, 책, 완구 등에 의해서 전파(개달물감염)된다.

5. 신숙주에의 침입

병원체의 침입양식은 병원소의 탈출과 같이 주로 호흡기, 위장관(소화기계통), 비뇨기계, 점막·피부(파상풍) 및 태반(태반감염 또는 수직감염: 매독, 풍진, 톡소플라스마증)을 통해서 침입한다.

병원체의 숙주 내 침입시 직접적으로 관여한 사물을 감염원(source of infection)이라고 하며, 모든 매개체와 병원소가 감염원이 될 수 있다.

6. 신숙주의 저항성(감수성 및 면역)

병원체가 새로운 숙주에 침입하면 반드시 감염 또는 발병되는 것이 아니고, 독력과 신체 저항의 균형이 파괴되어 즉, 그 숙주가 감수성(susceptibility) 상태에 있을 때 감염 또는 발병되거나 면역이 형성된다.

면역(immunity)이란 신체의 3차 방어기전으로, 병원체의 세포 내 정착을 저지하는 절대방어력이 있는 특수 단백물질 즉, 항체를 말하며, 면역은 생체 내에 특이성저항력(specific resistance)을 생기게 하여 질병에 대한 감수성을 저하시키는 데 있다. 여기서 감수성(susceptibility)이란 침입한 병원체에 대항하여 감염 또는 발병을 막을 수 있는 능력에 미치지 못하는 방어력 상태이다. 일반적으로 어떤 일정한 감염병에 대한 면역은 다른 감염병에 대하여는 효과를 발휘하지 못한다.

- 선천성면역 – 종족, 인종, 풍토, 개인 등에 따른 차이
- 후천성면역
  - 능동면역
    - 자연능동면역 – 감염병에 감염된 후 성립되는 면역
    - 인공능동면역 – 백신 또는 순화독소(Vaccine or toxoid) 접종 후 면역(예방접종 후 생성된 면역)
  - 수동면역
    - 자연수동면역 – 모체면역, 태반면역
    - 인공수동면역 – 항독소(파상풍) 또는 감마글로블린(B형간염) 등 항혈청제제 접종 후 면역

[그림 2-3 면역의 분류]

1) 선천성면역(inherent immunity)

태어날 때부터 갖고 있는 면역으로 비특이성저항력(non specific resistance)을 토대로 하는 면역이며, 일종의 소인(disposition)으로 생각된다.

선천면역은 종족, 인종, 개인차에 따라 저항력이 다르다. 즉, 매독은 사람 이외의 동물에는 절대로 감염되지 않는다거나 중국인은 장티푸스(typhoid fever)에, 한국인은 이질(dysentery)에 저항력이 크고, 개인차에 따라서도 크게 달라지는데 "고트스타인(Gottstein)은 선천면역이라 할지라도 미감염자의 체내에 병원체가 침입했을 때 천연두는 95%가 발병했고 나머지 5%는 발병하지 않는다"고 하였다. 이와 같이 감수성보유자가 체내 병원체가 감염되어 발병하는 율을 감염지수 또는 접촉지수(contageous index)라고 했고, De Rudder는 다음과 같은 질병의 접촉지수를 %로 산출했다(De Rudder의 수치: 급성호흡기질환에 국한).

Small pox(천연두), Measles(홍역) 95% 〉 Whooping cough(백일해) 60~80% 〉

Scarlet fever(성홍열) 40% 〉 Diphtheria 10% 〉 Polio(소아마비) 0.1%

2) 후천면역(acquired immunity)

후천면역은 특이성저항력(specific resistance)이 그 본태이며 감염병을 경험

하거나 병원체 또는 독소(toxin)의 접종, 항체의 주사 등에 의하여 후천적으로 성립되는 면역이다.

(1) 능동면역(active immunity): 병원체나 독소(toxin)에 대해서 생체의 세포가 스스로 활동함으로써 생기는 면역이다. 감염병에 감염되어 성립되는 면역을 자연 능동면역(natural active immunity)이라고 부르며, 일반적으로 면역이 강하고 장기간 지속한다. 자연능동면역에는 이환후면역(두창, 홍역, 백일해, 폴리오 등)과 불현성감염에 의한 잠복면역(디프테리아, 성홍열, 뇌염 등)의 두 가지가 있다.
또, 백신(vaccine)이나 순화독소(toxoid)를 사용해서 인공적으로 면역을 발생하게 하는 면역 즉, 예방접종 후 생성된 면역을 인공능동면역(artifical active immunity)이라고 한다.

(2) 수동면역(artificial passive immunity): 이미 면역을 보유하고 있는 개체가 가지고 있는 혈청 또는 기타의 수단으로 다른 개체에게 주는 방법으로, 자연수동면역과 인공수동면역이 있다. 자연수동면역은 태아가 모체의 태반을 통해서 항체를 받거나 또는 출생 후에 모유를 통해서 항체를 받는 면역을 말하고, 인공 수동면역은 면역혈청 등을 주사해서 얻는 면역을 말한다.

(3) 집단면역(herd immunity): 지역사회 인구 중 면역을 획득한 비율이 어느 정도 되면 그 지역사회는 마치 해당 질병에 면역된 것처럼 유행이 발생하지 않는데 이를 집단면역이라고 한다. 집단면역 수준은 지역사회 총 인구 중 면역이 있는 사람의 비율로 표시하는데 이 수준이 한계밀도(threshold density : 유행이 일어나는 집단면역의 한계치)보다 크면 유행을 차단하게 된다. 이 지표들은 질병예방에 필요한 최소 예방접종수준을 결정하고, 질병 유행시 감염재생산수를 결정하여 질병의 유행이 확산될지, 감소될지 등을 예측하는데 사용된다.

- 집단면역수준 $= \dfrac{\text{면역(저항성)이 있는 사람수}}{\text{총 인구수}} \times 100(\%)$

- 감염재생산수(R) $= R_0 - P \times (R_0)$, $R = \beta \times k \times D$

R_0 : 기초감염 재생산수

P : 집단면역(지역사회에 질병에 대해 면역을 가지고 있는 인구비율)

β : 감염원이 감수성자와 1회 접촉시 감염을 전파시킬 확률

k : 단위시간동안 감염원이 감수성자와 접촉하는 횟수

D : 감염원이 감염을 전파시킬 수 있는 기간

$R < 1$: 질병유행이 일어나지 않고 사라진다.
$R = 1$: 지역사회에 일정수 유지(풍토병이 된다)
$R > 1$: 질병의 유행이 일어난다.

- 백신(Vaccine)
  - 세균(bacteria)
    - 생균백신: 결핵·탄저
    - 사균백신: 콜레라·장티푸스·파라티푸스·백일해
  - 리케치아(rickettsia)
    - 사균백신: 발진티푸스
  - 바이러스(virus)
    - 생균백신: 폴리오(sabin)·두창·홍역·풍진
    - 사균백신: 폴리오(salk)·일본뇌염
- 순화독소(Toxoid) – Diphtheria·Tetanus(파상풍)

[그림 2-4 예방접종약(Vaccine, Toxoid)의 종류]

[표 2-4 능동면역과 수동면역의 장·단점]

내 용	능동면역	수동면역
발효시간	길다(단점)	짧다(장점)
효력지속시간	길다(장점)	짧다(단점)
혈청병 수반 여부	없다(장점)	있다(단점)

1-3-4. 감염병의 분류

감염병을 분류함에 있어 대표적인 분류법으로는 병인에 의해 분류하는 법, 감염의 경로에 의해 분류하는 법, 이 두 가지 방법을 절충하는 방법 등 크게 세 가지로 나눌 수 있다. 병인에 의한 분류와 감염에 의한 분류는 생략하고 흔히 사용하는 두 가지를 절충한 방법에 의해 분류하면 다음과 같다.

1. 호흡기계통 감염병

디프테리아, 백일해, 폐렴, 성홍열, 인후염, 폐결핵, 한센병, 천연두, 감기, 인플루엔자, 홍역, 풍진 등이 있다.

2. 소화기계통 감염병

브루셀라증, 유행성 설사병, 이질(아메바성, 세균성), 살모넬라식중독, 장티푸스, 파라티푸스, 기생충감염, 유행성 간염 등이 있다.

3. 피부·점막감염병

신생아의 눈 감염, 매독, 유행성 각막염, 결막염, 트라코마, 옴, 도장부스럼 등이 있다.

4. 동물·곤충에 의한 감염병

탄저, 와일씨병, 파상풍, 공수병, 말라리아, 발진티푸스, 일본뇌염 등이 있다.

그리고 우리나라에서는 감염병의 합리적·효과적 관리를 위해 법정감염병의 종류를 1종·2종·3종으로 나누어 관리하였으나 신종감염병의 출현과 감염병 발생양상이 변화함에 따라 국민건강에 위해가 되는 감염병의 발생과 유행을 방지하고, 그 예방 및 관리를 위하여 감염병을 제 1군감염병, 제 2군감염병, 제 3군감염병, 제 4군감염병, 제 5군감염병, 지정감염병, 세계보건기구감시대상감염병, 생물테러감염병, 성매개감염병, 인수공통감염병, 의료관련감염병으로 재분류하여 체계적이고 전문적인 감염병관리가 가능하도록 2009년 12월 29일자로 감염병의 예방 및 관리에 관한 법률을 전부 개정하였다.

1-3-5. 감염병의 예방

감염병을 비롯하여 모든 질병은 병인, 환경, 숙주라는 3대 질병요소의 균형이 깨지는 데서 발생한다는 것은 이미 앞에서 밝혔다. 따라서 모든 감염병의 예방(prevention of communicable diseases)은 두말할 것도 없이 질병의 3대 요소인 병인에 대한 대책, 환경에 대한 대책, 숙주에 대한 대책에서 비롯되고 또한, 국내에 상재하고 있는 감염병을 예방하는 데는 병원소제거, 감염력감소, 병원소격

[표 2-5 법정감염병일람표]

분 류	감염병의 종류
제 1군 감염병	콜레라·장티푸스·파라티푸스·세균성 이질·장출혈성 대장균 감염증·A형간염
제 2군 감염병	디프테리아·폴리오·백일해·홍역·유행성 이하선염·일본뇌염·파상풍·풍진·B형간염·수두·b형헤모필루스인플루엔자, 폐렴구균
제 3군 감염병	말라리아·결핵·한센병·성홍열·수막구균성수막염·레지오넬라증·비브리오패혈증·발진티푸스·발진열·쯔쯔가무시증·렙토스피라증·브루셀라증·탄저·공수병·신증후군출혈열(유행성출혈열)·인플루엔자·후천성면역결핍증(AIDS)·매독·크로이츠벨트-야곱병(CJD) 및 변종크로이츠벨트-야곱병(vCJD)·C형감염·반코마이신내성황색포도알균(VRSA)감염증·카바페넴내성장내세균속균종(CRE)감염증
제 4군 감염병	페스트·황열·뎅기열·바이러스성 출혈열·두창·보툴리눔독소증·중증급성호흡기증후군(SARS)·동물인플루엔자 인체감염증·신종인플루엔자·야토병·큐열(Q熱), 웨스트나일열·신종감염병증후군·라임병·진드기매개뇌염·유비저·치쿤구니야열·중증열성혈소판감소증후군(SFTS), 중동호흡기증후군(MERS), 지카바이러스감염증·(바이러스성 출혈열)라사열·(바이러스성 출혈열)마버그열·(바이러스성 출혈열)에볼라 바이러스열
제 5군 감염병	회충증·편충증·요충증·간흡충증·폐흡충증·장흡충증
지정 감염병	수족구병·임질·클라미디아감염증·연성하감·성기단순포진·첨규콘딜롬·반코마이신내성장알균(VRE)감염증·메티실린내성황색포도알균(MRSA)감염증·다제내성녹농균(MRPA)감염증·다제내성아시네토박터바우마니균(MRAB)감염증·장관감염증(20종)·급성호흡기감염증(9종)·해외유입기생충감염증(11종)·엔테로바이러스감염증
세계보건기구 감시대상 감염병	두창·폴리오·신종인플루엔자·중증급성호흡기증후군(SARS)·콜레라·폐렴형페스트·황열·바이러스성출혈열·웨스트나일열
생물테러감염병	탄저·보툴리눔독소증·페스트·마버그열·에볼라열·라싸열·두창·야토병
성매개감염병	매독·임질·클라미디아·연성하감·성기단순포진·첨규콘딜롬·사람유두종바이러스감염증
인수공통감염병	장출혈성대장균감염증·일본뇌염·브루셀라증·탄저·공수병·동물인플루엔자인체감염증·중증급성호흡기증후군(SARS)·변종크로이츠펠트-야콥병(vCJD)·큐열·결핵
의료관련감염병	반코마이신내성황색포도알균(VRSA)감염증·반코마이신내성장알균(VRE)감염증·메티실린내성황색포도알균(MRSA)감염증·다제내성녹농균(MRPA)감염증·다제내성아시네토박터바우마니균(MRAB)감염증·카바페넴내성장내세균속균종(CRE)감염증

*·제 1군 감염병: 발생 또는 유행즉시 방역대책수립
·제 2군 감염병: 예방접종대상
·제 3군 감염병: 계속발생감시 및 방역대책수립
·제 4군 감염병: 국내신발생 또는 우려가 있는 감염병 또는 국내유입우려 되는 해외유행감염병
·제 5군 감염병: 정기적인 조사·감시가 필요한 기생충감염병
·강제처분할 수 있는 감염병(강제처분)
가. 제 1군 감염병
콜레라·장티푸스·파라티푸스·세균성이질·장출혈성대장균감염증·A형간염
나. 제 2군 감염병
디프테리아·홍역·폴리오
다. 제 3군 감염병
결핵·성홍열·수막구균성수막염
라. 제 4군 감염병
페스트, 바이러스성출혈열, 두창, 보툴리눔독소증, 중증급성호흡기증후군(SARS), 동물인플루엔자인체감염증, 신종인플루엔자, 신종감염병증후군, 중동호흡기증후군(MERS)
마. 세계보건기구 감시대상 감염병
바. 생물테러감염병

리, 환경위생관리, 감염원에 대한 대책을 통하여 감염병 예방을 관리할 수 있다.

1. 병인에 대한 대책

가장 효과적인 감염병의 예방방법은 병인 즉, 병원소를 지구상에서 영원히 제거하는 방법일 것이다. 인간 이외의 모든 감염동물은 죽여 버릴 수 있으나 사람은 죽일 수 없다는 데서 문제가 있다. 따라서 감염병에 감염된 환자나 보균자는 검역을 하든가, 감염력(communicability)이 완전히 소멸될 때까지 환자를 격리(isolation)시키든가, 병인을 조기 발견하여 치료하는 방법을 일차적으로 강구해야 한다.

이 외에도 감염된 환자와 접촉했던 사람을 건강격리(quarantine)시킨다든가 접객업종사자나 식품취급업종사자 중에서 보균자가 발견될 업소는 영업정지시키고, 학생에게 감염병이 발병했을 경우 휴교령 등을 명하는 조치를 취하여야 한다.

그러나 환자격리나 건강격리는 완전한 것이 되지 못하는 경우가 많다. 그 이유로는 첫째, 감염병 발생 보고를 하지 않아 은닉환자가 있게 마련이고 둘째, 증세가 미약하여 발견되지 않은 환자, 백일해처럼 병이 진단되기 전에 널리 전파되는 경우가 있기 때문이다.

2. 환경(감염경로)에 대한 대책

감염병에 있어 환경이란 감염병이 감염될 감염경로이다. 따라서 병인이 있다고 하더라도 감염경로가 없다면 새로운 숙주에의 감염이 불가능해 진다.

그러므로 검역과 격리, 매개곤충관리, 환경위생과 식품위생, 개인위생 등이 모두 포함된 감염경로 차단 대책을 세워야 한다.

호흡기감염에 대한 대책으로는 공기를 소독하든가 환기(ventilation)하는 방법이 있겠고, 소화기질환의 경우 위생적인 식생활을 계몽시키든가, 피부와 점막에 대한 대책으로는 개인적인 위생도구를 사용케 하든가, 모기나 이 등에 물리지 않도록 보건교육을 실시하는 등 위생관리(환경위생, 식품위생, 개인위생) 대책을 세우는 것이 바람직하다.

인간이 거주하는 환경이 위생적이고 깨끗하다면 감염병은 완전히 막을 수 있으며, 위생적이고 깨끗한 환경은 오직 멸균(sterilization)과 방부(antisepsis)를 위한 소독(disinfection) 밖에는 없다고 하겠다.

소독에는 태우든가(burning), 끓이든가(boiling), 햇빛을 쪼이든가(sun light), 세척하든가(washing) 하는 물리적 소독법, 석탄산·크레졸·포르말린 등의 화학 약품을 사용하는 화학적 소독법이 있다.

3. 숙주에 대한 대책

논리적으로는 감수성이 있는 숙주 개체가 강력한 면역력을 가지고 있거나 면역을 증강시키면 감염병은 감염되지 못한다. 그러나 실제적으로 면역접종을 한다는 것은 숙주개체에 또 다른 병인을 주입하는 것이므로, 면역접종에는 한계가 있어 현대의 과학과 의학으로는 무비(無比)의 강력한 면역력을 숙주 개체에 주입한다는 것은 불가능하다.

이미 감염된 환자나 보균자는 조기발견 및 조기치료를 하므로써 합병증을 막고, 필요한 격리를 하여 다른 사람에게 전파되는 것을 막는다.

이상에서 감염병의 완전 예방은 인명보호라는 한계성 때문에 병인에 대한 대책, 환경에 대한 대책, 숙주의 감수성에 대한 대책 중의 한 가지 방법으로는 불가능하며 위의 세 가지 방법을 여건과 조건에 따라 적당히 활용, 이들의 혼용적 방법에 의해 최선을 다하여 감염병을 예방하여야 한다.

1-3-6. 소독

일반적으로 소독(disinfection)이라 함은 표적이 되는 병원미생물만 대상으로 하여 멸살시키는 일을 뜻하며 모든 미생물을 멸살하는 멸균(sterilization)과 구별된다.

한편, 소독이나 멸균에 있어서 경우에 따라서는 방부(防腐, asepsis)와 제부(制腐, antisepsis)로 구분하여 외과병원에서나 식품보존에 응용되고 있다. 이밖에도 「sanitizing」이란 용어를 사용할 때가 있는데, 이것은 주로 식기류나 조리용 기기에 부착한 미생물의 오염을 줄이기 위한 물리적 또는 화학적 조치를 취할 때 사용된다.

그리고 소독은 고압증기나 방사선 등의 물리학적방법을 사용하는 것이 가장 이상적이라고는 하지만, 이것은 개방된 공간에서 적용할 수 없을 뿐 아니라 피소독물에 손상을 끼치기 때문에 화학적 제제(製劑)를 일반적 소독 목적에 사용하고 있으니 이것이 곧 소독제(disinfectants)이다.

1. 소독제의 살균기전

소독제는 대별하여 산과 알카리, 석탄산(phenol)과 그 유도체, 계면활성제, 알코올, 알데하이드(aldehyde)류, 할로겐(halogen) 화합물, 중금속류 및 알킬(alkyl) 화합물로 구별된다.

소독제의 소독효과는 그의 농도, 작용시간, 수소이온농도(pH), 온도, 소독제를 희석하는데 사용되는 물의 경도 및 유기물의 오염정도에 따라 크게 차이가 있다.

화학약품에 의한 살균기전은 다음과 같다.

1) 산화작용: 과산화수소, 오존, 과망간산칼륨, 염소 유도체
2) 가수분해작용: 강산, 강알카리, 열수
3) 균체단백응고작용: 산, 알카리, 크레졸, 알코올, 석탄산, 중금속염
4) 균체효소의 불활작용: 알코올, 석탄산, 중금속염
5) 세포막의 삼투성변화작용: 염화물, 석탄산, 중금속염
6) 염의 형성 작용(균체 단백 + 중금속염): 중금속염
7) 이상의 복합작용

1) 산과 알카리

강산이나 강알카리 같은 무기산의 살균력은 pH가 높을수록 강하며 H^+ 및 OH^- 이온으로의 해리정도에 비례한다. 그러나 유기산은 해리정도나 무기산에 비해 약하나 분자 자체가 직접 세균에 작용함으로써 살균력을 나타낸다.

특히 pH가 12.0 이상일 때는 소독력이 강하여 바이러스나 아포형성균 그람(Gram) 음성균에 유효하다. 그리고 산과 알카리 등은 다른 소독제와 혼합 사용하면 더욱 소독효과를 증진시킨다.

2) 석탄산(C_6H_5OH)과 그 유도체

석탄산이나 이의 유도체는 균 전체의 단백질을 변질·세척시켜 균체세포막을 용해하거나, 효소(enzyme)의 작용을 저해한다. 이것의 살균력은 안정하고 유기물이 있어도 약화되지 않는 장점이 있다.

한편 메틸화(methylation)된 석탄산(phenol)이나 할로겐화 석탄산은 순수 석탄산 보다 더 강력한 소독력이 있으나, 수산화석탄산인 레조르시놀(resorcinol)

의 소독력은 석탄산만큼 못하다. 그리고 핵사클로로펜(hexachlorophene)은 비누와 혼합하여 사용하면 소독력이 증가될 뿐만 아니라 더욱 지속성을 나타낸다. 비치오놀(bithionol)은 물에 잘 용해되지 않으나 알카리나 유기용매에는 용해되고, 이 제제는 석탄산 보다 소독력은 높지만 충분한 소독효과를 얻기 위해서는 작용시간을 연장시켜야 하는 단점이 있다.

석탄산류를 소독제로 사용할 때에는 가능한 한 석탄산계수(phenol coefficient)에 적합한 것을 선택하는 것이 이상적이다.

3) 계면활성제

일명 세척제(세정제, detergents)로서 「약용비누」라고도 하며, 여기에는 음이온 세척제로 지방산의 Na^+ 또는 K^+ 염인 비누류 및 알킬황산염(alkyl sulfate) 등과 4급 암모늄제제(QAC)인 양이온 세척제, 그리고 비이온 세척제인 폴리에테르폴리글리세롤(polyetherpolyglycerol) 등 세 종류가 있다.

따라서 비누의 살균작용은 극히 제한적이며 엄밀하게 따진다면 소독제로 볼 수 없지만, 이것들은 병원미생물의 지질성분비물이나 지방성축적물을 제거하는데 효과적이다.

비누는 크레졸(cresol)과 혼합하여 사용하면 효과가 있겠지만 그 혼합비누의 농도가 과다할 때는 오히려 크레졸의 소독력을 저하시킨다.

4) 알코올

알코올은 병원미생물의 균체단백질을 변질 융해시키거나 응고시켜 효소의 활성을 저해한다.

소독용 알코올로는 75%메틸알코올(methanol), 70%에틸알코올(ethanol) 및 50%프로필알코올(propyl alcohol) 등이 사용되나 아포형성균(spore forming bacteria)에 대해서는 무효하다.

5) 알킬화제제

여기서는 폼알데하이드(formaldehyde), 베타프로피올락톤(β-propiolactone) 및 산화에틸렌(ethylene oxide) 등이 있으며, 모두 균체 단백질이나 핵산(nucleic acid)의 $-NH_2$, $-OH$, $-SH$ 또는 $-COOH$ 등의 화학기와 작용하여 소독효과를 나타낸다.

가스나 액체상태의 폼알데하이드는 병원세균이나 아포에 대하여 우수한 소독력이 있으나, 급격한 반응으로 독성이 강해지고 피소독물에 흡착되어 파라폼알데하이드(paraformaldehyde)를 형성한다.

폼알데하이드는 뛰어난 소독력이 있는 반면에 유기물질에 의하여 영향을 받는다.

산화에틸렌은 물에 쉽게 용해되는 가스로서 건조물의 소독에 사용할 수 있는 이상적인 소독제이나, 폭발성이 높고 가격이 비쌀 뿐만 아니라 생물체에 돌연변이(mutation)를 유발하거나 발암성을 나타내므로 주의를 요하며 주로 실험실의 기자재 소독에 널리 사용되고 있다.

특히, 시판의 포르말린(formalin, HCHO)은 35% 폼알데하이드를 함유하므로 가스소독을 할 때에는 수증기의 공동작용이 절대 필요하다.

6) 중금속류

Hg^{2+}나 Ag^{+}와 같은 중금속은 그 농도가 1 ppm일지라도 뛰어난 소독력을 나타낸다. 이것은 RSH기에 결합하여 RS−Hg−SR를 만들기 때문이며, 따라서 피소독물체에 −SH기를 함유하는 유기물이 존재할 경우에는 그 소독효과가 현저하게 저하되기 때문에 소독 대상물체를 선별해서 사용해야 할 것이다.

여기에 대표적인 소독제로서는 승홍(염화제 2수은, $HgCl_2$)이 있는데, 이것은 병원균의 −SH기와 결합하여 균체세포의 발육을 억제한다. 액온이 높을수록 살균력은 증대해진다. 그러나 금속을 부식시키거나 단백질과 결합하여 침전을 일으키는 결점이 있다.

7) 염소와 그 유도체

염소는 물과 결합하여 차아염소산을 생성하여 강력한 산화제로서 살균효과를 나타내는데 이 반응을 보면 ;

$$Cl_2 + H_2O \leftrightharpoons HOCl + HCl$$
$$Cl_2 + 2NaOH \leftrightharpoons NaCl + NaOCl + H_2O$$
$$NaOCl + H_2O \leftrightharpoons HOCl + NaOH$$
$$HOCl \leftrightharpoons H^+ + OCl^-$$

에 의한다.

1~3 ppm의 염소(Cl_2)는 음료수 소독에 사용되며, 시판되는 염소 소독제로는

NaOCl나 $Ca(OCl)_2$(표백분, 클로르 석회, 석회의 염화물)인데 이것은 약 5%(혹은 25%) 이상 유리염소를 함유하고 있다.

한편 HOCl의 소독력은 OCl 보다 100배 정도 높으므로 사용을 할 때 H^+ 농도를 증가시켜줌으로써 소독효과를 상승시킬 수 있게 된다. 그러나 보존과정에서 유효 염소량이 감소하는 경향이 있으므로 사용할 때는 언제나 함량을 기준의 1/2로 생각해야 한다. 염소제의 살균력은 유기물을 많이 함유한 피소독물에 대해서는 그 효력이 약하지만 일반세균이나 바이러스에는 효과가 큰 반면에 결핵균이나 아포형성균에서는 효과가 적다.

2. 이상적 소독제의 구비조건

소독제는 농도, 작용시간, 피소독물의 종류, 온도, pH 및 기타 요인에 의해서 소독효과에 차이가 있으므로 다음과 같은 여러 가지 조건들을 고려해서 선택 사용해야 한다.

(1) 강력한 소독력(살균력, germicidal power)이 있어야 한다(석탄산계에 적합).

(2) 소독대상물이 지니는 유기물질에 대하여 지속적인 살균력이 발휘될 수 있는 안정성(stability)이 있어야 한다.

(3) 광범위한 살균효과를 가져야 한다.

(4) 승홍($HgCl_2$)과 같은 결정체의 소독제를 사용할 때는 수은과 같이 균질성(homogeneity)이 있어야 한다.

(5) 알코올과 같이 물에 용해했을 때 쉽게 용해될 수 있는 용해성(solubility)이 높아야 한다.

(6) 피소독물의 물체 속이나 병원균 체세포 속으로 잘 침투될 수 있도록 투과성(penetration)이 강해야 한다.

(7) 동물이나 사람에 대하여 독성(toxicity)이 없어야 한다. 가령, 비소제인 아르스페나민(arsphenamine)을 소독제로 사용했을 때 생체 조직·세포를 파괴하는 일이 있어서는 소독제로서 가치가 적은 것이다.

(8) 피소독물에 부착한 오물(dirt)을 용해시켜 제거할 수 있는 탈후성(脫垢性, power to remove dirt or grease)을 가져야 한다.

(9) 금속, 목재, 플라스틱(plastics) 및 페인트 등을 부식시키는 일이 없어야(noncorrosive) 한다.

(10) 소독제에는 좋은 냄새가 있어야 한다. 그렇지 않은 경우에는 무취이어야 하고, 동시에 악취를 제거하는 탈취력(deodorizing power)을 가져야 한다.

(11) 생물학적으로 분해(degradation) 되어야 한다. 만일 분해되지 않는 상태로 소독작용이 지속되면 미생물의 생태계(ecosystem)를 변화시킴으로써 공해의 요인이 될 것이다.

(12) 모든 소독제는 사용하는 분량보다도 살균력에 중점이 두어지는 만큼, 소독력이 강하고 값이 싼 것이라야 경제적(economy)인 소독제로서 합당하다.

3. 소독제의 선정

소독제를 선정하여 사용할 때 고려되어야 할 유의사항은 다음과 같다.

(1) 병원미생물은 소독제에 대하여 각각 다르게 반응함으로, 병원균의 성상을 알아둘 필요가 있다. 즉, 결핵균의 소독에 암모늄제제(QAC)를 사용한다던가, 바이러스의 부조화(不造化)에 크레졸을 사용하는 등의 실수가 있어서는 안 된다.

(2) 어떤 소독제가 피소독 물체에 최소한의 손상을 입히면서 가장 효과적인 소독력을 발휘할 수 있는지의 여부를 알고 있어야 한다.

(3) 공기 중에 오염된 경우에는 가스형태의 소독제를 사용하고 분뇨 중에 존재하는 경우에는 유기물에 의한 영향을 받지 않는 등, 소독하고자 하는 병원미생물이 어떤 상태로 존재하는가를 알 필요가 있다.

(4) 병원미생물의 소독 대상범위에 따라 소독제의 선정을 달리해야 한다.

(5) 고도로 오염된 경우에는 동일한 소독제라 할지라도 그의 농도와 작용시간을 달리해야 한다.

(6) 피소독물이 벽이나 천정인 경우라든가 혹은 다공질(多孔質)재료의 경우라면 바닥인 경우 보다 소독제가 침투하기 어려우므로 어떤 형태의 소독제가 적용될 것인지의 판단을 해야 한다.

(7) 대부분의 소독제는 유기물과 결합하면 동화되지 않을 뿐만 아니라 축적

된 오물에 충분히 침투할 수 있도록 충분히 세척한 후에 소독을 해야 한다.

(8) 소독목적에 적합한 농도로만 사용해야 한다. 왜냐하면, 유효농도 이하인 경우에는 소독효과가 기대될 수 없는 동시에 반대로 높은 농도이면 오히려 피소독 물체에 손상을 입히기 쉽고 독성도 높아지기 때문이다.

(9) 소독제는 대체로 10℃ 상승할 때마다 소독효과는 2~3배로 증가하므로 소독제 사용시의 온도와 습도가 적당하게 유지되도록 고려해야 한다.

(10) 소독제를 희석할 때, 사용하는 물의 경도가 문제인데, 대체로 희석수로는 연수(軟水)를 사용하는 것이 보통이다. 만일 경도가 300~400 ppm(Ca^{++} 이온 기준) 이상일 때는 살균력이 상실되니까 희석수의 선정에 주의해야 한다.

4. 석탄산계수

「석탄산계수」란 소독제의 살균력을 양적으로 표시한 것이다.

즉, 순수하고 성상이 안정된 석탄산을 표준으로 하여 어떤 균주(strain)를 5분 안에 죽일 수는 없으나 10분만에는 완전히 죽일 수 있는 소독제의 최저농도와 이것과 똑같은 살균효과를 표시하는 석탄산의 최저농도를 측정하여 두 가지의 희석배수를 비율로 표시한 것이다.

즉,

$$\text{석탄산계수} = \frac{\text{사용하고자 하는 소독제의 희석배수}}{\text{표준석탄산의 희석배수}}$$

이 계수를 산정할 때는 일정한 온도와 시간과 농도를 정확히 맞추어야 한다. 가령 장티푸스의 어떤 균주를 20℃에서 10분에 죽일 수 있는 순수한 석탄산의 희석배수가 90배일 때, 가검소독제를 180배로 희석한 것이 같은 조건하에서 석탄산의 살균효력과 동일하다면, 이 때의 가검 소독제의 석탄산계수는 결국 2가 될 것이다.

그러나 이러한 계수는 실험실에서 사용할 소독제의 일정표준을 정하기 위한 비교수치일 뿐, 실제로 사용할 때의 가치를 직접 표시한 것은 아니다. 왜냐하면, 첫째로 모든 소독약이 그와 같이 살균되기 좋은 조건에 있는 것만은 아닐 것이고, 다음으로는 소독제 속에는 그 자체에 단백질이나 그 밖의 유기물질을 가지고 있을 것이므로, 이러한 소독제의 화학적 조성에 의한 살균력은 여러 가지로 영향을 받기 쉽기 때문이다.

따라서 석탄산계수가 높아야 함은 물론이지만, 여기서 문제가 되는 것은 앞에서 언급한대로 여러 가지 영향으로 인하여 소독제의 사용이 제한될 뿐만 아니라, 실제로 사용하는 상태에 따라서는 오히려 기준이 되는 석탄산의 소독력 보다도 더 떨어질 가능성도 많다고 볼 때, 지나치게 석탄산계수에 의존할 수만은 없는 일이다.

또한 석탄산계수는 동일한 소독제라 하더라도 여러 가지 요인에 따라 변동될 수도 있으며, 더욱 그 시험방법은 운전상태 차이에 따라 시험수치에 큰 차이가 생길 수도 있는 까닭에 문제점이 있는 것이다.

5. 소독제의 응용성

여기서는 알기 쉽게 표를 만들어 소독제의 조제방법, 감염병별로 본 소독대상물, 소독제별로 본 소독방법을 제시하겠다(표 2-6~2-8 참조).

6. 소독방법의 분류

1) 이학적소독

(1) 건열멸균법(dry heat sterilization)

① 화염멸균법

불꽃 소독으로 불꽃에 유리봉·금속류 등을 20초 이상 접촉시키는 방법으로 표면의 미생물 살균에 이용된다.

② 건열멸균법

드라이오븐(dryoven 건열멸균기)을 사용하여 주사침, 초자기류 등을 150~170℃에서 1~2시간 멸균 처리하는 방법이다.

(2) 습열멸균법(moist heat sterilization)

① 가열멸균법

[표 2-6 소독제의 조제방법 비교표]

소독제	조제방법	비 고
3% 석탄산 용액 (석탄산수)	방역용 석탄산 3 : 물 97 비율	석탄산에 소량의 온탕수를 가하여 잘 저으면서 나머지 물을 가하여 100으로 한다. 제조 후 사용 시에는 흔들어야 한다.
3% 크레졸 용액 (크레졸수)	크레졸 비누액 3 : 물 97 비율	크레졸 비누액에 물을 가한다.
0.1% 승홍수 (승홍수)	승홍 0.1%, 식염 0.1%, 물 99.8%	오음을 막기 위해 füchsin-S로 붉게 염색하여 비금속 용기에 넣는다.
생석회	대한약전 규격품	생석회에 서서히 물을 가하여 잘 젓는다. 사용직전에 만든다.
5% 크롤칼키수(水)	크롤 칼키 5 : 물 95 비율	석회유와 같은 요령으로 만든다.
포르말린	대한약전 규격품	
폼알데하이드	포르말린을 분무 발생시킨다.	실내 용적 1 m^3당 포르말린 15 g 이상을 분무 또는 폼알데하이드 6 g 이상을 발생시켜 동시에 약 40 mL 이상의 물을 증발시켜 7시간 이상 밀폐. 내부까지 소독할 때는 진공장치로 한다.
75% 알코올 용액	메틸알코올(메타놀) 75 : 물 25 비율	밀봉하여 보존한다.

보통 미생물은 70℃에서 30분간의 습열가열로 사멸되지만 아포균의 포자는 120℃에서 20분간의 가열이 필요하다. 식품의 종류나 용도에 따라 다음과 같은 방법이 적용된다.

가. 저온멸균법

우유, 과즙, 맥주 등의 액체 병조림 식품에 적용되며 보통 60~70℃에서 몇 분 내지 수 10분간 가열하는 방법이다. [예: 우유는 63℃에서 30분간, 아이스크림은 80℃에서 30분간, 소독하면 병원균은 사멸된다.]

나. 고온멸균법

식품을 100℃ 이상으로 가열 멸균하는 방법이다. [예: 통조림을 탈기·밀봉한 후 약 2기압의 가압솥(autoclave)에서 약 115℃로 가열 멸균한다.]

다. 고온단시간멸균법(HTST법)

식품의 품질이나 영양가를 저하시키지 않고 멸균목적을 확실히 달성할 수 있

[표 2-7 감염병별로 본 소독기준]

감염병명	소독을 요하는 물건
콜레라·장티푸스·파라티푸스, 세균성 이질, 장출혈성대장균, A형간염	1. 분뇨·토사물 및 이의 처치에 사용한 기구·천·종이 등 2. 시체 3. 감염병환자 또는 시체에 사용한 의류, 침구, 운반기구 등 4. 간호인 또는 감염병환자와 접촉한 사람 및 이들이 사용한 의류, 침구 등 5. 병실의 바닥 등 6. 우물, 주방, 주방기구, 물통 등 7. 화장실, 수세식 변기구, 쓰레기통, 하수구 등 불결한 장소 8. 옥내 및 옥외에 대한 청소 9. 고인물이나 습기가 찬 장소에 대한 매몰과 배수 10. 실내의 충분한 채광 및 환기
성홍열, 디프테리아, 수막구균성수막염	1. 콧물, 가래침, 고름, 부스럼 딱지 및 이의 처치에 사용한 기구, 천, 종이 등 2. 시체 3. 감염병환자 또는 시체에 사용한 의료, 침구, 운반기구 등 4. 간호인 또는 감염병환자와 접촉한 사람이 사용한 의료 침구 등 5. 감염병환자의 음식물찌꺼기, 감염병환자가 사용한 식기, 기구, 서적 등 6. 병실의 바닥, 기구, 벽 등 7. 옥내 및 옥외에 대한 청소 8. 고인물이나 습기가 찬 장소에 대한 매물 또는 배수 9. 실내의 충분한 채광 및 환기
발진티푸스	1. 콧물, 가래침 및 이의 처치에 사용한 기구, 천, 종이 등 2. 시체 3. 감염병환자 또는 시체에 사용한 의료, 침구, 운반기구 등 4. 간호인 또는 감염병환자와 접촉한 사람이 사용한 의료 침구 등 5. 병실의 바닥 등 6. 이가 서식하기 쉬운 물건 7. 옥내 및 옥외에 대한 청소 8. 고인물이나 습기가 찬 장소에 대한 매물 또는 배수 9. 실내의 충분한 채광 및 환기
페스트	1. 혈액, 콧물, 가래침, 고름 및 이의 처치에 사용한 기구, 천, 종이 등 2. 시체 3. 감염병환자 또는 시체에 사용한 의료, 침구, 운반기구 등 4. 간호인 또는 감염병환자와 접촉한 사람이 사용한 의료 침구 등 5. 감염병환자가 사용한 식기, 기구 서적 등 6. 병실의 바닥, 기구, 벽 등 7. 서족(鼠族)이 서식하거나 지나다니는 장소 8. 이가 서식하기 쉬운 물건 9. 옥내 및 옥외에 대한 청소 10. 고인물이나 습기가 찬 장소에 대한 매물 또는 배수 11. 실내의 충분한 채광 및 환기
일본뇌염, 말라리아	1. 하수구, 고인 물, 잡초, 농수로 등 2. 모기가 발생하고 서식하기 쉬운 장소 3. 옥내 및 옥외에 대한 청소 4. 고인물이나 습기가 찬 장소에 대한 매몰 또는 배수 5. 실내의 충분한 채광 및 환기

[표 2-8 소독대상물품별 소독법]

소독대상물품	소독방법
청소	오물 또는 오염되었거나 오염이 의심되는 물건을 수집하여 「폐기물관리법」에 따라 위생적인 방법으로 안전하게 처리해야 한다.
소독	1. 소각: 오염되었거나 오염이 의심되는 소독대상 물건 중 소각해야 할 물건을 불에 완전히 태워야 한다. 2. 증기소독: 유통증기(流通蒸氣)를 사용하여 소독기 안의 공기를 빼고 1시간 이상 섭씨 100도 이상의 습열소독을 해야 한다. 다만, 증기소독을 할 경우 더렵혀지고 손상될 우려가 있는 물건은 다른 방법으로 소독을 해야 한다. 3. 끓는 물 소독: 소독할 물건을 30분 이상 섭씨 100도 이상의 물속에 넣어 살균해야 한다. 4. 약물소독: 다음의 약품을 소독대상 물건에 뿌려야 한다. 1) 석탄산수(석탄산 3% 수용액) 2) 크레졸수(크레졸액 3% 수용액) 3) 승홍수(승홍 0.1%, 식염수 0.1%, 물 99.8% 혼합액) 4) 생석회(대한약전 규격품) 5) 크롤칼키수(크롤칼키 5% 수용액) 6) 포르마린(대한약전 규격품) 7) 그 밖의 소독약을 사용하려는 경우에는 석탄산 3% 수용액에 해당하는 소독력이 있는 약제를 사용해야 한다. 5. 일광소독: 의류, 침구, 용구, 도서, 서류나 그 밖의 물건으로서 1) 목부터 4) 목까지의 규정에 따른 소독방법을 따를 수 없는 경우에는 일광소독을 해야 한다.
질병매개곤충 방제(防除)	1. 물리적·환경적 방법 1) 서식 장소를 완전히 제거하여 질병매개곤충이 서식하지 못하게 한다. 2) 질병매개곤충의 발생이나 유입을 막기 위한 시설을 설치해야 한다. 3) 질병매개곤충의 종류에 따른 적절한 덫을 사용하여 밀도를 낮추어야 한다. 2. 화학적 방법 1) 질병매개곤충에 맞는 곤충 성장 억제제 또는 살충제를 사용하여 유충과 성충을 제거해야 한다. 2) 잔류성 살충제를 사용하여 추가적인 유입을 막아야 한다. 3) 살충제 처리가 된 창문스크린이나 모기장을 사용해야 한다. 3. 생물학적 방법 1) 모기 방제를 위하여 유충을 잡아먹는 천적(미꾸라지, 송사리, 잠자리 유충 등)을 이용한다. 2) 모기유충 서식처에 미생물 살충제를 사용한다.
쥐의 방제	1. 위생적 처리 1) 음식 찌꺼기통이나 쓰레기통의 용기는 밀폐하거나 뚜껑을 덮어 먹이 제공을 방지해야 한다. 2) 쓰레기 더미, 퇴비장, 풀이 우거진 담장 등의 쥐가 숨어있는 곳을 사전에 제거함으로써 서식처를 제거한다. 2. 건물의 출입문, 환기통, 배관, 외벽, 외벽과 창문 및 전선 등을 통하여 쥐가 침입하지 못하도록 방서처리(防鼠處理)를 해야 한다. 3. 살서제(살서제)를 적당량 사용하여 쥐를 방제한다.
소독약품의 사용	살균·살충·구서 등의 소독에 사용하는 상품화된 약품은 「약사법」 제2조 제7호 다목에 해당하는 의약외품으로서 식품의약품안전처장의 허가를 받은 제품을 용법·용량에 따라 안전하게 사용해야 한다.

는 방법이다. [예 : 우유는 71~72℃에서 15초간 가열 살균한 후 신속 냉각시켜서 무균적으로 용기에 충전시킨다.]

라. 초고온순간멸균법(UHT법)

제품의 보존시간을 늘리기 위하여 개발된 것으로 액상식품(주스, 음료수 등)을 과열증기로 120~135℃에서 1~2초간, 또는 135~150℃에서 0.5~1.5초간 가열하는 방법이다. [예: 우유는 132℃에서 1~2초간 가열 멸균한 후 종이 용기 등에 무균 충전한다(장기보존유 L. L milk).]

② 고압증기멸균법

증기멸균기(autoclave)를 주로 사용하는데 이 경우 10 파운드(Lbs)에서 30분, 15 파운드(Lbs)에서 20분간, 20 파운드(Lbs)에서 15분간 처리하며, 아포형성균의 멸균에 가장 좋은 방법이고 주로 의료기구, 고무제품이 이용된다.

③ 자비소독법

100℃에서 15~20분간 끓는 물에 식기류, 주사기, 의류 등을 삶는 방법이다.

④ 유통증기멸균법

Koch 멸균기 등을 이용하여 100℃의 유통 증기를 30~60분간 가열하는 방법으로 고압 증기 멸균법이 부적당할 때 사용하는 멸균법이다.

(3) 자외선멸균법

태양광선 중 자외선은 살균작용이 있는데 자외선 중의 도르노(Dorno)선(2,900~3,200 Å)은 살균작용이 강해서 피하 1 mm까지도 살균력이 있다. 주로 수술실·무균실·제약 공장 등에 이용된다. 이밖에 초음파 멸균과 동위원소 멸균, 세균 여과법, 희석, 진동법 등이 있다.

2) 화학적 소독

방법은 여러 가지가 있으나 주로 이용되는 방법만 기술하면 다음과 같다.

(1) 크레졸(Cresol)소독

3% 크레졸 수를 사용하며, 물에 잘 녹지 않으므로 비눗물과 혼합해서(크레졸 비누액 3 + 물 97) 사용한다. 석탄산보다 2배의 소독력이 있으나 금속부식성과 취기 및 독성이 강한 단점이 있다.

(2) 과산화수소(H_2O_2)소독

2.5~3.5%의 수용액을 사용하는 방법으로 자극성이 적어서 상처·구내염·인두염 등에 사용된다.

(3) 승홍($HgCl_2$)소독

피부 소독에 많이 사용되며 0.1%의 수용액이 이용된다. 금속을 부식시킬 수 있으므로 사용시 주의를 요한다.

(4) 석회(CaO)소독

주로 화장실 소독에 많이 사용되며, 결핵균·아포형성균 등에도 효과가 있다.

(5) 역성비누(invert soap) 소독

무독·무자극성·무해·무미여서 식품 소독에 사용되는데, 주로 0.01~0.1%액을 사용한다.

7. 목적에 따른 소독의 분류

1) 지속소독법(concurrent disinfection)

감염병의 유행 중 환자에 접촉한 물체, 환자접촉자, 기타 오염된 음식물에 수시로 실시하는 소독법이며 반복소독이 필요하다.

2) 종말소독법(terminal disinfection)

환자가 완치 퇴원하든가 사망 후 또는 격리수용된 감염원을 완전 제거하기 위한 소독법이다.

3) 예방소독(preventive infection)

질병의 예방을 목적으로 병원체가 생활환경 또는 인체에 침입하지 않았더라도 평소에 시행하는 소독을 말한다.

참고문헌

1. 편찬위원회, 보건학개론, 서울대학교출판부, 2006
2. 대한예방의학회, 예방의학과 공중보건학, 계축문화사, 2014
3. 보건복지부, 감염병 예방 및 관리에 관한 법률(2020)
4. 안윤옥 외 7, 역학의 원리와 응용, 서울대출판문화원, 2010
5. 편집부, 최신의료관계법규, 대학서림, 2019
6. 김정순, 역학원론(증보5판), 신광출판사, 2004
7. 보건복지부, 보건복지통계연보, 2019
8. 김정순, 역학각론, 신광출판사, 1991
9. Lienfeld DE. Stolly PD. Foundations of epidemiology, 3rd ed, Oxford University, 1974
10. Rothman KJ. Modern epidemiology 2nd ed. Lippincott-Raven; 1998
11. Friedmab GD. Primer of epidemiology, 3rd ed, Mcgraw-Hill 1987
12. Silve IS. Cancer epidemiology: principles and methods. IARC, 1999
13. John M. Last. A Dictionart of epidemiology. 4th edition, Oxford Univesity press. New York. 2001
14. Prentice RL. A case-cohort design for epidemiologic cohort sudies and disease prevention trials. Biometrike, 1986
15. Gregg MB. Field epidemiology. Oxford University Press, 1996

2 감염병관리

2-1. 급성감염병관리(Acute Communicable Diseases)

우리나라의 급성감염병은 경제성장에 의한 생활환경의 개선으로 시간이 흐름에 따라 감소 추세에 있는 것이 사실이나 교통의 발달과 경제성장에 의해 내외국에서 출입국인이 많아짐에 따라 외래 감염병인 콜레라, 일본 뇌염 등의 바이러스성 질환이 증가 추세에 있다. 급성감염병은 일반적으로 발생률이 높고 유병률은 낮다.

2-1-1. 인플루엔자(Influenza)

1. 일반사항

주로 겨울철에 유행하며 제 3군감염병으로 일명 유행성감기라고도 한다. 산발적·지역적으로 유행하는 것이 특징이나 전세계를 휩쓸기도 한다. 1918~1920년 감염자의 2~7억 중 1,000~1,200만 정도가 사망한 것으로 나타났다. 우리나라에서는 매년 10월에서 다음해 4월 사이에 다발하며, 일반적으로 감염성이 높고 사회경제적인 손실이 크다.

2. 병인

병원체는 인플루엔자바이러스로 A, B, C형이 있고, 주로 A형이 유행하고 있다. 감염된 환자로부터 주로 비말매개감염 즉, 공기매개감염으로 전파된다.

3. 증상

잠복기는 1~4일(평균 2일)이며, 감기증상과 비슷하다. 38℃ 이상의 갑작스러운 발열, 두통, 근육통, 피로감 등의 전신증상과 기침, 인후통, 객담 등의 호흡기 증상이 나타난다.

4. 예방과 치료

감기처럼 특효약은 없으며, 대증치료나 항바이러스제로 치료한다. 최근에 인플루엔자의 예방접종이 시행되어 70~90%의 예방효과를 거두고 있다. 감기처럼 건강에 유의하거나, 많은 사람과의 접촉을 피하는 것이 좋다.

2-1-2. 페스트(Plague)

1. 일반사항

세계적으로 연 평균 1,500여 명이 발생하고 치명률은 10% 정도이다. 1990년대에도 발생률이 증가하고 있으며 아프리카에서의 증가가 두드러지게 나타나고 있다. 우리나라에서는 아직까지 환자나 페스트균에 오염된 설치류가 발견된 적이 없다.

2. 병인

페스트균(*Yersinia pestis*) 감염에 의한 급성발열성 인수공통질환이다. 감염된 쥐벼룩에 물려서 감염되거나 감염된 야생동물 혹은 이들의 시체를 취급하거나 폐페스트환자가 배출하는 비말을 통해 감염될 수도 있다.

3. 증상

다음과 같이 세 가지 임상증상을 나타낸다.

1) 림프절페스트

자연발생에서 가장 흔한 경우로, 감염된 쥐벼룩에 물린 다음 1~7일 후에 물린 자리 근처의 림프절에 통증을 동반한 림프절 부종이 나타나고, 발열, 오한, 근육통, 두통, 빈맥, 극심한 피로 등이 나타난다.

2) 폐페스트

림프절 혹은 패혈증 페스트의 합병증 의해 2차적으로 나타나거나(2차성 폐페스트) 폐페스트 환자가 배출하는 비말을 통해 감염(1차성 폐페스트)되어, 폐렴증세와 오한을 동반한 발열, 두통, 구토, 쇠약감 등이 나타나고, 잠복기는 1~4일 정도이다.

3) 패혈증페스트

림프절페스트가 적절히 치료되지 않을 때 혈액내 박테리아 증식에 의해 발생되며 1~7일의 잠복기 후에 구역, 구토, 설사 등의 소화기증상으로 시작하여 치료를 하지 않는 경우에 파종성혈관 내 응고, 급성호흡부전, 신부전, 의식저하, 쇼크로 진행하여 사망하게 된다.

4. 예방과 치료

올바른 손씻기와 같은 개인위생 준수와 살충제를 뿌려 벼룩을 제거하거나 쥐벼룩에 물리지 않도록 하는 것이 중요하며, 환자가 발생된 때에는 환자격리 즉, 폐페스트와 림프절페스트는 각각 치료 개시 후 48시간까지 철저한 호흡기격리와 환자분비물격리를 실시해야 하고, 농·객담 등 환자분비물 및 분비물에 오염된 물품을 소독해야 한다.

현재 페스트에 효과적이고 안전한 백신은 없으나 치료 효과가 입증된 항생제는 있다. 즉, 스트렙토마이신, 테트라싸이클린, 클로람페니콜, 박트림 등 항생제 투여가 효과가 있으며, 항균요법은 발병한지 가능하면 빨리(가능한 1일 이내 늦어도 2일 이내) 시작해야만 효과가 있다.

2-1-3. 장티푸스(Typhoid fever)

1. 일반사항

장티푸스균(*Salmonella typhi*) 감염에 의한 급성전신성 발열성 질환이며 흔히 장질부사라고 불렸고, 동양에서는 예부터 발생했던 유행성감염병으로 염병 또는 열병이라고도 한다. 개발도상국의 연간발생률은 인구 10만 명당 150~1,000명 수준이며 4~19세에 가장 많이 발병하고, 여자보다 남자의 발병률이 높다. 장티푸스의 발병은 환경위생 상태와 밀접한 관계가 있다.

최근에 일반 항생제 남용으로 부전형(不全型)이 많아지고, 이상경과를 취하는 자가 많아져 진단이 어렵고, 부적합한 치료에 의해 완치되지 못한 보균자가 증가하고 있는 추세이다.

2. 병인

병원소는 사람으로 주로 환자 및 보균자가 보균하고 있는 장티푸스균(*Salmonella typhi*)에 의해서 타인에게 감염된다. 장티푸스균은 수중에서는 번식하지 않으며, 산성이 아닌 음식물이나 우유에서 번식하고 수주일 이내에 사멸한다. 냉동 상태에서도 생존할 수 있으나 일반적 소독방법으로 소멸시킬 수도 있다.

일단 감염된 자의 2~5%는 영구보균자가 되며, 이들 병원균 생성장소(병원소)는 담낭, 장, 신장이나 농양으로 생긴 누관 등이다.

이 균의 전파방법은 환자를 간호한 사람의 손에 묻은 균이 입으로 직접 침입하는 직접전파와 환자나 보균자의 대·소변에 오염된 음식물이나 물에 의해 전파되는 간접전파 등 두 가지 경로가 있다.

3. 증상

3~60일(평균 8~14일)의 잠복기를 거쳐 발병하는데 지속적으로 고열이 나고, 상대적 서맥, 오한, 두통, 복통, 설사나 변비, 피부발진(장미진), 간·비장종대 등의 증상이 나타나고, 열이 39~40℃까지 오르기도 한다. 또한 3~4주 후 장천공 및 위·장출혈 등 합병증이 나타나기도 하며, 2~5%는 대·소변으로 균을 배출하는 만성보균자가 된다.

4. 예방과 치료

환자의 배설물 처리에 철저를 기하는 등 개인위생 및 철저한 환경위생이 가장 중요하며, 장기보균자를 관리하고, 보균자 등 고위험군에게 예방접종도 중요하다. 회복기 환자는 완전한 세균학적 검사가 끝날 때까지 격리시키거나 접촉자를 관리하여야 한다.

항생제 특히, 시프로프롤사신(소아는 금기), 오프롤사신 등을 복용하는 방법이 효과적이며, 환자의 안정과 영양섭취에 최선을 기해야 하고, 소화하기 곤란한 딱딱한 음식물은 피해야 하며, 경구 또는 정맥으로 수분과 전해질을 보충해준다(대증치료).

2-1-4. 파라티푸스(Paratyphoid fever)

1. 일반사항

장티푸스와 흡사한 급성전신성 발열성 질환으로 짧은 경과를 밟는다. 일반적으로 여자보다 남자에게 감염되기 쉬우며, 잠복기는 1일~10일이고, 파라티프스균(*Paratyphoid fever*) A, B, C형이 있다. A형은 아세아에서 활동성이 강하며 청장년층(20~30세)에, B형은 남아메리카에서 자주보고 되며 틴에이저들에게 여름철에 많이 감염된다. 병원소는 사람이며, 주로 환자나 보균자의 대변이나 소변에 오염된 음식물이나 물에 의해 전파된다.

2. 증상

발열이 지속되면서 오한, 두통, 복통, 설사나 변비, 상대적 서맥 등 장티푸스 증상과 비슷하나 경미하며, 2~5%는 대·소변으로 균을 배출하는 만성 보균자가 된다.

3. 예방과 치료

경구 또는 정맥으로 수분, 전해질을 신속히 보충해주는 대증치료와 항생제로 치료하며, 올바른 손 씻기의 생활화와 음식 익혀먹기, 물 끓여 마시기 등 개인위생 및 철저한 환경위생이 가장 중요하다.

2-1-5. 콜레라(Cholera)

1. 일반사항

콜레라균(*Vibrio cholerae* O1, O139혈청형)감염에 의한 급성장관질환으로 일명 호열자라고도 한다. 1817년 인도를 중심으로 세계적인 대유행을 했었던 것을 비롯하여 지금까지 7회에 걸쳐 많은 희생자를 냈다. 특히, 2차대전 후(8·15 해방 후) 우리나라에도 크게 번져 전국적으로 통행금지와 방역을 실시했으나 많은 희생자를 냈다.

주로 여름철에 유행하며 20~40세의 청장년층의 감염률이 높고, 치명률은 노년층과 10대들이 높다.

하류층 사이에 많이 감염되는 것으로 미루어 환경위생과 밀접한 관계가 있음을 알 수 있다.

2. 병인

인도의 갠지스강 중심의 수천 년 전래의 풍토병이다. 병원균은 이집트형 콜레라균과 엘토르형(*Eltor; Ogawa, Inaba*) 콜레라(*Vibrio eltor cholerae*)균이다. 전파경로는 오염된 물(지하수 및 음료수 등)과 음식물을 통해 전파되나 드물게 환자 또는 병원체 보유자의 대변이나 구토물과의 직접접촉에 의해서 감염된다. 발병 후 7~14일간 강력한 감염성을 갖는다.

3. 증상

잠복기는 수 시간~5일(보통 2~3일)로 처음에는 복통 및 발열 없이 수양성 설사가 갑자기 나타나는 것이 특징적이며, 구토를 동반하고, 심한 탈수 등으로 저혈량성 쇼크 등 무증상감염이 많다. 5~10% 정도는 증상이 심하게 나타날 수 있다.

4. 예방과 치료

예방대책은 다각적이어야 하며, 일반적 예방조치로는 환자·보호자의 배설물관리의 철저, 상수도나 우물물의 오염방지, 위생적인 식생활을 하여야 하고, 환자의 쇼크에 대한 대비책도 세워야 한다.

감염기간 동안은 환자를 격리시키고, 콜레라 감염지역은 국제위생법규에 대한 조치를 취해야 한다.

예방으로 콜레라 백신을 2~3회 주사하는 능동면역방법이 있으며, 콜레라에 대한 예방조치는 범국가적이어야만 한다. 치료는 대증치료(경구 또는 정맥으로 수분, 전해질 보충)로 하며, 중증 탈수환자에게는 항생제 치료가 권유되기도 한다.

2-1-6. 디프테리아(Diphtheria)

1. 일반사항

디프테리아균 감염에 의한 호흡기점막과 피부의 국소질환이다. 늦가을이나 초겨울에 1~4세의 어린이가 주로 감염되나 선진국에서는 청장년층에 감염되는 예도 많다. 우리나라의 경우 환자의 90%는 5세 이하에서 발병되는 것으로 알려져 있으며 장기간 인두, 후두, 코 때로는 다른 점막과 피부, 극히 드물게는 결막, 음부를 침범하는 급성질환이고, 특이적 세포독소에 의한 회백색의 위막이 감염된 인두와 피부에 형성, 부착되는 것이 주요 징후이다.

디프테리아는 증상이 나타나는 국소의 부위와 증상에 따라 다음 네 가지로 나눈다.

1) 비(鼻)디프테리아

보통 일측성으로 나타나고, 경증 또는 만성의 콧물과 점막 박리를 초래하여, 장액, 혈성 분비물이 나온다. 불현성 감염도 많으며, 일정하지 않는 증상을 초래하고, 수포성 피부 농포등과 구별하기 어렵다.

2) 인두, 편두디프테리아

가벼운 인두통과 림프절 종창, 동통이 있으며, 중증환자에서는 경부종창이 뚜렷하다.

3) 후두(喉頭)디프테리아

인두·비 디프테리아의 악화에서 야기되는 경우와 처음부터 인두에 발생하는 두 종류가 있다. 특유의 견폐성(犬吠性) 기침을 하고, 후두협착으로 목이 쉬고 발음에 이상이 있다. 심한 호흡곤란과 안면창백 증상이 나타나며, 식은땀을 흘리고, 호흡기도가 막혀 죽을 수도 있는 엄격한 환자 격리가 필요한 질환이다.

4) 기도 외 디프테리아

위에 열거한 이외의 국소 즉, 결막, 자궁경부, 음경, 일반 피부의 상처 등에 증세가 나타나는 경우를 말한다.

2. 병인

병원체는 디프테리아균(*Corynebacterium diphtheriae*, 그람양성균)이며, 환자나 보균자와 직접접촉에 의해 감염된다. 드물게 분비물을 통한 간접감염도 있고, 생우유가 원인이 되기도 한다.

3. 예방과 치료

예방으로는 디프테리아균의 활동을 약화시키고 인체에서 면역만을 생성시킬 수 있도록 만들어진 디프테리아 톡소이드(diphtheria toxoid)라는 항독소를 예방접종하는 방법이 있다. 디프테리아에 대한 예방접종은 일반적으로 DTaP를 생후 2개월부터 2개월 간격으로 3회 기초접종하며, 4차 생후 15~18개월, 5차 만 4~6세에 추가접종하고, 만 14~16세에 6차 추가접종을 Td로 한 이후부터 10년 간격으로 성인형 Td접종을 실시한다.

임상적으로 디프테리아가 의심된다면 세균학적 검사를 시행한 후 지체없이 항독소 혈청을 투여한다. 이어서 항생제(penicillin G 또는 erythromycin)를 투여한다.

2-1-7. 홍역(Measles)

1. 일반사항

살아서 치르지 않으면 죽어서 무덤에서도 홍역을 앓는다는 말이 있을 정도로 감염성이 강한 급성발진성 바이러스 질환으로 감염성이 매우 높다. 적절한 관리와 예방접종으로 발병을 방지할 수 있게 되었다. 과거에는 성인의 90~95%가 이 병에 감염되었고, 2세 미만과 7~12세 사이에 대부분이 발병하며 주로 이른 봄에 발병률이 높다.

2. 병인

병원체는 바이러스(virus)이며, 감염은 기침 또는 재채기를 통한 비말 등의 공기매개감염, 또는 환자의 비·인두 분비물과 직접접촉으로 전파된다.

3. 증상

잠복기는 10~12일이며, 홍역 바이러스에 오염된 2주 후에는 열이 나면서 발진이 나타난다. 초기에는 감기처럼 기침, 콧물, 결막염 등의 증상이 나타나고, 고열과 함께 얼굴에서 시작해서 온몸에 발진이 나타난다. 또한 중이염, 기관지염, 모세기관지염, 기관지폐렴 등 합병증이 나타나기도 하고, 설사(영아), 급성뇌염, 아급성 경화성뇌염 등의 합병증을 남기기도 한다.

발병 후의 경과에 따라 다음과 같은 3기로 나누며 그에 따른 증상도 다르게 나타난다.

1) 카타르기(전구기)

발병 후 발진이 나타난 3~5일을 카타르기 또는 전구기라고 한다. 갑자기 39~40℃의 고열이 나며, 기도, 비공, 점막에 염증이 생기고, 눈물, 콧물, 기침이 심하게 나온다. 재채기가 나오고, 뇌점막에 특유한 구강내 병변(Koplik씨 반점, Koplik's spot)이 나타난다.

2) 발진기

발열 4~5일 후 홍반성구진성발진(비수포성)이 나타나는 시기로 처음 목뒤, 귀 아래에서 발진현상이 나타나서 점점 하향하여 전신에 발진이 일어나며, 3일이면 최악의 상태에 이르고 4일후부터 발진도 쇠퇴하기 시작한다. 가끔 중독성이 있어 헛소리, 전신경련, 혼수상태에 빠져 사망하는 경우도 있다.

3) 회복기

발진기를 지나면서 발진이 사라지고 색소침착을 남긴다. 특별한 합병증이 없는 한 회복되는 징조이다. 합병증에는 기관지폐렴, 각막궤양, 전안구염, 비타민 A의 결핍증이 나타나며, 비타민 A의 결핍으로 실명할 우려도 있다.

4. 예방과 치료

발병 중에 합병증이 발생치 않도록 환자에 대한 안정, 충분한 수분공급, 영양공급 등 보존적 치료와 대증치료(해열제 등)로 간호에 최선을 다하는 것 외는 특수치료법이 없다. 세균합병증의 경우 설파제·페니실린 등 항생제가 유효하다.

면역혈청, 감마-글로브린(γ-globulin)이나 홍역에 대한 생백신(MMR)의 예방주사가 있다. 예방접종은 반드시 생후 12~15개월, 만 4~6세에 행하여야 하나 홍역이 유행할 때에는 홍역단독백신을 생후 6~11개월에 홍역 단독 또는 생백신(MMR)을 접종할 수 있다.

2-1-8. 두창(Small pox)

1. 일반사항

무서움의 대상으로 "천연두", "마마"라고까지 불리웠던 감염병이었으나 국내에서는 1910~1961년 총 152,314명의 환자가 발생하였지만, 1961년 이후 환자가 발생되지 않고 있다.

1798년 제너(Edward Jenner)가 종두법을 발견하기 전까지는 전 환자의 10% 정도가 생명을 잃기도 했던 급성발진성 감염병이다.

세계보건기구(WHO)에서도 1980년 5월 8일 두창 박멸(근절)을 공식 선언하였다.

2. 병인

병원체는 두창 바이러스(*Variola virus* ; 중증형 *Variola major*, 경증형 *Variola minor*)이며, 외계에 대한 저항력이 강하다. 감염은 환자와의 접촉에 따른 비말·공기에 의한 직접전파와 환자의 분비물과 분비물에 오염된 물질에 섞인 바이러스에 의한 간접전파가 있다.

3. 증상

잠복기간은 7~17일(평균 10~14일)이며, 초기에는 열이 39~40℃까지 오르고 두통, 요통, 관절통을 수반하고 때로 헛소리와 심한 경련을 일으킨다.

1) 전구기(약 2~3일 지속)

갑작스러운 고열, 허약감, 오한이 두통 및 허리 통증과 함께 나타나며 때때로 심한 복통과 섬막이 나타난다.

2) 발진기(약 14일 지속)

반점구진상 발진이 구강과 인두부터 시작하여 안면, 팔, 등에 나타난 후 몸통과 다리로 퍼져나가며 1일 내지 2일 이내에 수포로 바뀐다. 그 후 농포로 변화하는데 농포는 특징적으로 둥글고, 팽팽하며 피부에 깊게 박혀있고 8~9일 경에 딱지가 생긴다.

3) 회복기(약 6일 지속)

회복되면서 딱지가 떨어진 자리에 서서히 깊은 흉터가 생기며, 모든 가피들이 탈락하면 감염력은 소실된다.

합병증으로는 2차 세균감염은 흔하지 않지만 간혹 출혈성 두창 혹은 악성 두창이 나타나기도 한다.

4. 예방과 치료

발병한 후의 특수치료법은 아직 없으며, 증상에 따른 대증요법(對症療法)과 모든 가피가 떨어질 때까지 격리와 환자는 헤파필터 환기장치가 된 음압격리병동에서 격리치료 한다. 따라서 예방책으로 종두접종 방법이 가장 이상적이며, 1978년 이후 우리나라를 비롯한 전 세계에서 백신 접종을 하고 있지 않다.

제너(Edward Jenner)가 종두법을 발견한 것은 우유 짜는 여자들이 젖소에 발병한 우두에 감염된 후에 천연두에 걸리지 않는다는 점에서 착안하였다.

종두 접종시기는 제 1 기 생후 2~10개월까지의 유아
제 2 기 만 6세에 달한 유아
제 3 기 만 12세에 달한 어린이이며,

종두의 접종방법으로는 절피법(切皮法)·난자법(亂刺法)·다압법(多壓法) 등이 있다.

2-1-9. 폐렴(Pneumonia)

1. 일반사항

한때 가장 사망률이 높았던 질병이었으나 최근에는 항생제의 발견으로 현재는 사망률이 현저하게 감소하였다. 영유아·노인층의 주요 사망원인이 되기도 한다. 인플루엔자, 홍역, 백일해 등 감염병의 합병증으로부터 발병하기도 한다.

2. 병인

폐렴은 역학전 요인에 의해 원외폐렴(*community-acquired pheumonia*, 시중폐렴)과 원내폐렴(*hospital-acquired pheumonia*)로 나눈다. 세균, 바이러스, 진균, 비정형균, 결핵균, 기생충, 리케치아 등에 의해 발생하며 그 중에서 폐렴구균에 의한 것이 가장 많다. 환자와 보균자의 호흡기 계통의 분비물이 직접 접촉과 분비물의 비말에 의해 간접 감염되기도 한다.

열이 많이 나는 질환으로써 신체적으로 허약하면 체내 저항력이 떨어져 발생하는 예도 많다.

3. 증상

폐렴의 주된 증상은 발열, 기침, 객담 등이며 오한, 흉부통증, 호흡곤란이 동반되기도 한다. 그러나 호흡기증상의 5대 증상인 기침, 객담, 객혈, 호흡곤란, 흉통 등이 모두 나타날 수 있으며 증상만으로는 폐렴과 다른 질환의 감별은 어렵다. 호흡기 증상 외에도 두통, 오심, 구토, 복통, 설사, 근육통 및 관절통 등이 다양하게 나타나지만 노인은 같은 정도의 폐렴이라도 젊은 사람에 비해 증상의 호소가 심하지 않는 경향이 있어 진단이 늦어질 수도 있다..

4. 예방과 치료

지금은 예방접종 백신이 개발되어 폐렴예방에 많은 효과를 거두고 있으며, 여러 가지 항생제도 발견되어 치료에 커다란 효과를 보고 있다.

2-1-10. 폴리오(Poliomyelitis)

1. 일반사항

전문용어로 회백수염 또는 급성요추전각염이라고 한다. 폴리오는 원래 온대지방의 질환으로 초여름과 늦가을에 많이 발병하며, 위생상태가 불량한 나라에서는 5세 이하의 어린이에게, 위생상태가 양호한 나라에서는 성인에 많이 발병한다. 남녀의 비율에서는 5 : 3으로 남자가 많이 발병한다. 폴리오는 감기와 비슷한 증상을 일으키는 것과 마비형이 있는데 온대지방에서는 마비형이 많다. 국내에서는 1983년 5명의 환자 보고가 있은 후 환자발생이 없다.

2. 병인

병원체는 폴리오바이러스(*poliovirus*)이며, 면역학적으로 Ⅰ·Ⅱ·Ⅲ형이 있다. 감염은 호흡기 분비물과 환자의 분변(대변)에 의해 경구적으로 감염된다.

3. 증상

잠복기간은 대개 7~10일(4~35일)이며, 24%에서 발열, 두통, 인두통 등의 임상 증상은 불현성감염이나 비특이적열성질환이 대부분이며 드물게 부전형 회백수염(5% 정도), 비마비성 회백수염(1% 정도), 마비성 회백수염(1% 이하)이 다음과 같이 나타난다.

(1) 부전형회백수염: 발열, 권태감, 인후통, 근육통, 두통 등을 보이나 대체로 3일 이내 소실된다.
(2) 비마비성회백수염: 발열, 권태감이 먼저 나타난 후 수막염 증상이 나타난다.
(3) 마비성회백수염: 발열, 인후통, 구역, 구토 등의 비특이적 증상이 나타나다가 수일간의 무증상기를 거친 후 비대칭성의 이완성마비(flaccid paralysis)가 나타난다.

4. 예방과 치료

사균백신(Salk)과 생균백신(Sabin) 등 우수한 예방약이 발견되었으며, 우리나라의 경우 주사용 사균백신인 IPV 예방접종을 통해 폴리오를 예방할 수 있다. 예방접종의 접종대상은 모든 영유아이며 접종시기는 생후 2, 4, 6개월에 3회 경구 투여하고, 만 4~6세에 추가접종을 해야 하며, 단 3차 접종시기는 생후 6~18개월까지 예방접종 할 수 있다. 단 IPV 4차 추가접종의 최소 접종연령은 만 4세로 만약에 생후 18개월에 4차 추가접종을 실시하였다면 4세 이후에 재접종해야 한다. 특별한 치료는 없으며 환자의 대다수가 자연 치유되므로 대증요법으로 충분한 경우가 대부분이다.

2-1-11. 백일해(Pertussis, Whooping cough)

1. 일반사항

늦겨울과 초봄에 걸쳐 어린애들에게 많이 감염된다. 감염되면 독특한 기침을

100일간 한다고 하여 백일해라고 한다. 감염성이 아주 강한 질병이다.

2. 병인

병원체는 백일해균(*Bordetella pertussis*)으로 비말 등의 공기매개 감염 또는 환자나 병원체보유자의 호흡기분비물과 직접접촉으로 전파된다. 백일해균은 외계의 저항력이 약해 간접감염률은 낮다.

3. 증상

잠복기는 7~10일(4~21일)로 처음에는 감기증상과 비슷하며, 백일해의 증상은 다음 3단계로 나타난다.

(1) 아급성기: 1~2주간 감기처럼 재채기, 식욕부진, 미열이 일어난다.

(2) 급성기: 4주 또는 그 이상 발작적인 기침이 나타나고 기침 후에 구토를 동반하기도 한다.

(3) 회복기: 그 후 1~2주에 거쳐 회복기에 이르는데 이때 상기도가 감염되어 발작성기침이 재발되는 경우도 있다.

백일해 자체는 무서운 것이 아니나 어린이 사망의 큰 원인이 되는 기관지염을 합병증으로 가져오기 때문에 간호와 치료에 신경을 써야만 한다. 병을 앓고 있는 중에 계속 열이 있으면 합병증을 의심해야 한다. 기관지염 외의 합병증으로 2차 감염증으로 중이염과 폐렴이 있으며, 심한 기침에 의한 흉강압, 복압증가로 인해 무호흡, 청색증, 비출혈, 결막하출혈, 하안검(아래눈꺼풀)부종 등이 나타날 수 있고, 6개월 미만의 영아에서는 사망률과 이환율이 증가된다.

4. 예방과 치료

백일해가 발생하기 전에는 DTaP를 생후 2개월부터 2개월 간격으로 3회 기초접종한 후 생후 15~18개월과 4~6세에 추가 예방접종하며, TdaP 혹은 Td백신으로 만 11~12세에 추가접종 한다. 발생시에는 환자와의 접촉을 피하는 것이 가장 좋은 예방법이며, 특별한 치료법은 없다. 항생제(erythromycin 또는 ampicillin)를 사용하며 병의 기간을 단축시키는 방법도 있다.

2-1-12. 세균성이질(Bacillary dysentery)

1. 일반사항

이질균(*Shigella spp*) 감염에 의해 급성염증성 장염을 일으키는 질환으로 계절적으로 여름철에 많이 발생하고, 지역적으로 열대지방보다 온대지방에서, 서양보다 동양에서 많이 발생한다. 4세 이상의 유아들의 감염률이 높다.

2. 병인

병원체는 이질균(*Shigella dysenteriae, Shigella flexneri, Shigella boydii, Shigella sonnei*)으로 오염된 식수와 식품매개로 주로 감염된다. 매우 적은 양(10~100개)의 세균으로도 감염될 수 있고 환자나 병원체 보유자와 직·간접접촉에 의해서 감염될 수도 있다.

3. 증상

잠복기간은 12시간~7일(1~4일), 보통 경미하거나 증상 없이 지나기도 하며, 고열과 구역질, 때로는 구토, 경련성 복통 등을 동반한 설사(혈변, 점액변)가 주요 증상이고, *S. dysenteriae*가 가장 심한 증상을 보이고, *S. flexneri*, *S. sannei*로 갈수록 임상증상이 약해진다.

4. 예방과 치료

예방책으로는 무엇보다 위생적인 생활이 요구되며, 환자와 보균자의 식품처리를 금지시켜야 한다.

치료방법은 환자를 안정시키고, 대증치료로 전해질과 수분을 공급하고, 음식은 죽과 같은 것을 먹이며, 항생제를 사용한다.

2-1-13. 아메바성이질(Ameboid dysentery)

1. 일반사항

열대와 아열대에서 계절에 관계없이 발병하고, 온대지방에서는 여름철에 많이 발병하는 위장관 염이다. 소아보다 성인 남자가 많이 걸리는 지방병적 형태로 발생하는 특징이 있다. 급성과 만성 두 가지 질환으로 나눌 수 있다.

2. 병인

병원체는 이질아메바(*Entamoeba histolytica*)이며, 병원소는 사람 즉, 환자 및 보균자이며, 대부분 아메마 포낭에 오염되어 있는 음식물이나 물을 섭취하여 감염되고 오염된 식기, 손 등을 통해서 혹은 분변이 입으로 섭취되어 감염된다.

3. 증상

잠복기는 2~4주(수일~수개월 또는 수년도 가능)이며, 대부분 무증상이고, 증상의 정도도 다양하다. 발열, 구토, 오한, 상복부 통증, 혈성 혹은 점액성 설사가 나타나며, 변비기와 해소기가 반복된다.

4. 예방과 치료

예방방법은 청결과 위생적인 생활(올바른 손씻기 등) 및 안전한 음식섭취(음식 익혀 먹기와 물 끓여 먹기 등)가 가장 이상적인 방법이다. 전파관리도 중요하며 항균제 치료로 메트로니다졸 및 항아메바제가 사용된다.

2-1-14. 장출혈성대장균(Enterohemorrhagic Escherichia coli) 감염증

1. 일반사항

장출혈성 대장균 감염에 의하여 출혈성 장염을 일으키는 질환으로 1982년에 발견된 후 북아메리카와 유럽 및 일본에서 유행발생 하였고, 우리나라에서는 현재 집단발생 사례는 없으나 산발적 발생 즉, 1998년 1건, 1999년 1건, 2000년 2건과 국내식품에서 균 분리사례가 있었다.

2. 병인

병원체는 장출혈성대장균(*Enterohemorragic Escherichia coli*)이며, 병원소인 소, 양, 염소, 돼지, 개, 닭 등 가금류의 대변에서 독소(Shiga)를 생성하는 대장균(*E.coli*)이 발견되고, 소가 가장 중요한 병원소이다. 전파경로는 오염된 식품과 물을 통하여 감염되며 사람–사람 간 전파도 중요하다. 대부분의 발생은 쇠고기로 가공된 음식물에 의하며, 집단발생은 조리가 충분치 않은 햄버거 섭취로 인하여 발생하는 예도 많이 있다.

3. 증상

잠복기는 2~10일(평균 3~4일)로 무증상감염되거나 발열, 오심, 구토, 심한 경련성 수양성설사에서 혈성설사로 이행된다. 때로는 빈혈, 혈전성혈소판감소증, 급성신부전 등을 특징으로 하는 용혈성 요독증후군이 발생하기도 하며, 증상은 5~7일간 지속된 후 저절로 호전된다.

4. 예방과 치료

주된 감염원인 소를 비롯한 가축사육목장에 대한 종합방역감시와 도축장 및 육류가공처리과정에 대하여 오염방지대책을 수립하는 동시에 위험식품에 대하여 지속적인 감시가 필요하다. 또한, 육류제품은 충분히 익혀 섭취하고, 날 것으로 섭취하는 야채류는 염소처리한 청결한 물로 잘 씻어 섭취하는 것 등 철저한 개인위생관리가 중요하다. 환자치료로 경구 또는 정맥으로 수분공급 및 전해질 투여 등 대증치료 방법이 이용되고 있다.

2-1-15. 성홍열(Scarlet fever)

1. 일반사항

일 년 내내 발생할 수 있으며 늦은 겨울과 초봄에 많이 발병한다. 5~15세에 주로 발생되고 있으며 치사율은 1% 이하이다.

2. 병인

A군 베타용혈성연쇄구균(Group A *β-hemolytic streptococci*)의 발열성 외독소에 의한 급성열성질환으로, 환자와 보균자의 호흡기 분비물과 직접접촉이나 물건을 통한 간접접촉에 의해 전파되고 무증상 보균자의 빈도는 8.5~21.9%로 보고되고 있다.

3. 증상

잠복기는 1~7일(평균 3일) 정도로 인두통에 동반되는 발열, 두통, 구토, 식욕부진, 인두염, 복통 등의 현상이 나타난다. 39~40℃의 열이 오르며, 붉은 발진이 생기고 간혹 손톱끝, 손바닥, 발바닥 주위로 피부 껍질이 벗겨지기도 한다. 합병증은 중이염, 경부림프절염, 부비동염, 폐렴, 수막염, 급성사수체신염, 류마티스열 등이 있다.

4. 예방과 치료

예방 백신은 없으며 평소 환경위생과 개인위생(흐르는 물에 비누로 30초 이상 손씻기 등)을 철저히 하여야 하며, 일단 병에 걸리면 항생제를 투여하여 치료할 수 있다.

수동면역으로 감마글로블린이 사용될 수 있다. 가족과 기타 접촉자에게는 페니실린 등을 예방요법으로 5일간 투여한다.

2-1-16. 일본뇌염(Japanese encephalitis)

1. 일반사항

일본뇌염이란 일본뇌염바이러스에 의해 감염된 작은 빨간집모기가 다시 사람을 감염시켜 뇌신경을 침범하는 급성 중추신경계 감염 질환이다.

우리나라에 뇌염이 처음으로 보고된 것은 1925년이었다. 그 후 1946년 인천지역 주한 미군 중에 뇌염환자가 발생하였으며, 1949년 전국적으로 유행하여 5,616명 발병 이중 2,729명이 사망하여 보건당국을 긴장시켰다. 1975년 117명, 1980년 107명이 발생되었다가 1980년 이후 급격히 1~3명으로 감소되었으며 1998년 3명, 1999년 1명이 발병되었다.

뇌염감염의 특징은 3년마다 주기적으로 크게 순환 유행하며, 매 10년마다 커다란 유행을 하는 주기성(週期性)이 있다.

치명률도 60년대 30%에 비하여 70년대에는 20%선으로 크게 감소하고 있으며, 모기가 발생하는 계절에 작은빨간집모기(*Culex tritaeniorhyncus*)에 의해 4~8세의 남자 어린이에게 많이 감염된다(일반적으로 남자가 여자의 2배).

2. 병인

병원체는 일본뇌염바이러스(*Japanese encephaltis virus*)이다. 뇌염을 감염시키는 매체는 작은빨간집모기로 알려져 있다. 모기 이외에 각종 조류(鳥類)도 감염매체로 알려져 있다. 사람에게서 사람으로 인한 직접감염 또는 사람에게서 모기로 인한 감염은 되지 않으며 사람, 말, 돼지, 가금류에서 발생하는 인수공통감염병이다.

3. 증상

잠복기는 7~14일 정도이며, 대부분 무증상이지만 감염자 250명 중 1명에서는 증상이 있으며, 열을 동반하는 가벼운 증상이나 바이러스성 수막염으로 이행되기도 한다. 증상은 불현성감염이 대부분이며 전구기(2~3일), 급성기(3~4일), 아급성기(7~10일), 회복기(4~7주)의 임상증상을 보이고, 현성감염인 경우 급성으로 진행하여 고열(39~40℃), 두통, 전신통, 현기증, 구토, 복통 지각이상 등이 나타난다. 병이 진행하면 의식장애, 경련, 혼수에 이르며 대개 발병 10일 이내에 사망할 수도 있다. 경과가 좋은 경우 약 1주를 전후로 열이 내리며 회복된다. 합병증으로 운동장애나 인지 또는 언어장애, 발작, 정신장애, 학습장애 등이 발생된다.

4. 예방과 치료

예방방법은 일반이 알고 있듯이 모기가 활동하는 시간에 모기에 물리지 않도록 해야 하며 특히, 어린이를 모기로부터 완전히 보호하는 방법이다. 또한 증폭숙주인 돼지에 대한 방역대책, 사람에 대한 예방접종, 모기의 서식처 제거 및 가축사육장 등에 대한 살충소독을 철저히 하여야 한다.

대증치료 외에는 특별한 치료법은 없으며, 심한 탈수현상이 보이면 링거액이나 포도당액을 주사해야 한다. 충분한 영양공급과 고농도의 포도당액을 정맥에 주사하여 뇌압을 저하시켜 주어야 하며 비타민 B와 비타민 C같은 영양공급이 좋다.

현재에는 예방주사의 접종으로 감염률과 치명률이 각각 3분의 1과 2분의 1로 줄어들었다.

2-1-17. A형간염(Virus hepatitis A)

1. 일반사항

저개발국가에서는 소아를 포함하는 주민 대부분이 항체를 보유하고 있으며 선진국일수록 항체 보유율이 낮고, 주로 성인층에서 환자와의 접촉을 통한 현증감염발생이 증가한다. 국내에서도 선진국형으로 변화되어 1995년 이후 10~30세 사이에 A형간염 환자가 증가하고 있는 현황이다.

2. 병인

A형간염 바이러스(*Hepatitis A Virus*)에 의한 급성간염으로 법정감염병 제1군에 속하며, A형간염바이러스에 오염된 물이나 음식물 섭취를 통해 간접 전파되거나 환자의 대변-경구를 통하여 직접전파되기도 하고 주사기와 혈액제제를 통한 감염으로 전파한다. 또한 성접촉을 통해 감염되기도 하며, 환자를 통해 가족 또는 친척에게 전파되거나 인구밀도가 높은 군인, 고아원, 탁아소에서 집단발생도 된다. 바이러스가 장관을 통과해 혈액으로 진입후 간세포 안에서 증식하여 염증을 일으킨다.

3. 증상

잠복기는 15~50일(평균 28일)로 발열, 식욕감퇴, 구역, 구토, 암갈색 소변, 권태감, 식욕부진, 복부불쾌감, 황달 등 다른 바이러스감염과 유사하다. 6세 미만 소아는 대부분 무증상(70%)이고 약 10%에서 황달이 발생하나 연령이 높아질수록 70%이상 황달이 동반되며 증상이 심해지고, 수주~수개월 후 대부분 회복하며, 만성간염으로 진행되지 않는다.

4. 예방과 치료

우리나라에서도 제1군 감염병으로 지정하고 있을 정도이므로 무엇보다도 공중보건위생 즉, 흐르는 물에 비누로 30초 이상 손씻기, 음식 익혀먹기, 물 끓여 마시기, 위생적인 조리하기 등 식품 및 식품취급자에 대한 철저한 위생관리가 중요하다. 그리고 12~23개월의 모든 소아, A형 감염에 대한 면역력이 없는 고위험군 소아청소년이나 성인, 환자의 밀접촉자, 고위험군에 대하여 A형간염백신의 접종도 고려해 볼만 한다. 발생 시 만성화 가능성은 없으므로 환자의 안정가료나 고단백식이요법 등이 유일한 치료방법이다.

2-1-18. B형간염(Viral hepatitis B)

1. 일반사항

B형간염바이러스(*Hepatitis-B Virus*) 감염에 의한 급성질환이며, 해마다 전 세계적으로 100만명정도 사망하고, 400만명의 급성간염환자가 발생하는 것으로 추정된다. 개발도상국에서는 유아기에 대부분 감염되고 일반인구의 8~10%가 만성간염환자이다.

2. 병인

병원체는 B형간염바이러스(*Hepatitis-B Virus*)로 혈액, 성접촉, 모자간수직 감염(산모에서 신생아로의 주산기감염) 등을 통해서 감염되며, 위험군으로는 B 형감염바이러스 보유자의 가족, 혈액제제를 자주 수혈 받아야 되는 환자, 혈액 투석을 받는 환자, 주사용 약물중독자, 의료기관 종사자, 수용시설의 수양자 및 근무자 등이 있다.

3. 증상

잠복기는 60~150일(평균 90일)이며, 전염기는 B형간염 표면항원 양성인 경우 전파가 가능하다.

급성으로 황달, 흑뇨, 식욕부진, 오심, 근육통, 심한 피로, 우상복부압통 등이 나타나나 무증상감염도 있을 수 있다. 일반적으로 6개월 이내에 임상증상 및 간 기능검사상 이상이 회복되고 바이러스가 제거되지만 이상이 6개월 이상 지속되고 HBsAg양성률을 보이는 경우 만성간염으로 이행이 가능하다.

4. 예방과 치료

바이러스성 질환이므로 특별한 예방법이나 치료법은 없으며 감염의 소지가 있는 곳을 피한다거나 안정 및 고영양 식이요법과 항바이러스제 치료 등의 방법 밖에는 없다. 무엇보다 위생적인 식생활이 요구된다.

재발이 쉬운 감염병이므로 증상이 경미하고, 외관상 뚜렷한 증상이 없다고 방치하면 재발하여 간경화증과 때로는 간암을 유발할 수도 있어 의사의 지시에 철저히 따라야 한다.

요사이는 B형간염 예방접종도 효과가 있다. 그래서 모든 영유아에게 B형간염 백신을 접종해야 하며, 고위험군 성인에게도 예방접종을 실시해야 한다.

2-2-19. C형간염(Viral hepatitis C)

1. 일반사항

C형간염바이러스(*Hepatitis C Virus, HCV*) 감염에 의한 급·만성 질환이며, 병원체는 플라비바이러스(Flaviviridae)과에 속하는 RNA 바이러스이고 1~6세까지 6개의 유전자형이 있으며 아형은 70개 이상이다.

2. 병인

병원체는 C형간염바이러스(*Hepatitis C Virus, HCV*)이다. 주사기 공용사용이나 수혈, 혈액투석, 성접촉, 모자간 수직감염 등 혈액매개로 전파된다. 일상생활에서 사람 간 전파가능성은 극히 낮다. 잠복기는 2주~6개월(평균 6~10주)이다.

3. 증상

1) 급성C형간염

대부분 경미하며 수혈 후 감염인 경우 70~80%가 무증상감염이며, HCV에 감염된 시점부터 6개월이내 발생한다. 서서히 시작되는 감기 몸살 증세와 전신 권태감, 메스꺼움, 구역질, 식욕부진, 우상복부 불쾌감 등의 특이적 증상이 나타나며 약 25%에서 황달이 나타나고, 전격성 간염은 드물다.

2) 만성C형간염

약 60~80%가 무증상감염이며, 급성환자의 약 80~90% 환자가 만성화 되고, 만성C형간염의 20%가 간경변으로 진행되기도 한다. 전혀 증상이 없이 우연히 종합검진에서 발견되거나 만성피로감과 간부전이나, 문맥압 항진증 등의 간경변증의 합병증이 나타난다. 이외에도 혈관염, 한랭글로블린혈증(cryoglobulinemia),

쇼그랜(Sjogren)증후군, 막증식성 사구체신염 증상이 나타난다.

4. 예방과 치료

C형간염바이러스보유자의 발견과 전파경로 차단이 중요한 예방법이며, 환자가 발생되면 혈액 및 체액을 격리하고 환자의 혈액과 체액에 오염된 장비를 철저히 소독하는 것도 중요하다. 그리고 환자의 별도 격리는 불필요하며, 급성간염의 치료 방법으로서 안정가료와 고단백식이요법, 인터페론(Interferon) 등 항바이러스제제를 사용하며 만성간염에는 안정과 식이요법, 항바이러스제로 치료한다.

2-1-20. 말라리아(Malaria)

1. 일반사항

근래 우리나라에서는 1970년 말 이후 3일열 말라리아 환자보고가 없었으나 1993년 1명의 환자가 발생한 이후 주로 북한 접경지역(인청, 경기, 강원) 지역주민 및 인근부대군인에게 발병되고 있으며, 남성이 여성에 비해 발생률이 높고(남 : 여 = 2.3 : 1), 5~10월에 호발된다. 아직도 열대지방과 아열대지방에서는 무서운 감염병으로 세계보건기구에서까지 말라리아 박멸을 위해 많은 노력을 기울이고 있다. 일단 발병되면 3일열·4일열 혹은 열대열 등의 심한 열이 발생한다. 이렇게 각기 다른 열을 일으키는 것은 원충이 다르기 때문이다.

2. 병인

병원체는 중국얼룩날개모기(*Anopheles sp.*) 내의 열원충(Plasmodium)속 원충(삼일열, 열대열, 사일열, 난형열, 원숭이열)이다. 얼룩날개모기속(Anopheles)에 속하는 암컷 모기에 의해 감염되며, 우리나라 경우 총 6종의 전파가능한 얼룩날개모기종이 있다. 감염경로는 감염된 중국얼룩날개모기가 사람을 물거나 간혹 수혈 또는 주사기 공유사용 등에 의하여 감염될 수 있다.

3. 증상

1) 삼일열 말라리아(*vivax malaria*)

삼일열 말라리아원충(*P. vivax*) 감염에 의해 발생하며, 잠복기는 단기(12~18

일), 장기(6~12개월)로 장기잠복기는 온대지방 즉, 우리나라에서 발생된다. 발열, 빈혈, 비장종대 등 3대 증상 외에 심한 두통, 근육통을 수반하는 독감과 같은 증세로 시작되며 그 이후 48시간마다 주기적인 오한, 발열, 발한 후 해열이 반복적으로 보이나 열 발작하는 날 이외에는 정상체온을 보인다. 적절한 치료를 받으면 완치되며 사망사례는 거의 없다.

2) 열대열 말라리아(*falciparum malaria*)

열대열 말라리아 원충(*P. falciparum*) 감염에 의한 말라리아로 초기증상은 삼일열 말라리아와 유사하다. 증상으로 불규칙적인 발열, 오한, 빈혈, 기침, 설사, 호흡부전, 두통, 황달 등을 보이고, 혈액응고장애, 쇼크, 신부전, 간부전, 저혈당, 급성뇌병증, 폐부종, 뇌부종, 혼수, 사망에까지 이를 수 있다.

3) 사일열 말라리아(*malariae malaria*)

사일열 말라리아 원충(*P. malariaer*) 감염에 의한 말라리아로 3일열 말라리아와 유사한 임상증상을 보이며 이틀동안 열이 없다가 발열, 발한 후 해열이 반복되며 50년까지도 재발을 반복할 수 있다.

4) 난형열 말라리아(*ovale malaria*)

삼일열 말라리아와 유사한 증상을 보이면서 재발할 수 있다.

4. 예방과 치료

예방책으로는 살충제 등을 살포하여 모기를 박멸하고 모기가 서식할 수 있는 웅덩이나 하수구 등을 소독하며 모기에 물리지 않도록 각별한 주의를 해야 한다. 또한, 말라리아가 자주 발생하는 곳에는 국지소독을 해야만 하며, 무엇보다 환자를 조기발견, 치료하여 감염원을 없애는 것이 가장 중요하다.

치료제로는 클로로킨(chloroquine)으로 수년간 세계적으로 광범위하게 사용되고 있으며, 현재 처방 가능한 항말라리아 약으로는 프리마킨(primaquine), 아르테메터(artemether), 아르테수네이터(artesunate), 클로로킨(chloroquine), 프로구아닐(proguanil) 등이 있으나 환자에게는 절대적인 안정요법이 필요하다.

2-1-21. 사상충증(Filariasis)

1. 일반사항

사람에 기생하는 사상충은 세계적으로 9종류가 있으나 그 중 6종이 병을 일으키며, 이들 질환은 모두 해외에서 유입되고 국내에서는 발생하지 않는다. 림프사상충증(lymphatic filariasis)은 반크롭트사상충, 말레이사상충 및 티몰사상충 등 세가지 사상충이 일으키며 분포하는 지역이 각각 다르다. 우리나라에서도 말레이사상충증은 1990년도 초까지 제주도를 비롯한 전남도서지역에서 말레이사상충 감염자가 잔존하였지만 퇴치되었으며, 2008년 세계보건기구(WHO)로부터 한국의 사상충 중 퇴치인증을 받았다.

2. 병인

림프사상충증은 반크롭사상충(*Wuchereriea bancroft*), 말레이사상충(*Brugia malayi*), 티몰사상충(*Brugiatimor*)이 포함되며, 회선사상충증은 회선사상충(*Oncocerca volvulus*) 1종이고, 로아사상충증은 로아사상충(*Loa loa*) 등)이 유발한다. 매개체는 반크롭트사상충–모기, 말레이사상충–모기, 회선사상충–먹파리, 로아사상충–등에 등이다.

사상충에 감염되면 70~100일 정도에 자충(micro filaria)을 생산하며, 생산된 자충은 림프관을 거쳐 혈액에 나타난다. 매개 모기가 사람을 무는 시간은 밤 10시에서 새벽 4시 사이로 혈액내 자충의 농도가 가장 높고, 그 이외 시간에는 폐의 모세혈관에 모인다.

3. 증상

잠복기는 1~12개월이며, 사상충증별 임상증상은 다음과 같다.

1) 반크롭프트사상충증

발열, 오한, 두통, 근육통 등의 전신증상이 있다가 림프관염과 림프선염이 발생하고 만성화되면 상피증이 발생한다.

2) 말레이사상충증

반크롭프트사상충증의 증상과 유사하나 경미하다.

3) 회선사상충증

피하결절, 발진, 소양감, 피부노화, 피부탄력 소실로 인한 탈장 등이 나타난다.

4) 로아사상충증

성충의 피하조직 이행에 의한 일시적 부종 또는 유주성 부종 등이 나타난다.

5) 심장사상충증

폐 실질내 성충의 이행에 의해 육아종형성 등이 나타난다.

6) 피부사상충증

결막이나 피부조직내 성충의 이행으로 소양감, 일시적 부종 또는 유주성 부종 등이 나타난다.

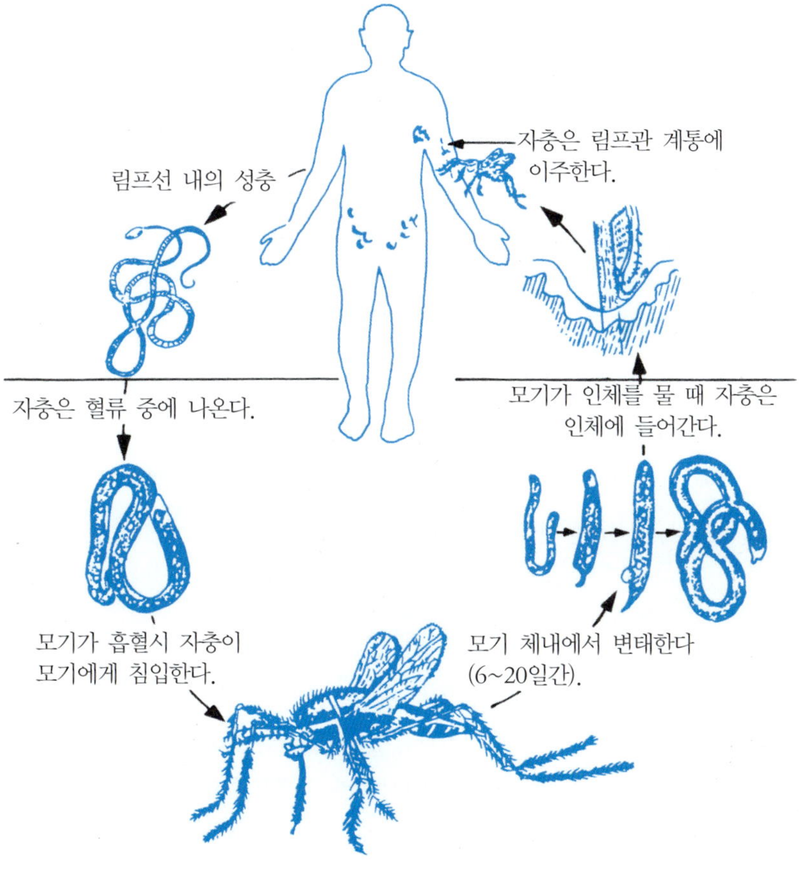

[그림 2-5 사상충증의 생활상과 인체감염 경로]

4. 예방과 치료

사상충증 역시 말라리아처럼 모기를 박멸하고, 모기에 물리지 않도록 하는 것이 최고의 예방법이다. 치료제로 Albendazole, Mectizan, Ivmectine 등이 있다.

2-1-22. 발진티푸스(Epidemic typhus)

1. 일반사항

리케치아(*Rickettsia prowazekii*) 감염에 의한 급성발열성 질환으로 60년대 이후 우리의 의복생활이 자연섬유에서 화학섬유로 바뀌고, 생활용수의 상수도화로 한국의 대표적 질병매체로 모기와 쌍벽을 이루었던 이(虱)가 거의 사라졌었다. 그러나 70년대 후반부터 머리의 장발화에 따른 패션으로 다시 머릿이가 문제시되고 있다. 발진티푸스는 바로 이(虱)가 옮기는, 사람에서 폭발적인 대유행을 일으킬 수 있는 유일한 리케치아감염성질병으로 사망률과 이환율이 높다.

현재로는 크게 문제시하지 않아도 되는 질병이다. 이(虱)는 비위생적인 생활 속에서만 번식하므로 위생적인 생활만 한다면 이는 박멸할 수 있고, 국민보건의 혜택이 미치지 못하는 비위생적 생활상태 속에서는 이가 서식할 소지가 있다.

2. 병인

병원체는 리케치아(*Rickettsia prowazekii*)로 열이 나고 있는 기간에 있는 환자의 피를 흡혈한 감염된 이(虱)에 의해 전파되고, 이 증식에 좋은 조건인 장마철이나 겨울에 환자가 발생한 것으로 나타나고 있다.

감염은 이에 물려서 직접감염도 되지만, 이의 대변 속에서 배설된 균이 구강점막이나 결합을 통해 또는 비말감염으로 전파된다.

3. 증상

일반적으로 6~15일(평균 7일) 간의 잠복기를 거쳐 증상이 나타난다. 갑자기 열이 오르면서 오한, 발한, 기침, 근육통 등이 나타나며 두통이 심하게 된다. 또한 비장종대, 저혈압, 오심, 구토, 의식혼란 등의 증상이 수반되기도 한다. 39~40℃ 가까운 열이 오르면서 얼굴이 붉어지고, 원형 또는 난형의 발진이 액와부(腋窩部) 또는 경부에 나타나서 점점 아래로 번져 흉부·복부·사지를 비롯하여 손발에까지 번진다.

발병 후 10~14일이 지나면 서서히 열이 내리면서 여러 증상도 차츰 사라진다. 발진티푸스로 사망하는 경우는 없으나, 병원체의 신경 침범에 의한 질소혈증 또는 폐렴 등의 합병증에 의해 생명을 잃는 경우도 있다. 사망률은 1~20% 특히, 60세 이상의 고령환자에게 높다.

4. 예방과 치료

살충제 살포 등에 의한 이(虱)의 박멸과 목욕, 의복, 세탁 등의 위생적인 생활로 예방할 수 있다. 일단 병에 감염되었을 때에는 환자의 체력유지에 힘써야 하며 치료약으로는 테트라사이클린제, 독시사이클린, 클로람페니콜 등의 항생제제가 효과가 크다.

2-1-23. 발진열(Murine typhus)

1. 일반사항

리케치아(*Rickettsia typhi*) 감염에 의한 급성 발열성 질환으로 이 균에 감염된 쥐벼룩이 사람을 물어 감염된다. 일반적으로 집쥐가 많이 서식하는 도시나 항구지역에서 발생하는 경향이 있다. 국내의 경우 농·임업 관련작업, 야외활동이 연관이 있는 것으로 알려져 있다.

2. 병인

리케치아(*Rickettsia typhi*) 감염에 의해 발생하는 인수공통감염병이다. 발진열 리케치아(*R. typhi*)는 발진티푸스균(*R. prowazekiii*)과 형태, 크기, 염색성, 세포내의 기생부위, 항원성까지도 흡사하며, 특이한 혈청반응으로 감별할수 있고, 크기는 0.25~0.3 μm×0.4~0.45 μm이며 다형성으로 구상, 단간상, 때로는 장간상을 나타낸다.

3. 증상

일반적으로 1~2주간의 잠복기를 거쳐 증상이 나타난다. 발열, 오한, 근육통,

두통, 피부발진, 구토 등 임상증상 등이 나타나며 발진티푸스와 유사하나 발진티푸스 보다 경하다.

4. 예방과 치료

살서제와 살충제 등의 살포에 의한 쥐와 쥐벼룩의 박멸과 이들의 서식을 막아야하며 벼룩에 물리지 않도록 위생적인 생활을 해야 한다. 테트라사이클린, 독시사이클린, 클로람페니콜 등의 항생제가 치료에 효과적이며, 발열이 소실된 후 2~3일까지 치료를 해야 한다.

2-1-24. 신증후군출혈열(Hemorrhagic fever with renal syndrome)

1. 발생

신증후군출혈열(유행성출혈열)은 해마다 전 세계적으로 16~20만 명이 입원하며 이중 반 이상이 중국에서 발생되고 러시아, 일본, 핀란드, 스웨덴, 불가리아, 프랑스와 발칸반도 등에서도 발생된다. 국내에서는 1995~1997년까지 100여 명 수준으로 발생하다 1998년 이후 200명 내외로 발생하고 있으며, 40~49세에 호발하고 20~39세 젊은 연령층에서도 발생한다.

병원소는 설치류(등줄쥐, 집쥐, 땃쥐 등)이며, 감염된 설치류의 소변, 분변, 타액 등으로 분비되는 한탄바이러스(Hantaan virus), 서울바이러스(Seoul virus) 등을 흡입하여 감염된다. 이 병은 연중 발생하지만 대부분 10~12월에 집중발생하며, 야외활동이 많은 남자, 군인, 농부, 실험실 요원 등에 많이 발생한다.

2. 증상

잠복기는 2~3주이며, 임상증상은 대체로 발열기, 저혈압기, 핍뇨기, 이뇨기, 회복기로 나눠지는 특징적인 5단계의 임상증상을 보이나 최근 비정형적인 임상증상을 보이는 경우가 많다. 대부분은 후유증 없이 회복되나 뇌하수체기능저하증, 뇌출혈의 결과로 영구적인 신경장애가 드물게 발생하며, 사망률은 5%이내고, 사망원인은 쇼크, 뇌질환, 급성호흡부전, 폐출혈 등이다.

1) 발열기(3~5일)

갑자기 시작하는 발열, 오한, 허약감, 근육통, 배부통, 오심, 심한두통, 안구통, 얼굴과 몸통의 발적, 결막 충혈, 출혈반, 혈소판 감소, 단백뇨 등이 나타난다.

2) 저혈압기(1~3일)

30~40%의 환자에서 나타나며 해열이 되면서 24~84시간 동안 저혈압이 나타나고 이중 절반정도에서 쇼크가 나타난다. 배부통, 복통, 압통 등이 뚜렷해지고 출혈반을 포함하는 출혈성 경향이 나타난다.

3) 핍뇨기(3~5일)

60%의 환자에게 나타나며, 무뇨(10%), 요독증, 신부전, 심한복통, 배부통, 허약감, 토혈, 객혈, 혈변, 육안적 혈뇨, 고혈압, 뇌부종으로 인한 경련, 폐부종이 나타난다.

4) 이뇨기(7~14일)

신기능이 회복되는 시기로 다량의 배뇨가 있으며, 심한 탈수와 쇼크 등으로 사망할 수가 있다.

5) 회복기(3~6주)

전신쇠약감, 근력감소등을 호소하나 서서히 회복된다.

3. 예방과 치료

전파방식이 확실치 않기 때문에 선택적인 예방대책 수립은 곤란하지만 그 발생이 설치류와 매개곤충의 분포와 밀접한 관계가 있기 때문에 설치류와 매개곤충에 대한 구제와 설치류의 배설물로 오염될 가능성이 있는 식품 또는 건초류에 대한 취급상 주의가 필요하다. 최근에 개발된 사균백신 예방접종도 효과가 있다. 그리고 투석, 혈소판 수혈 등 보존적인 치료방법으로 치료한다.

2-1-25. 렙토스피라증(Leptospirosis, Weil's disease, Canicola fever)

1. 일반사항

항원적으로는 다르지만 형태학적으로 동일한 렙토스피라균(*Leptospira species*) 병원체 때문에 발생되는 인수공통감염병이다. 주요 발생지역은 동남아시아와 극동지역이고, 우리나라에서는 경기·전남·경북 등의 지역에서 자주 발병되고 있으며 9월부터 환자발생이 증가하여 11월에 정점을 보인 후 12월부터 감소되고 40~60대 연령에 호발한다.

이 질환의 병원소는 설치류와 소, 돼지, 개 등의 일부 가축으로 병원체가 논과 밭에서 일하는 농부의 상처를 통해서 감염되므로 일명 농부병이라고도 한다. 잠복기는 2~14일 보통 10일 전후이며, 우리나라에서는 주로 9~11월에 다발하는 감염병이다.

2. 병인

병원체는 렙토스피라균(*Leptospira species*)이라고 불리워지는 병원성나선상균이다. 렙토스피라균에는 많은 종류가 있으며, *L. icterohemorrhagiae, L. canicola*를 비롯해서 많은 혈청군(sero-group)이 알려져 있다.

한편 비병원성 렙토스피라균인 *L. biflex*가 세계 각 처의 자연수 중에서 발견되어 왔다. 동물체 외에서의 생존은 온도와 환경의 작용 외에 많은 조건에 따라서 달라진다.

전파양식은 주로 감염된 동물의 소변에 오염된 물, 토양, 음식물에 노출 시 상처 난 피부를 통해 전파되거나 감염된 동물의 소변 등과 직접접촉 또는 오염된 음식물을 먹거나 비말을 흡입하여 감염되기도 한다. 이처럼 감염동물과의 직접접촉에 의하기도 하나 쥐에게 물리거나 사람에서 사람으로 감염된 것은 아직도 증명되지 않고 있다.

3. 증상

사람의 감염에 있어서는 고열, 오한, 근육통, 구토증 등 초기에는 가벼운 감기증세가 있다가 치명적인 웨일씨병(Weils disease)까지 다양하며, 두 가지 성상을 보이는데, 90%는 경증의 비황달형, 5~10%는 웨일씨병이 나타난다. 간부전, 신부전, 급성호흡부전, 중증출혈 등 합병증으로 사망하기도 한다.

4. 예방대책

논과 밭 등에서 작업할 때에는 작업복, 장갑이나 장화 등을 사용하여 피부를 보호하도록 하고 피부 상처가 노출되지 않도록 하며, 작업 후 목욕을 하는 생활습관이 보다 중요하다.

환자와 접촉자에 대한 격리 및 건강격리는 요구되지 않는다. 치료제로 항생제(독시사이클린, 페니실린 등)를 가능한 조기에 투여해야 한다.

2-1-26. 레지오넬라증(Legionellosis)

1. 일반사항

레지오넬라증은 2000년부터 제3군 법정감염병으로 지정되어 연간 30건 내외로 신고되어 왔으며 최근 증가추세를 보이고 있다. 연중 발생하지만 여름철(6월~8월)에 상대적으로 많이 발생하는 양을 보인다.

2. 병인

병원체는 레니오넬라균(*Legionella species*)이다. 레지오넬라증은 대형건물의 냉각탑수, 에어컨디셔너, 샤워기, 중증호흡기 치료기, 수도꼭지, 장식분수, 분무기 등의 오염된 물에 존재하던 균이 비말형태로 인체에 흡입되어 감염되며, 사람간 전파는 보고되지 않고 있다.

3. 증상

폐렴형(잠복기: 2~10일, 평균 7일)과 독감형(잠복기: 24~48시간, 평균 36시간)이 있고, 폐렴형(레지오넬라증)은 만성질환자, 흡연자, 면역저하 환자 등에서 빈발하며 발열, 오한, 마른기침이나 소량의 가래를 동반하는 기침, 근육통, 두통, 전신 쇠약감, 식욕부진, 위장관 증상, 위식장애 등이 보이고 폐농양, 호흡부전, 저혈압, 쇼크 등 합병증이 있으며, 치사율은 감수성에 따라 다양하나 일반환자의 경우 40~80%로 높다. 독감형(폰티악열)은 유행시 발병률은 90% 이상이며 기저

질환이 없는 사람에게 빈발되며 2일 내지 5일간 지속되는 급성발열성 질환이고, 권태감, 근육통 등의 증상이 시작된 후 발열 및 오한이 동반되고 마른기침, 콧물, 인두염, 설사, 구토, 어지러움 등의 증상이 나타난다. 지금까지 이로 인한 사망자는 없는 것으로 보고되고 있다.

4. 예방대책

대형건물의 냉각탑수, 에어컨디셔너, 샤워기, 중증호흡기치료기, 수도꼭지, 장식분수, 분무기 등의 레지오넬라균 증식을 억제하는 것이 가장 효과적이다. 또한 냉각탑 청소 및 소독을 주기적으로 실시하여야 한다.

2-1-27. 중증열성혈소판 감소증후군(SFTS: Severe Fever with Thrombocytopenia Syndrome)

1. 일반사항

중증열성혈소판 감소증후군 바이러스에 감염된 진드기에 사람이 물려서 걸리는 중증열성바이러스 질환이다. 주로 50세 이상에서 6~10월에 발생되며, SFTS 감염과 관련된 진드기는 작은소피참진드기(Hamaphysalis longicornis)로 추정하는데 널리 아시아와 오세아니아에 분포하고, 일본 및 우리나라에서도 전국적으로 분포하며 크기는 2~3mm, 몸은 갈색빛을 띠고 날개는 없다.

2. 병인

병원소는 작은소피참진드기(*Hamaphysalis longicornis*), 개피참진드기(*H. flava*), 물뚝참진드기(*Amblyomna testudinarium*), 일본참진드기(*Lxodes nipponesis*) 등으로 감염원은 SFTS(Severe Fever with Thrombocytopenia Syndrome) 바이러스이다. 이 진드기는 주로 수풀이 우거진 곳에서 존재하다가 사람이나 동물과 같은 부착대상이 수풀 속을 지나가면 숙주(사람, 너구리 등)에 붙어 이동한다. 멀리 떨어진 곳을 날아가 달라붙거나 하지 않기 때문에 진드기가 사는 곳에 사람들이 들어가게 됨으로써 접촉하게 된다.

3. 증상

특징적으로 고열(38~40℃)이 3~10일간 지속되며, 혈소판 감소 및 백혈구감소와 구역, 구토, 설사 등 소화기 증상이 나타난다. 증상 발생 5일후 림프절이 증대되어 1~2주 지속되기도 하며, 다발성장기 부전이나, 신경학적 증상, 혼수 등 중증사례가 발생된다.

4. 예방과 치료

야외 활동시 특히, 우거진 수풀 속을 지나거나 작업을 할 때 긴옷을 입고 보호구 장구를 착용해서 진드기에 물리지 않도록 해야 한다. 치료는 일반적인 진드기 질환 치료에 준한다.

2-1-28. 라임병(Lyme disease)

1. 일반사항

보렐리아속균(*Borrelia burgdorferi*, *Borrelia afzelii*, *Borrelia garinii*) 감염에 의한 진드기매개 감염병이다. 진드기에 물렸다고 해서 모두 라임병에 걸리지는 않는다. 어디서 어떤지역에서, 얼마나 오랫동안 진드기에 물렸느냐에 따라 가능성은 다르다. 우리나라에서는 주로 참진드기(lxodes)에 속하는 진드기기에 의해 주로 감염된다.

2. 병인

병원소는 참진드기(lxades속) 및 피참진드기(Haemaphysalis속)로 감염원은 보렐리아속(Borrelia burgdorferi 등) 세균이다. 전파경로는 감염된 매개체에 물려 감염되며 사람간 전파는 보고된바 없고 전연령대에 걸쳐 여름철에 농업 또는 임업종사자에게 호발한다.

3. 증상

잠복기는 3~30일이며 증상은 1기~3기에 따라 다음과 같이 나타난다.

1) 급성국소성감염기(1기)

진드기 노출 후 약 1~3주 후 물린 부위를 중심으로 원심성으로 퍼져가는 특징적인 유주성 홍반이 나타나며, 발열, 오한, 피로감, 두통, 관절통 등 균혈증과 연관된 전신증상 등이 동반된다.

2) 급성파종성감염기(2기)

진드기 노출후 3~10주가 지나면, 일부에서 신경증상, 마비증상, 심혈관계증상, 이차성 유주성 홍반이 발생한다.

3) 지연/만성 감염기(3기)

수주 내지 수년 후에 발생하여, 치료받지 않은 환자의 50~60%가 단발성 관절염, 만성 위축성 선단 피부염이 발생한다.

4. 예방과 치료

가급적 야외활동 후 24시간 이내 진드기를 제거하면 감염확률이 매우 낮아지기 때문에 야외활동 후 반드시 옷을 털고 세탁하며, 목욕을 생활화하는 것이 중요하다. 또한 물린 부위를 중심으로 과녁모양의 커다란 피부병변이 생길 경우 즉시 가까운 의료기관에서 진찰과 치료를 받아야 한다. 적절한 항생제(독시사이클린 등) 치료도 이용되고 있다.

2-1-29. 쯔쯔가무시증(Tsutsugamushi disease, scrub typhus: 양충병)

1. 일반사항

쯔쯔가무시균에 감염된 털진드기 유충에 물려서 걸리는 급성성열성감염병이다. 우리나라에서는 6.25사변 중 신증후군(유행성) 출혈열의 병원체를 규명하던 중에 이 리케치아가 분리되었다. 그 후 발병자가 없다가 1995~1997년에 매년 200여 건 이상 보고 되었으며, 1998년부터 1,000건 이상의 발생이 보고되고 있다. 전남, 경남, 충남에서 호발하며 9월부터 환자발생이 증가하여 11월에 정점을 보인 후 12월부터 감소하고 40~60대의 농업종사자에게 호발한다.

2. 병인

병원소는 털진드기 유충으로 감염원은 쯔쯔가무시(*Orientia tsutsugamushi*)이다. 와일-페렉스시험(Weil-Felix test)이 중요한 진단방법이다. 주로 풀숲 및 관목숲에 분포하는 감염된 털진드기 유충이 사람을 물 때 인체를 감염시킨다. 사람과 사람 간 전파는 매우 드물지만 감염된 환자의 혈액이나 체액 접촉을 통해 발생할 수 있다.

3. 증상

잠복기는 1~3주이며 진드기 유충에 물린 부위에 가피(eschar) 형성이 특징적으로 나타나며 심한 두통, 발열, 오한이 갑자기 발생하고 감기와 유사하다. 그리고 발병 5일 이후 몸통에 발진이 나타나기 시작하여 팔다리로 퍼지며 반점상 구진의 형태를 보이면서 국소성 또는 전신성 림프절 종대와 비장비대가 나타난다.

4. 예방과 치료

쯔쯔가무시증 관리에서 유일한 방법은 환경위생관리이다. 즉, 야외활동 시 진드기에 물리지 않도록 풀숲에 앉는 것을 피해야 하며, 밭일을 할 때에는 긴 옷을 입고 보호장구를 착용하고 작업을 해야 한다. 그리고 치료제로는 렙토스피라증처럼 항생제(독시사이클린, 테트라사이클린 등)를 조기투여 한다.

2-2. 만성감염병관리(Chronic Communicable Diseases)

만성감염병은 다요인질환으로 발생률이 낮고, 유병률이 높은 역학적 특성이 있다. 감염병유행기간이 짧을 때에는 발생률과 유병률이 거의 같을 때이다.

2-2-1. 결핵(Tuberculosis)

1. 일반사항

우리나라는 결핵 왕국이라 할 만큼 결핵환자가 많았다. 30년 이상 크리스마스를 기하여 결핵환자를 돕기 위한 크리스마스 씰을 판매하는 것으로도 보건행정상 결핵이 얼마나 문제시된 질병인가를 알 수 있다.

결핵은 고대 이집트시대에도 크게 유행했던 질병으로 미이라에서 폐결핵을 앓았던 증거가 나타나기도 했다. 우리나라는 보건의료수준의 향상과 사회, 경제적 발전으로 인해 결핵환자수가 많이 줄어들기는 했지만, 결핵은 여전히 우리나라에서 가장 심각한 감염병이다. 정부가 2013년 [제1기 결핵관리 종합계획(2013~2017)]을 수립하고 2020년까지 결핵발생률을 2011년 대비 10만명당 50명으로 줄이는 대책을 수립 시행한 결과 결핵환자수는 2011년 최고치 이후 8년 연속 감소세를 보이고 있으며, 2018년 결핵 신환자가 26,433명(10만명당 51.5명)으로 2011년 39,577명(10만명당 78.9명) 대비 34.7% 감소하였다.

특기할 사항으로는 선진국에서는 주로 노년층에 환자가 많은데 비하여, 우리나라는 20~30대에서 결핵환자 발생률이 많아 많은 노동력을 잃는 등 경제적 손실도 크다. 우리나라도 청소년층(15~19세) 및 청년층(20~29세)의 결핵 신환자율이 2011년(15~19세 57.3명, 20~29세 83.2명) 대비 급격하게 감소(각각 15.0명, 31.1명) 하였다.

2. 병인

병원체는 결핵균(*Mycobacterium tuberculosis*)이다. 결핵균은 인형(人型)·우형(牛型)·조류형(鳥類型)이 있어 사람뿐 아니라 소와 조류도 결핵에 감염되며 사람에게 감염되는 결핵은 인형과 우형으로 우형은 우유를 통해 사람에게 감염된다.

결핵균은 1882년 로버트 코흐(R. Koch)에 의해 발견되어, 결핵이 미생물에 의한 감염병이란 사실이 밝혀졌다. 코흐(Koch)는 투베르크린(tuberculin)이라는 침출물을 발견하는 업적을 세웠다. 이 투베르크린에 의해 1907년 결핵의 감염여부를 알 수 있는 투베르크린반응검사(tuberculin test: Von Pirquet, Mantoux)를 창출해냈다. 투베르크린은 올드투베르크린(old tuberculin: OT)이라고 알려진 결핵균의 추출물이나, 결핵균으로부터 만들어진 순화단백제(purified protein derivates: PPD)가 사용된다. 결핵환자의 초기발견에는 X-ray도 크게 활용되고 있다. 그 순서를 보면 성인에게는 보통 간접촬영 → 직접촬영 → 객담배양검사(도말검사)를 실시하고, 어린이에게는 투베르크린 반응검사(T. B Test) → 직접촬영 → 객담배양검사 순으로 진행한다.

[표 2-9 투베르크린반응에 대한 판독기준(접종 48시간 후)]

반 응	판 독	표시부호
발적 4 mm 이하	음 성	—
발적 5~9 mm	의 양 성	±
발적 10 mm 이상	약 양 성	+
발적 10 mm 이상+경결	중등도양성	++
발적 10 mm 이상+경결, 이중 발적, 수포괴사 등	강 양 성	+++

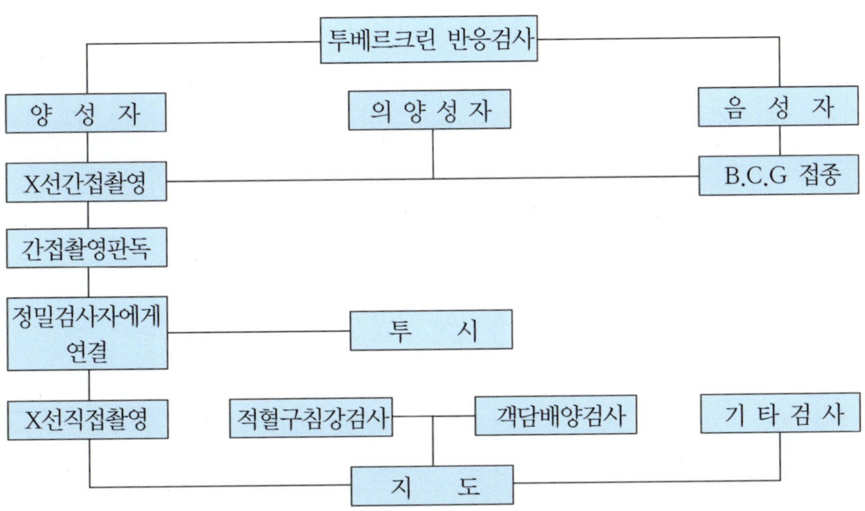

[그림 2-6 결핵의 집단검진 순서표]

3. 증상

결핵은 호흡기계 분비물의 비말감염에 의해 간접감염된다. 인체에 침입한 결핵균은 수일·수주일 또는 수년간의 잠복기를 갖고, 감염초기에 감기나 호흡기질환과 비슷한 증상이 아주 약하게 나타남으로써 투베르크린 반응검사(T.B test)나

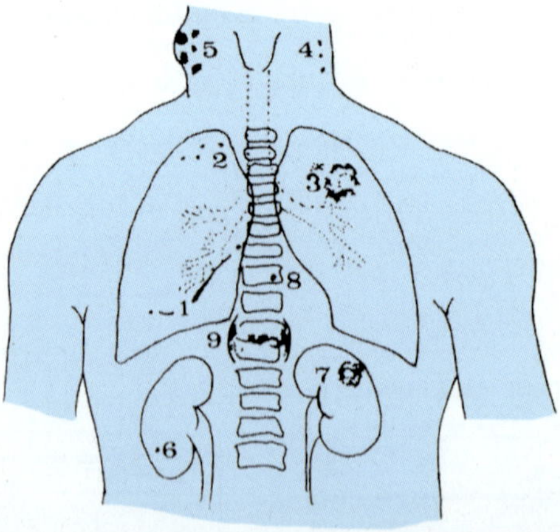

1. 초감염소(Ghon complex)
2. 초감염 후 혈행전파로 온 우폐 병소
3. 공동
4, 5. 경부잠재성림프절결핵, 만성염증을 병발한 활동성경부림프선결핵
6, 7. 잠재성신결핵, 신장공동 및 요로감염
8, 9. 잠재성요추결핵, 척추결핵

[그림 2-7 결핵병의 주요 병소부위]

X-ray 촬영이 없이는 감염여부를 감지할 수 없다.

처음 결핵균의 감염을 받은 초감염 이후부터 투베르크린 반응검사상 양성으로 나타난다. 차츰 기침이 심해지면서 객담·혈담을 뱉는다. 더욱 악화되고 폐에 공동이 형성되면 이 단계에서는 폐를 수술해야만 한다. 또한, 폐결핵에는 각혈을 하고 결핵균을 방출하는 활동성폐결핵에 비하여, 환자가 느끼기에는 아무런 이상 증상이 없으며 결핵균을 방출하지 않는 잠복폐결핵도 있다. 이외에 대량의 결핵균이 단기간에 혈액속에 들어가 전신에 퍼졌을 때 일어나는 급성속립성(혹은 좁쌀) 결핵이 있다. 이는 무서운 결핵으로 증상은 패혈증과 비슷하고, 혈행성 전파를 나타내는 악성결핵이다.

결핵의 감염기관은 폐 이외에도 흉막, 림프절, 신장, 신경, 뇌, 뼈 등 우리 몸속 거의 대부분의 여러 조직이나 장기에 침범하여 병을 일으키기도 한다.

4. 예방과 치료

예방책으로는 X-ray 촬영에 의한 정기검진과 B.C.G(Bacillus Calmette Guerin) 접종, 그리고 투베르크린 반응검사를 받든가 혹은 객담배양검사를 받아 사전에 예방하거나 조기발견 해야만 한다.

환자가 발견되었을 시는 환자에 대한 사회활동을 제한시키거나 학생인 경우 휴학시켜 병의 확산을 막아야 한다. 그리고 경제 선진국일수록 결핵의 감염률이 낮은 것을 감안, 국민의 체력증진과 건강에 각별히 힘써야 한다.

치료를 위한 화학요법으로는 초치료시에는 EHRZ, SHRZ, EHR, SHR, 재치료시에는 SPZ, RZK, EZK 요법으로 치료하고 있으며, 여기서 E, Ethambutol: I, Isoniazid: R, Rifampicin: Z, Pyrazinamide: S, Streptomycin: P, para-aminosalicylic: K, Knanmycin의 약자이다.

2-2-2. 한센병(Hansen's disease, Leprosy)

1. 일반사항

한센병은 오랜 옛날부터 기후와 인종에 관계없이 피부, 말초, 신경계, 상기도의 점막을 침범하여 조직을 변형시키는 감염병으로 천형(天刑)의 병이라고 무서워하던 병이다. 우리나라의 한센병 환자수는 1953년에 13,276명, 추정자수는 4만명, 1955년 추정자수는 17만 또는 20~24만, 1979년에 28,674명, 2017년 한센사업대상자는 10,033명(신규사업대상자 3명)이다. 그러나 WHO진단기준에 의하면 2016년 이후 신환자수(활동성 신환자)는 연간 3명 이하로 발생되고 있다. 또한 사회에 나타나듯 환자수와 추정자수 사이에 엄청난 차이가 있어 상당한 음성환자 혹은 노출되지 않은 환자가 많다는 것을 알 수 있다.

일반적으로 태국·싱가포르 등을 중심으로 한 동남아지역과 아프리카 등 아열대지방에 많이 번져있고, 유럽이나 대양주에는 극히 적다.

2. 병인

병원체는 한센간균(*Mycobacterium leprae*)이다. 이 균은 1873년 노르웨이의 한센(Hansen, 1841~1912)에 의해 발견되었으므로 일명 한센(Hansen)씨 균이라고도 하며, 속칭 나병 혹은 문둥병이라 일컫기도 한다.

환자의 피부나 점막의 상처에서 나오는 균이 환자와 접촉 시에 피부·점막 등으로 직접전파 또는 상기도를 통하여 침입하는 것으로 추정하고 있으며 비말감염가능질환이다. 잠복기간은 2~40년 이상(평균 5~7년)이다.

동일가족이 환자와 장시간 접촉하는 데서 발병하지만, 발병률은 4~5%에 불과하다.

3. 증상

한센병은 피부, 말초신경계, 비강점막(상기도)의 만성세균성 감염질환으로 균이 주로 말초신경과 피부에 병변을 일으키고 그 외에도 뼈, 근육, 안구, 고환 등 다양한 장기에 침투하여 조직을 변화시켜 증상을 유발한다. 피부에 나타나는 병적인 변화의 종류에 따라 나종형과 결핵양형으로 나누며 증상이 다르게 나타난다.

1) 나종형나(Lepromatous leprosy): 가장 감염력이 강하고, 일반적으로 피부에 그 증세가 나타난다. 주로 보이는 소견은 소결절, 구진, 반점, 광범위한 대칭성 미만성 침윤이 있으며, 비강점막 침범으로 코가 주저 앉고, 비출혈, 홍채염, 각막염 등이 나타난다.
2) 결핵양형나(Tuberculoid leprosy): 단일 또는 몇 개의 피부병변이 나타나며, 경계가 명확히 구분되면서 무감각하거나 양측성 또는 비대칭성 분포를 보이는 심한 말초신경염을 동반한다. 그리고 둘 사이 중간군나(Borderline leprosy)가 있으며 나종형과 결핵양형한센병 사이의 다양한 임상양이 나타난다.

4. 예방과 치료

나균 자체의 독성유전자나 독성단백질이 없고, 시험관내 증식이 되지 않으며, 면역결핍 실험동물 내에서만 증식하는 등 병원성이 극히 미약하기 때문에 환자 발견시 그 지역주민을 대상으로 하는 예방요법은 필요하지 않다. 그러나 가족구성원 중에 발병한 경우에는 가족내 감염을 예방하기 위하여 실용적 목적으로 리팝핀 600mg 1회/월 복용과 DDS 100mg/일 복용을 6개월동안 처방할 수 있다. 이때는 치료 전후의 나균검사를 하는 것이 좋다.

나병은 그 종류에 따라 나종형 나환자는 접촉격리가 필요하지만, 결핵형 나환자는 격리조치가 필요하지 않다. 일단 진단되어 약물치료가 시작되면 3개월 이내 감염력이 소실되어 그 후에는 격리조치는 필요하지 않고 일상생활이 가능하다. 환자의 가정 내 접촉자에게는 우선적으로 한센병 검진이 필요하며 접촉후 5년간 매년 검진이 필요하다. 이는 한센병의 잠복기간이 2~40년으로 다양하기 길기 때문이다.

한센병은 발병 후의 흉칙한 외관 때문에 끔찍할 정도의 갖가지 민간요법이 많았으며 한때는 대풍자유(大風子油)를 주치료제로 사용하였으나, 현재는 MDT (multidrug therapy), DDS, ROM, 리팜핀, 클로파지민과 같은 화학요법제가 있어 큰 효과를 보고 있다 한다. 또한 신경에 대한 박피(decortication)나 농양의 절개방법도 있다. BCG접종이 기감염자의 발병을 억제하는 효과가 인정되고 있고, 레프로민반응검사(lepromin test)로 감염유무를 알아 BCG접종과 레프로민반응검사의 반복으로 집단예방책이 가능한 것으로 생각되고 있다.

2-2-3. 매독(Syphilis, Syphilization)

1. 일반사항

매독은 1492년 콜럼부스를 따라 미대륙에 다녀온 선원들에 의해 구라파에 전파되었다는 설이 있으나 확증은 없다. 병원체가 오랫동안 발견되지 않았다가 1905년 사우딘과 호프만에 의해 스피로헤타(*spirochaeta pallida*)라는 것이 알려졌다.

병원체가 발견됨으로써 1910년에 606호, 1943년 페니실린이 발명되어 매독퇴치에 크게 기여했으나, 2차대전을 전후하여 전 세계에 널리 감염되었다가 다시 감소추세에 있었다. 그러나 1960년대 교통과 산업의 발달에 따라 다시 만연되기 시작하여 해마다 전 세계적으로 1,200만 명이 감염될 것으로 추정한다.

감염 초기에는 별다른 증상이 나타나지 않지만 감염력이 강하며, 치료가 불완전했을 경우 후손에까지 피해를 주는 유전성을 지닌 무서운 성병이다.

2. 병인

병원균은 트레포네마 매독균(*Treponema pallidum*)으로 습도와 온도의 변화에 따라 민감하다. 사람은 유일한 병원소이다.

감염은 성접촉 시에 성기의 점막을 통하여 주로 감염되고(95%), 모체로부터 태반을 통하여 선천적으로(3~4%) 감염되기도 한다. 그 외에 키스, 술잔의 교환 또는 수혈의 경우 감염되는 예도 있다.

3. 증상

매독은 감염에 노출된 후 잠복기는 10일~3개월로 평균 3주 후 증상이 시작되며, 임상증상은 다음과 같이 매독의 종류에 따라 달리 나타난다.

1) 1기매독

경성하감(chancre)이 특징적 병변으로, 병원체가 침입한 부위가 빨갛게 변하거나 궤양이 발생하는데 통증이 없으며 2주 내지 6주 후에 자연적으로 없어진다.

2) 2기매독

감염 6주 내지 6개월 후에 발생되며 열, 두통, 권태감, 피부병변(반점, 구진, 농포성 매독진, 편평 콘딜롬), 림프절 종대 등이 나타난다.

3) 3기매독

고무종(피부, 뼈, 간 등을 침범함), 심혈관매독(주로 상행대동맥 침범), 신경매독(무증상 매독, 뇌막혈관 매독, 진행마비 등을 보임) 증상이 나타난다.

4) 잠복매독

임상소견이 없는 매독으로 감염 후 1년 이내로 감염성이 높은 시기인 조기잠복 매독과 감염 후 1년 이상 경과한 경우의 잠복매독으로 구분한다.

5) 선천성매독

대부분 임신 4개월 후에 감염이 발생한다. 조기 선천성매독은 생후 2년 이내에 발병하며, 성인의 2기 매독과 비슷한 양성을 보인다. 후기선천성 매독은 생후 2년 이후에 발병하며 허치슨(Hutchison)치아, 간질성 결막염, 정강이 뼈의 변화(Saber shins) 등이 나타날 수 있다.

4. 예방과 치료

학교와 사회에서 성병예방을 포함한 성교육을 실시하고, 일반 신체검사 시 혈청검사를 실시하고, 매춘부를 관리하는 방법, 접촉자 색출관리 등이 있으나 무엇보다 비위생적이고 난잡한 성행위를 금하는 것이 예방의 첩경이다. 그리고 임신기간에 적절히 치료받지 않은 혈청학적 검사상 양성인 어머니로부터 태어난 모든 아이는 페니실린을 투여해야 한다.

치료제로는 벤자신 페니실린과 액상 페니실린 G 등이 주로 쓰이고 있으나 매독의 치료는 그 증세와 영향의 심각성에 비추어 반드시 의사의 진단을 받고 임상적 검사방법에 의해 치료를 받아야 한다.

2-2-4. 임질(Gonorrhea)

1. 일반사항

전 세계적으로 해마다 6,200만 명이 감염된 것으로 추정되는 성병 중에서 가장 감염률이 높은 것이 바로 임질이다. 이 성병은 임균이 성교 시에 요도 안으로 침입하여 요도염이나 자궁경부염 등을 일으키는 질병이다.

2. 병인

병원균은 1879년 독일의 나이서(Neissel)에 의해 발견된 임균(*Neisseria gonorrhea*)으로 건조에 약하고, 체외로 나가면 죽는다. 감염은 환자 또는 무증상감염자와 성접촉으로 전파되며 분만 중 산모에서 신생아에게 전파되기도 한다. 특별한 이상 증상이 없는 무(無)증상 감염의 비율이 높아서(60~80%) 병의 전파에 중요한 역할을 한다.

3. 증상

잠복기는 2~7일이며, 남성과 여성에 따라 증상이 달리 나타난다. 남자는 요도염증상(화농성) 요도분비물, 배뇨시 동통, 요도입구 발적 등이 나타나며, 여자는 무증상인 환자가 대부분이고, 자궁경부염과 요도염에 의한 일반증상(작열감, 빈뇨, 배뇨시 동통, 질분비물 증가, 비정상적 월경 출혈, 항문직장 불편 등)이 나타난다. 치료하지 않은 임질은 남성, 여성 모두에게 심각하고 영구적인 문제를 가져올 수 있다. 여성의 경우 임질은 골반염증성질환(PID)의 원인이 되며, 이는 나팔관 손상을 일으켜 불임이나 자궁외 임신을 초래할 수 있다. 남성의 경우는 부고환염을 일으킬 수 있으며 치료하지 않을 경우 불임을 유발할 수 있다. 또한 임질은 혈액이나 관절로 전파할 수도 있다. 임질에 감염된 여성은 출산시 태아가 질을 통과할 때 아기에게 감염시킬 수 있고, 이것은 신생아 실명, 관절염, 생명에 위협적인 혈액감염의 원인이 될 수 있다. 임산부가 감염되었다면 가능한 빨리 치료하는 것이 합병증을 줄일 수 있다.

국소합병증으로 남자는 요도주위농양, 부고환염 등, 여자는 자궁내막염, 난관염, 복막염, 바톨린선염 등이 생기며, 전신합병증으로 임균혈증(관절염, 피부염, 심내막염, 수막염, 심근막염, 간염 등 전신증상)이 생긴다.

4. 예방과 치료

불결하거나 무절제한 성행위를 삼가고 성접촉시 콘돔을 사용하도록 해야 하며, 감염이 되었을 때에는 반드시 의사의 진단에 의해 치료를 받아야 한다. 특히 감염성·재발성이 강하므로 장기적이고 지속적인 치료를 요한다.

2-2-5. 헤르페스 바이러스감염증(Herpes simplex virus infection, Herpes virus infection)

1. 일반사항

헤르페스 바이러스 감염증은 헤르페스 바이러스 과(Family Herpesviridae)에 속하는 바이러스가 일으키는 감염증으로 원인 바이러스는 매우 다양하다. 여기에 속하는 바이러스로는 단순 헤르페스 바이러스 1형, 2형(*herpes simplex*; HSV type 1, 2), 수두대상포진 바이러스(*Varicella Zoster Virus*; VZV), 엡스타인바 바이러스(*Ebstein-Barr Virus*; EBV), 거대세포바이러스(*cytomegalovirus*; CMV), 사람헤르페스바이러스 6, 7, 8형(*Human Herpes Virus type* 6. 7. 8) 등이 있다.

2. 병인

단순 헤르페스 바이러스 1형, 2형은 손상된 피부, 점막이 바이러스에 노출되었을 때 감염이 일어난다. 수두대상포진 바이러스는 호흡기를 통해 감염되며 처음 감염되었을 때에는 수두로 나타나며, 이후 신경절에 잠복하고 있다가 감염된 사람의 면역기능이 감소하게 되면 신경절을 따라 피부로 이행하게 되고 대상포진을 일으킨다. 엡스타인바 바이러스는 주로 타액으로 전파되며 어릴 때 감염되면 증상이 경미하지만 청소년기에 감염되면 감염단핵구증과 같은 질병을 일으킨다. 거대세포바이러스는 가족 간 친밀한 접촉, 성인에서는 성관계로 전파되며 면역기능이 정상인 사람에서는 질병을 일으키지 않으나 면역기능이 저하되면 다양한 질병을 일으킨다.

3. 증상

바이러스별로 일으키는 질병이 다양하고 증상 역시 다양하다.

1) 단순 헤르페스 바이러스 1형: 처음 감염될 때는 인후염, 구내염으로 나타나고 재발하는 경우에는 입술 주위, 입술에 물집이 잡히며, 드물게 뇌염을 일으키기도 한다.
2) 단순 헤르페스 바이러스 2형: 성관계를 통해 전파되며 성기 부위의 물집으로 나타나고 처음 감염되었을 때에는 발열, 근육통 등이 동반되기도 한다.
3) 수두대상포진 바이러스: 처음 감염될 때는 발열과 전신의 발진으로 나타나고(수두), 이후 신경절에 잠복한다. 면역기능이 저하되면 신경을 따라 피부에 도달하게 되고 통증과 물집(대상포진)으로 나타난다. 몸의 한 쪽에 통증이 있고 나서 물집들이 인접해서 여러 개 나타나면 대상포진을 의심한다.
4) 엡스타인바 바이러스: 영유아기에 감염되면 증상이 뚜렷하지 않지만 청소년 이후 처음 감염되면 발열, 목의 임파선 종대, 인후통, 발진 등으로 나타난다(감염단핵구증).
5) 거대세포바이러스: 감염되어도 증상이 없으나 면역기능이 심각하게 저하되면 폐렴, 위장관염, 망막염 등을 일으킨다.
6) 사람헤르페스바이러스 6형: 소아에서 돌발진, 뇌수막염 등을 일으킨다.
7) 사람헤르페스바이러스 7형: 소아에서 돌발진을 일으킨다.
8) 사람헤르페스바이러스 8형: 카포시육종, 캐슬만 병과 같은 질병을 일으킨다.

4. 예방과 치료

헤르페스 바이러스 감염을 막으려면 개인위생에 주의해야 한다. 단순헤르페스 바이러스 2형은 대부분 성관계를 통한 감염으로 위험한 성관계를 피하고 콘돔을 사용하는 것이 필요하다. 수두와 대상포진에 대해서는 예방백신이 개발되어 있으며 의료진과 상의하여 접종을 시행한다. 살아있는 바이러스를 약하게 만든 생백신이므로 면역기능이 저하된 사람에게는 상대적 금기이므로 대상포진 백신 투여 전에는 의료진과 투여가 가능한지 상의가 필요하다.

바이러스별로 치료법에 차이가 있다. 단순헤르페스 바이러스 1형과 2형의 치료에는 아시클로비어(acyclovir), 발아시크롤비어(valacyclovir), 팜시클로비어

(famciclovir) 등을 사용한다. 수두나 대상포진 치료에도 아시클로비어(acyclovir), 발아시크롤비어(valacyclovir), 팜시클로비어(famciclovir)등을 사용한다. 감염단핵구증에서는 항바이러스제 투여를 추천하지 않는다. 거대세포바이러스 감염증에서는 강시클로비어(ganciclovir), 발강시클로비어(valganciclovir)를 사용하며 이러한 항바이러스제에 내성을 보이는 경우 포스카넷(foscarnet), 시도포비어(cidofovir)를 사용한다. 헤르페스 감염증의 경우 저절로 낫는 경우도 흔하기 때문에 항바이러스제를 투여할 것인가는 감염병의 종류, 감염병에 걸린 사람의 면역상태를 판단하여 개별적으로 결정한다.

2-2-6. 클라미디아(Chlamydia)

1. 일반사항

클라미디아도 헤르페스처럼 신종문화 성병이다. WHO에 따르면 전 세계 감염환자는 약 5억, 미국인의 경우 1천만에 이르러 임질환자의 5배에 이른다고 한다.

클라미디아성병이 우리나라에 상륙한 것은 수년 전이라고 추산하고 있으며, 1983년 9월부터 이에 대한 연구를 시작한 연세대학교 비뇨기과교실 연구팀이 이 균의 배양·분리에 성공했다. 국내 클라미디아 감염증의 국내감시 현황은 2013년 현재 3,691건으로 보고되었다.

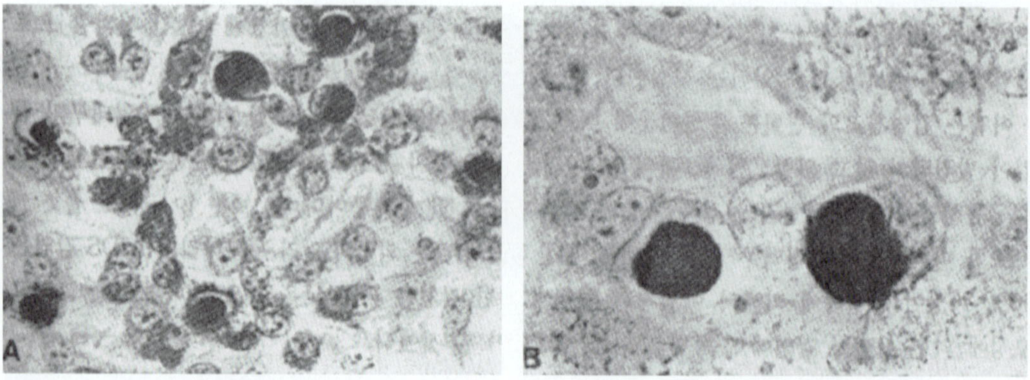

[그림 2-8 정상 세포에 침입한 클라미디아 균(검은 점 부분)]

2. 병인

병원체는 클라미디아트라코마티스균(*Chlamydia trachomatis*)이다. 이 클라미디아 감염은 성접촉 및 분만 중 산도를 통해 전파가능하기 때문에 환자와 성접촉 및 요도배설물에 오염된 물품처리를 할 때 주의를 기우려야 한다. 그리고 환자와 접촉자 모두 치료가 끝날때까지 성접촉을 하지 않아야 한다.

3. 증상

잠복기는 1~3주이며, 일반적으로 증상과 징후는 균 감염증과 비슷하여 무증상 감염을 보이기도 한다.

남녀 모두에서 요도염, 직장염, 결막염 등이 나타날 수 있으며 국소합병증으로 남자에게는 부고환염을 일으키며, 여성의 경우 점액농성 자궁경부염, 급성난관염, 바토린선염, 골반염, 불임 등이 있다. 그리고 드물게는 전신합병증으로 요도염, 결막염과 수반되어 관절염이 나타나는 라이더증후군(Reiter's syndrome)이 나타날 수 있다.

4. 예방과 치료

우리나라에서는 성매개감염병으로 지정된 감염병으로 조기진단과 치료가 중요하며, 배우자도 함께 치료를 해야 한다.

증명되거나 가능성이 있는 클라미디아 감염자에 노출된 사람은 임상적 질병의 증거가 없더라도 치료해야 하며, 성접촉시 콘돔사용을 잊지 말아야 한다. 현재 치료제로는 독시사이클린, 에리스로마이신, 오플록사신, 아지스로마이신제제가 이용되고 있다.

2-2-7. 후천성면역결핍증후군(Acquired immunodeficiency syndrome, AIDS)

1. 일반사항

현대의 흑사병으로 불리리만큼 중요시 되는 에이즈(AIDS)는 통계적 수치로 볼 때 1981년 초에 미국에서 첫 환자가 발생한 이후 매년 전년도 발생의 1.5~2배씩 환자가 늘어나고 있으며 세계에이즈 신규 감염자수는 200만 명(2014년)으로 추산되고 있다.

국내 실태로는 85년 말 국내에 첫 에이즈 감염자가 발생한 이래 에이즈 감염자는 85년 1명 발생 이후 해마다 2배 이상씩 증가해 '86년 5명, '87년 14명, '88년 36명, '89년 73명으로 늘어났으며 '90년에 들어서도 해마다 약 100여 명씩 늘어나 2000년 219명, 2016년에는 1,062명으로 증가하였으나 2017년에는 1,009명으로 감소하였다.

HIV(Human Immunodeficiency Virus)는 '인간면역결핍바이러스'라고 하며 에이즈(AIDS)를 일으키는 원인 바이러스이다. 이 바이러스가 인체 내에 들어오면, 바이러스는 면역을 담당하는 세포를 찾아내고 면역세포 안에서 증식을 하며 결국에는 면역세포를 파괴시킨다. 인간면역결핍바이러스(HIV)는 감염된 사람의 모든 체액 속에 존재하며, 특히 혈액, 정액, 질분비물, 모유에 많은 양의 HIV가 있기 때문에 주로 성관계나 감염된 혈액의 수혈, 감염된 산모의 임신, 출산을 통해 바이러스가 전파된다.

인체 내에서 HIV는 활발히 작동하지만, 인체 밖에서는 오랫동안 생존하지 못한다. 미국질병관리예방기구(CDC)의 연구에 따르면 HIV가 존재하는 체액이라도 말라있을 때에는 바이러스의 90-99%가 활동하지 못한다. 또한 이 바이러스는 상처나 점막을 통해 인체 내에 직접 침입하지 못하면 감염되지 않으며, 공기를 통해 전파된다는 증거는 없다.

HIV에 감염된다고 모두 에이즈(AIDS)라고 하지 않는다. 하지만 HIV에 감염된 이후 특별한 치료를 받지 않고 지내게 되면, HIV는 시간이 지나면서 우리 몸의 면역세포들을 서서히 파괴하기 시작한다. 이렇게 HIV에 의해 일어나는 면역체계의 손상이 일정 수준을 넘어서게 되면, 우리 몸은 균과 싸우는 면역능력이 떨어지게 되고, 이로 인해 건강한 사람에게서 잘 나타나지 않는 바이러스나 세균, 곰팡이, 원충 또는 기생충에 의한 감염이나 카포시 육종, 비호지킨성 림프종 등의 악성종양 등이 생겨 사망까지 이르게 된다.

에이즈(AIDS)는 이렇게 HIV가 활동을 하면서 면역기능이 한계수준을 넘어선 상태로 이로 인해 나타나는 여러 가지 증상을 말한다. HIV에 감염되면 인체면역기능이 저하되기 시작하고, 자신의 감염사실을 모르고 수년이 지나면 면역저하로 인해 여러 가지 감염증이나 질환에 걸리게 되어 비로소 에이즈 환자가 되는 것이다. 미리 알고 치료한다면 에이즈 환자 상태에 이르지 않도록 막을 수 있다.

현재 에이즈는 법정감염병제 3군에 속하고 있으며, 역학적으로 볼 때, 그 정도에 따라 환자, 병원체 보유자로 구분되고 있는데 즉, 「에이즈 환자」란 에이즈 바이러스에 감염되어 인체의 면역기능이 감소되는 등 뚜렷한 임상증상이 나타난 사람을 말하고, 「병원체 보유자」란 후천성면역결핍증의 임상증상은 없으나 생후 18개월 미만인 자는 두 번 이상 채취한 검체(제대혈액제외)에서 양성(HIV p24 항원검출)이거나 HIV핵산이 검출된 자이거나 생후 18개월 이상인자는 확인검사(웨스턴블롯법)에서 양성이 나온 사람을 말한다.

HIV가 우리 몸에 들어와도 일반적으로 6주~12주 정도가 지나야만 항체가 형성되고 항체가 형성되어야만 검사로 감염여부를 알 수 있다. HIV 감염인 중 일부만이 에이즈 환자이다. HIV에 감염되었다고 바로 환자가 되는 것이 아니며, 건강한 상태로 살아가는 HIV 감염인들이 많다. 하지만 에이즈 증상이 나타나는 환자로 진전되면 치료를 하지 않을 경우 거의 수년 내에 각종 감염이나 암으로 사망하게 된다.

2. 전파

인간면역결핍바이러스(HIV)는 감염인의 혈액이나 정액, 질분비액, 모유와 같은 체액을 통해 감염될 수 있다. 이런 체액을 통해 HIV에 감염되는 주된 경로는 HIV감염인과 콘돔을 사용하지 않은 성관계를 가진 경우(성접촉을 통한 감염), 감염인이 사용한 주사기, 주사바늘을 같이 사용할 경우(오염된 주사바늘의 공동사용), HIV에 감염된 혈액을 수혈 받을 경우(감염된 혈액의 수혈), 감염된 산모의 임신이나 분만 도중에, 혹은 감염된 엄마의 수유를 통해(수직감염), 의료 행위 중의 사고(오염된 주사바늘에 찔리기 등 의료행위 중의 전파) 등이다.

3. 증상

1) 초기증상(급성 HIV 증후군)

HIV에 감염되었을 때 나타나는 특징적인 증상은 없지만 HIV에 감염된 이후 3~6주 가량 지나면 독감과 비슷한 증상이 감염인의 50% 정도에서 나타난다. 즉, 열이 나고, 목이 아프며, 전신이 쑤시고, 구역, 구토, 설사가 나며 몸이 나른해지면서 일부에서는 임파선이 붓거나 피부에 붉은 반점이나 두드러기가 나기도 한다. 이러한 증상은 특별한 치료를 하지 않아도 1내지 2주가 지나면 저절로 사라진다. 이러한 증상들은 여러 다른 질병에서도 흔히 볼 수 있는 일반적인 증상이기 때문에 이런 증상이 있다고 에이즈에 감염된 것으로 판단해서는 안된다.

그러나 HIV 감염으로 이 증상이 나타나는 경우 이를 '급성 HIV 증후군'이라고도 말한다. 이러한 증상은 특별히 치료하지 않아도 감염인 자신의 면역력에 의해 억제되면서 저절로 사라지며, 이후 HIV 에 대해 몸 안에 항체가 형성되며, 'HIV 급성감염증' 증상이 소실된 후 수주 후가 지나서야 혈액검사를 통해 항체를 검출할 수 있게 된다. 이렇게 혈액 속에서 HIV 감염 이후 항체가 형성되고 혈액 속에서 검출되기까지 6주에서 12주가 걸리며 이 기간 동안 에이즈 검사를 할 경우 정확한 검사가 이루어지지 않을 수 있다. 이 기간을 따라서 '항체미검출기간'이라고 하며 정확한 검사결과를 위해 이후에 에이즈 검사를 실시하는 것이 바람직하다.

2) 무증상기

HIV 감염 이후 초기증상기를 지나면, 감염된 사람은 수년간 아무런 증상도 없이 정상인과 똑같은 생활을 한다. 일부에서는 이 시기에 목이나 겨드랑이, 사타구니 등에 림프선이 붓는 경우도 있다. 이 무증상기의 감염인은 건강하다고 스스로 느끼는 것은 물론 남들에게도 건강하게 보인다. 따라서 HIV 감염인은 자신의 감염 사실을 모르고 지낼 수 있다. 그러나 이 시기에 아무런 증상이 없다 하더라도 면역기능은 계속 감소하고, 남에게 전파시킬 수 있는 감염력을 가지고 있다. 이러한 무증상기는 일반적으로 5~10년 정도 지속되는데, 에이즈로 이행하는 기간은 개인에 따라 다를 수 있다.

3) 질병진행기(AIDS)

HIV 감염 후 대개 10년 이내에 절반 정도가 면역력이 일정 수준 이하로 감소하여 에이즈로 진행한다.

이런 에이즈로 이행하기 수개월 또는 1~2년 전에 몇 가지 전구증상이 나타날 수 있다. 밥맛이 없고, 피곤하고, 잠잘 때 심하게 땀을 흘리거나, 이유 없이 열이 나고, 설사가 계속 되면서, 체중이 급속히 감소하기도 한다. 또한 여러 가지 피부병이 나타나기도 하고, 기억력이 나빠지거나, 집중력이 떨어지고, 몸의 균형을 잡기가 힘들어지면서, 심한 경우에는 글씨 쓰는 것조차 힘들어진다. 특히 한달 이상의 고열, 10% 이상의 체중감소, 한달 이상의 설사증상이 에이즈 발현이 가능한 고위험군환자, 예를 들면 동성애자나 성생활이 부정한 자, 마약중독자 등에서 나타날 경우는 HIV 항체검사와 의사의 관찰이 필요하다.

에이즈로 이행한 후에 병원 치료를 받지 않으면 대개 2~3년 후에 건강한 사람에게는 잘 발생하지 않지만 면역 기능이 저하된 사람에게서는 심각한 감염증 즉, 균들에 의한 폐렴, 결핵, 구강 및 식도 캔디다증, 대상포진과 같은 감염이나 암으로 인해 사망하게 된다.

4. 예방과 치료대책

에이즈는 외래성 수입병이므로 외국으로부터 입국하는 관광객·상사 주재원·외항선원 등에 대해서는 무조건(법의 테두리 안에서) 검진(검역)하여 양성반응자에 대해서는 격리 수용하는 일이 먼저 취해야 할 일이지만, 국내 에이즈 감염의 대부분이 불건전한 성접촉에 의한 것이라는 사실은 감염자의 84%(100명)가 남성이고 이 중 76%(81명)가 20~30대라는 점으로도 쉽게 드러난다.

따라서 국내의 에이즈 대책은 동성연애 및 변태·퇴폐업소에서의 감염 차단과 건전한 성생활을 위한 홍보·계몽에 초점이 모아지고 있다.

특히, 우리나라 에이즈 감염경로의 대부분이 성접촉에 의한 것이므로 건전한 성생활을 영위할 때 에이즈 확산은 현수준에서 멈출 수 있다. 우리나라를 비롯한 각국이 가장 확실한 에이즈 예방을 위해 콘돔 사용을 홍보하는 것도 이 때문이다.

현재 전 세계적으로 나와 있는 약 23가지 정도의 약제가 나와 있으며 우리나라에서 쓰이는 약제는 약 15가지 정도된다.

약제는 크게 1) 뉴클레오사이드 역전사 효소 억제제, 2) 비뉴클레오사이드 역전사효소 억제제, 3) 단백분해효소 억제제, 4) 인터그레이즈 억제제의 4 종류로 분류합니다. 이들 약제는 HIV가 증식하는데 필요한 물질들(역전사효소나 단백분해효소)을 억제하여 HIV가 증식하지 못하도록 하는 것이다.

항 HIV 약제를 사용하는데는 전문가의 지시를 따라야 한다. 이러한 약제들을 이용하여 치료를 시작할 때 한가지로 치료할 경우 수주 후에는 이 약제에 내성을 지닌 HIV가 발생하여 치료효과가 없어지게 된다. 따라서 최근에는 세 가지 이상의 약제를 동시에 복용하는 방법을 사용하며 이것을 일컬어 칵테일요법이라고 한다.

세 가지 약물을 복용하면 몸 안에서 약 2주일이 지나면 바이러스 수가 급격히 감소하고 약 8주가 지나면 검사로 알 수 있는 바이러스의 수 이하로 감소한다.

그러나 이렇게 검사에서 바이러스가 발견되지 않는 상태가 바로 몸 안의 바이러스가 전부 사라졌다는 것을 의미하지는 않는다. 단지 약으로 바이러스의 활동을 억제하고 있으며, 이를 통해 면역기능이 회복되고 감염이 일어날 확률이 감소하는 효과를 볼 수 있다. 하지만 약을 중단할 경우에는 얼마 지나지 않아 다시 바이러스가 급속히 증가하는 것으로 알려져 있다. 따라서 약을 꾸준히 복용하는 것이 중요하다.

2-3. 기생충질환

일반적으로 기생충질환(parasitic diseases)은 치명률은 낮지만 우리 국민의 건강상태가 나쁜 것 중의 한 원인이 바로 기생충에 의해 체내의 영양분을 빼앗기기 때문이다. 또한 지난 1950~1960년대에 우리나라는 “기생충 왕국”이라는 불명예스러운 오명을 듣기도 했다. 1949년에는 전국민의 94%(Hunter 조사)가 기생충에 감염되었다는 보고도 있다.

비록 산업의 발달로 경제 선진국이 되고, 학동들에게는 감소되고 있는 질환이기는 하나 아직도 중소도시와 농어촌은 수세식 화장실 시설이 갖춰져 있지 않고, 분뇨를 비료로 쓰는 형편에 있어 기생충 질환에 감염될 여지가 많다고 하겠다.

각 대학 의료반이 도서지방을 순회한 보고서에 의하면 아직도 농어촌의 커다란 질환으로 기생충 감염에 의한 질환자가 가장 많다는 보고를 보더라도 이의 심각성을 알 수 있겠다.

2-3-1. 기생충의 분류

80년대에 이르러 기생충감염률이 현저하게 낮아지는 것만은 사실이다. 그리고 기생충감염은 문화생활 즉, 보건생활이 얼마나 잘 이뤄지느냐에 따라 지역별 차이가 있어 기생충 질환의 지역별 예방문제의 행정적 고려에 많은 도움이 되리라 믿는다.

일반적으로 장이나 간, 폐, 뇌, 혈액 등에 기생하며 질병을 일으키는 기생충은 약 200여 종이라고 알려져 있다. 또한 체내뿐만 아니라 체외에 기생하는 곤충류의 절족동물(節足動物, arthropod)도 있다.

이 중에 기생충으로 크게 문제가 되는 것을 생물형태학적 분류와 기생충매개물에 의한 분류의 두 가지로 편의상 구분하면 첫째, 생물형태학적 분류에는 윤충류(*Helminths*)와 원충류(*Protozoa*)가 있는데, 윤충류에는 선충류(*Nematoda*: 회충·십이지장충·동양모양선충·편충·선모충·요충), 흡충류(*Trematoda*: 간흡충·폐흡충·요꼬가와 흡충·일본주혈 흡충), 조충류(*Cestoda*: 유구조충·무구조충·왜소조충·열두조충)가 있고, 원충류에는 근족충류(*Rhizopoda*: 이질아메바, 대장아메바), 포자충류(*Sporozoa*: *Malaria*), 편모충류(*Mastigophora*: *Trichomonas*), 섬모충류(*Ciliata*: *Balantidium*)가 있다. 둘째, 기생충매개물에 의한 분류를 보면 토양매개성기생충(회충·편충·십이지장충·동양모양선충), 직접접촉성기생충(요충·트리코모나스), 절족동물성매개성기생충(사상충·말라리아 원충), 어패류매개성기생충(폐흡충·간흡충), 육류매개성기생충(유구조충·무구조충) 등이 있다.

2-3-2. 기생충의 해독

기생충은 글자 그대로 숙주(host)에 기생하여 숙주로부터 영양분을 받아먹고 생존하므로 숙주 자체를 죽이지는 않는다. 따라서 기생충의 감염에 가장 문제가 되는 것은 영양분의 손실을 들 수 있으며, 이외에 기생충 유충의 이동에 따른 조직의 파괴와 장폐색증 등의 기계적 장애와 통증 등이 있다. 물론 한 마리의 기생충에 의해서 생명을 잃는 경우도 있지만, 일반적으로 커다란 증상이 극(極)의 상태에 이르지 않을 경우 외부로 나타나지 않는 데서 문제가 있다.

2-3-3. 기생충질환의 일반예방

기생충질환의 예방은 기생충의 박멸이 가장 이상적이지만, 체내의 기생충을 박멸한다는 것은 숙주를 죽인다는 뜻과 같아서 기생충의 생활사·생태학을 연구하여 병원체(agent)와 숙주간의 생활연계(life cycle)를 차단하는 것이 가장 일반적이고 효과 있는 예방법이다.

그 구체적 예를 들면 아래와 같다.

1. 위생상태의 개선

우리나라에서 기생충이 문제가 된 것은 인분뇨를 비료로 사용하는 데서 문제가 있다. 인분뇨에 의한 흙의 오염으로 채소류·과실류가 기생충에 오염된 것을 다시 먹는 데서 오염된다. 따라서 가장 시급한 것은 인분뇨를 비료로 사용하지 말아야 한다는 것이다(퇴비화 할 때는 퇴비온도 70℃ 유지). 그러나 지나치게 화학비료(chemical manure)를 사용하게 되면, 토양이 산성화된다는 데서 또 다른 문제점이 있다. 또한 설령 수세식 화장실이 갖춰져 있더라도 정화조의 정기적인 살균소독으로 완전히 기생충을 박멸하여 방류하는 의식개혁이 필요하다.

2. 소독의 실시

소독법에는 크게 가열소독법, 냉동소독법, 화학소독법의 세 가지가 있다. 가열소독은 비록 영양분의 파괴가 불가피하더라도 채소류를 최소한 70℃의 끓는 물에 10초 이상 끓여 먹는 방법이 있으며, 냉동소독은 육류의 경우 영하 10℃에서 6일 정도 저장하면 촌충에 감염되었어도 안전하다고 한다. 화학소독법은 염소액을 희석한 물에 야채를 씻어먹는다든가, 정화조에 약품을 투여하여 방류하는 것 등을 들 수 있다. 농어촌 주민보다 도시주민이 기생충 감염률이 낮은 것도 상수도 물이 염소로 소독되어 있기 때문이다.

3. 식생활의 개선

하천이나 어촌 주민들에게 요구되는 사항으로 물고기류 등을 날 것으로 회를 해 먹는 것에 대한—특히 민물고기—식생활 개선이 필요하다. 하천·해안지대 주민 사이에 간·폐흡충증 질환자가 많다는 통계가 이를 증명한다. 특히 요즈음의 어류에는 중금속에 오염되었을 확률도 많으므로 날 것을 먹는 식생활 태도는 빨리 버려져야 하고, 부득이 채소를 날 것을 먹을 경우 흐르는 물에 최소한 5회 이상 씻어 먹도록 한다.

4. 검사와 치료

보건복지부장관이 정하는 기생충 질환에 감염되기 쉬운 지역에 있는 자와 업무의 성질상 공중과 접촉이 많은 직업에 종사하는 자는 연 1회 이상 검사와 치료를 받아야 하며, 각급 학교의 장은 연 1회 학생에 대하여 기생충 감염 여부를 검사시키고 이를 치료하도록 조치해야 한다.

2-3-4. 기생충질환의 종류와 대책

1. 회충증(Ascariasis)

1) 일반사항

회충에 의한 질병은 세계적으로 분포되어 있고 특히, 우리나라는 1949년에 전 국민의 82.4%가 회충을 보유하고 있었으며, 지역적으로 가장 적었다는 제주도의 경우도 64.2%에 달했다고 한다.

장관에서 부화한 유충은 장벽을 뚫고 나가 림프선 → 혈관 → 폐에 도달하며, 다시 기도를 통하여 소장에 도달한다.

2) 병인

병원체는 *Ascaris lumbricoides*라는 회충으로 암컷과 수컷의 크기가 다르다. 수컷의 몸길이는 15~31 cm(직경 2~4 mm), 암컷은 20~25 cm(직경 3~6 mm)이며, 암컷이 하루에 낳는 알은 무려 10~20만 개 정도이고, 회충의 수명은 1년 정도이다.

3) 증상

일반적으로 소장 안에서만 기생되면 별 문제가 없겠으나 성충(감염 후 성충이 되기까지 60~75일 소요)이 되어 장관을 뚫고 복강 안으로 들어갈 경우 회충성 췌장염·복막염을 일으키며, 위 안으로 들어가면 가슴앓이와 위경련을 일으키고, 성충이 지나치게 많으면 충체가 장내에서 뭉쳐 큰 덩어리를 만들면서 장폐쇄증(ileus)을 일으키기도 하고, 담도에서 발견된 회충은 담도폐쇄나 천공을 일으키기도 한다.

회충은 인체뿐만 아니라 개나 고양이 등 애완동물에도 기생하고 있어 어린애에게 감염될 위험이 높으므로, 애완동물이 회충에 감염되지 않도록 주의해야 한다.

4) 예방과 치료

회충의 예방법으로 가장 이상적인 것은 인분의 위생처리에 대한 대책을 세우

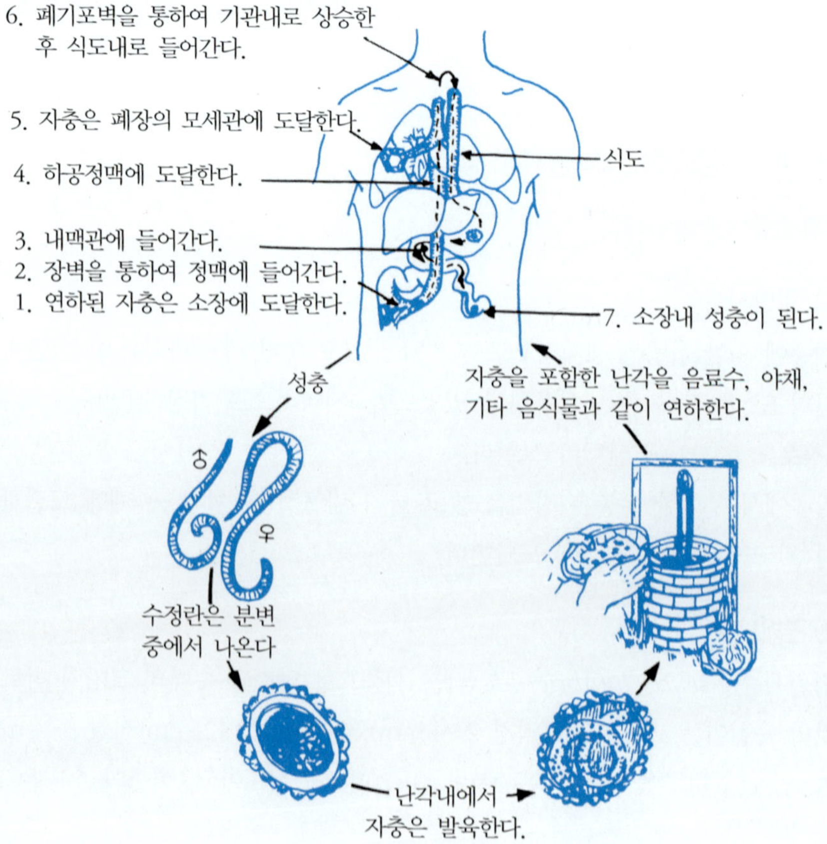

[그림 2-9 회충의 생활상과 인체감염 경로]

는 것이라 하겠다. 보통 부숙기간으로는 여름에 1개월, 겨울에는 3개월 이상 한 곳에 인분을 저장시켜 기생충 알을 멸살시키는 저류법과 인분을 퇴비에 뿌려 70℃ 이상으로 발효하여 기생충 알을 죽이는 퇴비법, 이황화탄소와 같은 살란제(殺卵制)로 기생충 알을 죽이는 화학적처리법 등의 간접방법과 1년에 3회 이상 구충제를 먹어 인체 내에서 제거하는 방법(구제확인검사: 투약 후 2주 후) 및 위생적인 식생활, 보건교육실시 등이 있다.

구충약으로는 Albendazole 400mg/T 1회 1정 복용하면 만족할 만한 효과가 있다.

2. 편충증(鞭蟲症, Whipworm disease)

성충의 모양이 마치 말꼬리(馬鞭)와 같이 생겼다하여 편충(*Trichuris tri-*

chiura)이라고 하며, 소장에서 부화되어 주로 맹장, 결장, 직장 등에 기생하는 우리나라에서 감염률이 높은 기생충이다. 자연계에서는 사람이 유일한 종숙(seed ripe)주이다. 감염은 입을 통하여 직접감염(키스와 음식물)이 되며, 일반 증세는 경미하고 대부분 자각증상이 없었으나 심할 경우 빈혈, 탈직장, 탈항증이 생기기도 한다. 치료·예방 방법은 회충의 경우와 같다.

3. 요충증(蟯蟲症, Enterobiasis, Threadworm 또는 Pinworm disease)

1) 일반사항

주로 어린이들에게 감염률이 높고, 우리나라 전역에 널리 분포되어 있는 집단감염과 자가감염이 되는 기생충이다. 일반적으로 대변에서는 요충란이 극히 적게 검출된다. 요충이 인체 내보다 항문주위(주로 맹장)에서 기생하기 때문이다. 요충의 크기는 10 mm이고, 충란은 긴 난원형 또는 배측이 약간 평평하며, 충란 감별법으로는 주로 스카치테이프(scotchtape) 방법 등을 사용한다.

2) 병인

병원체는 요충(*Enterobius vermicularis*)으로 이에 대한 질병을 요충증

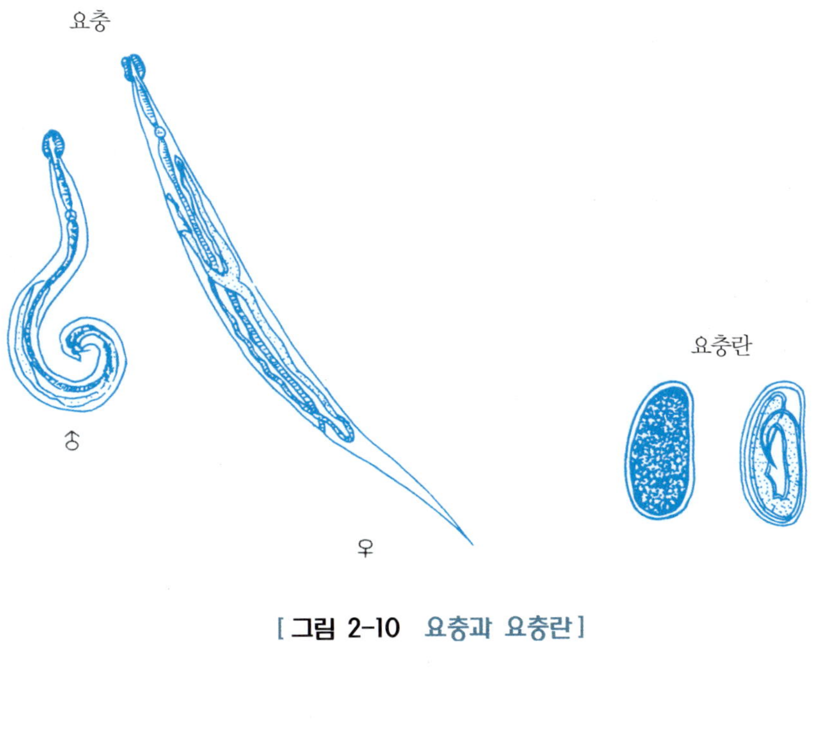

[그림 2-10 요충과 요충란]

(enterobiasis)이라고 한다. 편충처럼 인체에 미치는 영향은 경미하다.

인체에의 감염은 인분에 의한 경구감염도 있지만, 항문 주위에서 산란하는 알이 내의를 거쳐 손에 의한 접촉감염도 되고 역감염되어 대장에서 기생하는 것도 있다. 따라서 비위생적인 생활환경 하에 서는 전 가족이 감염될 우려가 있다.

3) 증상

항문 주위에 가려움증(anal pruritus)이 생기고, 이로 인해 피부를 긁게되니 상처가 생겨 피부염이나 야뇨증이 생긴다.

4) 예방과 치료

비위생적인 생활 속에서 전 가족이 감염될 확률이 높으므로 치료는 전 가족 또는 단체생활에서의 구성원 전원이 동시에 치료해야 한다. Pyrantel(10mg/kg)이나 Albendazole(400mg)를 사용하면 쉽게 치료되며, 구충제는 20일 간격으로 3회 이상 투여해야 좋을 결과를 얻을 수 있다.

4. 십이지장충증 또는 구충증(Ancylostomiasis, Hookworm disease)

1) 일반사항

다른 기생충은 인체 내에서 영양분을 섭취하므로 크게 문제되지만, 십이지장충은 소장내의 상층부 십이지장의 장관에 고착하여 하루 한 마리당 0.1~0.8 cc의 피를 섭취하고 있어 빈혈과 부수적인 부작용을 초래하는 해독성 기생충이다.

우리나라 전역에 감염되어 있으며 특히, 탄광 근로자와 농어민이 많이 감염된 것으로 나타나고 있다.

2) 병인

병원체는 십이지장충(*Ancylostoma duodenale*) 또는 구충(Dubini 구충)이란 기생충으로 1938년 두비니증(Dubini)에 의해 과학적으로 규명된 십이지장충증(ancylostomiasis) 또는 구충증(hookworm disease)이라는 사람에게 기생하는 기생충 질병이다. 기생충 모양이 낚시바늘처럼 생겼다해서 구충(hookworm)이라고 칭한다.

구충의 크기는 수컷 8~11 mm, 암컷 10~15 mm이고, 입에는 날카로운 이빨이 있어 그 입을 통하여 흡혈한다.

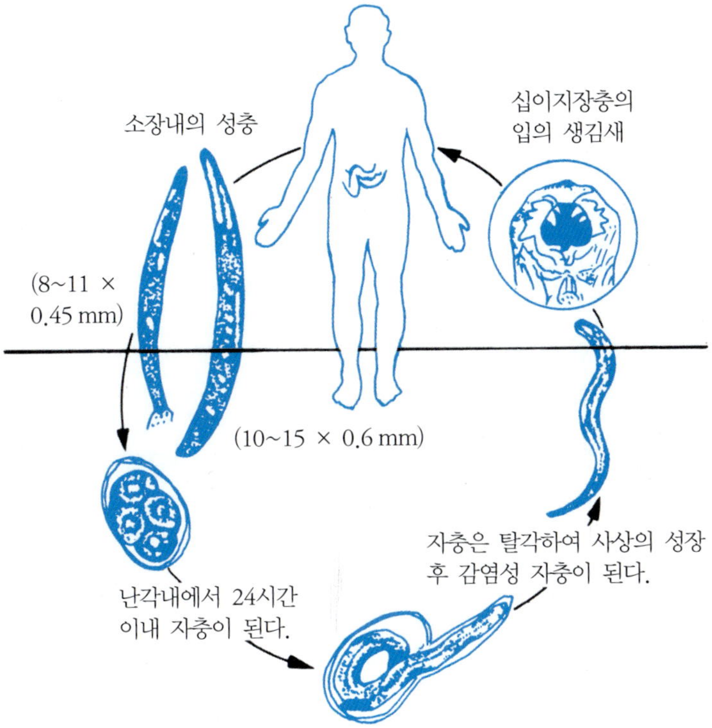

[그림 2-11 십이지장충의 생활상과 인체감염 경로]

감염은 건강한 피부를 통한 경피감염과 경구감염 두 가지가 있다. 감염경로는 대변에 섞여 나온 충란이 토양이나 습한 곳에서 부화하여 유충이 되고, 인체에 감염 혈류를 따라 폐·인후·식도→십이지장 벽에 기생한다. 암놈 한 마리의 하루 산란수는 10,000~20,000개 정도라고 한다(Soper, 1927).

3) 증상

증상은 소화장애·복통 등의 증상이 있고, 흡혈에 따른 빈혈증상도 나타난다. 유충의 피해로는 채독증(똥독, ground itch)이 있고, 성충의 피해로는 빈혈과 소화기 장애가 있다.

4) 예방과 치료

예방방법은 일반적으로 회충에 준하며 구충약으로는 tetrachlorethylene이 있다. 구충 후에도 빈혈증상 치료를 위해 철분 등 영양분을 충분히 공급해 줘야 한다.

5. 간흡충증(Clonorchiasis, Chinese liver fluke disease)

1) 일반사항

간흡충증은 중국, 한국 등을 포함한 극동지역과 동남아 지역에만 분포한다. 동부아시아에서 약 1,900만명의 감염자가 있는 것으로 보고되고 있다. 우리나라에서 간흡충증은 폐흡충증과 더불어 가장 중요한 풍토병으로 강 유역에서 많이 발생되고 있다.

2) 병인

병원체는 간흡충(*Clonorchis sinensis*)으로 크기는 10~25 mm 정도이다. 숙주는 인체 외에도 개나 고양이 등 애완동물도 있다. 감염경로는 대변 중에 배출된 충란이 우렁이 등(담수산 패류) 제 1중간 숙주를 거쳐 유미유충(세르카리아 :

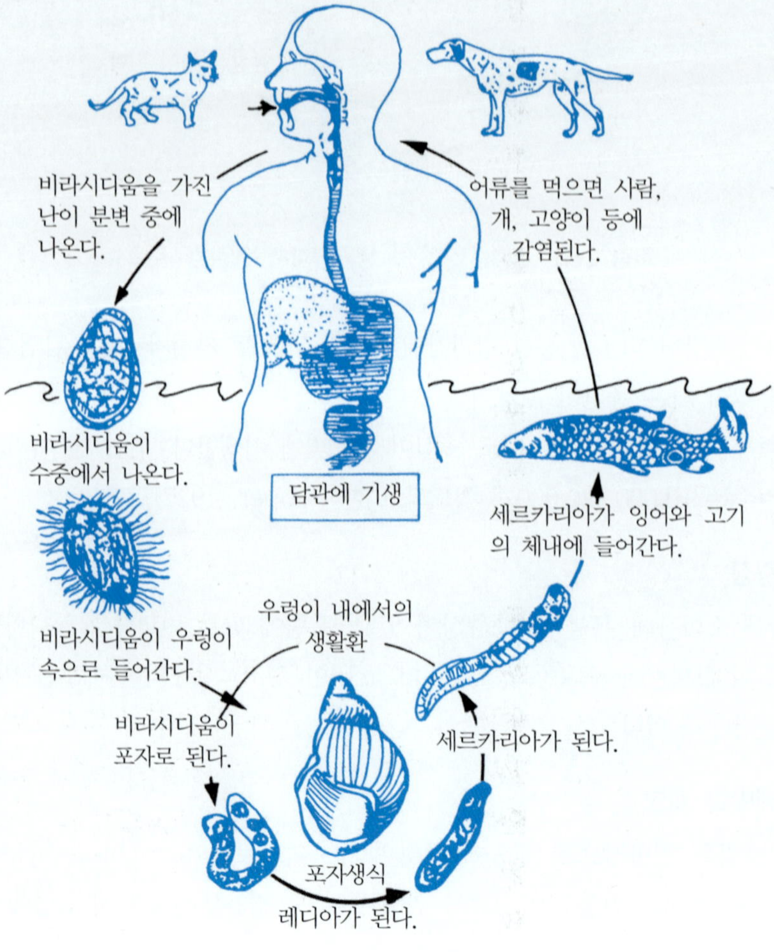

[그림 2-12 간흡충의 생활사(life cycle)]

cercaria)이 되어 수중에 있다가 → 잉어나 붕어 등 제 2숙주인 민물고기에 들어가 피하조직과 근육 내에서 피낭유충(metacercaria)이 되어 → 민물고기를 먹으면 성충이 장관을 통하여 간장에서 기생한다.

3) 증상

감염 초기증상은 소화불량에 따른 포만감과 피로와 권태감이 나타나고, 심할 경우 황달·간장의 비대, 복부에 물이 차고 급기야는 간경화나 담관암을 발생할 수 있다.

4) 예방과 치료

무엇보다 민물고기의 생식을 금하고 의사의 진단을 받아서 치료하는 것이 최선이다.

6. 폐흡충증(Paragonimiasis, Oriental lung fluke disease)

1) 일반사항

극동아시아, 동남아시아, 아프리카, 남미 등 각국에 널리 분포되어 있는 기생충질병이다. 인체감염례는 주로 일본, 한국, 대만, 중국 등에서 보고되고 있으며, 드물게는 남미, 북미 등지에서도 보고된 바 있다.

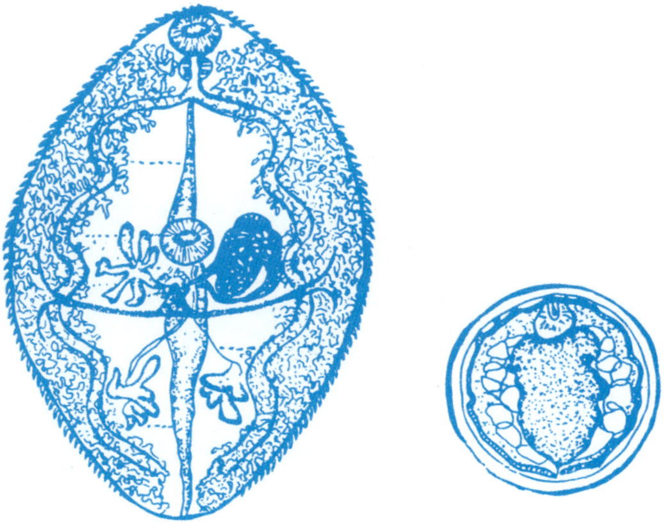

[그림 2-13 폐흡충의 성충과 유충]

2) 병인

병원체는 폐흡충(*Paragonimus westermani*)으로 입이 2개 있고 크기는 수 mm에 불과하며, 전체적으로 볼 때 타원형이다. 충란이 대변이나 객담에 섞여 나온다.

감염경로는 배출된 충란이 다슬기 등의 제 1중간 숙주 내에서 유미유충(세르카리아 : cercaria)으로 발육하여 수중에 떠 있다가 참게, 참가재 등의 제 2중간 숙주에 침입하여 6주 후면 피낭유충(metacercaria)이 되어 사람이 제 2중간 숙주를 생식할 때 장에 이르러 림프선 등을 통하여 폐에 들어가 성충이 된다.

3) 증상

임상증상은 잠행성으로 서서히 발현되며 오한과 미열을 유발한다. 급성감염시 피로감 전신쇠약 등이 나타나며 심한 기침, 객혈을 하며, 갈색무늬의 피가 섞인 가래를 배출한다. 호흡곤란과 흉통이 있으며, 합병증으로 기관지염, 기관지확장증, 늑막염, 기흉, 농, 흉 등이 발생할 수 있다.

4) 예방과 치료

이상적인 예방법은 참가재, 참게 등 제 2중간 숙주를 날 것으로 먹지 말아야 하고 치료제로는 간흡충과 같이 의사의 지시에 따라 치료하는 것이 좋으며 치료약으로는 Praziquantel 등이 구충효과가 매우 우수하다.

7. 조충증(Tapeworm disease)

1) 일반사항

돼지고기나 쇠고기 등 육회를 좋아하는 동양인에게 많이 있으며, 조충의 모양이 갈고리(鉤)처럼 생겼느냐의 여하와 중간숙주가 무엇이냐에 따라 유구조충(pork tapeworm, 갈고리촌충), 무구조충(beef tapeworm, 민촌충), 광절열두조충(fish tapeworm, 긴촌충)으로 분류된다.

광절열두조충의 경우 1919년 진주에서 보고된 예가 있다. 유구조충은 돼지, 무구조충은 소, 광절열두조충은 물벼룩과 민물고기가 중간숙주이다.

2) 병인

병원체는 조충(tapeworm)이다. 일반적으로 머리·경부(頸部)·마디의 세 부분으로 되어있으며, 유구조충은 700~1,000개의 연결마디로 총길이 2~8 m, 무구조충은 1,000~2,000개 정도의 마디에 4~12 m에 달하기도 한다. 이들 각 마디에는 수천 개의 난자(卵子)가 있다.

감염경로는 매일 항문으로 배출되는 마디 속의 난자가 흙이나 물에서 감염성 자충이 되어 소, 돼지, 물고기가 먹음으로써 각 동물의 근육에 들어가 낭미충(cysticercus)으로 발육하여 사람이 이들을 생식할 때 장 안으로 들어가 성장한다. 유구조충의 유충인 유구낭미충은 인체에 감염되어 유구낭미충증(Cysticercosis)을 일으킨다.

3) 증상

인체 내에서 많은 영양분을 섭취하므로 식욕부진과 소화기능이 저하되고, 뇌에 침입했을 경우 뇌암을 유발하기도 한다. 또한 조충의 마디가 되어 항문으로 배출되기 때문에 불쾌감을 주기도 한다.

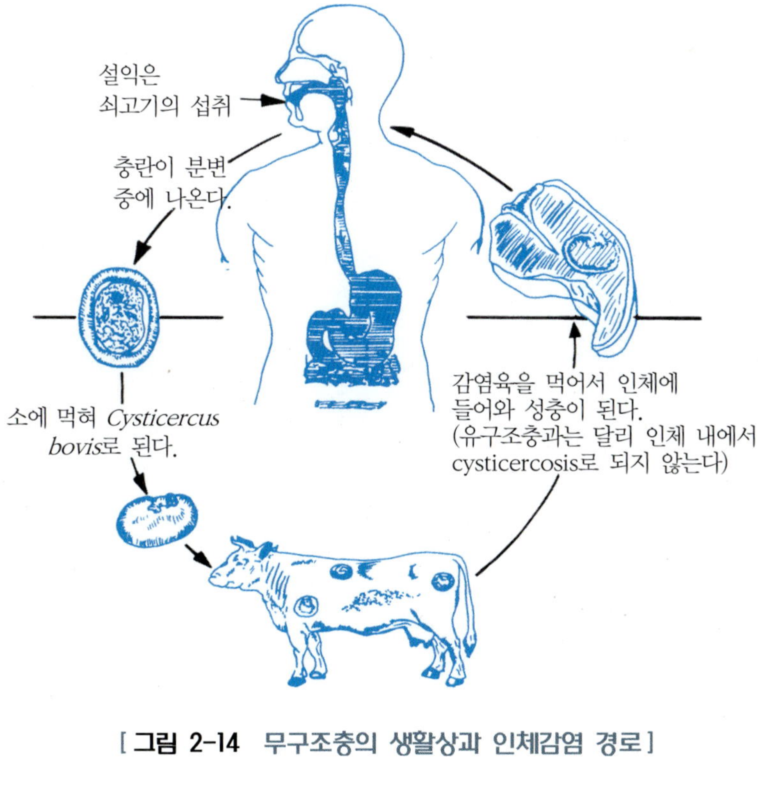

[그림 2-14 무구조충의 생활상과 인체감염 경로]

4) 예방과 치료

역시 쇠고기, 돼지고기, 물고기 등의 생식을 절대로 삼가야 하며 꼭 먹어야 할 경우 −10℃ 이하에서 1주일간 보관하든가 70℃ 이상의 고온에서 5분 이상 끓여야 한다. 조충에 감염되었을 경우는 Extract나 4염화탄소 등을 사용하여 구충하여야 한다.

민간요법으로 비자가 쓰였으나 아직 확실한 과학적 효과는 증명되지 못하고 있다.

요사이 건강식이라 하여 뱀과 개구리 등을 생식하는 경우가 있는데 이들에게는 유백색(乳白色)의 눈에 보이지 않는 스파르가눔(sparganum)이란 무서운 기생충(sparganosis)이 있으니 이도 삼가야 하겠다.

8. 장흡충증

1) 일반사항

사람의 소화기계(간담도 제외)에 기생하는 흡충류로 지구상에는 이형흡충과, 나경흡충과, 신중구흡충과, 극구흡충과 등 약 70종이 있다. 그 중 이형흡충과에 속하는 요코가와 흡충(Metagonimus yokogawai) 감염에 의한 장내 기생충 질환이 대표적이다.

2) 병인

자연계 종숙주로는 개, 고양이, 펠리칸 등이 알려져 있으며, 인체감염은 주로 은어회, 활어회 등을 먹음으로써 일어난다. 감염자의 분변에 섞여 나온 충란이 주변 환경을 오염시키는 데 가장 큰 영향을 미친다.

3) 예방과 치료

은어나 활어를 생식하지 말아야 하며, 현증 환자에 대해 집단 투약을 실시하고, 분변으로 인한 강물의 오염을 방지하는 것도 도움이 된다.

2-4. 보건통계

2-4-1. 보건통계의 개념

킹(King)은 통계를 정의하여 정확한 자연적·사회적 현상을 판정하는 방법으로서 관찰치의누적, 혹은 수집을 분석하여 얻은 결과라고 하였다.

보건통계는 이와 같이 보건에 관한 여러 가지 현상과 대상물을 측정 또는 계측하여 얻은 숫자를 집계 정리해서 결론을 추출하는 과학적 방법이라고 정의된다. 즉, 보건통계의 목적은 인구, 출생, 사망, 사산, 혼인, 질병 등 제 현상의 수량관계를 명백히 해서 한 나라 또는 한 지역사회의 보건상태를 파악하는 데 있다.

1. 보건통계와 유사한 용어

1) 생정통계(vital statistics)

인류의 생활현상에 관계하는 과학의 일부분으로서 출산, 결혼, 질병, 사망 등 인구동태를 중심으로 하는 통계이다.

2) 의학통계(medical statistics)

해부학, 인류학, 생리학상의 여러 계측치에 관한 통계를 포함한다.

3) 생물측정학(biometry)

사람을 포함하여 동식물의 여러 계측치에 관하여 수량적 연구를 하는 방법이다.

4) 인체측정학(anthropometry)

어떤 인종에 관하여 생체 계측을 하거나 고분 묘 또는 유적에 매몰되어 있는 인두골 등을 발굴해서 계측을 하여 수적 결론을 찾는 학문이다.

5) 생물통계(biostatistics)

생물을 대상으로 하는 광범위한 통계이다.

한편 보건통계의 범위로는 인구통계, 사인통계, 질병통계, 체력통계, 발육통계, 영양통계, 의료통계, 보건행정통계, 인체유전통계, 후생보호통계 등을 내용으로 하고 있는데, 여기서는 이들 여러 가지 통계 중 다른 장에 접촉되는 것은 생략하고 가장 기본적인 것에 관해서 약술하는 것으로 그친다.

2. 공중보건에서의 보건 통계

(1) 지역사회나 국가의 보건상태를 나타낸다.
(2) 보건사업의 필요성을 결정해 준다.
(3) 보건입법을 촉구하며, 보건사업에 대한 공공지원을 촉구하게 할 수 있다.
(4) 보건사업의 우선순위를 결정하며 보건사업 수행상 지휘 및 관리에 도움을 주고 보건사업의 기술발전에 도움을 주며 절차, 규정, 분류, 기술의 발전에도 도움을 준다.
(5) 보건사업의 행정활동에 지침이 될 수 있다.
(6) 보건사업의 성패를 결정하는 자료가 되며, 보건사업의 기초자료가 된다.

이와 같이 보건통계란 인간집단, 지역사회의 질병관리와 보건향상을 위한 모든 연구조사의 분석에 있어서 길잡이가 되며 보건정책의 수립과 방향의 길잡이 역할을 한다.

2-4-2. 통계방법

1. 도수분포

어떤 집단의 신장, 체중, 혈색소량 등을 조사할 때 개개인의 측정치로서 그 자료로 특성의 정도를 나타내는 것을 변량(variable)이라 하고, 변량의 범위를 몇 개의 급(class)으로 나누어 그 급에 속하는 개수를 도수라고 한다.

이 급에 대응하는 도표의 계열을 도수분포(frequency distribution)라고 하며, 급 중앙치는 급 한계인 큰 쪽인 급상한계와 급하한계의 합의 평균치이다.

급의 도수 대신에 급의 도수집단의 총 개수에 대한 백분율을 상대누적도수로 한다.

그리고 도수분포표 표작성순서와 표현원칙을 살펴보면 다음과 같다.

1) 도수분포표의 일반적인 작성순서

(1) 측정값의 크기순서로 자료를 정리한다.

(2) 급의 수(10~20정도 또는 10전후 적당)와 간격(가급적 간편하게)을 정한다.

(3) 급의 상한과 하한(급의 하한은 가장 중요한 것으로 측정치의 최소값이 그 급의 중간값이 되거나 중간값에 가까운 값 중에서 택한다)을 정한다.

(4) 빈도를 계산하여 제목, 형식 등을 갖추어 도수분포표를 작성한다.

2) 도수분포표의 표현 원칙

(1) 가능한 한 간편한 도수분포표를 작성해야 한다.

(2) 하고자 하는 표현과 설명을 분명히 한다.

(3) 가능한 한 필요 없는 선은 긋지 말자.

(4) 제목은 표현하려는 요지와 명료성과 간결성이 있는 것으로 정한다.

(5) 설명변수인 독립변수와 피설명 변수인 종속변수의 위치를 잘 선정한다.

(6) 도수분포표만으로도 모든 것이 설명될 수 있도록 작성한다.

2. 대표치와 산포도

1) 대표치

대표치는 하나의 객관적인 값으로서 측정값을 대표하는 값이며, 대표치를 나타내는데는 평균치, 중앙치, 최빈치 등이 사용된다.

(1) 평균(mean)치(平均値)

가장 신뢰성 있는 모평균의 불편 추정량(unbiased estimator)이다.

① 산술평균(arithmetic mean, $\overline{x}$, or M)

가. 조분(組分)되지 않은 경우

산술평균은 측정치를 전부 합하여, 측정치의 총개수로 나누는 방법으로 그 계산식은 다음과 같다.

$$\overline{x} = \frac{x_1 + x_2 \ldots\ldots x_n}{n} = \frac{1}{n}\sum_{i=1}^{n}$$

$\overline{x}$: 산술 평균치

x_i : i번째 관측치

n : 관측된 개체수

나. 조분(組分)된 경우

측정치의 도수(f)가 각각 다를 때는 다음과 같다.

$$\bar{x} = \frac{x_1 f_1 + x_2 f_2 \ldots\ldots x_k f_k}{n} = \frac{1}{n}\sum_{i=1}^{k} x_i f_i$$

x_i : i번째의 급의 중앙치

f_i : i번째의 급의 도수

k : 급수

② 기하평균(geometrical mean, G)

개개의 수치를 x_1, x_2, x_3, ……, x_n이라고 할 때

기하평균은 측정치를 서로 곱해주고 그 결과를 개체수 n급의 N 제곱근을 구하는 것이다.

$$G = \sqrt[n]{x_1 \cdot x_2 \cdot x_3 \ldots\ldots x_n}$$

로 계산한다.

실제로 계산할 때에는 개개 수치의 로그(log)를 구해서 계산하게 되는데, 그 계산은 다음과 같이 한다.

$$\log G = \frac{\log x_1 \cdot \log x_2 \ldots\ldots \log x_n}{n}$$

기하평균의 이용은 일반적으로 그 분포가 대칭이 아니고, 중앙치가 좌측으로 몰릴 경우 기하평균을 이용하면 정규분포로 될 수 있다.

③ 조화평균(harmonic mean, H)

총수를 개개의 수치의 역수의 합으로 나눈 몫이며 다음과 같이 하여 구한다.

$$H = \frac{N}{\frac{1}{x_1} + \frac{1}{x_2} \ldots\ldots + \frac{1}{x_n}}$$

$$\frac{1}{H} = \frac{\frac{1}{x_1} + \frac{1}{x_2} \ldots\ldots + \frac{1}{x_n}}{N}$$

또한, $\bar{x}$, G, H 사이에는 항상 $H \leqq G \leqq \bar{x}$가 성립한다.

(2) 중앙치(中央値 ; Median, Md or Me)

중앙치는 표본으로부터 측정된 측정값을 크기 순서로 배열하였을 때 그 집단

의 가운데 순위에 있는 측정값의 크기이다.

개체수 N개가 홀수일 때는 $\frac{N+1}{2}$ 번째의 측정치이고, 짝수일 $\frac{N}{2}$ 때는 번째의 측 정치와 $\frac{1}{2}(N+1)$번째의 산술평균을 중앙치로 한다. 도수분포표로 정리되어 있을 때

$$중앙치 = L + \frac{C}{f}\left(\frac{n}{2} - F\right)$$

L : 중앙급
(누적도수가 $\frac{n}{2}$ 이란 수를 함유하고 있는 급의 하한치)
C : 급의 간격
f : 중앙급의 도수
F : 중앙급 바로 아래쪽 급의 누적도수
n : 개체수

(3) 최빈치(最頻値 ; Mode, M_o)

한 변수의 측정값들 중 가장 많이 나타나는 값이거나 또는 측정값이 많이 나타나는 급의 중앙값이 최빈치 또는 유행치라고 한다. 최빈치는 다음 공식에 의해 구해진다.

$$최빈치(M_o) = x_o + \left[\frac{f_1}{f_1 + f_{-1}} + \frac{1}{2}\right] W_o$$

x_o : 최빈치를 포함한 곱의 중수(中數)
W_o : 급 간격
f : 도수
f_{-1} : 하나 적은 급의 도수
f_1 : 많은 급의 도수

비대칭일 경우

$$최빈치(M_o) = M - 3(M - M_o)$$

2) 산포도(散布度, dispersion)

어떤 집단의 측정값이 흩어진 정도를 수치로 나타낸 것으로 분산, 표준편차, 평균편차, 범위, 사분위편차, 변이계수 등이 있다.

(1) 표준편차(Standard deviation, σ, S, SD)

표준편차는 산포도의 대소를 비교하는데 사용되는 것으로 산포도 측정시 가장 많이 사용되는데, 산포도에서 편차($d = x - \bar{x}$)를 사용하여 편차의 제곱의 평균을 분산(variance, S^2)이라고 하며, 분산은 자료분포의 흩어짐 정도를 나타내는 양 중 가장 전형적인 양이다. 그리고 분산(S^2)의 제곱근을 표준편차(S, SD, σ)라 한다.

$S_x^2 = \frac{1}{n}\sum_{i=1}^{n}(x_i - \bar{x})^2$로 계산되며, 분산의 제곱근의 계산식 표준편차(S, SD, σ)는

$$SD = \sqrt{\frac{1}{n}\sum_{i=1}^{n}(x_i - \bar{x})^2}$$

이고, 만약 도수가 있다면 그 계산식은

$$SD = \sqrt{\frac{\sum f_i x_i^2}{n} - \bar{x}^2}$$

$\bar{x}$: 산술평균

x_i : i 번째 관측치

n : 관측된 개체수

f_i : i 번째 급의 도수

가 성립된다.

(2) 평균편차(Mean [average] deviation)

평균치($\bar{x}$로부터 편차의 절대치의 평균을 평균편차라 하는데, 그 계산은

$$M.D = \frac{1}{n}\sum_{i=1}^{n} | x_i - \bar{x} |$$

이다. 또한 도수의 분포가 있을 때는

$$M.D = \frac{1}{n}\sum_{i=1}^{n} f_i | x_i - \bar{x} |$$

이다.

(3) 변이계수(Coefficient of variation)

표준편차 S를 산술평균 $\bar{x}$로서 나눈 값을 변이계수(C.V.) 또는 변동계수라 한다. 즉, C.V. = $\frac{S}{\bar{x}}$ 인데 일반적으로 백분률(%)로 표시한다.

$$C.V. = \frac{S}{\bar{x}} \times 100$$

즉, 두 변수의 측정단위가 다를 때에도 산포성의 크기의 비교에는 변이계수를 사용하며 표본의 산술평균을 100으로 환산할 때 표준편차의 크기가 얼마인가를 보는 것을 말한다.

산포도가 절대적산포도라면, 변이계수는 상대적산포도이다.

(4) 범위(Range)

범위는 관측치들 중에서 최대값에서 최소값을 뺀 차를 말한다.

(5) 사분위편차(Quartile deviation)

관측치들을 크기의 순서로 나열했을 때 누적도수 25%에 해당하는 관측치를 θ_{25}, 75%에 해당하는 것을 θ_{75}로 표시하며 사분위편차 θ는 다음과 같이 계산된다.

$$\theta = \frac{\theta_{75} - \theta_{25}}{2}$$

3. 정규분포(Normal distribution)

정규분포란 도수분포를 히스토그램(histogram)으로 아래와 같이 옮겨 종을 엎어 놓은 것 같이 되는 분포로서 좌우대칭으로 평균치가 중앙에 있으며, 평균치 = 중앙치 = 최빈치가 성립되는 분포이며, 그 분포를 나타내는 곡선을 정규곡선이라 한다.

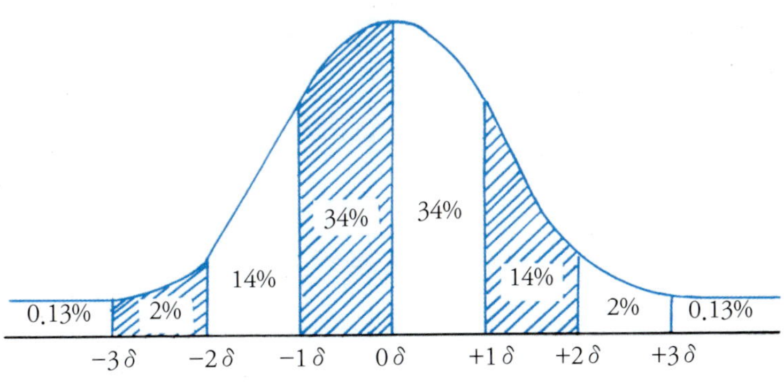

[그림 2-15 정규분포]

표준편차를 σ로 하면 정규분포에 있어서는 다음과 같은 관계가 있다. 즉, 평균으로부터 표준편차의 ±1.96배의 범위에는 전체의 95% 정도가, ±2.58배 범위에는 전체의 99%가 속한다.

관측치의 범위	차지하는 비율
$\mu+\sigma$	약 68.26%(전면적의 34.134%)
$\mu+2\sigma$	약 95.45%(전면적의 47.725%)
$\mu+3\sigma$	약 99.73%(전면적의 49.864%)

또한, X축과 맞닿지 않으므로 좌우로 무단히 뻗어있으며, 정규분포의 왜도(skewness: 중심이 쏠린 정도)는 O이고 첨도(kurtosis: 뾰족한 정도)는 3이다.

4. 모집단과 표본

우리들이 관찰의 대상되는 모든 개체의 집합(집단전체)을 모집단(population)이라 하고, 모집단으로부터 대상자를 추출하여 관찰·실험한 개체의 집합을 표본(sample)이라고 한다. 따라서 표본은 모집단(population, universe) 일부라고 한다. 모집단으로부터 무작위하게 선출한 표본을 임의표본(random sample)이라고 하며, 표본에 포함되는 개체수를 표본의 크기(size)라고 한다. 모집단의 특성을 나타내는 것을 모수(parameter)라고 하며, 평균(μ), 분산(σ^2), 표준편차(σ), 분율(P) 등이 있다. 모집단의 특성치와 표본의 특성을 구별하기 위하여 모집단의 특성치에 대해서는 다음과 같은 희랍문자가 잘 사용된다.

	평균치	표준편차	백분율
모 집 단	μ	σ	π
표 본	M	S	P

모집단이 정규분포는 또는 이에 가까운 분포를 보일 때에는, 표본평균의 분포로 정규분포를 한다. 그 표준편차는 표준평균 M의 표준편차 σ이기 때문에 σ_M이라고 쓰며, 표준오차(standard error)라고 부른다. 표준오차 σ_M의 표준편차 σ의 관계는, 표본의 크기가 n일 경우에 다음과 같이 된다.

$$\sigma_M = \frac{\sigma}{\sqrt{n}}$$

표준오차의 분포는 정규분포를 하므로

$\mu \pm 1_M$의 면적은 68%

$\mu \pm 2_M$의 면적은 59%

$\mu \pm 2.6_M$의 면적은 99%

5. 검정(Test)

가설에 대한 검정방법에는 x^2검정, T검정, Z검정 등이 있는 데 x^2검정은 셋 이상의 값을 동시에 비교할 때 쓰여지며, T검정은 모집단의 분산이 미지일 때, 모집단의 분산을 이미 알고 있을 때는 Z검정을 하게 된다. 여기서는 카이스퀘어(x^2)검정(Chi square test)만 설명하기로 한다.

이것은 두 요인간의 관련 유무를 파악하는 것으로 x^2의 값이 크며, "서로 관련이 없다"라는 가설의 특징을 암시하는 것을 착안하여 과연 크다고 볼 수 있는가를 판정하는 것을 말한다. 만약 크다고 판정하면 서로 관련성이 있다고 보고, 작더라고 판정하면 관련성이 없다고 한다.

그림에서와 같이 오른쪽 5%에 해당하는 판정선 위치를 $x^2_{0.05}$로 표기되어 있는데, 실제값은 x^2분포표로 구하며, 그 자유도(degree of freedom)에 따라 값이 달라진다.

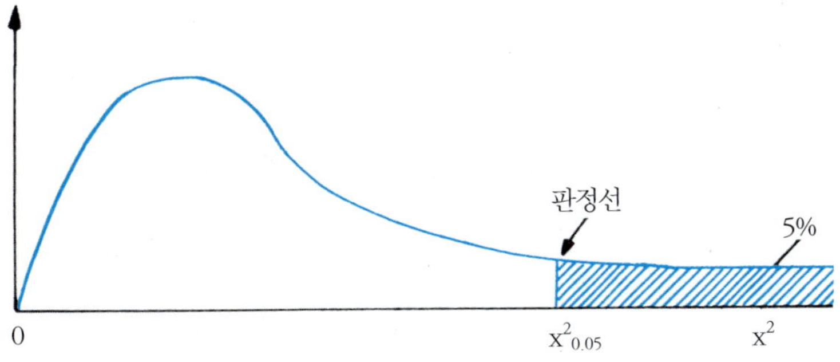

자유도 $df = (r-1)(c-1)$

r = 분할표 횡수

c = 분할표 열수

$$x^2 = \sum \frac{(O-E)^2}{E}$$

E = 예측치

O = 관측치

2변수가 연속적이 아니고, 각개의 변수가 각각 두 가지 성질로 구분되어 있을 경우에는 2 × 2표(4절표, four fold table)로서 표시할 수 있으며, 2변수의 성질이 무관계인가, 밀접한 관계가 있는가를 x^2검사에 의해서 확률을 구하고 친소(親疏)의 정도를 검사한다.

2개의 무작위표본 A, A가 있을 경우에, $\overline{A}$군에서 B의 속성을 가지는 것이 a, $\overline{B}$의 속성을 가지는 것이 c이고, $\overline{A}$군에서 $\overline{B}$의 속성을 가지는 것이 b, B의 속성을 가지는 것이 d라고 하고 전체가 n개라고 하면 다음과 같은 2×2표에 의한 x^2의 검정표가 성립된다.

	A	$\overline{A}$	계
B	a	b	a+b
$\overline{B}$	c	d	c+d
	a+c	b+d	a+b+c+d=n

이때에 x^2은 다음과 같이 구해진다.

$$x^2 = \frac{(ad-bc)^2 n}{(a+b)(c+d)(a+c)(b+d)}$$

x^2치가 나오면 2×2표에 의해서 확률치 P를 구한다.

P치가 나오면 A와 B 사이의 친소 정도를 알 수 있게 된다.

한편, n이 크면 근사적으로 x^2분포를 하지만, a, b, c, d 중의 어느 하나라도 5보다 적을 경우에는 x^2검사가 극히 부정확하게 되는 관계로 다음과 같은 수정을 가한다.

$$x^2 = \frac{(|ad-bc|-\frac{n}{2})^2 n}{(a+d)(c+d)(a+c)(b+d)}$$

이와 같이 하면, 근사적으로 자유도 1의 x^2분포가 된다. 이것을 Yates의 수정이라고 한다.

x^2검정은 다음 세 가지 경우로 나눌 수 있다.

(1) 표본분포와 이론분포 어떤 분포가 있을 때 이것이 어떤 이론에 일치하고 있는지를 검정한다.

(2) 두 표본분포의 비교 두 분포가 있을 때 그 두 분포가 일치하고 있는지를 검정한다.

(3) 적합도 검정 어떤 분포가 있을 때 이 분포가 정규분포를 하고 있는지를 검정한다.

6. 상관관계

1) 상관계수(Coefficient of correlation)

어떤 모집단에서 2개의 변량에 있어서 한쪽 값이 변함에 따라 다른 한 쪽이 변한다면 이를 상관관계라고 한다.

변하는 측도가 X값이 증가할 때 Y가 증가하든지 감소하면 직선형 상관이라 하고 그렇지 않을 때는 비직선형 상관이라 한다.

상관의 정도를 나타낼 때 상관계수(r)를 사용하는데 다음과 같이 구한다.

$$r = \frac{\sum(x_i-\bar{x})(y_i-\bar{y})}{n\cdot S_x\cdot S_y} = \frac{\sum x_i y_i - \frac{(\sum x_i - \sum y_i)}{n}}{n\cdot S_x\cdot S_y} = \frac{\frac{\sum x_i y_i}{n} - x_y}{n\cdot S_x\cdot S_y}$$

$\bar{x}$: x변수의 평균치

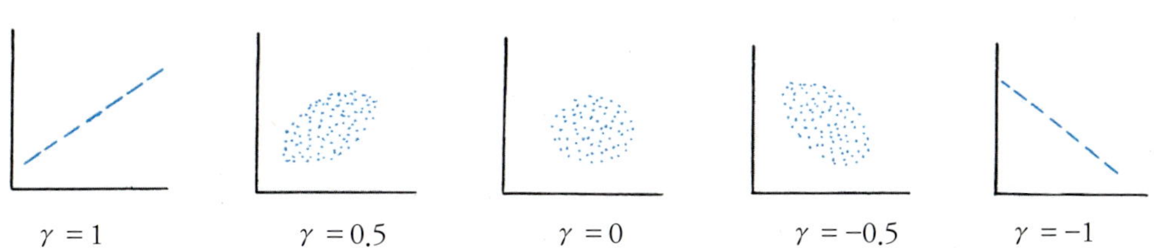

[그림 2-16 상관관계]

$\bar{y}$: y변수의 평균치

S_x : x변수의 표준편차

S_y : y변수의 표준편차

r는 $-1 \leqq r \leqq 1$의 값이 되며, 상관계수는 다음 그림에서와 같이 $r=1$, $r=-1$일 때는 완전상관, $r=0.5$, $r=-0.5$일 때는 불완전상관, 또한 r가 "+"인 경우는 순상관, "−"일 때는 역상관 "O"일때는 무상관이라 한다.

2) 상관비(Correlation ratio)

상관비는 x와 y의 경향이 직선이 아닌 경우 곡선일 때 상관관계의 정도로 나타내는 것을 말한다.

즉, $$ny_x = \frac{S_y{}^2 - \bar{y}}{\sqrt{S_y{}^2}}$$

$$S_y{}^2 - \bar{y} = \frac{\sum(y_{ik} - y_i)^2}{n}$$

$$\bar{y_i} = \frac{\sum_{k=1}^{ni} y_{ik}}{ni}$$

$\bar{y_i}$는 n에 의해 분류된 계급 x_i에 속한 n_i개의 y값들로부터 산출된 평균치이다.

$S_y{}^2 - \bar{y}$는 x_i계급 내에서 평균치 $\bar{y_i}$와 y_i값과의 차를 곱한 것을 더하고 총 개수 n으로 나눈 값이다. 따라서 y값들이 멀리 떨어져 산포되어 있다면, $S_y{}^2 - \bar{y}$는 $S_y{}^2$와 비슷하므로 $n=0$로 되고, $n=1$이 될수록 x와 y의 곡선적인 상관관계가 높다고 본다.

2-4-3. 보건통계의 공식

다음과 같은 보건지표(health index)는 지역주민과 국민의 건강수준을 나타내는 자료로 많이 이용되는 유용한 것이다.

1. 조출생률(Crude live birth rate)

$$\text{조출생률} = \frac{\text{연간출생아수}}{\text{연평균(또는 연앙) 인구}} \times 1{,}000$$

2. 일반출산율(General fertility rate)

$$= \frac{\text{연출생아수}}{\text{연간 15세} \sim \text{49세 여자 인구}} \times 1{,}000$$

3. 합계출산율(Total fertility rate)

$$= \frac{\text{연령별 출산율(15세} \sim \text{49세)의 합}}{1{,}000}$$

※연령별 출산율 $= \frac{\text{모의 연령별 출생아수}}{\text{당해 연령별 여자인구}} \times 1{,}000$

※합계 출산율 〉 총재생산율 〉 순재생산율

4. 총재생산율

$$= \text{합계출산율} \times \text{여아출생구성비}\left(\frac{\text{여자출생 수}}{\text{총출생 수}}\right)$$

5. 순재생산율

= 총재생산율 × 출생여아의 생존율(출산가능연령에 도달한 생존여아의 수)

※1.0(인구증감이 없음, 1세대=2세대 여자수 동일)

1.0 이하 (인구감소)

1.0 이상 (인구증가)

6. 조사망률(보통사망률: Crude death rate)

$$\text{조사망률} = \frac{\text{연간 총 사망자수}}{\text{연평균(또는 연앙) 인구}} \times 1{,}000$$

7. 영아사망률(Infant mortality rate)

$$= \frac{\text{연간의 영아(1세 미만) 사망수}}{\text{연간의 출생아수}} \times 1{,}000$$

8. 신생아사망률(Neonatal mortality rate)

$$= \frac{\text{연간 신생아 사망수(생후 28일 미만)}}{\text{연간 출생아수}} \times 1{,}000$$

$$\alpha\text{-index} = \frac{\text{어느 해의 영아 사망수}}{\text{어느 해의 신생아 사망수}}$$

(α-index가 1에 가까울수록 보건수준이 높고 선진국이다)

9. 모성사망률(Maternal mortality rate)

$$= \frac{\text{연간 임신, 분만, 산욕의 합병증에 의한 모성 사망수}}{\text{연간 출생아수}} \times 1{,}000$$

10. 주산기사망률(Perinatal mortality rate)

$$= \frac{\text{임신 29주(8개월) 이상 사산아 + 출생 7일 미만의 신생아 사망수}}{\text{연간 출생아수와 사산수}} \times 1{,}000$$

11. 출생사망비(동태지수: Vital index)

$$= \frac{\text{연간 출생수}}{\text{연간 사망수}} \times 100$$

12. 사산비

$$= \frac{\text{여자사산수}}{\text{연간출생아수}} \times 100$$

13. 사인별 특수 사망률(Cause-Specific death rate)

$$= \frac{\text{특정원인에 의한 사망자수}}{\text{연앙인구}} \times 100{,}000$$

14. 발생률(Incidence rate)

$$= \frac{\text{어느 기간의 신환자발생수}}{\text{그 기간동안 위험에 폭로된 그 지역의 인구}} \times 1{,}000$$

발생률을 연율로 환산하여 사용할 때도 있다.

$$= \frac{\text{어느 기간의 환자발생수}}{\text{그 기간동안 위험에 폭로된 그 지역의 인구}} \times \frac{\text{그 해의 일수}}{\text{그 기간의 일수}} \times 1{,}000$$

- $\text{발병률} = \frac{\text{발병자수}}{\text{유행기간 중 원인요인에 접촉 또는 노출된 인구}} \times 100$

• $2차발병률 = \frac{발병자수}{확인된\ 전체\ 접속자\ 수} \times 100$

15. 유병률(Prevalence rate)

$$시점(기간)\ 유병률 = \frac{어느\ 시점(기간)에\ 있어서\ 환자수}{어느\ 시점(기간)\ 전체\ 인구} \times 1,000$$

• $이환율(연간) = \frac{연간의\ 환자수}{연간\ 인구} \times 1,000$

16. 치명률(Case fatality rate, CFR)

$$= \frac{그\ 기간동안\ 동일질병에\ 의한\ 사망자수}{어떤\ 기간동안\ 특정\ 질병이\ 발생한\ 환자수} \times 100$$

17. 노년부양비

$$= \frac{65세\ 이상\ 인구(노년인구)}{15 \sim 64세\ 인구(경제활동인구)} \times 100$$

• $부양비 = \frac{유년인구 + 노년인구}{생산층(경제활동인구)} \times 100$

18. 노령화지수(AI : Aging Index)

$$= \frac{65세\ 이상\ 인구(노년인구)}{0 \sim 14세\ 인구(유년인구)} \times 100$$

※AI > 7% 이상 : 고령화사회

AI > 14% 이상 : 고령사회

AI > 20% 이상 : 초고령사회

• $노령인구지수 = \frac{노년인구}{경제활동인구} \times 100$

• $유년인구지수 = \frac{유년인구}{경제활동인구} \times 100$

• $종속인구지수 = \frac{유년인구 + 노년인구}{경제활동인구} \times 100$

19. 경험적 인구의 배(倍)가년도

$$= \frac{70}{\text{인구증가율}(\%)}$$

20. 보정사망률

$$= \frac{\text{어떤 해에 출생한 자 중 1년이내 사망자 수}}{\text{출생아수}} \times 1,000$$

21. 비례사망률(Proportional mortality rate or ratio, PMR)

$$= \frac{\text{그 연도의 특정원인에 의한 사망수}}{\text{어떤 연도의 사망수}} \times 100$$

22. 비례사망지수(Proportional mortality indicator, PMI)

$$= \frac{\text{50세 이상의 사망자수}}{\text{1년간 총사망자수}} \times 100$$

※PMI가 높을수록 선진국임.

23. SMR(standardized mortality ratio)

$$= \frac{\text{관찰사망수}}{\text{기대사망수}} \times 100$$

24. 모아비(child woman ratio)와 자모비

$$\text{모아비} = \frac{0 \sim 1\text{세 인구}}{\text{가임 연령 여성인구}(15 \sim 49\text{세})} \times 1,000$$

$$\text{자모비} = \frac{0 \sim 4\text{세 인구}}{\text{가임 연령 여성인구}(15 \sim 49\text{세})} \times 1,000$$

25. 기대수명

출생당시의 기대여명

26. 진단검사법의 정확도 측정

검사결과 \ 질병유무	질병 있음	질병 없음	계
양성	A(진양성)	B(가양성)	A + B(총검사 양성수)
음성	C(가음성)	D(진음성)	C + D(총검사 음성수)
계	A + C(총환자수)	B + D(총비환자수)	

1) 민감도(sensitivity; 감수성): $\frac{A}{A + C}$
   - 실제 병이 있는 사람을 병이 있다고 판정할 수 있는 확률
2) 특이도(specificity; 특이성): $\frac{D}{B + D}$
   - 그 진단검사법으로 검사한 후 병이 없는 사람을 병이 없다고 판정할 수 있는 확률
3) 예측도(predictability): $\frac{A}{A + B}\left(\frac{D}{C + D}\right)$
   - 진단결과 양성(음성)이라고 판명된 사람 중 정말 양성(음성)일 확률
4) 의양성(false positive; 위양성)률: $\frac{B}{B + D}$
   - 실제 병이 있는 사람이 검사결과 양성으로 판정될 경우
5) 의음성(false negative; 위음성)률: $\frac{C}{A + C}$
   - 실제 병이 있는 사람이 검사결과 음성으로 판정될 경우

27. 위험도 측정

구분	흡연자	비흡연자	계
폐암환자	a	b	a + b
건강자(대조군)	c	d	c + d
계	a+c	b+d	(a + b) + (c + d)

1) 비교위험도(상대위험도) $= \dfrac{\text{위험 요인에 폭로된 실험군의 발병률}}{\text{비폭로군의 발병률}}$

$$= \frac{a}{a+c} \div \frac{b}{b+d} = \frac{a(b+d)}{b(a+c)}$$

2) 귀속위험도(기여위험도)

= 위험 요인에 폭로된 실험군의 발병률 - 비폭로군의 발병률

$$= \frac{a}{a+c} - \frac{b}{b+d}$$

참고문헌

1. 편찬위원회, 보건학개론, 서울대학교출판부, 2006
2. 대한예방의학회, 예방의학과 공중보건학, 계축문화사, 2014
3. 보건복지부, 보건복지통계연보, 2019
4. 편집부, 최신의료관계법규, 대학서림, 2019
5. 2019년도 감염병 관리사업지침, 보건복지부, 2019
6. 양용석, 인체기생충학, 대학서림, 1997
7. 이동우, 보건통계학방법, 신광출판사, 1983

제 3 편

보건관리

Public Health

1 보건행정

1-1. 보건행정의 개념

1-1-1. 보건행정의 의의

공중보건은 개인보다 지역사회의 전주민을 대상으로 조직화된 지역사회의 노력을 통하여 질병을 예방하고, 생명을 연장시키고, 육체적·정신적 효율을 증진시켜 최고 수준의 삶을 향유할 수 있도록 하는 지역사회의학으로서, 정도의 차이는 있으나 정부 내지는 지역사회에서 적절하게 책임을 짐으로써 진정한 건강을 사회전체에 가져오게 하는 것이다.

19세기 이전에는 국가가 국민의 건강 및 복지를 위하여 관심을 쏟았던 것도 사실이나, 대부분의 국가는 보건사업을 개인의 사적권리를 침입하고 간섭하는 것으로 생각하여 소극적이었다. 그러나 19세기 이후 점차 복지국가의 개념이 도입되면서 지역사회 또는 국가는 일정한 범위 내에서 모든 국민의 보건향상을 위하여 국민의 자유를 규제하고, 공중보건사업을 실시할 권리를 가지는 것으로 해석하기에 이르렀다. 그 이후 미국의 보건행정가인 세턱크(Shattuck)와 영국의 채드위크(E. Chadwick)에 의하여 공중보건행정의 필요성이 제창되면서, 점차 지방단위별 보건사업이 발생되고, 따라서 보건행정기관도 발전되었다.

미국의 스마일리(W. G. Smilie)는 "보건행정이란 공적 또는 사적인기관이 사회복지를 위하여 공중보건의 원리와 기법을 응용하는 것이다"라고 정의하였고, 일본 하지모토미치오는 "보건행정이란 공중보건의 기술을 행정조직을 통하여 주민의 생활 속에 도입하는 사회적 과정이다"라고 하였다. 따라서, 보건행정은 공공의 책임하에 수행하는 행정활동으로서 공중보건의 학문적 이론과 기술을 행정

조직을 통하여 지역사회 주민들의 생활 속으로 도입하는 사회적 과정이라고 할 수 있다.

그러나 공중보건의 목적을 달성하기 위하여 보건행정 활동을 개인이나 민간 조직만으로는 불가능하므로, 국가나 지방조직으로 된 공공기관의 책임하에 보건과 행정의 형식을 하나로 묶어서 활동하는 것이다. 이를 위하여 보건행정에서도 일반 행정의 조직, 예산, 인사 및 법규 등의 제도는 다를 바가 없으나 의학 및 보건학 등의 지식과 기술을 행정면에 적용시키는 기술행정이라는 특성을 지니고 있다.

보건행정의 발전을 위해서는 보건사업 수행 시 확고한 법적 근거가 있을 것과 보건교육과 훈련이 잘된 유능한 전문가, 기술자, 작전가 등 요원이 확보되어야 할 것, 충분한 재정지원이 뒤따라야 할 것, 현대적 시설 및 설비가 갖추어질 것, 건전한 행정조직과 인사조치, 사업의 합리적 전개, 주민들의 적극적인 지지와 참여 등이 따라야 한다.

보건행정의 범위에 관하여는 나라마다 학자마다 다소 견해를 달리하지만 일반적인 원리에 바탕을 두고 있다는 데는 의심할 여지가 없다.

WHO, 미국보건협회, Hanlon, Emerson 등이 규정하고 있는 보건행정의 범위는 다음과 같다.

[표 3-1 보건행정의 범위]

WHO	미국 보건 협회	Hanlon	Emerson
1. 제기록의 보존	1. 건강자료의 기록과 분석	1. 음식물관리, 환경오염관리, 구충 및 구서	1. 보건통계
2. 보건교육	2. 보건 교육과 홍보	2. 감염병관리	2. 보건교육
3. 환경위생	3. 환경위생	3. 연구와 평가, 의료인력관리, 자원과 시설의 효율적 운영	3. 환경위생
4. 감염병관리	4. 개인보건서비스 사업		4. 감염병관리
5. 모자보건	5. 보건시설의 운영		5. 모자보건
6. 의료서비스제공	6. 여러 사업과 자원사이의 조정		6. 만성감염병관리
7. 보건간호	7. 감독과 통제		7. 보건검사제공

1-1-2. 보건관리원칙

1. 조직과 관리

일반적으로 인구집단의 고유의 목표를 달성하기 위해서는 합리적 협동이 필요하고, 합리적 협동을 위해서는 조직과 관리가 필요하게 된다.

조직이란 구조적인 것으로 공동목표를 수행하기 위하여 의료자원을 할당, 배분하는 협동체계 또는 내부구조이다.

관리란 기능적인 것으로 합리적 협동을 하고자 의도된 행위를 말한다.

일반적으로 관리는 Input(투입), Process(과정), Output(산출)의 모형으로 설명된다. 즉, 어떤 자원을 어느 정도 투입하여 어떠한 전환과정을 거쳐 보건의료서비스를 생산, 배분하여야 가장 효율적으로 건강증진에 이바지 할 수 있는가를 결정하는 것이다.

2. 관리원칙

관리의 기본원칙으로는 조직의 크기와는 상관없이 뚜렷한 목적이 있어야 하고, 또 이 목적을 수행할 수 있는 능력과 목적의 수행 여부를 알 수 있는 평가수단이 있어야 하며, 그리고 어떠한 행동을 취할 것인가를 결정하는 행동수단이 있어야 한다.

이 관리원칙에 관하여는 여러 학자들의 견해가 있으나 여기서는 일반적으로 많이 이용되고 있는 구릭(Gulick)의 관리원칙을 소개한다. 구릭(Gulick)은 관리원칙으로 POSDCoRB(기획 → 조직 → 인사 → 지휘 → 조정 → 보고 → 예산)라는 신단어를 만들어 사용했는데, 이는 다음과 같은 여러 기능을 나타내는 첫 단어를 모아서 만든 것으로서 이러한 기능들이 행정 조직 중에서 합리적으로 구체화되어야 한다고 주장하였다.

P: (Planning), O: (Organizing), S: (Staffing), D: (Directing),
Co: (Coordinating), R: (Reporting), B: (Budgeting).

조직의 일반적인 순서(POAC)는 기획(Planning) → 조직(Organizing) → 실행(Actuating) → 관리(Controling)이다.

그리고 보건행정조직의 7대 기본원칙으로는 일반적으로 분업의 원칙, 조정의 원칙, 계층화의 원칙, 일치의 원칙, 통솔범위의 원칙, 명령통일의 원칙 등이 있다.

3. 보건관리과정과 특성

일반적으로 나누어지는 관리과정으로 기획과정(목표설정과 투입자원결정) → 조직단계(의료형태, 구조 등 구체화와 권한위임) → 사업수행 → 평가과정이 필요하게 된다. 만약 제대로 되지 않았을 때는 재평가하여 문제점을 파악하여 다시 기획과 조정을 하여야 한다. 그리고 이러한 보건관리원칙이 다른 분야와는 다른 특성을 지니고 있다. 첫째로는 일반적 관리 즉, 투입-과정-산출에서 산출보다 결과(outcomes)가 더 중요하게 된다.

이것은 양질의 진료가 되어 건강이 회복, 유지, 향상되는 것을 의료에서는 기대하기 때문이다. 둘째로는 비영리적 동기를 가진다. 보건관리는 국민 또는 환자의 건강을 감안해서 보건의료서비스는 항상 비영리적 동기에서 이루어져야 한다. 셋째로는 다른 분야에 비해 보건관리 분야는 타분야 보다 복잡하고 어려워서 다양한 직종과 고급인력이 종사하고 넷째로 보건의료에서는 표준화나 규격화된 서비스를 할 수 없다.

1-2. 보건행정

1-2-1. 보건행정의 발전순서

보건행정의 발전순서를 일반적으로 고대기 → 중세기 → 여명기(또는 요람기) → 확립기 → 발전기로 구분한다. 고대기 이전의 자연계와 신을 두려움의 대상으로 삼았던 원시사회에서는 모든 질병을 신의 저주에서 비롯된다고 생각했다(신벌설). 지금도 불치의 병에 걸렸을 때 "내가 무슨 죄가 있길래 몹쓸 병에 걸려……"라고 하는 말에서도 우리의 의식구조 속에 질병을 신의 저주라고 생각하는 경향이 있음을 알 수 있다. 따라서 질병의 치료는 무(巫)나 주술에 의존했기 때문에 엄밀한 의미에서는 보건행정이 있었다고는 할 수 없다. 따라서 보건행정은 기원전 5세기인 고대기에서부터 비롯되었다고 할 수 있다.

물론 B.C. 5세기 이전인 고대 이집트와 바벨로니아 및 중국 황하의 유적에서 상하수도가 있었던 흔적을 찾아 볼 수 있어서 B.C. 10세기나 그 이전으로 보는 학자도 있지만, 당시의 상하수도 시설은 치병보다는 치수에 그 목적이 있었다고 보기 때문에 보건행정의 발생을 B.C. 10세기로 보는 것은 약간의 무리가 있다고 하겠다.

보건행정의 시작은 의학의 아버지하고 불리는 고대 희랍의 히포크라테스(Hippocrates, BC 460~370)가 의학을 인간과학이라 부르며 자연과학에서 독립시킴으로써 비롯된다. 여명기(1760~1850)는 산업혁명 소산으로 보건문제가 과학화로 변모하기 시작한 시기이고, 확립기(1850~1900)는 보건행정의 기초와 세균학·면역학·예방의학의 확고한 기반이 마련된 시기이며, 20세기 초 이후부터 현재까지는 발전기에 해당된다.

1. 고대기

인간이 질병을 피하고 건강을 증진시키고자 하는 본능은 인류의 역사와 더불어 시작되었다고 본다.

고대 미노아인들(Minoan, BC 5000~3000년)이나 크레타(Creta)인들(BC 3000~1000년)은 변소와 배수시설을 갖추고 있었으며, 고대 이집트인들은 개인의 청결관념과 약물처리법, 매장제도, 수육검사를 실시하였고, 변소시설도 갖추고 있는 것 외에 리비티커스(Leviticus)에 의해 위생법전(Hygenic Code)이 저술될 만큼 위생학이 특별히 발달하였다.

바빌론(Babylon)이나 아시리아(Assyria)의 도시유적에서 볼 수 있는 도시계획과 상하수도시설, 그리고 유태인들의 광범위한 감염병 관리대책과 환경위생대책 등의 흔적이 있으며, 로마 시대의 대규모적인 상하수도 시설이나 공공 목욕탕 시설 등의 흔적도 있다.

그리스(Greek)의 의성 히포크라테스(Hippocrates, BC 460~370)는 이집트를 방문하여 의학의 원천을 관찰한 것으로 되어 있는 학자로 질병과 환경을 연결시켜 질병의 원인은 환경이며, 병을 낫게 하는 것은 자연이다 라고 생각한 최초의 인물이라고 생각한다.

특히 그의 전집(Corpus Hippocraticum)에 기록되어 있는 위생과 보건에 관한 내용은 보건에 관한 학문의 효시라고 할 수 있다. 그 뒤를 이은 갈레누스

(Galenus, 129~200)는 On hygiene이라는 책을 저술하고 그의 독기설(miasma theory)은 17세기까지 지배적인 위치를 차지했다.

2. 중세기(500~1500)

희랍과 로마의 생활양식이 물질주의적인 사치 생활에 치우쳤으며, 육체를 경시하고 금욕을 규범화로 내세운 풍조로 보건학적인 면에서 타인의 육체를 보는 것이 비도덕적이라 하여 목욕을 기피하고, 불결한 옷을 계속 입는 등 생활양식이 비위생적인 면이 많았기 때문에, 감염병의 유행은 페스트나 한센병 같이 범발적(pandemic)으로 유행하는 예가 많았다.

콜레라는 이슬람교 교주인 모하메드(Mohamed) 사망 후 교주의 출생지인 메카(Mecca)에 다수인이 순례하면서 각지에 유행하게 되었고, 십자군의 대이동으로 한센병 등 각종 감염병이 유럽뿐만 아니라 미대륙에까지 감염되었다.

한센병은 이집트에서 소아시아로 전파된 듯 하며, 역시 십자군과 다른 민족의 대이동으로 유럽 각지에 전파되었고, 또한 징기스칸의 유럽정벌 등으로 유럽과 극동아시아의 교역이 활발하면서 페스트가 전파되었다. 마르세이유에서는 페스트 대유행(1347~1348)시에는 40일간의 교통차단을 시켰으며, 페스트 유행지역에서 온 여행자를 항구 밖의 일정 장소에서 2개월간 격리시켰고, 그 후 마르세이유에서는 1383년 검역법을 제정하고 최초의 검역소를 설치하였다. 중세 말기 스콜라(Schola)시대에서는 매독, 결핵 등 감염병이 유행하였으므로 방역규정이 제정되었으며 방역의사, 빈민구제 의사, 경찰의, 감정의 등의 활동이 활발했고, 프리드리히(Friedrich) 2세는 불결한 물질 제거법, 급수법, 시가청소법, 식품경찰법, 건축위생법 등을 제정하였다.

3. 여명기(요람기: 1500~1850)

문예부흥으로 중세기의 침체기에서 벗어나게 되었으며, 산업혁명(1760~1830)의 소산으로 근로자들의 도시집중화로 보건문제가 사회문제화로 대두되게 되었다. 즉, 인구의 도시집중화로 도시가 팽창되면서 환경위생상태 불량, 비위생적인 오물과 오수처리문제 발생, 작업환경 불량 등으로 인한 근로자의 건강 악화, 불량주택의 개선문제가 논의되었다. 이와 같이 산업혁명으로 개인위생이 공중위생으로 그리고 국민의 복지를 국가적 관심사로 받아들이게 되므로 공중보건사상이

싹트기 시작하여 공중보건학이 점차 체계를 갖추어 갔다.

이 당시 학자로 영국의 시덴함(Sydenham T, 1624~1689)는 질병분류시도와 유행병 발생의 자연사를 기록하였지만 유행병 원인에 대하여는 여전히 독기설을 믿고 있었다. 그리고 이탈리아 라마찌니(Ramazzini, 1663~1714)는 '직업병에 관한 저서'를 써 오늘날 산업의학의 고전이 되었으며, 독일의 프랭크(Johann Peter Frank, 1745~1821)는 전의사 경찰체계라는 12권의 저서를 저술했고, 이것이 공중보건학의 최초의 저서로 알려져 있다. 또한 제너(E. Jenner, 1749~1823)는 우두접종(종두)법을 발견하였고, 레벤후크(Leeuwenhoek AV, 1632~1723)는 현미경을 발명하여 프라카스트로가 주장한 종(種)의 종류를 실제 확인하였다. 또한 영국에서는 세계최초로 공중보건법이 제정(1848) 되었으며, 스웨덴에서 1749년 최초로 국세조사를 실시하였다.

4. 확립기(1850~1900)

1848년 영국에서 채드위크(Edwin Chadwick, 1800~1890)에 의해서 런던에서 유행한 열병의 참상을 조사한 "Fever Report"가 발간되었으며, 국립위생국이 설립되어 위생관이 임명되고, 1855년 영국의 스노(J. Snow, 1813~1858)는 콜레라에 대한 역학조사로 장기설(miasma theory)의 허구성을 밝혀 감염병의 감염설을 입증하였으며, 1862년 리버플(Liverpool)시에서 레시봄(William Rathbone)이 처음으로 방문간호사업을 시행함으로써 오늘날 보건소제도의 효시가 되었다.

이때 영국에서는 산업혁명의 성숙으로 인하여 근대경제의 고도화를 이룩하였고 공중보건 분야에서도 기초가 과학적으로 확립되었다. 확립기 전반의 독일의 비스마르크(Bismarck O, 1815~1898)는 질병보험을 실시하였으며, 뮌헨대학의 교수인 페텐코페르(Max Von Pettenkofer, 1818~1901)는 실험위생학의 기초를 확립한 태동자이다. 이밖에 파스퇴르, 코흐, 리스트, 베링(파상풍항독소 개발), 에르리히[Ehrlich, 매독치료제(salvarsan) 발명] 등의 학자들에 의하여 세균학, 혈청학, 면역학 등의 확립으로 근대 예방의학의 기초가 되었다.

5. 발전기(20세기 이후)

이 시기에는 프랑스와 독일 등의 구라파 각국이나 미국 등에 큰 영향을 주어 영·미를 중심으로 공중보건사업이 전문적인 분화와 체계적인 종합화를 이루어나가기 시작하였으며, 근대적인 지역사회에 있어서 불가결의 요소라는 인식이 확립되면서 근대보건의 급진적인 발전을 가져 왔다.

즉, 위생공학, 환경위생학, 보건행정조직의 확립과 보건소 보급, WHO 등 눈부신 발전을 하여 왔다.

또한 종합적인 보건사업과 관련하여 사회보장제도, 특히 의료보호나 의료보험사업의 발전을 가져 왔고, 최근에는 환경보호대책의 일환으로 대기·수질·소음 진동 등 공해문제해결을 위해 꾸준히 노력하고 있다.

이 밖에도 인구문제, 모자보건, 가족계획사업, 성인병 관리, 유전공학, 재활 등 사회복지분야에도 꾸준히 발전하고 있다.

1-2-2. 서구(西歐)의 경우

흔히 암흑기라고 표현되는 중세기에 있어 보건행정 역시 예외일 수는 없었고, 현대적 의미의 보건행정은 18세기 초 프랑스에서부터 비롯되었다. 여기서는 서구의 보건행정 발달을 시기순으로 국가별로 중요한 것만 옮겨보기로 한다.

1. 프랑스

1822년 처음으로 공중위생고등위원회(Conseil Superieur de la Santé Publique)를 설치하여 세계적으로 공중위생의 중요성을 보여 주었다.

1829년 계몽을 위한 공중위생 잡지 《Annales D'hygiéne Publique》를 발행·배포했다.

1851년 범국민적인 공중위생협의회(Comitée Consultatif D'hyziéne Publique)를 조직했다.

2. 영국

1842년 공중위생 조사위원회를 조직, 공중위생의 감독 및 토지·물의 오염 상태를 조사하여 위해상태를 제거하려고 노력했으며 또한 1848년 공중보건법(Public Health Act)을 제정했다.

1919년 세계 최초의 보건성(British Ministry of Health)을 설치하여 보건행정을 수행했다.

그리고 영국 수상 디즈라에리(Disraeli)는「보건은 국민의 행복과 국력의 기초이며, 보건을 보살피는 것이 정치가의 첫 번째 의무」라고 말했다.

3. 독일

1866년 페텐코페르(M. V. Pettenkofer, 1818~1901)에 의해서 뮌헨 대학에 실험위생학 교실이 개설되어 위생학에 대한 본격적 연구를 하게 되었으며 1867년 자연과학학회 안에 위생학 분과회가 설치되었다.

철혈재상(鐵血宰相) 비스마르크에 의해 세계 최초로 1883년 근로자를 위한 질병보험법제정으로 현대적 사회보장제도를 만드는데 공헌하였다.

4. 미국

1913년 하버드 대학과 메사추세츠 대학이 공동으로 하버드-메사추세츠 공중보건 공과대학(Havard Massachusetts Institute of Technology School of Public Health)을 창설하여 보건통계학, 역학, 소아보건학, 산업보건학, 보건행정학 등의 강좌를 개설하여 현대 공중보건학의 기틀을 다졌다.

이상과 같이 서구 여러 나라들의 공중보건에 대한 행정과 제도가 마련된 것은 많은 보건학자, 의학자, 미생물학자, 보건행정가들의 노력이 컸다. 공중보건학의 확립에 중추적 역할을 담당한 주요 인물들은 다음과 같다.

- Bernado Ramazzini(1663~1714): 산업보건학의 시조로 불리며 1770년에 직업병의 집대성인 《De Morbis Articum Diatriba》라는 직업병을 다룬 최초의 저서를 출간했다.
- Lemuel Shattuck(1793~1859): 미국의 보건행정전문가로 《Report of the sanitary commission of Massachusetts》라는 위생상황에 대한 연구 보고서를 작성했다. 교사·역사가·통계학자·법률학자로서 다방면에서 활약했다.
- E. Jenner(1749~1823): 영국 의사로서 종두법을 발견하였다.
- John Snow(1813~1858): 영국인으로 런던의 Broad street의 펌프 물을 마신 주민의 콜레라에 관한 3차 역학조사에서 역학적 특성을 규명·증명하였다. 1855년 《 On the mode of communication of choler 》를 발표하였다.
- Louis Pasteur(1822~1895): 프랑스의 화학자, 세균학자로서 미생물병인설

주장, 저온살균법, 백신(닭콜레라, 돼지단독, 광견병, 탄저) 등을 개발했다.

- Robert Koch(1843~1910): 독일의 세균학자로서 1878년에 파상풍균, 1882년에 결핵균과 1883년에 콜레라균을 발견했으며, 우역(牛疫) 아메바 이질·페스트·말라리아 등을 연구하여 1905년 노벨 생리학상을 수상했다.
- E. Chadwick(1800~1890): 영국의 노동위생전문가로 노동인구의 위생상태(Report the sanitary condition of the laboring population of Great Britain)를 발표했다.
- M. V. Pettenkofer(1818~1901): München대학에 세계에서 처음으로 위생학 교실을 창시했다. 위생학(Handbuch der Hygiene des Menschen)이란 책을 발간했고 실험위생학의 창시자이며 생물학잡지(Zeitshrift fur Biologie)와 위생학잡지(Archiv fur Hygiene) 간행에도 참여했다.
- J. Lister(1827~1912): 영국의 외과 의사로서 외과학에 있어서의 방부법을 창시했다.
- J. Frank(1745~1821): 독일의 의사로서 근대 공중위생을 확립하였고 공중보건의 최초의 저서로 알려진 "전의사경찰체계"라는 12권의 저서를 발행했다.

1-2-3. 우리나라의 경우

1. 고조선~통일신라시대

단군시대에는 원시의술이 존재했으며 질병에 걸리는 경우에 동물본능에 가까운 방법으로 치료를 시도했을 것으로 추측되나, 기자조선이나 위씨조선시대에 있어서 보건분야는 추축할 만한 것이 없다. 우리나라에 한 문화가 도입되었던 것으로 증명되는 낙랑, 대방시대가 우리나라 의학과 보건의 시조라고 지적되기도 하며, 이들의 영향을 받았을 것으로 추측되는 삼한의 보건사조나 의술에 관해서는 알 길이 없다.

고구려, 백제, 신라시대에는 높은 문화수준과 더불어 보건분야에서도 상당한 변화가 있었던 것으로 생각된다. 고구려 평원왕(561) 때는 중국 오나라에서 최초로 중국 의학서적(황제내경, 소문, 침경, 맥경, 신농본초 등 64권)이 들어왔으며, 덕래, 지총, 모치 등의 명의가 있었고 왕실의료를 담당하는 「시의제도」가 있었다. 백제시대에는 질병을 치료하고 약제 등의 조달을 관장한 것으로 생각되는 「약부」

라는 관서와 「의박사」, 「채약사」, 「약사주」 등의 관직이 있었다. 신라에서는 의학교육기관인 「승의」가 설치되어 김무, 법탕 같은 명의가 배출되었고, 통일신라시대에는 왕의 질병 진료의사인 내공봉의사(內供奉醫師)와 약전에서 일반진료의사인 공봉의사 그리고 궁중의료행정기관인 약전 외 보명사 등도 있었다.

2. 고려시대

고려시대에는 의약관청으로 대의감을 설치하고 왕실의 의약을 담당하는 상약국(尙藥局)과 국가 기관의 의료행정을 담당하는 태의감(太醫監)이 따로 있었다. 그러나 이들은 민간과는 거리가 먼 왕실 또는 문무 관원의 의료기관이었다. 민간의 의료기관으로 최초의 것은 동서대비원(東西大悲院)이 있었다. 동서대비원은 개성의 동쪽의 동대비원(東大悲院)과 서쪽의 서대비원(西大悲院)을 합하여 말하는 것으로, 여기에서는 민간환자의 치료는 물론 의지할 곳 없는 빈민도 수용하여 구호하였다. 또한 광종(光宗) 때 설치된 제위보(濟危寶)는 빈민구제를 목적으로 출발하였으나 후에는 치료사업도 겸하게 되었고, 혜민국(惠民局)은 민간치료기관으로 환자에게 의약을 제공하였으며, 구제도감(救濟都監)은 환자의 치료와 빈민의 구제를 맡았다. 공양왕(1389)때에는 전의사(典醫寺)에서 의육을 시행하게 하였다. 명의로는 이상로, 설경성 등이 있었다.

3. 이조시대

1) 의녀제도

태종 때 만들어 도성과 지방에 배치되어 부녀자의 질병치료와 의사의 진료와 치료를 도우는 역할을 하였다.

2) 내의원(內醫院)

1392년(태조 1)에 설치한 전의원(典醫院)을 고친 이름으로 왕실의료를 맡아보았다. 전의감·혜민서와 함께 3의원이라 하였다.

3) 전의감(典醫監)

의료행정 및 의학교육의 중추기관으로 조선 개국년인 1392년에 설치되어, 왕실 및 조관들의 진료, 임금이 하사하는 의약, 약재의 종식(種植), 의학취재(醫學取才), 의과고시 등의 업무를 수행했다.

4) 제생원, 삼약

조선초기(태조 1392) 서민의 구료 및 의녀의 양성을 맡아 보던 의료기관이었으나 후에 혜민서에 병합되었다.

5) 혜민서(惠民署)

의약과 일반 서민의 치료를 맡아 보던 관청으로, 1392년에 고려의 제도를 계승하여 혜민국을 설치, 1446년(세조 12)에 혜민서로 개칭하였다.

6) 활인서(活人署)

동서활인원(東西活人院)을 말하는 것으로 고려시대의 동서대비원(東西大悲院)을 세종 때 개칭한 것으로 가난한 사람들의 의료 및 의식제공과, 특히 감염성 질환관리를 맡아보았으며 1466년(세조 12)에 동서활인서로 개칭하였다.

7) 전향사

예조산하에 있었으며 왕실에서 소용되는 의약품을 보관하는 일을 맡은 관청으로 의약을 담당하였다.

4. 현대 보건행정조직의 변천

이제 현대 보건과 밀접한 관계가 있는 서구의학의 전래와 우리나라 보건행정 발달에 관하여 간략히 알아보자.

서양의학은 1645년 소현세자가 중국에 납치되어 돌아올 때 미국인 아담샬(Adam Schall)이 만든 '주제군징(主制群徵)'을 가지고 귀국하였다. 이 책이 최초의 서양의학서이다.

영·정조시대에 임서봉과 같은 명의가 나와 저작한 많은 저서 중에 광제비급(廣濟秘笈), 인제지(仁濟志) 등은 의서라기보다 보건서일 가능성이 높고 특히, 정약용의 마과회통(痲科會通)에 우두에 관한 처방법이 보이고, 정조 15년에는 왕이 구료시설(救療施設)을 확장하라는 영을 내리고 안신원이라는 약을 3만여환이나 배급했으며 24년(1800년)에는 우두접종(지석영)이 실시된 사실로 미루어 서구 보건학에 입각한 감염병예방책을 썼던 것으로 생각된다.

우리나라 사람으로 서의학(西醫學)을 최초로 기술한 사람은 성호 이익으로 그는 성호사설(星湖僿說)에서 "서국의"라는 항목에서 서의의 생리학·혈액·호흡·

뇌척추 신경에 대하여 기술하였다.

고종 21년(1844년)에 테러를 당한 민영익은 당시 미국 공사관의 의사였던 안연(Allen)으로부터 치료를 받아 서구의 시술을 받은 최초 인물로 전해지고 있다.

1885년 서의학의 효과에 놀란 고종은 종전의 혜민서와 활인서를 운영하던 제원으로 광혜원을—후에 제중원이라고 고쳤다—설립하고 Allen을 초빙하여 운영케 하고, Allen은 학생을 모집하여 서양 의학교육을 실시했으니 이것이 서양의학의 전통이다. 그 후 제중원은 정부의 재정파탄으로 미국 선교회로 넘어가게 되었으며, 1899년 제중원의 학교가 설립되었으니 이것이 세브란스의학교 즉, 현재의 연세대 의과대학 전신이다.

그 후 갑오경장(1894)을 계기로 1895년 내교아문에 서양의 새로운 정치 제도를 도입한 위생국에 위생과와 의무과를 두었는데 이것이 공중보건사업의 효시이다. 1899년 감염병예방규칙이 공포되었으며, 1908년 서울시내 오물청소에 대한 규정이 작성되었다.

1910년 한·일합방 후 총독부 경무 총감부에 위생과를 두어 위생전반을 관장케 했으며, 보건행정은 경찰행정으로 강압적 방법으로 식민지보건 정책을 실시하였다.

8·15광복을 맞이한 미군정 당국은 미국육군사령부 정청 법령 제1호로 경찰부의 위생과를 폐지하고 위생국을 신설하였고 이것을 법령 제18호로 보건후생국으로 개칭했다가 1946년 법령 제64호로 보건후생부로 명칭을 바꿨으며, 그 후 각 도에 보건후생국을 두고, 각 시·도에는 모범 보건소를 운영했다.

1947년 6월 미군정이 끝나고 남한 과도정부가 수립되면서 보건후생부는 기구가 대폭 축소되어 의무국, 약무국, 예방의학국, 후생국, 조사분석국, 부녀국 및 원호국 7개국으로 감소하였다.

1948년 정부 수립과 동시 보건후생부를 폐지하고 사회부 산하에 노동국, 후생국, 부녀국, 주택국, 보건국 등 5개국으로 축소 편입됐다.

1949년 7월 29일자로 정부조직법 개정에 따라 보건부로 독립 1실 3국(의정, 약정, 방역의 3국 11개과)을 두었다.

1955년 2월 17일 또 다시 정부조직법의 개정에 따라 보건부와 사회부가 통합되어 보건사회부로 명칭이 바뀌었다.

1959년 이후 연차적으로 각 시·군·구에 보건소를 설치 운영했다.

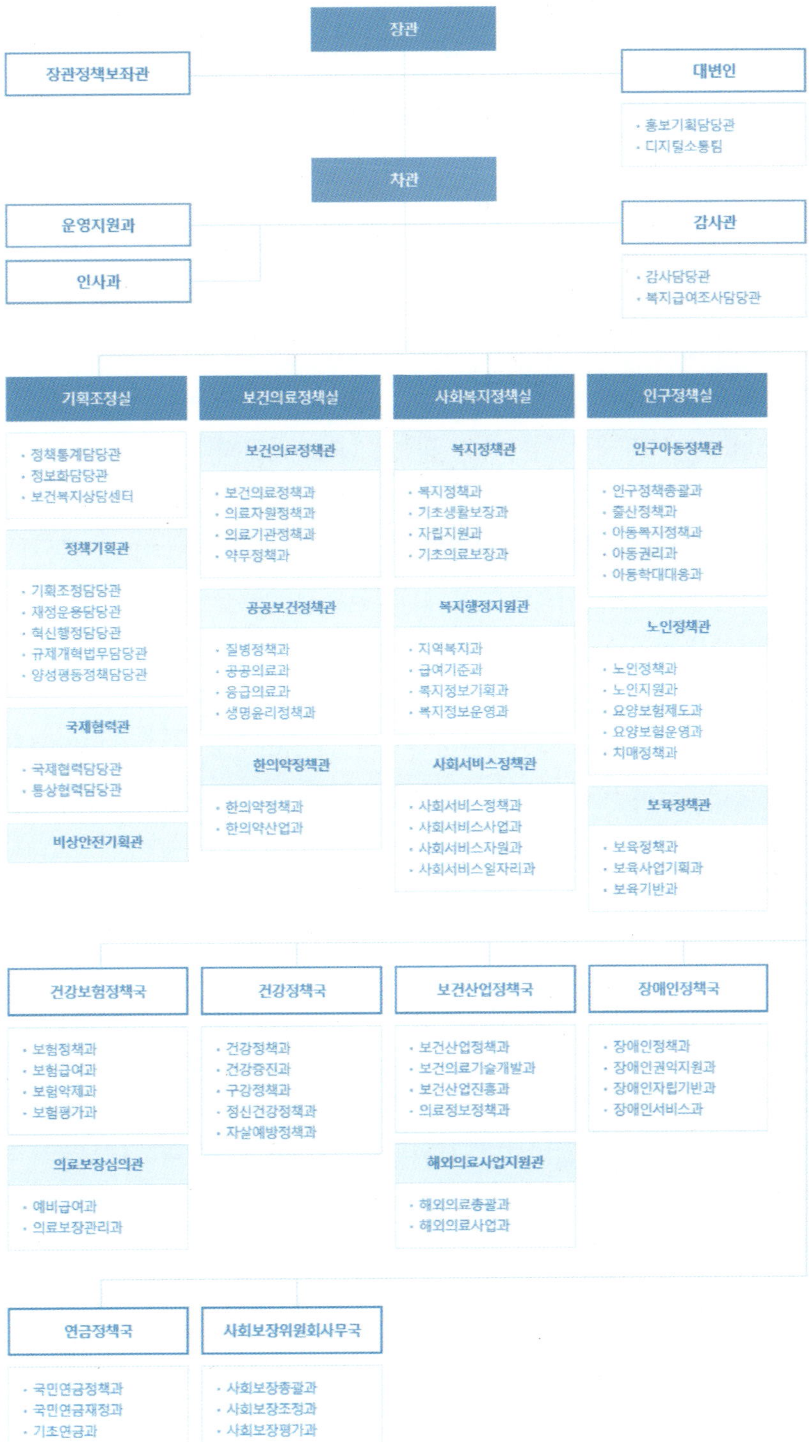

[그림 3-1 보건복지부조직도 (2020년 1월 현재)]

1962년에 식품위생법의 공포를 비롯하여 이후 의료법 시행령, 모자법, 자연보호법 등이 제정되고 국민 의료법이 개정되는 등 공중보건행정의 기틀을 다져갔다.

1963년에는 보건사회부의 노동국을 폐지하여 노동청을 외청으로 하고, 1980년 환경청을 보건사회부의 외청으로 신설함으로써 2개의 외청이 존재하였으나 1981년 노동청이 노동부로 승격했다. 이 밖에 공중보건행정을 돕는 민간단체로 결핵협회·한센병협회·건강관리협회·산업보건협회·가족계획협회·보건협회·환경보건학회·환경공학회·산업위생학회·한국도시환경학회 등이 결성되어 활발히 움직이고 있다.

1985년 2월 22일자 보건사회부 직제개정으로 약무식품국이 약정국으로, 식품위생과가 위생국으로 분리되었고, 1987년 4월 29일자 직제개정으로 의료보험국, 국민연금국, 가정복지국이 신설되었고 1991년 11월 사회국이 사회복지심의관, 가정복지국이 가정복지심의관으로 개정되었고, 1990년 환경청은 환경처로 1994년 12월 다시 환경처는 환경부로, 보건사회부는 보건복지부로 2008년 2월 보건복지가족부로 2010년 3월 15일 다시 보건복지부로 개편되었다.

그럼 여기서 우리나라 보건행정의 조직을 간단히 살펴보면 보건행정은 정부의 조직인 중앙정부와 지방행정 관청에서 수행할 뿐만 아니라 민간 사회단체에서도 독자적 또는 타기관과 협조하여 실행할 수 있다. 우리나라에서의 보건행정은 주로 관영으로 시행되는데 보건기술행정은 중앙관서인 보건복지부에서 관장하며, 일반행정은 행정안전부와 서울특별시의 지휘 감독을 받도록 2원화되어 있다.

우리나라의 중앙보건행정기구로는 보건복지부, 질병관리본부, 환경부, 국립환경과학원, 국립의료원, 국립결핵요양원, 국립한센병원, 국립재활원, 국립정신병원, 국립검역소, 한국인구보건원, 국립사회재활원, 고용노동부 등이 있다.

지방보건행정기구를 살펴보면 서울특별시보건행정은 국무총리실에서 관장하고, 각 도의보건행정은 행정안전부에서 관장한다. 다만 사업수행에 관한 것은 보건복지부의 지휘·감독을 받도록 되어 있다.

보건소는 각각 특별시장, 시장, 군수의 지휘감독을 받아야 하고, 청소와 접객업소 등 보건행정업무는 특별시 및 각 시도 보건사회국에서 담당하고 있다. 여기서는 대표적으로 보건소와 보건환경연구원에 관하여 간단히 기술한다.

1) 보건소

보건소(Health center)라는 말은 영국에서 최초로 사용되기 시작한 것이며, 세계 1차 대전 중에 이의 조직적인 활동이 전개된 것으로 알려져 있다. 보건소는 공중보건향상을 도모하는 보건행정의 말단기관 즉, 보건사업수행실시기관이라고 할 수 있다. 우리나라의 최초의 보건소는 1945년 9월 미군정이 시작된 이듬해 1946년 10월 서울의 현재 중구보건소에 설치된 국립중앙보건소의 전신인 시범보건소였고, 1949년 국립중앙보건소의 직제가 공포되었고, 1959년 12월 국립보건원이 발족됨에 따라 점차 폐쇄되었다. 그 후로 우리나라의 보건소는 조직 및 인력의 증가를 거듭하였으며, 2018년 기준 254개의 보건소, 1,338개의 보건지소, 1,904개의 보건진료소와 57개의 건강상황지원센터를 가지게 되었다.

우리나라 보건소법은 1956년 12월 최초로 공포되었으며, 1962년 9월 새로운 보건소법이 마련되었고, 1976년 4월 보건소법시행령이 공포되었다. 그 후 1995년 12월 29일 보건소법은 지역보건법으로 개정되었다. 보건소(보건의료원 포함)의 설치기준은 대통령령으로 정하는 기준에 따라 해당지방 단체의 조례로 군·구에 1개씩 설치한다. 보건소의 기능 및 업무는 다음과 같다.

1. 건강 친화적인 지역사회 여건의 조성
2. 지역보건의료정책의 기획, 조사·연구 및 평가
   ① 지역보건의료정책의 기획, 조사·연구 및 평가
      가. 지역보건의료계획 등 보건의료 및 건강증진에 관한 중장기 계획 및 실행계획의 수립 시행 및 평가
      나. 지역사회 건강실태조사 등 보건의료 및 건강증진에 관한 조사·연구
      다. 보건에 관한 실험 또는 검사
   ② 보건의료인 및 의료기관 등에 대한 지도·관리·육성과 국민보건 향상을 위한 지도·관리
      가. 의료인 및 의료기관 지도
      나. 의료기사·보건의료정보관리사 및 안경사에 대한 지도
      다. 응급의료
      라. 공중보건의사, 보건진료 전담공무원 및 보건진료소 지도
      마. 약사와 마약·향정신성의약품 관리

바. 공중위생 및 식품위생

3. 보건의료인 및 「보건의료기본법」 제3조제4호에 따른 보건의료기관 등에 대한 지도·관리·육성과 국민보건 향상을 위한 지도·관리
4. 보건의료 관련기관·단체, 학교, 직장 등과의 협력체계 구축
5. 지역주민의 건강증진 및 질병예방·관리를 위한 다음 각 목의 지역보건의료서비스의 제공

가. 국민건강증진·구강건강·영양관리사업 및 보건교육

나. 감염병의 예방 및 관리

다. 모성과 영유아의 건강유지·증진

라. 여성·노인·장애인 등 보건의료 취약계층의 건강유지·증진

마. 정신건강증진 및 생명존중에 관한 사항

바. 지역주민에 대한 진료, 건강검진 및 만성질환 등의 질병관리에 관한 사항

사. 가정 및 사회복지시설 등을 방문하여 행하는 보건의료사업

보건지소는 지역보건법에 「지방자치단체는 보건소의 업무수행을 위해 필요하다고 인정하는 때에는 대통령령이 정하는 기준에 따라 당해 지방자치단체의 조례로 보건지소를 설치할 수 있다」는 규정에 따라 보건예방서비스 및 보건사상을 주민에게 계도하고 무의면을 해소한다는 취지로 설치하였다.

보건지소의 설치기준은 읍·면(보건소가 설치된 읍·면은 제외)마다 1개소씩으로 한다. 다만 시장, 군수, 구청장은 지역주민의 보건의료를 위하여 특히 필요하다고 인정하는 경우에는 필요한 지역에 보건지소를 설치·운영하거나 수 개의 보건지소를 통합하여 1개의 통합보건지소를 설치·운영할 수 있다.

2) 보건환경연구원

보건에 관한 검사 및 연구 업무를 합리적으로 운영함으로써 국민보건향상증진에 기여함을 목적으로 특별시, 광역시, 도 및 특별자치도에 보건환경연구원을 설치하고 있다. 설치기준은 특별시, 각 광역시, 각 도 및 특별자치도에 1개소씩 설치하도록 되어 있으며 보건환경연구원의 업무는 다음과 같다. 보건환경연구원은 질병관리본부로부터 검사기준, 검사방법, 검사기술에 관한 지침의 시달, 현지기술지도와 보건환경연구원 요원에 대한 기술훈련 등 필요한 조치에 관하여 기술

지도를 받아야 한다.

① 감염병의 예방 및 관리에 관한 법률에 따른 감염병 및 후천성면역결핍증예방법에 따른 후천성면역결핍증에 대한 진단·검사·시험·조사·연구
② 약사법에 따른 의약품·의약외품, 화장품법에 따른 화장품, 의료기기법에 따른 의료기기, 마약관리에 관한 법률에 따른 마약류, 식품위생법에 따른 식품·식품첨가물·기구·용기·포장 및 농산물의 농약잔유량, 축산물위생관리법에 따라 검사를 받아 유통되는 식육, 먹는물 관리법에 따른 먹는물 수처리제, 위생용품관리법에 따른 위생용품, 장난감, 온천법에 따른 온천수에 대한 검사·시험·조사·연구
③ 대기환경보건법에 따른 대기, 악취방지법에 따른 악취, 물환경 보전법에 따른 수질·토양·농약잔유량, 소음·진동관리법에 따른 소음·진동, 폐기물관리법과 하수도법 및 가축분뇨의 관리 및 이용에 관한 법률에 따른 폐기물·개인하수처리시설·처리시설·분뇨처리시설 등에서 배출되는 방류수, 해양환경관리법에 따른 해양오염 및 화학물질관리법에 따른 유해화학 물질 등에 대한 검사·시험·조사·연구
④ 관할구역안의 보건·환경관련기관의 검사업무에 대한 기술적인지도, 점검
⑤ 관할구역안의 보건·환경관련기관의 검사요원에 대한 훈련
⑥ 그 밖의 공중보건의 향상 및 환경보전을 위하여 보건복지부장관, 환경부장관 또는 식품의약품안전처장이 필요하다고 인정하는 검사·시험·조사·연구

1-3. 보건행정의 특성과 분야

보건행정은 조직화된 지역사회의 노력을 통하여 국민보건의 건강증진을 도모하기 위한 것이므로, 공공복지와 인간집단의 건강을 추구함으로써 지역사회 전체구성원을 위한 사회적 건강향상이므로 공공과 사회성을 가진다. 또한 보건행정은 봉사행정으로 봉사성을 띄며, 공중보건 향상의 근간을 이루는 것은 보건적인 인간형 완성을 위한 계속적인 조장 및 교육인 동시에 근대과학과 기술을 기초로 한 과학과 기술행정이다.

보건행정분야는 국내보건과 국제보건으로 나눌 수 있으며, 국내보건행정은 보건복지부소관의 일반보건행정과 교육부소관의 학교보건행정 및 고용노동부소관의 산업보건행정으로 나눈다. 분류에는 일정한 정설이 없어 편의상 광의의 보건행정을 일반보건행정, 학교보건행정, 산업보건행정으로 개념상 분류하며, 일반보건행정은 보건복지부조직을 중심으로 보건행정(예방보건행정, 환경위생행정 등), 의무행정 및 약무행정으로 나눌 수 있다. 각 분야의 보건행정은 학문적, 기술적, 제도적인 접근과 운영면에서 접근할 수 있다. 무엇보다 보건행정을 발달시키기 위해서는 인력, 현대적장비와 시설, 충족한 재정, 확고한 법적근거, 강력한 국민참여, 건전한 행정과조직, 효과적인보건교육, 서비스위주의 사업 등이 필요하다.

1-4. 보건행정의 계확과 평가

보건행정 분야에서는 어느 분야에서 보다 사업계획과 평가가 중요하다. 각 나라마다 사업계획에 대한 기술개발에 전력을 다하고 있다. 예로서 미국 국방성에서 발전된 PPBS(planning-programming-budgeting-systems)의 계획 기술이 성과를 얻어 각 분야에 적용되고 있으며, 보건계획 분야에서도 적용되고 있다.

1-4-1. 보건계획의 목적

미국 공중보건협회의 의료 및 보건행정계획위원회에서 설정한 보건계획의 목적은 다음과 같다.

① 보건사업을 위한 조직과 예산
② 새로운 사업의 개발촉진과 기존사업의 강화 및 그 활용 추진
③ 보건사업의 질적 향상
④ 지역사회의 불필요한 사업계획중지
⑤ 정부와 민간기관과의 사업중복회피
⑥ 보건사업의 지역 간 배분 및 개선
⑦ 신규사업의 우선순위 결정과 보건사업 균형발전 및 봉사제공

⑧ 보건인력의 효율적 이용과 훈련시설의 확충과 육성
⑨ 보건요구와 이와 관련되는 문제파악
⑩ 새로운 보건지식의 신속한 응용
⑪ 보건사업 연구와 훈련의 밀접한 관계조장
⑫ 지역사회 발전을 위한 종합계획

이와 같이 보건행정을 능률적이고 효율적으로 수행하기 위하여 행정활동의 분석과 업무내용의 측정 및 관리능률의 향상을 위한 활동 등 보건행정계획과 통제가 필요하다. 통제를 전제로 한 보건행정계획방법으로 PPBS, OR, SA, PERT 등이 있다.

1. PPBS(Planning–Programming–Budgeting–Systems)

계획–사업–예산–체계의 약자로, 설정된 사업목표 도달을 위하여 여러 방법 중 자원의 배정을 능률적으로 하기 위한 방법이다. 이 방법의 핵심은 자원배정결정상 주요 방법들이 가지는 의의, 경비, 이익 등의 정보를 발전시켜 제공하는데 있다.

PPBS는 미국방성에서 발전된 것으로 1965년에 모든 행정부서에 적용하도록 했으며, 이는 몇 년에 걸친 특수계획과 특수예산 편성 시 사업방침을 결정하는 등의 계획과정에 중요하다.

2. OR(Operation Research)

운영기구(OR)는 2차세계대전 당시 군사작전상의 문제를 해결하기 위하여 과학자들이 고안한 것이며, 이것은 해당 환경 하에서 생존하는 생물체와 같이 체계·사업·봉사·집행·운영 등의 전부 또는 일부를 조사하는 것이라 할 수 있다.

S. Anderson은 OR의 주요 단계를 다음과 같이 정리하였다.

① 목적·규정 등의 현안 문제의 명확한 파악
② 문제에 관련된 자료수집
③ 연구대상의 체계를 잘 표현할 수 있는 가정(假定)과 수학적 모형을 만들기 위한 자료분석
④ 모형으로부터 해결책 모색유도

⑤ 적절한 해결대책의 선택과 결과의 사전예보
⑥ 가정의 끊임없는 검토를 위하여 체계 내에 투입시킨 통제수단으로 대책의 적합성 여부의 시험과 검토
⑦ 통제체계를 포함하는 해결책을 집행할 수 있는 건의안 작성

3. SA(System Analysis)

체계분석(system analysis)은 1차적으로 PPBS나 OR절차의 1단계 또는 그 일부로 의미가 크다. 체계분석의 현실적인 목표는 자동적으로 이상적인 방침결정을 도출하는 기구를 만들어 내는 것이 아니고, 정책결정 수립과정의 향상에 있는 것으로 될 수 있는 한 정책 결정권자에게 각종 사업의 경비와 그 가치에 관하여 정확하고 신뢰할만한 정보를 제공하는 데 있다.

4. PERT(Programming Evaluation and Review Technique)

사업-평가 및 검열기술은 산업관리면에서 이용되어온 작업과정 조사에 응용한 것이다.

계획과정 내의 모든 관계는 동적(動的)이라는 전제하에 사업의 구성요소를 도표로 상세하게 나타내는 것이다. 이 방법이 사업의 설치단계를 계획할 때 가장 유용하며, 전체적인 집행계획을 모든 사람에게 일목요연하게 이행시키기 위한 장래사업의 묘사방법이다. 본래 이 방법은 측정할 수 있는 최종결과를 가지는 목적지향적 사업을 계획하는데 유용하다.

1-4-2. 계획방법과 평가

보건목표 달성을 위한 사업계획을 효과적으로 수립하기 위한 계획방법으로 고려되어야 할 사항으로는 미래에 대한 전망(prospect), 목표(object)의 설정, 방침(policy)과 절차(procedure)의 설정, 사업순위와 체계를 정하는 사업계획(program) 수립, 사업시행예정표(schedule)의 설정, 실행예산(budget)의 확실 등이 있으며, 또 이들을 바탕으로 하여야 하는데 이런 경우에는 그 방법이 자연스럽게 도출된다.

평가의 내용과 실시 방법은 광범위하고, 유동적이며, 복잡하다. 평가의 대상이 되는 실적과 봉사를 일정한 기준에 의하여 측정할 때 그 기준이 객관적으로 타

당하며, 누가 이 기준을 발전시켰으며, 무엇을 근거로 작성되었고, 어떤 목적으로 그 활동과 사업을 평가하는 것인지 밝혀야 한다. 요원 활동보다 최종적인 산출물 또는 최종 결과를 측정하는 것도 중요하고, 특정인이나 특정집단의 이익을 위한 사업계획에 중점을 둘 때도 있다.

미국 공중보건협회에서는 “평가란 이미 설정된 목적을 달성함에 있어 그 성공의 가치나 정도를 파악하는 것”이라 정의하고 있다. 제임즈(James G)는 “평가란 새로운 지식을 추구하는 것이 아니고, 미리 설정된 목적을 향하여 전진을 시도한다는 점에서 연구와 근본적으로 다르며, 연구는 결과를 제시하므로 끝낼 수 있으나 평가는 계속적인 순환과정의 일부를 볼 수 있고 평가에서 얻어진 결과는 이 결과를 산출한 특정 사업에 재투입된다”고 하였다.

평가는 보건지표를 조사하는 것과는 다르다. 즉, 평가는 처음부터 계획과정의 주요 단계나 목적의 일환으로 실시되며, 여기서 얻어진 결과는 동적인 진행체계에 재투입되는 것이다. 평가란 요구의 측정이나 지역사회 진단이 아니고, 사업계획상의 목표 달성이다.

전체적인 사업성과의 능률을 평가하는 데는 실적(목표달성에 대한)에 대한 투입(경비·인력·소요시간·형태)의 비가 적용된다. 평가의 채점은 결과보다 실적에 기초를 두고 있다. 즉, 질병통계나 사망통계보다는 보건행정 조직이나 시설을 보도록 되어 있다.

1-5. 보건문제에 대한 국제간의 협력

1-5-1. 세계보건기구(WHO) 발족 이전

여러 질병 중에서도 특히 감염병은 한 나라만의 힘으로 다스려질 수는 없다. 국가간의 교역증대와 교통수단의 발달에 의해 인구의 이동이 다양화·신속화 되어 감염병의 유행도 광범위하고 신속하게 전파될 수 밖에 없다. 보건문제에 대한 국제간의 협력은 이러한 국가간의 이해득실에 의해 잘 이뤄져 왔었다.

보건분야의 국제협력은 1851년 프랑스에서 처음으로 시도되었다. 프랑스 정부 주관하에 12개국 대표가 모여 당시 주요 감염병인 콜레라와 페스트 및 황열에 대한 방어책을 강구하고자 몇 차례에 걸쳐 협의했으나 이렇다 할 성과를 거두지 못했다.

1909년, 그간 여러 나라에서 내놓은 위생 규칙을 비교·검토·종합하여 최초의 항구적인 유럽 국제보건국을 설치하게 되었다(본부는 파리). 이 국제보건국에서는 정기적으로 콜레라, 페스트, 천연두, 발진티푸스, 황열에 대한 정보를 수집·배부하여 감염병 예방에 대한 여러 가지 협정을 맺어 나갔다.

유럽의 국제보건국과는 별도로 1902년 아메리칸 대륙의 여러 나라들이 모여 국제보건기구를 구성하고 주로 역학정보를 수집·교환하면서 기술원조와 연구사업을 벌여 오다가 1958년 기관을 범미주보건기구(Pan American Health Organization)로 변경했다.

제 1차 세계대전이 끝난 후에 결성된 국제기구인 국제연맹 산하에 보건기관이 설립되어(본부는 파리) 기존의 유럽 국제 보건국의 업무와 일부 중첩되기는 했지만 활동 영역을 넓혀 각국에 감염병 관리에 대한 정보를 제공하고, 각국이 보건부를 조직하는데 도움을 주었다. 뿐만 아니라 각국에 국민의 영양상태, 암·말라리아·한센병 등의 재정적 원조를 하였고, 약품의 국가적 통일에 크게 기여하는 등 재래의 질병관리 외의 분야로 국제보건을 확대시켰다.

국제연맹산하의 보건기관은 제 2차 세계대전 종전 이전까지 존속되다가 국제연합(UN)이 탄생되면서 세계보건기구(WHO)에 이양되었다.

그리고 1948년 세계인권대회 세계인권선언에서 모든 사람은 빈곤과 질병에서 해방될 권리를 가지고 있으며, 동시에 날 때부터 건강유지의 권리를 보유한다. 그러므로 국가사회는 이 권리를 보장할 의미가 있다고 하였으며, 1978년 WHO 총회(소련 알마아타회의)에서 '모든 나라 국민은 2000년대까지 1차 보건진료를 받아야 한다'고 선언했다.

1-5-2. 세계보건기구(WHO: World Health Organization)

제 2차 세계대전이 종식되기 이전인 1943년 6월에 FAO(식량농업기구: Food and Agriculture Organization)가 발족했고, 동년 11월에 국제연합구제부흥사업국(UNRRA: United Nations Relief and Rehabilitation Administration)이 설치되어 전후의 구제사업 등의 보건업무에 미리 대비했다.

1945년 제 2차 세계대전이 끝난 후, 1946년 6월 19일~7월 22일 뉴욕회의에서

61개국 대표가 참석하여 총 82개 조항의 WHO헌장을 만들었으며, 그 효력발생일은 UN 51개 가입국 중 26개국의 비준서가 스위스 제네바에 도착한 날인 1948년 4월 7일이었다. 이날 WHO는 UN의 경제사회이사회전문기관의 하나로 탄생되었으며, 우리나라는 1949년 65번째로 북한은 1973년 138번째로 가입했다.

WHO는 보건문제를 손쉽고 빨리 해결하기 위하여 세계를 6개 지역으로 나누어 각각 6개 지역 사무소(한국은 서태평양 지역 사무소 소속)을 두어 운영하고 있다. 보건영역은 그 특질상 WHO 이외의 기관과도 깊은 관계가 있어 영양부문은 국제식량농업기구(FAO), 노동위생은 국제노동기구(ILO), 모자보건은 유니세프(UNICEF)가 관여하고 있다.

(1) 중동 지역(East Mediterranean) 사무소 (본부: Alexandria)
(2) 동남아시아 지역(South East Asia) 사무소 (본부: New Delhi)
(3) 서태평양 지역(Western Pacific) 사무소 (본부: Manila)
(4) 남북아메리카 지역(Pan American Health Organization) 사무소 (본부: Washington D. C.)
(5) 유럽 지역(Europe) 사무소 (본부: Cophenhagen)
(6) 아프리카 지역(Africa) 사무소 (본부: Brazzaville)

1. WHO의 기능

(1) 국제적인 보건사업과 보건문제의 협의, 규제와 권고안 제정
(2) 보건서비스 강화를 위한 각국 정부의 요청에 대해 환경위생, 산업보건의 개선사업 지원
(3) 각국 정부의 요청 시 적정한 보건시설 지원과 응급상황 발생 시 필요한 서비스 제공
(4) 감염병 및 질병의 예방과 검역관리 지원
(5) 필요시 식품위생, 주택, 위생, 오락, 경제, 환경위생 및 직업 등의 기술자, 전문가와의 협력 지원
(6) 보건향상, 재해 예방과 모자보건 향상을 위한 기술협력사업 개발
(7) 보건, 의학과 사회보장 향상을 위한 교육, 통계자료 수집과 의학적인 조사 연구사업 추진

그 주요기능을 요약하면 국제적인 보건사업의 지휘 및 조정, 회원국에 대한 기술지원 및 자료공급, 전문가 파견에 의한 기술자문 활동이다.

2. WHO의 주요 사업

(1) 말라리아 근절사업
(2) 결핵관리사업
(3) 성병관리사업
(4) 모자보건사업
(5) 영양개선사업
(6) 환경위생개선사업
(7) 보건교육개선사업

1-6. 사회보장과 의료보장

1-6-1. 사회보장

1. 사회보장의 의의

우리는 복지국가를 이룩하기 위하여 국민 모두가 몇몇 분야에서 최소한의 불가피한 규제를 당하며 인내하고 있다. “잘사는 나라”, “살기 좋은 나라”를 후손에게 물려주기 위해서다.

사회보장(social security)이란 알기 쉽게 표현하여 살기 좋은 나라'를 만들어 가는 것을 말한다.

특히, 현대 국가에서는 예기치 않은 일들이 발생하여 국민들이 육체적·정신적 고통을 당하기 쉬우며, 이러한 모든 고통을 대비하기 위한 보건업무가 바로 사회보장을 이룩하기 위한 업무라고 해도 잘못은 아닐 것이다.

2. 정의와 역사

일반적으로 사회보장이란 “국민 각자의 생활을 전체 국민의 입장에서 수호하고, 개인 소득만으로 생활할 수 없는 국민에 대하여 국민전체의 소득을 분배하여 그 생활을 지켜 주는 것"이라고 정의하고 있다.

이를 위하여 국가가 국민소득을 세금이나 보험료 등의 형식으로 거두어 들여서 이것을 국민의 생활 보존을 위하여 합리적으로 재분배하는 제도가 사회보장제도이다.

독일의 앵겔(Achinger) 같은 학자는 "무지의 예방, 질병과 질환으로부터의 보호, 도시와 주택대책, 실업대책 등을 포함한 공공부조(公共扶助, public assistance)와 사회보험(社會保險, social insurance)"이라고 표현하였다.

또한 제 1회 미국 사회보장회의에서는 "현대의 정신적·도덕적·생리적 수준을 유지 향상시키는 동시에 다음 세대가 지향할 길을 마련해 주고, 생산에 참여치 못하는 일부 국민에 대한 구제수단으로서 가치의 합리적인 배분과 적용"이라고 하였다.

어느 학자는 "경제적 위험에 대한 사회적 구제를 필요로 하는 특정인이나 전국민의 보건적·경제적 보장을 위한 사회시설"이라고 하였다.

한국에서는 사회보장기본법(제3조)에서 '사회보장이란 질병·장애·노령·실업·사망 등의 사회적 위험으로 부터 모든 국민을 보호하고 빈곤을 해소하며 국민생활의 질을 향상시키기 위하여 제공되는 사회보험·공공부조·사회복지서비스 및 관련복지제'라고 정의하고 있다.

이상의 정의 외에 많은 정의가 내려질 수도 있다. 독자나 학생이 이상의 정의 중에서 이해가 빠른 것을 자신의 사회보장에 대한 정의로 삼으면 될 것이다.

이제 사회보장제도의 역사를 더듬어 보면 사회보장제도의 초기적인 형태는 서구에서 14세기 말엽부터 19세기에 이르는 동안 실시되었던 구빈법(poor law)에서 찾을 수 있다. 이 법은 단지 가난한 사람을 돕는다는 협의의 사회보장제도이다.

현대적 의미의 사회보장제도는 독일의 철혈제상 비스마르크(Bismarck)로부터 비롯되었다. 비스마르크(Bismarck)는 질병보험(1883), 산업재해보험(1884), 연금보험(1889) 등의 진보된 사회보장제도를 실시하였다.

오늘날 우리가 사용하는 사회보장(social security)이란 용어의 사회보장제도를 처음 실시한 것은 미국 루즈벨트(Roosevelt) 대통령으로, 1935년 미국의 연방사회 보장법에 서명하면서부터였다.

그러다가 1942년 영국에서 베버리지보고서(Beveriage Report)를 통하여 소득과 의료보험에 대한 사회보장이 보고됨으로써 오늘날처럼 완벽한 사회보장제도가 실시되기에 이르렀다. 베버리지보고서를 통하여 복지사회의 저해요인으로 해결되어야 할 사항은 궁핍(wants)·질병(disease)·무지(ignorance)·불결(squalor)·게으름(idleness)의 다섯 가지였다.

이 다섯 가지 사항 중에 우리의 주목을 끄는 것은 무지이다. 이것은 사회보장제도의 혜택을 받는 특정인에게 주어진 일종의 의무 즉, 스스로 복지사회의 저해요인이 되는 것이 무엇인가를 알고 이에서 벗어나도록 노력하라는 뜻이기 때문이다.

3. 사회보장제도의 범위와 체계

사회보장을 실현하는 방법은 각국마다 경제, 문화 또는 국민의 의식수준에 따라 다르지만 사회보장을 크게 나누면 다음과 같이 세 가지로 대변할 수 있다.

1) 사회보험

사회보험은 사회보장제도의 가장 큰 주류를 형성하는 것으로서 일반적으로 사회보험은 사회정책을 위한 보험으로서 국가가 사회정책을 수행하기 위하여 보험의 원리와 방식을 도입하여 소득보장과 의료보장을 꾀하기 위하여 만든 사회경제제도라고 할 수 있다.

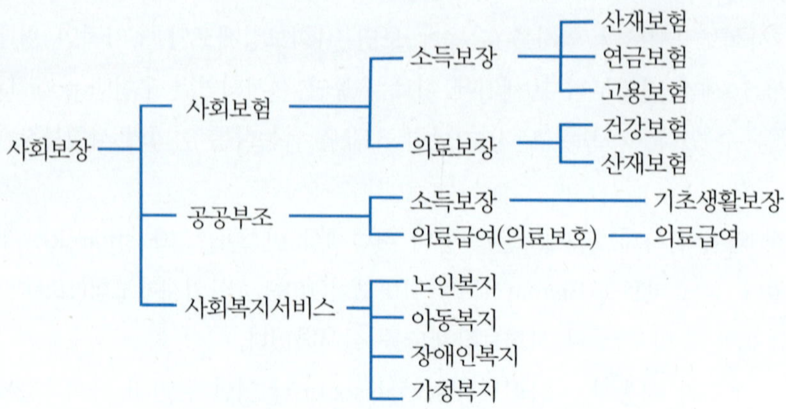

[그림 3-2 사회보장체계와 의료급여사업]

우리나라는 1953년 근로기준법이 제정된 이후 1964년 산업재해보상법, 1977년 제 1종의료보험실시, 1988년 국민연금(건강보험)법, 1995년 고용보험이 도입되었으며 2000년부터 국민건강보험이 실시되었다.

2) 공공부조(公的扶助)

공공부조는 자기힘으로 생계를 영위할 수 없는 사람들을 국가에서 보호해주는 제도이다. 여기에는 의료급여, 각종 구호기금(원호사업·재해구조 등), 생계취로사업(생활보호) 등이 있다. 재원이 일반 조세로 조달한다는 특징이 있다.

3) 사회복지서비스

일정지역 내에 있는 모든 사람을 대상으로 국가나 사회가 직접적인 서비스를 하는 것으로서 아동복지·모자보호·노인복지·장애자복지·교정사업·상담사업·지역사회사업 등과 같은 사회복지 서비스와 감염병 관리, 급수 등 보건의료 서비스가 있다.

4. 한국 사회보장제도의 역사

역사적으로 우리나라에서는 고려시대부터 초기적인 형태의 빈민을 구제하기 위한 사회보장제도가 실시되었고, 이조시대에도 이 범주를 벗어나지 못했다.

우리가 현대적 의미의 사회보장제도를 받아들여 실시한 역사를 살펴보면 다음과 같다.

① 1953년, 근로기준법
② 1960년, 공무원연금법, 선원보험법
③ 1961년, 아동복지법, 생활보호법
④ 1962년, 재해구호법, 군인보험법
⑤ 1963년, 의료보험법
⑥ 1964년, 산업재해보상법
⑦ 1977년, 제 1종 의료보험의 실시, 건강보험법 도입
⑧ 1983년, 상병보상연금제 실시
⑨ 1988년, 국민연금(건강보험)법
⑩ 1989년, 전국민의료보험 실시

⑪ 1995년, 고용보험

⑫ 1999년, 의료보험통합, 국민건강보험법

⑬ 2000년, 국민건강보험시행, 의약분업실시

이 중에서 특히, 중요한 것은 바로 산업재해보상법이라고 하겠다. 산업이 발달함에 따라 우리나라에서는 갖가지 산업재해가 대규모로 빈번하게 일어나므로 산업재해 문제는 커다란 사회문제로 대두되었으며, 1983년에 상병보상연금제를 실시한 것은 산업재해보상법이 그만큼 보완됐다는 뜻이다.

주요 국가들의 사회보험제도 개시년도를 보면 다음과 같다.

[표 3-2 주요국가 사회보험제도 개시연도]

국 명	개시연도	국 명	개시연도
독일	1883	폴란드	1920
오스트리아	1883	소련	1922
헝가리	1891	일본	1927
스웨덴	1910	이탈리아	1929
영국	1911	프랑스	1930
네덜란드	1911	그리스	1934
벨기에	1912	미국	1935

1-6-2. 의료보장

1. 의료보장의 개념

의료보장은 개인적인 측면에서는 질병으로 인한 수입의 중단과 질병치료를 위한 치료비 지출이 생활의 위협이 되기 때문에 이에 대처하기 위하여 보장하는 제도이며, 국가적인 측면에서는 국민의 건강권을 보장하기 위하여 요구되는 필요한 보건의료서비스를 국가나 사회가 제도적으로 제공하는 것을 의미한다. 그러므로 의료보장은 개인의 능력으로 해결할 수 없는 건강문제를 사회적 연대 책임으로 해결하여 사회 구성원 누구나 건강한 삶을 향유할 수 있도록 하는데 그 목적이 있다.

2. 의료보장제도의 유래

산업혁명으로 공장제조업이 등장하면서 농촌인구감소와 도시인구집중화로 각종 보건의료문제가 등장하고, 이러한 보건의료문제를 해결하기 위하여 구빈제나 공동조합과 같은 공제성격이 강한 상호부조제가 생겼다. 그러나 이 상호부조제는 빈부의 격차와 경제발전, 핵가족화 및 지역주민 간의 연대감의 약화 등의 요인으로 붕괴되고 의료보장제도가 도입되게 되었다.

3. 의료보장의 종류

1) 의료보험사업(건강보험)

예측이 불가능하고 우발적인 질병 및 사고에 의한 경제적 위험에 대비하기 위하여 재정적 준비를 필요로 하는 다수인이 자원을 결합해서 확률계산에 의해 의료수요를 상호분담 및 충족하는 경제준비의 사회적 형태이다.

우리나라의 건강보험은 국민의 건강증진을 기하기 위한 사회보장제도의 일환으로 국민의 질병, 부상에 대한 예방·진단·치료, 재활(요양)과 출산, 사망 및 건강증진에 대하여 급여를 제공함으로써 국민보건을 향상시키고, 사회보장의 증진을 도모함을 목적으로 의료보험법이 1963년에 제정되었다. 이때는 피사용자와 자영자를 대상으로 하는 임의 가입방식의 불완전한 제도로 실효성이 없었으며, 1977년 7월부터 개정된 의료보험법에 의하여 500인 이상의 사업장과 공업단지에 입주한 사업장의 근로자에 대한 의료보험이 전면 시행되면서 사회보험으로서

[표 3-3 한국의료보험의 역사]

연도	내 용
1963	의료보험 제정 임의의료보험
1977. 7	500인 이상 사업자 근로자(제1종→직장의료보험) : 당연적용, 1988. 7 5인 이상 사업장 근로자
1977. 12	공무원 및 사립학교교직원의료보험법제정
1979. 7	공무원 및 사립학교교직원의료보험실시
	1980. 1 군인가족
1981. 7	지역의료보험(홍천, 옥구, 군위)
1981. 12	직종의료보험(문화예술인)
1987. 2	한방의료보험실시(전국)
1988. 1	농어촌
1989. 7	도시지역 ※전국민의료보험 실시
1989. 10	약국의료보험
1998. 10	국민의료보험
1999. 10	국민건강보험, 의료보험통합
2000. 7	국민건강보험 실시, 의약분업 실시

의 완전한 체제를 갖추게 되었다. 이와는 별도로 1977년 12월 31일에 공무원 및 사립학교 교직원 의료보험법이 제정되어 79년 7월부터 실시하기에 이르렀다.

당연적용 사업장은 500인 이상의 사업장(1977년)에서 5일 이상(85년 1월까지 확대되었으며, 과거는 의료보험법에 의한 직장의료보험(종전의 1종의료보험), 지역의료보험, 직종의료보험(실질상 89년 7월 폐지 지역의료보험으로 흡수)과 공무원 및 사립학교 교직원 의료보험법에 의한 공무원 및 사립학교의료보험(관리공단)으로 나누어 시행되다가 1998년 국민의료보험법으로 통합 운영되고 있다.

1988년 1월 농·어촌 의료보험에 이어 1989년 7월 도시지역 의료보험이 실시됨으로써 전국민 의료보험이 실현되었으며 그리고 1987년 2월 한방의료보험과 1989년 10월 약국의료보험, 2000년 7월 국민건강보험이 실시되었다.

2) 의료급여제도

일반적으로 소득수준이 낮아서 의료비를 부담할 능력이 없는 주로 생활무능력자 및 일정수준 이하에 있는 저소득층을 대상으로 하여 그들이 스스로 의료문제를 해결할 수 없는 경우에 국가재정으로 의료를 제공하는 공공부조제도이다.

우리나라는 1977년부터 시작되는 제 4차 경제개발 5개년 계획에서는 사회 개발에 역점을 두게 되었다. 이에 따라서 정부에서는 전국민의 의료보호기반을 확립하여 국민보건향상을 도모하기 위하여 생활보호 대상자에 대한 의료공급을 확충하고(의료보호법, 1977. 12. 31 → 의료급여법, 2001. 5. 24), 의료보험을 통하여 국민의 의료비 부담을 분산 내지 경감시키는 방안(의료보험법, 1979년 4월 17일 개정)을 제도화하기에 이르렀다. 의료급여(의료보호)제도는 생활이 어려운 자에게 의료급여를 실시함으로써 국민보건의 향상과 사회복지의 증진에 기여함을 목적으로 한다.

의료급여제도는 의료급여를 받을 수 있는 자격을 가진 자 즉, 수급권자를 1종 수급권자와 2종 수급권자로 구분하고 있다. 1종, 2종을 구분하는 근거는 근로능력의 유무인데 기초생활 보장수급자 중에서 근로능력이 없는 가구의 구성원은 1종, 근로능력이 있는 가구의 구성원은 2종이 된다.

1종 수급권자에는 국민기초생활보장법에 의한 수급자 중 근로능력이 없는 자로만 구성된 세대의 구성원, 국민기초생활보장법 이외의 타법에 의한 수급권자로 이재민, 의상자 및 의상자의 유족, 국내 입양된 18세미만 아동, 국가유공자 및 그 유족·가족, 국가무형문화재보유자 및 그 가족, 새터민(북한이탈주민)과 그 가족, 5.18민주화운동 관련자 및 그 유족·가족, 노숙인 등이며 행려환자가 포함되며, 2종 수급권자에는 국민기초생활보장 수급자 중 근로능력이 있는 자를 포함한 세대의 구성원이다.

의료급여는 수급권자에게 국가재정으로 질병이나 부상, 출산 등에 대한 진찰, 검사, 약제·치료 재료의 지급, 처치·수술 그 밖의 치료, 예방·재활, 입원, 간호, 이송, 기타의료 목적달성을 위한 조치를 제공한다. 국가는 법령에서 정한 수급권자의 법정본인부담금을 제외한 금액의 전액을 지원하는데, 법정 본인부담금은 수급권자의 종별(1종, 2종) 구분에 따라 다르게 적용된다.

의료급여기관의 지정은 제 1차의료급여기관과 제 2차의료급여기관을 시·도지사 정한 진료구역별로 지정하되 제 1차의료급여기관(30병상 미만)은 시장·군수·구청장(통원에 의한 진료, 보건의료기관 및 의원급 중에서 지정)이, 제 2차의료급여기관(입원에 의한 진료, 병원 및 종합병원(30병상 이상, 500병상 미만) 중에서 지정)은 시·도지사가 지정하며, 제 3차의료급여기관(500병상 이상)은 종합병원 중 보건복지부장관이 지정한 상급종합병원으로 고도의 의학적 처치가 필요한 특수진료를 담당하게 한다.

제 1차의료급여기관은 보건소, 보건의료원, 보건지소, 보건진료소, 시장·군수·구청장에게 개설 신고한 의료기관, 약국, 한국희귀의약품센터 중에서 지정한다. 1, 2차의료급여기관은 자유롭게 이용이 가능하지만 3차의료급여기관은 의사가 발행한 진료의뢰서를 지참하여야 한다. 단, 가정의학과, 재활의학과, 치과, 분만, 응급환자 등은 3차의료급여기관에서 가능한 1차진료이다.

3) 산업재해보상보험

산업현장에서 작업환경 또는 작업행동 등 업무상의 여러 요인으로 인하여 발생되는 신체적·정신적 피해를 산업재해라고 하며, 이를 위한 보험이 산업재해보상보험이다. 산업재해의 판단 여부는 업무수행성과 업무기인성에 두는 것이 일반적이며, 업무수행성이란 업무를 수행하는 과정에서 재해가 일어나야 한다는 의미이고, 업무기인성이란 업무로 인하여 재해가 일어나야 한다는 의미이다. 근로자의 업무상의 재해에 대하여 사용자(고용주)에게는 고의·과실의 유무를 불문하고 무과실책임주의이며 보험료는 전액을 원칙적으로 사업주가 부담한다.

4. 의료보장의 유형

1) 국민보건서비스제도(NHS; National Health Service)

국민의 의료문제는 국가가 책임져야 한다는 관점에서의 정부의 일반조세로 재원을 마련하여 국민에게 필요한 보건의료서비스를 국가가 무료로 제공하는 제도로 일명 조세방식, 베버리지방식이라고도 한다. 이 제도는 대부분 영연방국가나 이탈리아에서 실시하고 있으며, 소득수준에 관계없이 모든 국민에게 포괄적이고 균등한 보건의료서비스가 제공되고 조세제도를 통한 재원조달로 비교적 소득재분배효과는 강하지만 의료의 사회화 초래로 상대적으로 의료의 질이 떨어지거나 정부의 과다한 복지비용 부담 등이 문제가 된다.

2) 국민건강보험제도(NHI; National Health Insurance)

의료비에 대한 국민의 자기책임의식을 견지하여 보험자가 보험료로 재원을 마련하여 의료를 보장하는 제도로 일명 비스마르크방식이라고도 하며 정부는 지원과 감독을 한다. 이 제도는 우리나라, 대만, 독일, 프랑스, 일본 등에서 실시하고 있으며, 조합원이 의료보험운영에 관한 의사결정에 참여하므로 제도운영의 민주성을 기할 수 있고, 상대적으로 양질의 의료가 제공된다. 재정은 보험료에 의하여 충당하거나 국가, 고용주가 일부 부담한다. 보험료부담이 어려운 계층에 대해서는 국가의 일반재정을 충당한다. 보험료부과에서 형평성 문제와 의료비 증가에 대한 억제기능의 취약 등 문제점이 따르고 있다.

3) 민간보험방식제도(Consumer Sovereignty Model)

민간건강보험제도로 미국에서는 공적의료보장의 대상이 노령자 특히, 특정인에 한정하며 대부분 민간건강보험에 의존하고 생명보험, 손해보험 등 영리보험회사나 Blue Cross, Blue Shield 등 비영리단체 등이 있다. 영국에서도 BUPA로 대표되는 비영리단체에 의한 민간보험제도와 독일의 고소득자에 의한 민간보험 등이 있다.

4) 사회보험방식제도(Social Insurance Model)

국가가 보험자가 되며 국가가 의료기관을 소유하고 의사를 고용하여 피보험자에게 제공하는 방식으로 재원조달은 보험료라는 형태를 택할 뿐 의료기관을 국가가 소유하기 때문에 실질적으로는 국민보건서비스의 관리방식과 큰 차이는 없다. 이 제도는 일반관리자는 사회보험청이라는 단일조직에 포함시키지만 선원, 철도원, 광부와 같은 고위험집단과 공무원, 교사, 은행원과 같은 저위험 집단은 별도의 조합을 두어 관리하는 특징이 있다.

5) 지방보건서비스제도(DHS; District Health Service)

지방정부(지방자치단체)에 의하여 지방정부의 책임으로 이루어지는 보건의료서비스제도로서 모든 국민에 필요한 보건의료서비스를 지방정부의 재정으로 무료 제공하는 제도이다. 보건교육, 예방, 치료, 재활에까지 포괄적으로 서비스가 제공되며 덴마크, 핀란드, 스웨덴, 캐나다 등에서 실시되고 있다.

1-7. 보건의료 전달체계

1-7-1. 보건의료의 사회경제적 특성

보건의료는 인간에게 필요한 의·식·주와는 달리 다음과 같은 독특한 특성을 가지고 있다.

1. 보건의료요구는 불균형하게 예측 불가능한 발생 경향을 가지고 있다.

질병이라는 보건의료문제는 어느 인간에게 언제 발생할 것이라는 예측이 불가능한 경우가 대부분이다. 그러므로 대부분의 인간들이 각자의 질병발생에 대하여 예산을 책정한다든가 혹은 어떤 다른 준비를 할 수 없게 된다.

2. 보건의료소비는 곧 투자적인 성격을 갖는다.

보건의료제공을 필요로 하는 생산연령층에 이를 공급하면 보건의료를 소비한 생산연령층은 곧 건강해져서 투자적인 일을 하게 된다.

3. 보건의료는 비영리적 동기를 가지고 있다.

보건의료제공은 영리적인 것을 목적으로 하지 않는 것으로 출발하였다.

4. 보건의료효과는 외부효과를 갖는다.

외부효과라 함은 각 개인이 자기 의사에 따라 취한 행동이 타인에게 가져오는 결과를 말한다.

즉, 감염성질환의 경우 개인에 대한 예방 및 치료적인 보건의료제공은 그것을 받는 개인의 예방 및 치료 이상의 효과를 가져오는 반면에, 예방 및 치료적 보건의료제공을 하지 않았을 경우에도 그 개인의 예방 및 치료를 안한 것 이상으로 나쁜 효과를 가져온다.

5. 보건의료는 인간에게 필수요구이다.

보건의료에 대한 요구는 인간 개인의 경제적 지불능력과는 관계없이 개인적 권리로 받아들이는 경향이다. 그러므로 경제적으로 빈곤한 보건의료요구자에게는 무료로 진료하여 왔다.

보건의료요구가 있었을 때 그 요구가 충족되지 않으면 인간의 생존과 직결되기 때문에 필수적 요구로 다루어진다.

6. 보건의료요구자들은 보건의료에 관한 지식이 결여되어 있다.

보건의료를 소비하는 소비자는 그 보건의료제공이 어느 정도로 가치가 있는 것인지 평가할 수 있는 능력이 없다.

사람들은 질병이 발생했을 때 의사를 선택하지만, 그 의사가 제공하는 의료봉사를 선택하지 못한다. 환자가 의사에게 도움을 요청한 이후에 어떠한 그리고 어느 정도의 봉사를 어떻게 받는가 하는 것을 의사 및 보건의료전문가만이 안다.

그러므로 보건의료수혜자는 흔히 보건의료에 대하여 무지하고 무기력한 상태이다.

7. 보건의료 제공은 인간에 대해서 제공된다.

보건의료사업은 다른 사업보다 노동집약적이며, 인건비의 상승에 따라 보건의료 봉사의 비용과 가격이 상승하게 된다.

8. 보건의료제공 자체가 교육이 된다.

보건의료전문가들은 보건의료요구를 충족시키기 위하여 보건의료를 제공하면서 그들 스스로 경험을 쌓고 또 학생들을 교육하여 연구한다.

1-7-2. 보건의료전달체계의 형태

세계 여러 나라의 보건의료전달체계를 어떤 기준으로 보느냐에 따라 여러 가지 분류방법을 사용할 수 있으나 편의상 일반적으로 많이 알려진 자유기업형, 사회보장형, 공산주의형, 개발도상국형으로 분류하여 설명한다.

1. 자유기업형

자유기업형은 그 단어가 갖는 의미대로 자유롭고, 기업으로 보건의료를 전달하는 형태이다.

이는 미국, 일본, 서독과 같은 나라에서 정부의 통제나 간섭을 최대한 극소로 하는 원칙하에 보건의료를 자유기업정신에 따라 민간이 주도하여 전달하는 체계이며, 우리나라도 여기에 속하면서 개발도상국형보건의료체계가 갖는 문제점도 안고 있다.

자유기업형보건의료전달체계의 장점은 보건의료소비자가 보건의료기관 및 보건의료전문가를 자유롭게 선택할 수 있고, 또한 보건의료인도 기업으로 보건의료사업을 전개하기 때문에 보건의료제공의 내용과 질적 수준을 향상시키고자 노력하여 질적으로 높은 보건의료를 유지하고 있다는 점이다.

자유기업형에 대한 단점은 보건의료요구가 있는 모든 사람이 보건의료 사업에 대한 혜택을 받는 것이 아니라, 보건의료를 이용할 수 있는 경제적 지불능력이 있는 사람만이 이용이 가능하다는 것이다.

또한 보건의료의 기관 및 요원들이 보건의료사업이 잘 운영되는 곳에만 지역적으로 편중되어 보건의료의 내용 및 수준과 보건의료자원이 지역적으로 사회·경제 계층적으로 불균형하게 분포되어 있어 사회적으로 큰 문제가 되고 있으며, 이러한 불균형으로 의료비의 상승속도가 높아가고 있다.

2. 사회보장형(인두제)

사회보장형의 의료전달체계를 갖고 있는 국가(영국, 스칸디나비아 각국, 캐나다 등)는 정치적으로는 자유민주주의 및 개인의 자유를 존중하며, 사회적·경제적으로 일반 근로자의 권익을 존중하고, 소외된 계층이 없도록 교육·의료·실업 등의 사회보장을 가장 중요한 목표로 하고 있다.

사회보장형의 가장 큰 특징은 정부주도이며, 정부중앙조직 속에 보건의료서비스 전체를 총괄하는 기구가 있어 보건계획 및 자원의 효율적인 활용을 기하고, 국민전체에게 의료서비스를 무료로 조직적으로 동등하게 제공하며, 보건의료의 혜택의 기회도 모든 국민들에게 공평하게 제공된다는 장점도 있다.

반면 대규모의 의료조직으로 인한 관료 및 행정체계의 복잡성 등으로 의료의 제공에서 비효과적인 점이 있고, 의료인의 인센티브제가 미약하며, 의료수준이나 의료인의 열의가 상대적으로 낮다는 문제들이 있다.

3. 공산주의형

이러한 제도하의 국가들(대부분 공산국가)의 가장 기본적인 목표는 의료자원 및 의료서비스의 균등한 분포 및 기회의 제공에 있다.

대개의 경우 보건의료는 중앙정부조직에 의하여 직접 관장되고 운영되고 있기 때문에 개개인의 선택의 자유는 없다.

이 제도의 장점은 의료조직 자체가 조직적이며, 체계적이고, 의료자원의 분포 및 배치가 가장 효율적으로 되어 있으며, 모든 국민에게 무료로 의료가 제공된다는 것이다.

반면 관료체계로 인한 경직성, 보건의료 전문가에게 인센티브제공의 결여로 인한 의료서비스 수준 및 내용의 빈약 등의 큰 단점을 갖고 있다.

4. 개발도상국형

개발도상국의 일반적인 특징은 의료자원의 절대부족과 생활을 위한 기본적인 의식주 문제의 미해결 등으로 전반적으로 뚜렷한 방향이나 계획이 없고, 세계 선진국의 여러 모형을 전체적으로나 부분적으로 모방하여 시도한 후 성공하기도 하고 실패하기도 하는 식의 불안정한 정책을 반복하고 있는 것이 보통이다.

1-7-3. 보건의료전달체계의 기본구조

보건의료전달체계의 기본구조는 [그림 3-3]에서 보는 바와 같이 크게 여섯 가

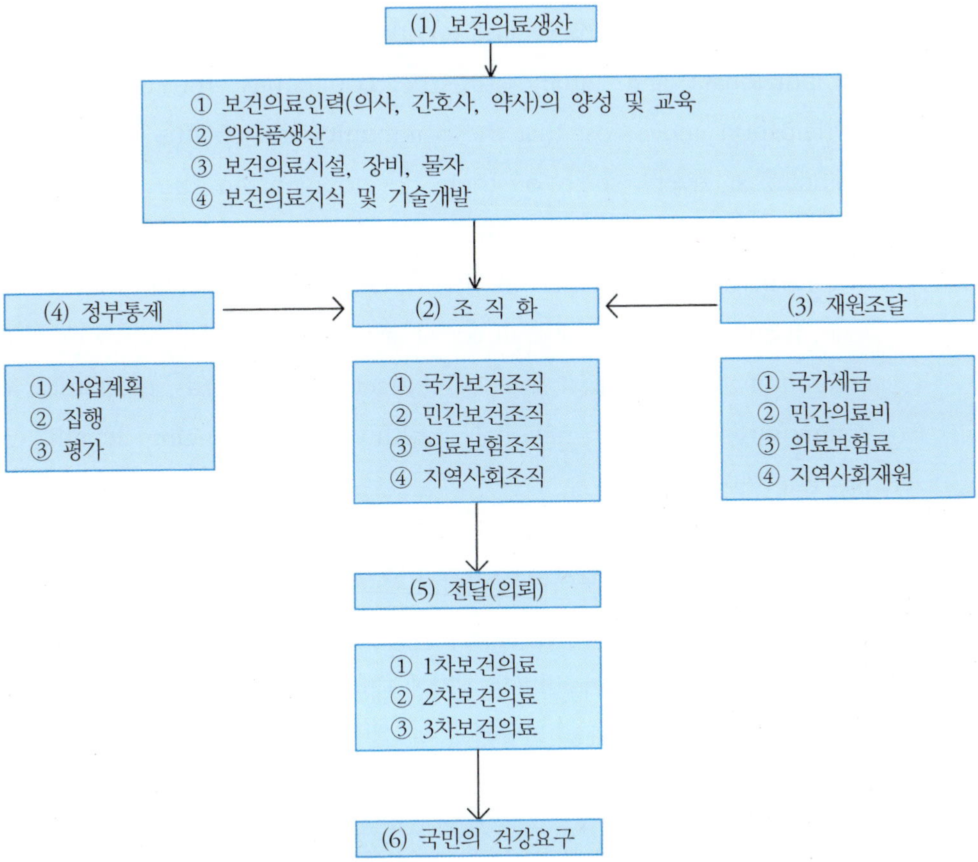

[그림 3-3 보건의료전달체계 구조]

지 부분으로 되어 있다.

첫째는 보건의료생산이며, 둘째는 이 생산된 보건의료를 조직화하는 과정이며, 셋째는 이 조직화된 보건의료가 국민에게 전달되는데 필요한 재원조달이며, 넷째는 이 과정들이 정부의 행정기능에 의하여 바람직하게 통제되는 부분이며, 다섯째는 잘 통제된 보건의료가 국민에게 전달되는 과정을 거쳐서, 여섯째는 국민의 건강요구에 맞도록 수용되는 구조이다.

1. 일차보건의료

지역사회보건을 보건의료전달체계면에서 볼 때 일차 보건의료로 이해한다.

일차보건의료(PHC)의 기본적인 정신을 원문으로 게재하면 "Primary health care is essential care based on practical, scientifically sound and socially acceptable methods and technology made universally accessible to individuals and families in the community through their full participation and a cost that the community and country can afford to maintain at every stage of their development in the spirit of self reliance and self determination.

It forms an integral part both of the country's health funtion and main focus, and of the overall social and economic development of the community. It is the first level of contact of individuals, the family and community with the national health system bringing health care process."이다.

일차보건의료(primary health care)는 이 용어가 내포한 의미대로 보건의료의 일차적 차원 혹은 기본적인 것이라고 볼 수 있다.

일차보건의료의 기본 가정은 건강과 질병이 분리될 수 없고, 건강과 질병은 항상 연속선상에서 존재하며, 질병은 건강에 대하여 우발적인 사고로 보는 것이다. 즉, 건강이 있으면 다음에는 질병이 있을 수 있다. 그리고 이 질병의 정도와 양상이 각기 다르다. 그러므로 건강에 대한 질병은 질병이라기보다는 건강문제로 취급한다.

일차보건의료는 1976년 세계보건총회에서 처음으로 거론되었으며, 1978년 알마아타총회를 통하여 전 세계에서 실시되었다.

WHO는 일차보건의료의 접근방법은 일차보건의료가 출현하게 된 이유와 철학을 기초로 다음과 같이 네 가지를 제시하였다.

첫째, 쉽게 이용 가능해야 한다.

일차보건의료는 모든 인간에게 평등하고, 쉽게 이용 가능하도록 사업이 전개되어야 한다.

둘째, 지역사회가 쉽게 받아들일 수 있는 방법으로 사업이 제공되어야 한다.

지역사회의 주민들이 편안하게 받아들일 수 있는 건강문제 해결접근을 일차보건의료에서 연구하여 사업방법으로 활용해야 한다.

셋째, 지역사회의 적극적인 참여에 의해서 사업이 이루어져야 한다.

일차보건의료를 제공하는 사람과 지역사회가 대등한 관계로 일차보건의료사업의 동업자가 되어 함께 이루어져야 한다.

넷째, 지역사회의 지불능력에 맞는 보건의료수가로 사업이 제공되어야 한다.

지역사회주민이 일차보건의료를 이용하는데 경제적으로 부담을 느끼지 않는 범위에서 의료수가를 결정해야 하며, 이 결정은 지역사회에서 이루어져야 한다.

요약하면 일차보건의료는 접근성, 수용가능성, 주민참여, 지불부담능력, 포괄성, 유용성, 지속성, 상호협조성, 균등성(형평성) 등의 특성을 가지고 있다.

일차보건의료 내용은 크게 다음과 같이 아홉 가지로 구분된다.

(1) 지역사회의 건강문제와 문제규명 및 관리방법 교육
(2) 식량의 공급과 영양증진
(3) 안전한 물 공급과 기본환경위생
(4) 가족계획을 포함한 모자보건
(5) 지역사회의 주된 감염병예방접종
(6) 지역의 지방병(풍토병) 예방 및 관리
(7) 일반적 질병치료
(8) 정신보건증진
(9) 기본 약제공

이상의 내용을 보면 국민에게 기본건강요구를 충족하기 위한 일차적 조치임을 알 수 있고, 일차보건의료는 지역주민 모두가 수용할 수 있는 지역사회보건의 실천원리이며, 새로운 의료진료질서이고 전세계적인 보건의료의 전략핵심으로 보건의료에 대한 지역사회자립력을 목표로 하고 있다.

2. 이차보건의료(Secondary Health Care)

주로 응급처치를 요하는 질병이나 병·의원에 입원치료를 받아야 하는 환자관리사업과 급성질환관리사업과 병·의원에 입원치료를 받아야 하는 환자관리 등이 2차 보건의료사업이기 때문에 종합병원 등 전문병원의 활동이 요구되는 분야이다.

3. 삼차보건의료(Tertiary Health Care)

회복기 환자의 재가치료사업과 재활을 요하는 환자 및 노인의 간호 등 장기요양이나 만성질환자의 관리사업 등이 중심이 되는 3차 보건의료사업은 특히 노령화사회에서 노인성질병관리가 중요한 핵심역할이 된다.

참고문헌

1. 편찬위원회, 보건학개론, 서울대학교출판부, 2006
2. 유승흠, 양재모의 보건학, 계축문화사, 2005
3. 보건복지부, 2018 보건복지백서, 2019
4. 대한예방의학회편, 예방의학과 공중보건, 계축문화사, 2014
5. 편집부, 최신의료관계법규, 대학서림, 2019
6. 문옥윤 외, 한국의 의료보험론, 신광출판사, 1997
7. Beaufort, B Longest, Health Policymaking in the United States. Ann Ardor, Michigan:/tuPHA Press, 1994
8. Charls Normand, Axel Weber, Social Health Insurance : a guidebook for planning, WHO, 1994
9. M. Roemerm, National Health System of the World, 1991
10. OECD, New Directions in Health care Policy, Health Policy Studies No.7, 1966

2 학교보건 및 보건교육

2-1. 학교보건

2-1-1. 학교보건의 중요성

다른 어느 세대나 직업인에 대한 보건보다도 학교보건이 공중보건상 중요시되어야 할 이유를 열거하면 다음과 같다.

첫째, 학교보건의 관리나 보호를 받아야 할 대상자가 전체 인구의 약 1/4 정도 높으므로 이들의 건강수준이 국민 전체의 건강수준에 미치는 영향이 크고,

둘째, 학교는 교육의 장이므로 효과적이며 효율적인 교육이 가능하고,

셋째, 아직도 발육기에 있으므로 질병에 대한 저항력이 약하여 질병에 감염될 우려가 많고,

넷째, 학생은 배우려는 의욕이 있기 때문에 호기적이며, 학생들의 장래에 생활화가 가능하고,

다섯째, 학생이나 교직원을 통하여 지역사회 및 가족에게 간접적 보건교육을 시킬 수 있어 보건에 대한 국민계몽을 할 수 있고,

여섯째, 장래 이 나라의 주인공인 학생들에 대한 학교보건은 국민보건의 핵심을 이루기 때문이다.

2-1-2. 학교보건사업

학교보건사업은 학생들에 대한 보건교육실시와 이들에 대한 보건봉사에 의하여 학생들이 건강한 보건위생적 학교생활을 할 수 있도록 하기 위하여 벌이는 사업이다.

이를 알기 쉽게 그림으로 표시하면 다음과 같다.

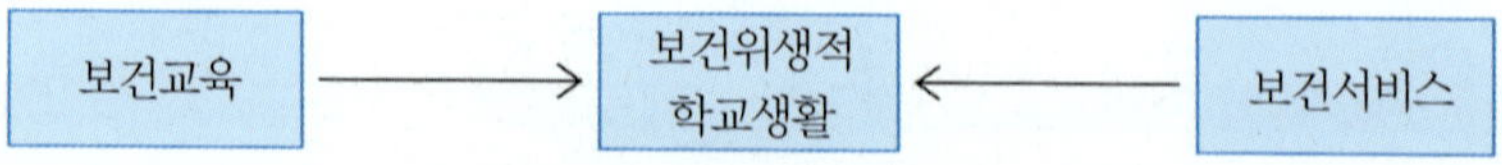

[그림 3-4 학교보건사업]

또한, 학교보건사업을 위해서는 보건교사나 학생들의 건강상담 교사의 힘만으로는 소기의 목적을 이룰 수 없고, 이들의 교육을 맡고 있는 전체교직원은 물론 지역사회의 의료인과 보건인 등과의 유대를 강화하고 특히, 학부모와의 긴밀한 관계로 나라의 새싹을 보호한다는 측면에서 학생들의 건강·보건상태를 보살펴 주어야 한다.

일반적으로 각급 학교에서 실시하여야 할 보건사업은 아래와 같다.

(1) 학교보건서비스
(2) 학교환경위생 관리(최우선 실시)
(3) 학교보건교육
(4) 학교급식관리
(5) 학교정신보건
(6) 사고예방과 응급처치

2-1-3. 학교보건사업을 위한 조직

학교보건법 제15조에서 18학급 이상의 초등학교와 9학급 이상의 중·고등학교에는 학생 및 교직원들의 보건관리를 담당하는 학교의사(치과의사·한의사도 가능함)·학교약사·보건교사를 각각 1인씩, 각각 그 미만인 경우는 학교의사 또는 학교약사 중 1인과 보건교사 중 1인을 둔다고 명시하고 있다. 또한 대학(3개 이상의 단과대학을 두는 대학에서는 단과대학), 사범대학, 교육대학, 전문대학에는 학교의사 1명과 학교약사 1명을 둔다. 고등기술학교, 공민학교, 고등공민학교, 특수학교, 유치원 및 각종학교에는 앞에서 규칙된 해당학교에 준하여 학교의사 및 보건교사를 둔다.

물론 학교에 따라서는 보건교사만을 확보하고 나머지는 촉탁에 의존하고 있으

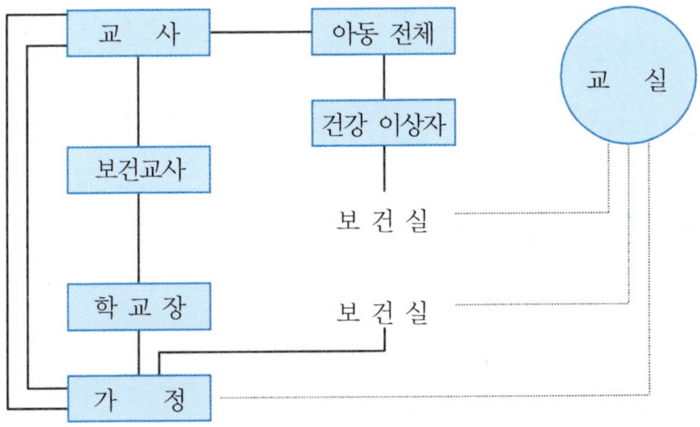

[그림 3-5 건강관찰도]

나 낮은 보수 때문에 정기적으로 신체검사나 약식 진찰만을 하고 있어 크게 효과를 거두지 못하는 것이 우리의 현실이다.

따라서 학교보건은 직접 학교보건을 일선에서 담당하는 해당학교의 보건교사나 보건주임이 총책임을 질 수 밖에 없다. 이들 한두 사람의 힘으로는 많은 학생과 교직원들의 건강을 지킬 수 없으므로 각 지방의 보건행정요원과 학부모가 서로 협조하고 학교 내의 교육책임자인 교장·교감을 비롯한 여러 분야의 교사들이 담당 보건교사나 보건주임을 종횡으로 도와서 효율적으로 학교보건 사업을 이끌어 나가야 한다.

1. 학교의사의 직무

학교의사의 직무는 학교의 보건계획수립과 환경위생의 유지관리 및 개선에 관한 자문, 학생 및 교직원들의 건강평가, 건강진단과 건강상담, 각종 질병의 예방처치 및 보건지도, 그 밖의 학교보건관리에 관한지도 등이 있다.

2. 보건교사의 직무

보건교사의 임무는 학교의 크기, 학교의 위치(농촌 또는 도시)에 따라 다르나 그 기본적인 활동범위는 다음과 같다.

학교 내의 감염병관리 및 기타 질병과 이상에 대해서 학교보건계획을 수립하며 학교의 환경위생유지·관리 및 개선, 학생과 교직원에 대한 건강진단의 준비와 실시에 관한 협조, 각종 감염병 예방처치 및 보건지도, 학생과 교직원의 건강관찰과 학교의사와 건강 상담, 건강평가 등의 실시에 관한 협조, 신체허약학생보건지도, 가정방문, 보건교육을 실시하며, 보건실의 시설·설비 및 약품 등의 관리, 보건교육 자료의 수집·관리, 학생건강기록부의 관리, 다음의 의료행위(간호사면허소지자에 한함) 즉, 외상 등 흔히 볼수 있는 환자의 치료, 응급을 요하는 자의 응급처치, 부상과 질병의 악화를 방지하기 위한 처치, 건강진단 결과 발견된 질병자의 요양지도 및 관리, 이와 같은 의료행위에 따르는 의약품 투여, 그 밖의 학교보건관리 등이다.

3. 학교약사의 직무

학교 보건계획의 수립에 관한 자문, 학교환경위생의 유지·관리 및 개선에 관한 자문, 학교에서 사용하는 의약품과 독극물의 관리에 관한 자문, 학교에서 사용하는 의약품 및 독극물의 실험·검사, 그 밖의 학교보건관리에 관한 지도 등이 있다.

4. 담임교사의 직무

담임교사는 반 학생들에게 건강증진과 사고방지의 책임이 있으며, 이상을 관찰하였을 때에는 발견 즉시 학교의사 또는 보건교사에게 보고한다. 초등학교 보건교육에 가장 영향력이 크다.

5. 학교보건관리

학교보건관리의 내용은 건강관리, 학교생활관리 및 학교환경위생 등으로 나눌 수 있으며, 사업종류별로 구분하면 학교보건교육, 학교환경위생, 학교보건봉사, 학교정신보건, 학교체육 등이 있다. 보건활동이 바람직하게 이루어질 수 있게 하기 위해서는 학교보건을 학교보건관리와 보건교육으로 구분하는 것이 바람직하다.

1) 건강검사

학교의 장은 학생과 교직원에 대하여 건강검사를 하여야 한다.

검사내용은 키·몸무게·가슴둘레·앉은 키 등을 알아보는 체격검사, 시력·영양상태, 색맹, 치아나 청력의 정도를 검사하는 체질검사, 달리기·넓이뛰기·턱걸이 등을 검사하는 체력검사, 결핵검진, 연 1회 기생충 검사, 치아 이상검사, 영양평가 등을 실시한다. 이와 같은 검사를 정기건강검사라 하고, 질병유행 시 학부형의 요구나 담임교사 또는 보건교사가 필요할 때 일정한 기간을 정하지 않고 수시로 검사하는 것을 수시건강검사라고 한다.

2) 건강검사의 결과처리

건강검사의 결과나 의사의 진단결과 감염병에 감염되었거나 감염된 것으로 의심되거나 감염될 우려가 있는 학생 및 교직원에 대하여 등교를 중지시킬 수 있도록 하고, 건강한 학생들에 대해서는 예방접종을 실시하여야 한다. 기생충검사 시에는 결과에 따라 학생들에게 구충제를 먹도록 하여야 하고, 좌석이나 의자의 재배치, 특수학교에의 편입, 정밀검사 지도 등을 실시하고, 감염병이 유행하여 학생들의 건강에 심히 우려가 있을 경우에 학교장은 재량에 의하여 휴교를 명할 수 있다.

3) 결핵대책

우리나라는 결핵왕국이라 할 만큼 결핵환자가 많았다. 30년 이상 크리스마스를 기하여 결핵환자를 돕기 위한 크리스마스씰을 판매하는 것으로도 보건행정상 결핵이 얼마나 문제시 된 질병인가를 알 수 있다.

우리나라 결핵발생률은 선진국에서는 주로 노년층환자가 많은 데 비하여 청소년층에 많이 발병되어 노동력을 잃는 등 경제적 손실도 크다.

현재 결핵예방책으로 애기가 태어나서 4주 이내에 비씨지(BCG) 접종을 실시하도록 하고 있고, 초등학교 취학 후 1학년 전원을 대상으로 투베르쿨린반응 검사(TB-test)를 실시하여 음성자에 대하여 BCG접종을 실시하고 있다.

이후 결핵검사를 받고자 하는 사람은 누구나 모든 보건소에서 무료검진을 받을 수 있고, 만약 결핵유소견자 즉, 결핵에 감염되었을 때는 보건소에서 무료진료와 치료를 받도록 하고 있다.

환자가 발견되었을 시는 환자에 대한 사회활동을 제한시키거나, 학생인 경우 휴학시켜 병의 확산을 막아야 한다. 그리고 경제선진국일수록 결핵감염률이 낮은 것을 감안하여 국민체력증진과 건강에 각별히 힘써야 한다.

4) 학교급식

해방 이후 국민 전반의 영양상태가 좋지 않았던 시대에는 주로 영양개선 차원에서 학교급식이 시작되었다. 한국은 1981년 학교급식법을 제정하여 학교급식질 향상을 통한 학생의 건전한 심신 발달을 도모하고, 나아가 국민 식생활 개선에 기여함을 목적으로 하고 있다. 학생들에게 영양급식을 해야 하는 필요성은 과거만큼 없지만 음식문화 및 음식습관의 형성은 긍정적으로 받아들이고 있다.

6. 학교환경위생

학생들은 대부분의 시간을 학교에서 보내기 때문에 학교의 환경이 학생들에게 미치는 영향은 대단히 크다.

따라서 학교의 환경위생관리는 학생들의 건강과 신체발달을 위해서 최선을 다하여야 하고, 최우선적으로 실시해야 할 사업이며, 이러한 환경위생의 목표는 쾌적하고 즐거운 학교생활을 유지하여 학생들의 건강유지향상과 학습능률향상, 질병방지, 심신안정 등에 두고 있다. 건강에 적당한 학교환경을 간략하면 다음과 같다.

1) 교지(校地)

학교위치는 한적하고 햇빛이 잘 들며, 통풍이 잘 되고 배수가 좋은 건조지로서 양질의 먹는물을 얻을 수 있어야 하며 또한 주위에 위해업소가 보호구역에서(상대보호구역: 학교 경계로부터 200m까지, 절대보호구역: 학교출입문으로부터 직선거리 50m까지) 없어야 하고 학생들의 통학이 편리한 곳을 선택해야 한다.

2) 교사(校舍)

교사는 남향 또는 동남향으로 하고, 현관은 넓고 복도의 폭은 2 m 이상, 계단은 넓게, 경사는 40°이어야 적합하다. 그리고 교실의 채광은 가능한 자연채광이 될 수 있도록 채광창을 직접 바깥쪽으로 직면토록 하며, 교실면적의 1/5 이상으로 한다. 채광의 위치는 좌상방으로 하며 교실의 창문면적은 실내면적의 20~25%로 하고, 창문유리는 무색투명한 것으로 한다.

3) 교구(校具)

책걸상은 되도록이면 1인용으로 하되, 초등학교 아동의 경우 적어도 6종류의 크기를 만들어 해마다 한 번씩 바꾸어 줄 필요가 있다.

의자는 앉는 면의 높이가 학생 하퇴의 길이에서 1.5 cm를 감한 높이가 적당하며, 책상의 높이는 학생 앉은키의 1/3에 의자의 높이를 더한 높이가 좋다.

4) 위생검사

학교장은 교사 안에서의 환경위생 및 식품위생상태가 기준에 적합한지 여부에 대하여 연 1회 이상 정기 점검을 실시하여야 한다.

5) 먹는물관리

먹는물 및 용수는 되도록이면 수돗물을 사용하고, 지하수를 먹는물로 사용할 경우 「먹는물 관리법」에 따른 수질기준에 적합한 물을 제공한다.

6) 환경기준

교실 내의 기적(氣積)은 바닥에서 4 m 이상 높이의 공간을 제외하고 1인당 10 m^3(유아·아동은 5 m^3)를 표준으로 한다. 1인당 환기량은 시간당 21.6 m^3 이상이 되도록 하여야 하고, 교사내의 소음은 55 dB(A) 이하, 교사 및 급식시설 내의 초미세먼지(PM2.5)는 35 $\mu g/m^3$ 이하, 미세먼지(PM10)는 75 $\mu g/m^3$ 이하, 체육관 및 강당의 미세먼지(PM10)는 150 $\mu g/m^3$ 이하, CO는 10ppm 이하, CO_2는 1,000 ppm 이하, 이산화질소는 0.05ppm 이하, 라돈은 148 $\mu g/m^3$ 이하, 석면은 0.01(개/cc) 이하, 폼알데하이드는 80 $\mu g/m^3$ 이하, 총부유세균은 800CFU/m^3 이하, 낙하세균은 100CFU/m^3 이하, 총휘발성 유기화합물은 400 $\mu g/m^3$ 이하, 오존은 0.06ppm 이하, 진드기는 100마리/m^3(보건실) 이하, 벤젠은 30 $\mu g/m^3$ 이하 등으로 한다. 폐기물은 분리배출해야 하며 소각시설은 설치·운영해서는 아니 된다.

7) 실내온도 및 습도

실내온도는 18~28℃로 하되, 난방용 온도는 18~20℃, 냉방온도는 26~28℃로 하고, 비교습도는 30~80%로 하여 학습능률을 높인다.

8) 채광(자연조명)과 조명(인공조명)

채광은 직사광선을 포함하지 아니하는 천공광에 의한 옥외 수평조도와 실내조도와의 비가 평균 5% 이상으로 하되, 최소 2% 미만이 되지 않아야 하며, 최대조도와 최소조도의 비율이 10 : 1이 넘지 않고, 교실 바깥의 반사물로부터 눈부심이 발생되지 말아야 한다.

그리고 교실의 조명도는 책상면을 기준으로 300 룩스(Lux) 이상(300~600 Lux)이어야 하며, 최대조도와 최소조도의 비율이 3 : 1 이하이고 인공조명에 의한 눈부심이 발생되지 않아야 한다.

9) 공기질의 유지·관리

학교장은 공기질의 위생점검을 상·하반기에 각각 1회 이상 실시하여야 한다.

2-2. 현대생활과 청소년 건강

2-2-1. 현대생활과 어린이 건강

현대의 한국 어린이의 일상생활은 옛날과는 비교가 되지 않을 만큼 종류나 수량에서도 풍부한 물질들에 둘러쌓이고 있다. 식생활 면에서 영양부족 현상이 해소된 대신에 가공식품 또는 청량음료수의 과다한 섭취로 인한 위해가 우려되고 있다. 더욱이 어린이들이 놀 수 있는 장소는 좁거나 부족하고, 또한 항상 차의 위험에 처하게 되며, 여러 가지 생활환경 오염 등이 어린이의 건강에 영향을 미치고 있다.

이러한 현대의 악화된 환경의 영향으로 일어나는 사고로 어린이의 교통사고와 골절 및 비만아 등을 들고 있다. 어릴 때부터 밖에서 온 몸을 사용하여 뛰어 놀 수 있는 기회가 대단히 적어진 것이 골절을 증대시키는 원인이 되고, 운동부족 및 스넥 과자의 과식, 청량음료의 과음이 비만아가 되도록 하는 것이 아닐까 생각된다.

또한 텔레비전과 라디오를 장시간 시청하므로 수면부족 또는 만성적 피로상태에 빠지는 어린이도 많아지고 있다. 특히 성인이 되어서도 집이 아니라 밖에서 심야까지 혼자서 고립하여 지내는 여러 가지 현대생활도 이미 어린 시절부터 시작된 것이라고 한다.

특히, 텔레비전 게임이나 전자오락기 게임 또는 헤드폰 스테레오는 어린이와 청소년에게 대유행하고 있으며, 이로 인한 시력 또는 청력에 미치는 영향이 대단히 크다는 것이 문제이다. 또한 비행, 학대 및 자살, 등교거부가 저연령화되면서 초등학교 저학년에도 나타나고 있다.

이러한 문제는 각 가정 내에서만의 문제로 일어나는 현상이 아니라 현대사회와 관계되는 여러 문제가 어린이의 주변에 야기된 결과이며, 이러한 것을 방치해 둔다면 청소년 또는 성인의 신체적·정신적 건강에 심각한 문제로 발전될 것이다.

그러나 비만 또는 수면부족 등은 각 가정의 식사를 비롯한 생활습관에 의한 것도 많기 때문에 가정에서의 건전한 생활을 하도록 하고, 유아기부터 스스로 생활습관이 몸에 배도록 지도해 가는 것도 중요하다.

그리고 어린이 골절을 예방하기 위해서는 무엇보다도 어린이들이 놀 수 있는 기회나 공간이 매우 한정되고 있는 현재로서 어린이들을 단체로 모아서 운동을 한다거나 마음껏 놀 수 있도록 하는 놀이터를 부모 또는 지역사회에서 제공하여 적극적으로 체력을 단련시키는 방법이 필요한 것이다. 즉, 과중한 학교수업과 지나친 부모의 욕심과 과잉보호로부터 해방되어야 하며, 축구·배구·농구 등 여러 가지 운동 중에서 많은 어린이가 자발적으로 자기가 좋아하는 놀이를 선택하여 체력을 단련함으로써 신체도 건강하고, 건전한 사회성도 익히도록 하는 것이 이상적일 것이다.

2-2-2. 현대의 청소년 건강

사춘기 때에는 성적 성숙이 시작되고, 성에 대한 관심도 높아진다. 현대에는 사춘기가 빨리 오고, 성에 대한 정보도 많기 때문에 중학생 때부터 성 체험을 하고 싶은 학생도 많은데 실제로 경험하고 있는 경우도 상당히 있는 것 같다.

그러나 한편으로 그러한 성행위에 의하여 발생되는 여러 가지 질환과 임신 또는 피임법에 대한 지식이 부족하거나 잘못 알고 있기 때문에 이로 인한 병 또는 임신중절이 증가되고 있다.

학교에서의 성교육이 아직까지 제대로 이루어지지 않거나 불충분하기 때문에 보다 정확하고도 구체적인 지식을 일찍부터 가르치는 것이 좋다.

1. 성행위로 감염될 수 있는 질환

피부 또는 점막계질환이 주로 많다. 임질, 매독 등의 성병 외에 클라미디아감염증, 요도염 등도 있다. 성병은 제2차 세계대전 후 치료법의 발달로 인하여 격감하여 그 후에도 계속 감소되었지만 최근 임질과 요도염은 다시 증가하기 시작하였다.

외음부 또는 질(膣)에 가려움증이 생길 때는 진균(眞菌)의 캔디다증, 원충(原蟲)의 트리코모나스증을 의심하여야 하고, 이러한 질환도 성행위에 의해서도 감염될 수가 있다.

이러한 질환은 무엇보다 조기에 발견하여 남성·여성 동시에 치료하는 것이 필요한데, 이러한 병에 무관심하여 치료하지 않는 경우도 많은데 이것이 문제다.

미국에서 1981년에 발견되어 급격히 증가 중인 에이즈(AIDS, 후천성 면역결핍증)는 에이즈바이러스로 일어나고, 남성동성애자에 특히 많이 발생된다고 알려지고 있다.

2. 사고

건강한 청소년에 있어 가장 많은 사인은 특히, 그 반수가 자동차사고에 의한 것이며, 이어 익사 또는 추락이다.

우리나라는 세계에서도 자동차사고율이 1위를 차지하는 불명예를 가지고 있다. 정부는 1992년 자동차사고를 줄이는 원년으로 하여 교통안전캠페인과 교통안전대책 등의 강화로 최근에는 자동차 사고도 드디어 감소하기 시작하였다.

3. 자살

청소년의 사인으로는 사고 및 자살이 많은 것이 특이하다. 남녀 공히 15세부터 40대 전반까지는 사인의 1위 또는 2위를 차지하고 있다. 특히, 남성에서는 그 사망수는 여성의 2배 이상이 된다.

청소년의 자살동기는 19세 이하에서는 학업문제, 그 이상에서는 이성 및 직업문제가 대다수이다.

2-2-3. 여성의 건강

사춘기소년 때부터 숙녀 때까지 여성은 자신의 자세에 대한 관심이 특히 강히게 되는 연령이다. 특히, 체중을 줄이기 위한 강한 욕구에 의하여 무리한 식사 제한을 한 결과 철분이 결핍된 빈혈증상이 많이 나타난다. 섭취하는 칼로리양은 억제하더라도 고기 등 동물성단백질은 충분히 섭취하여야 한다는 것에 주의할 필요가 있다.

식사를 거의 하지 않고 극단적으로 몸이 마르는 신경성식사부진증(사춘기 살빼기병)도이 연령의 여성층에 많이 나타난다. 이와 같은 병은 성적 성숙을 거부하는 심리적 영향도 크다고 한다. 그러므로 사춘기에서는 건강한 미의식(美意識)과 성의식(性意識)을 함양하는 것이 중요하다.

또한 흡연은 폐암을 비롯한 많은 암사망을 증가시킬 뿐만 아니라 혈압을 높여 심장병 발병을 촉진시키는 것이 알려지게 되자 성인의 흡연은 감소되는 반면에 중·고등학생의 일부 흡연율은 증가되어 왔다.

요즈음 초등학생도 흡연하는 것으로 알려지고 있는데 이러한 흡연의 저 연령화가 문제이다.

젊은 여성들은 흡연을 멋으로 하는 일종의 패션으로 여기는 경향이 강하게 나타나고 특히, 흡연이 미치는 영향 등에 관한 관심도가 낮은 것도 문제이다.

2-3. 보건교육

2-3-1. 보건교육의 정의

보건교육에 대한 정의는 여러 가지가 있다. 보건교육이란 “건강에 관한 지식을 교육과정을 통하여 개인 또는 지역사회(집단)의 건강한 행동양식으로 바꾸어 놓는 과정”이라고 정의하고 있으며, 미네소타(Minnesota) 대학의 교수인 그라우트(Ruth Grout)는 “건강에 관한 지식을 교육과정을 통하여 개인 또는 지역사회의 바람직한 행동으로 바꾸어 놓는 것을 말하다”라고 규정하고 있다. 즉, 보건교육은 개인과 집단을 대상으로 해서 건강에 관여하는 여러 가지 문제에 대한 지식이나 태도를 향상시켜 보다 건강한 생활을 하도록 하는 것이 보건교육이다.

보건교육은 공중보건이 기초가 되는 동시에 조직적인 사회교육인 동시에 문화운동이라고 할 수 있다.

2-3-2. 보건교육시 고려해야 할 사항

보건교육을 실시하고자 할 때 고려해야 할 사항을 간략하면 다음과 같다.

(1) 지역사회주민의 고유전통, 습관, 관습, 생활양식, 종교분포, 교육정도, 환경 등 교육, 문화, 지역사회환경을 충분히 고려할 것

(2) 보건교육자는 교육자로서 충분한 자질과 사명감이 있어야 할 것

(3) 보건교육내용은 자연과학과 사회과학적인 근거가 확실하여야 할 것

(4) 교육가치가 있어야 하며, 시기적으로 적합해야 하고, 교육내용에 대한 관심과 집중이 있어야 하며, 교육을 맡을 만한 동기(motive)가 있을 것

(5) 보건교육의 일반적인 습득과정은 새로운 사실이나 잘못된 사실을 알게(awareness)되어, 관심(interest)을 갖게 되고, 새로운 사실에 대하여 스스로 평가(evaluation)하여, 실제로 시도(trial)한 뒤, 채택(adoption)하여 실천하도록 하는 것

이외 보건교육에서 필요한 절대적 요소로는 정보(Information), 동기(Motivation), 기술적자원(Technical assistance), 환경위생강화(Environmental reinforcement) 등이 있다.

2-3-3. 보건교육의 방법

1. 대상을 중심으로 하는 경우

1) 개인접촉방법(individual contact)

개인접촉을 통해서 보건교육을 하는 것을 말하는데 이 방법은 저소득층이나 노인층에 적합하다. 이 방법으로는 의사가 환자나 가족에게 진찰 시 올바른 지도를 한다든지, 위생관련 업주에 대한 보건교육을 하거나 보건요원이 가정방문이나 건강상담시 개인적지도 등 즉, 가정방문, 건강상담, 진찰, 전화, 예방접종, 편지 등으로 할 수 있다. 이 방법은 보건교육방법 중에서 가장 효과적이고 필요한 것이지만, 많은 인원과 시간이 소요되는 단점이 있다.

2) 집단접촉방법(group contact)

집단접촉방법은 동시에 2명 이상의 일정한 수의 집단을 대상으로 교육하는 방법으로 개인접촉방법 만큼의 효과는 기대하기 어렵다.

(1) 강연회: 일방적인 의사전달방법이다.
(2) 집단토론(group discussion): 10~20명으로 구성되며, 각자 의견을 말할 수 있고, 사회자는 전체의 의견을 종합할 수 있어서 효과적인 방법이다.
(3) 심포지움(symposium): 어떤 문제에 관하여 몇 사람이 강연하는 까닭에 변화가 있고 지루하지 않다. 그러나 전문가의 이야기를 듣는 것이므로 청중도 어느 정도의 전문지식이 필요하다.
(4) 패널디스커션(panel discussion): 몇 사람의 전문가가 청중 앞 단상에서 자유롭게 토론하는 형식으로 사회자가 있어서 이야기를 진행, 정리해 나간다.
(5) 버즈세션(buzz session): 집회의 참가자가 많은 경우에 전체를 몇 개의 분단으로 나누어서 토의시키고 다시 전체 회의에서 종합하는 방법이다. 이와 대체적으로 같은 뜻인 "6 – 6법"(six six method)은 제한된 연사 6명이 제한된 시간 6분에 발표를 하게 한다는 의미로 짧은 시간과 적은 인원으로 진행한다는 뜻이다.
(6) 역할극(role playing): 예로서 가정방문 시 교육을 하는 보건요원과 가정주부의 대화 장면을 청중 앞에서 실연함으로써 보건교육의 효과를 얻는 방법이다. 이 외에도 워크샾(workshop), 단체의 합동적인 토의(brain storming), 시범(demonstration) 등 많은 방법이 있다.

2. 매체를 중심으로 하는 경우

대중접촉방법이며, 의사전달을 유효하게 하기 위한 보조수단으로 활용하는 방법인데 여러가지 시청각교재 즉, 영화, 슬라이드, 전시, 팜플렛, 리플렛(leaflet), 포스타(poster), 녹음기, 벽보 등을 비롯하여 신문, 라디오, 텔레비젼 등이 잘 이용된다. 여기에서 보건교육을 담당하는 측에 따라 일방적인 보건교육방법(영화, 포스터), 왕래식 보건교육방법(강습회, 집단토의), 절충식 보건교육방법이 있다.

이러한 것은 넓은 지역의 대중을 상대로 조직적, 계속적 작용을 함으로써 보건교육을 하고, 나아가서 교육효과를 통하여 강력한 여론 형성을 하는데 목적을 둔다.

3. 과정을 중심으로 하는 경우

보건교육은 하나의 사회적 과정으로 일반적으로는 지도교육(instruction and

education), 조정(co-ordination), 조직(organization)의 3단계의 과정으로 구분된다. 이러한 과정은 인간관계와 사회관계의 연쇄이며, 지역사회에 있어서 일정한 건강문제를 해결할 것이 요구될 때에 이것을 충족시키자면 이것과 관계있는 단체, 기관, 사람 등의 사회적 지원이 유기적으로 조직화되지 않으면 불가능하다.

이러한 관계로 보건교육은 다른 여러 가지 실천행동과 관련되어서 지역사회조직활동(community organization)의 형식을 취하게 된다.

지역사회조직활동이라는 것은 일정한 조직사회에서의 문제를 해결하기 위한 사회적 요구와 사회적 자원과의 조직적인 적응과정이라고 할 수 있다. 환언하면 공동목적을 위하여 여러 집단이 장기간 계속적으로 조직적 활동을 하는 것을 의미한다.

이러한 활동은 보건문제에 대해서 만이 아니라, 복지나 교육, 경제 등 지역사회전체발달(community development)의 일환으로써 성장하는 것이며, 그 발달이 없이는 지역사회주민의 생활에 깊이 파고들어가지 못하는 것이다. 이 양상은 현재 전 세계적인 경향으로 되어 있다.

이러한 조직활동은 우리나라에서도 점차적으로 눈에 띄고 있다. 처음에는 단일 계획으로 시작되어 점차 다른 계획으로 확대되는 것이 원칙이다.

2-3-4. 보건교육의 주요범위

보건교육의 주요범위는 개인 및 가정 보건교육(patient education), 학교 보건교육(school health education: 가장 효과적이며 중요), 전문적 보건교육(employee health education), 지역사회 보건교유(general public health education)으로 분류된다.

1. 학생에 대한 보건교육

각급 학교교과과정에 의한 보건교육을 뜻하는 것으로, 개인위생 및 가정에서 건강보호와 증진에 관한 사항, 질병발생의 역학적 요인과 예방의학적 요인에 관한 사항, 건강에 관여하는 사회학적 요인에 관한 사항 등에 중점을 둔다.

1) 초등학교

저학년(1, 2, 3학년)에서는 건강습관을 형성하는 데 중점을 두고, 고학년(4, 5,

6학년)에서는 건강습관의 실천에 중점을 둔다.

2) 중학교

건강습관의 양성과 실천에 목표를 두고 질병예방, 사회생활에 있어서 위생적인 생활습관을 기른다.

3) 고등학교

정신보건, 사회보건, 성교육에 중점을 둔다.

4) 대학교

학교보건, 국민보건, 국민영양, 산업위생, 환경오염, 후생문제, 인구문제, 정신보건, 사회보장, 공중보건시설, 보건통계 등에 관한 교육을 실시한다.

2. 일반주민에 대한 보건교육

정부와 더불어 보건관계인 및 사회단체의 협동이 요망되며, 세계보건기구는 지역사회보건교육의 계획과 추진에 관하여 다음과 같은 12개 항목을 권장하고 있다.

(1) 보건교육계획은 전체 보건사업의 일부분으로 이루어져야 한다.
(2) 대상지역사회나 대상주민에 대한 예비조사가 필요하며 주민의 희망, 자원의 파악 등이 중요하다.
(3) 대상주민의 문화적 배경 즉, 신앙, 전통, 행동, 규범, 미신 등에 관한 조사가 필요하다.
(4) 대상주민의 대표와 함께 계획을 수립함으로써 자신들의 일이라는 느낌과 확신을 갖게 한다.
(5) 필요한 인적, 물적 자원을 조사함으로써 그들의 성의 있는 기여를 바랄 수 있다.
(6) 대상주민의 실정에 알맞은 보건교육을 한다.
(7) 실제로 보건교육을 실시하기 전에 대상보다 작은 범위에서 연습을 해 보아야 한다.
(8) 보건교육 관계직원과 그 밖의 보건관계직원 사이에 팀워크가 이루어져야 한다.

(9) 보건관계 모든 직원이 교육의 방법, 매체의 사용법을 충분히 습득해야 한다.
(10) 보건교육전문가의 지도를 받아야 한다.
(11) 필요한 경비는 재정사항을 감안하여 우선순위를 정하여 쓰도록 한다.
(12) 보건교육 후에는 반드시 평가를 해야 한다.

3. 환자들에 대한 보건교육

환자들에게 올바른 보건교육을 시킨다는 것은 의료인의 책임임과 동시에 효과적인 보건교육을 시킬 수 있는 가장 좋은 기회라고 할 수 있는데 다음과 같은 사항을 중점적으로 교육시킨다.

- 환자가 질병에 대해서 혼동하거나 잘못 인식하고 있을 때에는 바로 가르쳐 주고,
- 건강증진과 질병예방에 필요한 지식을 전달하며,
- 사회환경적인 질병발생의 요인에 대해서 인식시켜 주고,
- 의료인의 역할에 대해서 명백하게 설명하며, 치료의학뿐만 아니라 예방의학의 중요성도 강조하여 교육시킨다.

2-3-5. 보건교육의 평가

보건교육의 평가는 사업을 계획할 때 그 방법, 시기, 목표 등과 그 기준에 따라 세워져야 한다. 처음에는 계획의 적합성 여부를 평가하고, 진행 도중에는 순서대로 진행되는지의 여부와 조정과 변화가 필요한지의 과정을 평가하고, 교육 후에는 결과에 대한 영향평가와 성과평가를 해야 한다.

1. 보건교육의 평가방법

보건교육의 평가방법은 기록이나 보고서의 이용, 시찰이나 관찰, 조사, 통계자료, 감정표 등과 비교, 면접과 토의, 능력 있는 관찰자의 의견 등을 고려하여 평가방법을 세워야 한다.

2. 보건교육의 평가원칙

보건교육의 평가는 명확한 목표의 기준을 설정하고, 객관적으로 평가하여야

하며, 보건계획자와 사업참여자 및 기타 평가에 영향을 미친 사람들에 의해서 장단점을 명확히 지적하여야 하고, 이러한 평가자료는 장차 보건교육의 자료가 될 수 있도록 알기 쉽게 정리해야 한다.

3. 보건교육의 평가내용

보건교육의 평가는 교육활동에 대한 평가로서 활동범위, 교육방법, 보건교육의 문제설정, 보건교육의 참여자의 협조 등이 있다. 자재에는 교육자재의 질, 효과, 비용 등이 포함되며 보건교육 결과에 대한 평가에는 참여자 수, 보건문제에 대한 태도, 지식, 습관의 변화정도, 전체적인 보건수준의 변화와 질적결과에 대한 평가를 한다.

참고문헌

1. 유승흠, 양재모의 보건학, 계축문화사, 2005
2. 편찬위원회, 보건학개론, 서울대학교출판부, 2006
3. 대한예방의학회편, 예방의학과 공중보건학, 계축문화사, 2014
4. 보건복지부, 2015 한국인영양소섭취기준, 2014
5. Coonam, W. Australia, Perspective in school Health, J. seb. Health, 1990
6. Allensworth D.D., The Research Base for Innovatative Practice in school Health Education at the secondaty Level. J. scb. Health, 1994
7. Collins, J.I., small M.L., Kann L., Pateman B.B., Gold R.S., Kolbe L.J., School Health Education, J. seb. Health, 1995
8. Rebican, k., Organization of school Health Program, Brown and Benchmark, 1993

3 모자보건

3-1. 모자보건 일반론

3-1-1. 모자보건의 중요성

현대적 의미에서 모자보건이 크게 대두한 것은 제 2차 세계대전이 끝난 1945년 이후의 일이다. 우리나라에서는 해방 이후의 혼란과 6·25 등으로 이렇다 할 모자보건 사업을 행할 여유와 기회가 없었다. 6·25가 끝나고 많은 전쟁고아가 발생하자 이들 전쟁고아들에 대한 구호사업 형태로부터 시작되었으나 극히 초보적이고 미약한 것이었다. 본격적인 모자보건은 1962년 의료혜택이 미치지 못하는 일부 지역과 구호 대상자에게 분만 시에 약간의 도움을 주는 극히 소극적인 방법으로 시행되었다. 또한, 모자보건의 중요성은 대상 인구가 전체 인구의 60~70% 범위로 많고, 당해 모자의 건강뿐만 아니라 장래인구가 되므로 인구의 질적면에서 영아사망률이 높은 문제점 등 더없이 중요한 과제이므로 국민보건의 관리라는 관점에서 합리적이고, 효율적으로 다루어져야 하겠다.

특히, 오늘날과 같이 여성의 초경 연령이 낮아지고, 성개방 풍조에 의하여 미혼모가 증가 추세에 있으며 또한, 여성의 사회진출이 두드러지게 증가됨에 따라 여성의 보건문제가 크게 대두되게 되었다. 이러한 현실에서 어머니의 보호 없이 자라나는 영아·유아 등의 정신적인 문제 등을 생각해 볼 때 모자보건의 중요성은 더욱 강조되어야 한다.

3-1-2. 모자보건의 목적

잘사는 나라를 표방하여 정치·경제·문화 등 여러 방면에서 선진화 운동을 펴고 있는 우리는 모성과 영아·유아 및 학동들이 바로 선진화운동을 여는 자질을 만드는 바탕임을 인식하고 이들이 정신적·육체적 건강을 유지토록 하는 것을 그 목적으로 삼고 있다.

이들 모자보건의 대상으로는 초경을 시작하는 전체여성으로부터 월경이 폐쇄되는 전가임 여성 및 영아·유아·초등학교 이하의 전체어린이들이 대상이 되어야 하므로 모자보건의 관점에서 관심을 기울여야 할 인구는 적어도 전체국민의 1/3 이상 정도에 달한다.

이들 대상자 중 가임여성(협의: 20~40세, 광의: 15~49세)에 대한 보호적 측면에서 관심을 기울여야 할 관리는 다음과 같으며, 모성보건의 3대 목적으로는 산전보호, 분만보호, 산욕보호를 들 수 있다.

- 결혼 및 혼전관리(marital and premarital care)
- 산전관리(anterpartum care)
- 분만관리(care of labor and delivery)
- 산후관리(postpartum care)
- 폐경기 관리(climacteric care)

3-2. 모자보건

여기서 모성이라 함은 임산부와 가임기(可姙期)여성을 말한다. 임산부란 임신 중 이거나 분만 후 6개월 미만의 여성을 말한다. 모성보건은 단순히 임신으로부터 수유기까지의 여성 자신의 건강보호와 증진뿐만 아니라 나아가서는 태아 및 출생아의 건강을 유지하는 데 있다. 모성건강관리는 가족들의 협력과 모성 자신의 노력을 함께 필요로 한다.

3-2-1. 모성사망 원인과 예방

1. 모성사망의 원인

모성사망이라 함은 임신, 분만, 산욕에 한하여 생기는 특수한 질병 또는 합병증으로 일어나는 사망에 국한된다. 즉, 결핵이나 폐렴 같은 질병이 임산부에 발병하여 사망하는 것은 이에 포함되지 않는다.

일반적으로 임신중독증(toxemia of pregnancy), 출혈(hemorrhage), 산과적 색전증을 모성사망 3대 사인으로 보며, 그 밖에 자궁외임신(ectopic pregnancy), 감염 또는 산욕열, 유산(abortion) 등이 있다.

우리나라 모성사망비는 출생아 100,000명당 2009년 13.5, 2010년 15.7, 2011년 17.2, 2012년 9.9, 2015년 8.7, 2017년 7.8이다.

1) 임신중독증

모성사망의 주요 원인일 뿐만 아니라 유산·사산·조산이 주요 원인이 되기도 한다.

임신중독은 임신 중(주로 임신 8개월 후에 많이 생김)에 생기는 독소가 체내에 억류되어 그 작용 때문에 중독 증상을 일으키는 것으로 알려져 있는데 단백질 부족과 티아민(thiamine) 부족 및 빈혈이 3대 요인이고, 주증상으로는 부종, 고혈압, 단백뇨 등을 들 수 있다.

2) 출혈

산전출혈(antepartum hemorrhage), 산욕출혈(postpartum hemorrhage), 전치태반(placentaprevia), 태반박리(placental seperation), 태반 조기박리(abruptio placenta) 등이 문제된다.

3) 유산, 조산

유산은 임신 초기부터 7개월(28주)까지의 분만이고, 조산(prematurity)은 임신 8개월 초(29주)부터 9개월 반(32주)까지의 분만이며, 만기산(full-term delivery)은 9개월 반부터 10개월(42주)까지의 분만, 그리고 과기산은 10개월 반(43주) 이후의 분만, 사산은 임신주기 16주 이후 분만 이전이나 분만 도중에 발생하는 태아 사망, 유산은 해산주기 이전(임신 22주 이전) 태아의 사망을 말한다. 유산, 조산, 사산의 원인은 모체가 임신중독증이나 매독, 결핵, 비타민 결핍증, 신장염, 신우염 등의 만성질환 또는 급성 감염병을 앓고 있을 때 발생할 수 있으며, 태아의 이상으로는 난자나 정자의 이상, 기형, 발육이상 등을 들 수 있고 태아 부속물의 이상으로는 전치태반, 양수과다증, 제대염전, 결절 등이 있다. 이 밖에도 분만 시의 이상질환도 있고, 요인으로는 여행, 승차, 전도, 과로, 타박, 외상 등도 들 수 있다.

4) 자궁외임신

임신초기에 발생되는 것으로 이상출혈과 복통 등 증상이 나타난다.

5) 산욕열, 산과적색전증

산욕열은 산욕기간 중 감염에 의한 심한 발열현상으로 자궁내막의 염증, 산도의 국소적 염증과 전신적인 균의 침입으로 발생하며 38℃ 이상의 고열과 오한이 생긴다. 과거에는 감염이 출혈과 임신성고혈압(임신중독증)이 3대 모성사망 원인이었으나 현재는 감염이 드물어졌고, 대신 산과적색전증이 모성사망 3대 원인을 구성하고 있다.

2. 모성사망의 예방

(1) 모성보건의 지도망을 확충하고, 조산원과 조산시설 등을 증설한다.

(2) 조기타진 및 정기타진의 여행(勵行)으로 임신중독증을 조기 발견하여 치료한다.

(3) 출혈예방으로 전회분만 시 다량 출혈자, 전치태반, 양수과다 등 출혈이 예상되는 경우에는 반드시 입원시켜 분만케 한다.

(4) 자궁외임신은 임신초기에서의 이상출혈과 복통 등에 주의하며, 진단이 확정되면 즉시 수술한다.

(5) 산욕열의 예방으로 분만 시의 소독을 철저히 하고, 겸자분만(鉗字分娩)과 기타 감염의 위험이 있을 경우에는 항생물질인 설파제를 투여 예방한다.

(6) 태위이상, 기타 난산이 예상되는 임부는 입원 분만케 한다.

(7) 보건교육 철저와 모성보호시책의 추진으로 과로, 추락, 기타의 사고를 방지한다.

3-2-2. 모성보건지도

모성보건을 지도하기 위하여는 여러 가지 방책과 시설이 필요하다. 임부의 집단검진, 보건교육, 정기검진, 영양지도 등 여러 가지 과제가 있으며 특히, 직장에서 근로하는 부인에 대하여는 직장배치의 적정화, 근로조건의 적정화, 작업방법 및 환경조건의 정비, 월경에 대한 지도 등이 첨가된다. 우리나라 임부에는 결핵, 신우염, 심장병, 매독, 만성 신장염, 고혈압이 큰 위협이라고 어느 학자가 지적하고 있으며, 이에 대한 대책이 긴급함을 시사하고 있다.

한편, 우리나라에서는 이상과 같은 문제를 해결하기 위해서 임부 건강 상담소, 보건소 등의 활동, 조산사의 질적 향상 등이 점차 활발해지고 있다.

1. 신체관리

미혼 때는 건강유지와 규칙적인 생활로 건전한 생활을 유지하고 순결교육과 성교육을 받아야 하며, 혼전임신에 의한 인공 임신중절 등은 피해야 한다. 결혼 후 임신 때까지는 신혼지도 즉, 예방접종(임신 3개월 또는 1년전 풍진예방접종 등), 건강상담, 건강평가, 보건교육이 필요하며, 임신이 되면 정기적 검진(혈압, 체중, 뇨검사, 매독혈청검사)이 필요하다. 정기검진은 임신 7개월까지는 매 4주 1회, 8~9개월까지는 매 2주에 1회, 임신 10개월 이후는 매 1주 1회 이상 검진하여야 한다. 임신을 하게 되면 목욕을 자주 하여 몸을 청결히 하여야 하며 수면은 하루 8시간 이상 취하는 것이 좋고, 운동과 여행은 심하게 하지 않는 것이 좋다. 임신 중 성생활은 임신 초 6주와 8개월 이후, 산후 6~8주까지는 금한다. 또한 출산과 산후지도도 교육해야 한다. 또한 임산부의 유방관리는 임신 4개월 후부터 해야 하는데 온수로 닦고 크림이나 올리브유를 바르면 좋다.

임신 중 신체의 변화와 주의사항을 임신전기, 임신중반기, 임신후반기별로 아래와 같이 기술한다.

1) 임신전기

[표 3-4 임신전기 (1~3개월)]

신체의 변화	주의사항
• 기초체온의 고온기가 2주 이상 계속 • 무월경 상태 • 젖꼭지 착색 • 유방 확대, 팽만감 • 잦은 소변 • 질 분비물 증가 • 입덧 • 감정 예민	• 태반의 형성이 불완전하여 유산될 위험이 있으므로 과도한 운동이나 긴 여행은 삼가는 것이 좋습니다. • 입덧이 있으면 음식을 소량씩 여러 번으로 나누어 드시는 것이 좋으며, 보통 임신 3개월 말경에는 입덧이 없어집니다. 만일 입덧이 계속되고 심하면 의사와 상의하십시오. • 변비를 방지하기 위해 야채와 과일을 많이 드시고 매일 일정한 시간에 용변하는 습관을 갖는 것이 좋습니다. • 치아가 나쁘신 분은 임신 때문에 더 나빠질 수 있으므로, 임신 전에 미리 치아 검사를 받아 더 나빠지지 않도록 합시다. • 몸에 꼭 맞는 옷보다 활동하기 편할 만큼 여유 있는 옷을 입읍시다. • 임신부가 지병 특히 풍진과 같은 병을 앓으면 태아에게 영향을 미쳐 기형아가 될 위험이 있으니 종합검진을 받아 사전에 방지하도록 합시다. • 약을 복용할 때는 의사와 상의하도록 합시다. • 많은 사람이 모이는 곳에 출입을 삼가하여 여러 가지 감염을 방지합시다.

2) 임신중반기

[표 3-5 임신중반기 (4~7개월)]

신체의 변화	주의사항
• 비교적 안전시기이며 유산될 위험이 적음 • 5개월 전후하여 태동을 느낌 • 식욕이 증진되고, 체중이 증가 • 하복부와 유방이 점점 커짐 • 서 있을 때는 상체가 뒤로 젖혀진 자세로 되기 시작	• 태아가 점점 커짐에 따라 영양분의 소요량이 많아지므로 충분한 영양질을 고루 먹도록 합시다. • 태아가 커짐에 따라 혈액순환이 원활치 못하여 다리에 핏줄이 서고 치질이 생기기도 하니 유의합시다. • 임신 7개월째에는 태아의 위치를 진찰하여 바로 잡도록 하고 요도감염증으로 열이 나거나 통증이 생기지 않도록 주의하여야 합니다. 이는 임신성 고혈압(임신중독증)과도관련이 있기 때문입니다. • 태아가 커질수록 몸의 균형을 잡기 힘들므로 신발은 굽이 낮고 편안한 것을 신읍시다. • 이 시기의 질출혈은 태반의 이상과 관련이 있는 경우가 많으므로 즉시 의사와 상의하도록 합시다.

3) 임신후반기

[표 3-6 임신후반기 (6~10개월)]

신체의 변화	주의사항
• 복부 임신선이 나타남 • 다리 부종이 생길 수 있음 • 소변을 자주 보게 됨 • 후반기 말기에는 간혹 소량의 피가 섞인 분비물(이슬)이 나오는 경우가 있는데 이는 수일 내에 분만이 시작될 징후임	• 8~9개월째에는 2주에 한 번씩 진찰을 받으시고 마지막 달에는 이상이 있을시 치료할 시간의 여유를 가질 수 있도록 매주 한 번씩 진찰을 받읍시다. • 영양을 충분히 섭취하고 언제라도 출산할 수 있는 준비를 갖춥시다. • 임신 8개월부터는 아침, 저녁마다 미지근한 물로 유방을 닦은 후 마른 수건으로 젖꼭지와 그 주의를 비벼줍시다. 구시젖(함몰된 젖꼭지)일 때는 수유에 지장이 있으니 의사와 상의하여 교정합니다. • 출산에 대한 불안을 갖지 말고 전문가에게 분만에 대한 지도를 받도록 합시다. • 임신 말기 특히 마지막 달에는 부부생활을 삼갑시다. • 과도한 운동은 조산이나 임신부종의 원인이 되므로 삼갑시다.

4) 산후관리

(1) 산후에는 분비물이 많아 세균의 침입으로 산욕열이 생길 위험이 있으니 외음부를 비누나 소독액으로 하루 2~3회 깨끗이 닦아 낸다.

(2) 암적색의 질 분비물이 계속 나오는 것은 태반이 완전하게 제거되지 않았기 때문일 수도 있으니 의사의 진찰을 받도록 한다.

(3) 질의 분비물에서 고약한 냄새가 나거나 높은 열이 계속되면 산욕열의 증세일 수도 있으니 의사의 진찰을 받도록 한다.

(4) 젖의 분비를 촉진하기 위하여 젖을 잘 풀어주고 깨끗이 씻어준다.

(5) 산모는 임신기간보다도 더 많은 영양을 섭취한다.

(6) 충분한 휴식을 취하도록 하고 분만 4주 이내에 의사의 진찰을 받아 이상 유·무를 확인하고 건강지도를 받도록 한다.

(7) 부부생활은 질의 분비물이 없어지는 분만 4~6주 이후경에 가능하며 임신이 되지 않도록 피임을 하여야 한다.

2. 영양관리

임신 시에는 무기물이 풍부한 식품을 많이 섭취해야 하고 편식을 금하며 술,

담배 등은 금물이다. 칼로리는 전반기에 15%, 후반기에 30%, 수유기에 45%로 증가하여야 하며 모성과 태아의 건강을 위해서 충분한 영양공급이 필요하다. 특히, 칼슘과 철분은 절대적이다.

3-3. 영·유아 보건

3-3-1. 영아보건

영아(infant)란 생후 1년까지의 어린이를 말한다. 학자에 따라서는 생후 28일 미만의 영유아를 신생아(neonatal) 특히, 생후 1주일 이내의 어린이를 초생아(early neonatal)로 구분하기도 하지만 이들을 통틀어 영아라고 하며 출생 후 6년 미만의 아이를 영유아라고 한다.

우리나라의 초생아 평균체중은 3.2 kg으로 일반적으로 여아가 남아에 비해 가볍다. 세계보건기구(WHO)에서는 2.5 kg 이하의 저체중아와 임신 28~38주 이내의 출생아이면 조산아(low birth)로 취급하고 있으며, 우리나라에서는 신체발육이 미숙한 채로 태어난 임신 37주 미만의 출생아 또는 체중 2,500 g 미만인 영유아를 미숙아로 부르고 있다. 조산아가 발생하는 주요원인은 임부의 영양부족에 의한 과로, 이환, 임신중독증, 다태 및 출혈 등을 들 수 있으며, 조산아에 대하여는 체온을 잘 유지시켜 주고, 질병에 감염되지 않도록 하고 영양공급과 호흡 관리 등에 유의해야 한다.

미숙아의 사망률이 높은 것은 사실이나 잘 보살펴 주면 능히 정상아로 키울 수 있다. 또한, 선천성이상아의 관리와 보호에도 각별한 대책을 수립해서 건강관리해야 할 것이다. 여기서 선천성이상아란 선천성 이상으로 사망할 우려가 있거나 기능적 장애가 현저하거나 기능의 회복이 어려운 영유아를 말한다.

3-3-2. 영아의 발육

영아는 갓 태어난 3~5일경에 체중이 약간 감소한다. 이는 태어나서 젖 등을 먹는 양에 비하여 출생 시에 가지고 나온 대소변 등의 노폐물이 많이 배설되는 데서 비롯되는 생리적 현상이다.

그러나 생후 5개월까지는 하루 20 g씩 늘어나며, 그로부터 6개월 동안에는 5 g 정도 밖에는 늘어나지 않는다. 그래서 생후 4개월 후에는 체중이 배로 늘어나고, 18개월 후에는 3배 정도 늘어난다. 신장면에 있어서는 출생 시 50 cm 전후로 남아가 여아에 비하여 3 cm 정도 더 크다. 생후 1년간 대략 25 cm 가량 자란다.

그 후 유아기 때 성장속도는 상당히 느려져서 6세 때는 신장이 출생 시 약 2.4배의 120 cm이고 체중은 약 6배인 18 kg 정도가 된다. 유아기에는 신경계의 발달이 급속하게 이루어지는 때이므로 충분한 영양 특히, 단백질을 부족하게 섭취하면 신체발육 뿐만 아니라 지능발육이 저해되는 수도 있으니 각별히 유의해야 한다.

개인발육 차는 상당한 차이를 보이겠지만 일반 표준치와 비교하여 현저하게 발육이 지연된다면, 뇌 또는 기타 장애가 있는 경우를 생각하여 정밀검사를 받는 것이 좋을 것이다.

[표 3-7 소아의 1일 에너지 섭취 기준]

성 별	연 령	에너지(kcal/일)
		에너지 필요 추정량
영아	0~5개월 6~11개월	550 700
유아	1~2세 3~5세	1,000 1,400

3-3-3. 영아기의 건강관리

영아기의 건강상태는 영양상태에 좌우되며, 그때의 건강상태는 성인이 된 후에도 신체의 발육 등에 크게 영향을 주므로 특히, 이유기에는 표「3-7」과 같은 식단에 의하여 충분한 영양을 공급해 주어야 한다. 그리고 중요한 것은 절대로 편식을 피해야 자라서도 몸이 튼튼하고 식성이 까다로워지지 않는다.

1. 모유수유

1) 모유의 장점

아기를 양육하는 데는 무엇보다도 모유가 아래와 같은 장점이 있으므로 가장 이상적이다.

- 소화가 잘되고 영양가가 높다.
- 세균감염이 없고 면역체를 가지고 있다.
- 경제적이다.
- 시작부터 끝까지 적당한 온도가 보존된다.
- 산모의 회복을 촉진시킨다.
- 아기에게 정서적으로 안정감을 준다.

초유 즉, 아기 낳고 처음 나오는 젖은 지방, 단백질, 면역성분이 많이 들어있고 대변이 잘나오게 하므로 아기에게 반드시 먹이도록 한다.

엄마 젖은 1년을 먹이되 5~6개월부터는 꼭 보충식과 함께 먹이도록 한다.

2) 젖먹이는 방법

- 젖이 잘 나오게 하려면 엄마는 영양분이 골고루 든 음식을 잘 먹어야 한다.
- 젖을 먹인 후에는 꼭 트림을 시킨다.
- 젖은 10~15분 동안 충분히 먹이도록 한다.
- 젖을 먹일 때마다 양쪽 젖을 교대로 먹이고 남은 젖은 짜서 적절하게 처리한다.

2. 우유먹이는 법

아기를 양육하는 데는 모유가 가장 이상적이고 자연스러운 방법이지만 어머니들이 직업을 갖는 경우나 어머니의 건강장애로 모유가 나오지 않거나 그 분량이 적을 때 또는 어머니에게 심한 특수질병이 있어 모유수유를 하지 못하는 경우에는 인공영양(분유섭취 등)을 한다.

- 분유를 타기 전에 손을 깨끗이 씻는다.
- 젖병과 젖꼭지는 물에 끓여서 소독한다.
- 끓여서 식힌 물에 아기의 체중과 월령에 맞는 분유량을 넣어 잘 흔들어 먹이다.
- 우유는 손등에 떨어뜨려 따뜻하면 먹이기에 적당한 것이다.
- 우유를 먹일 때는 반드시 아기를 안고 먹인다.

• 젖병은 충분히 기울여서 아기가 공기를 빨아먹지 않도록 주의한다.
• 먹인 후 꼭 트림을 시킨다.

3. 이유식의 종류와 시작하는 시기

이유식은 아기가 모유 혹은 우유로부터 보통의 음식으로 바뀌어 가는 과정에 먹는 음식이므로 젖에서 부족되기 쉬운 영양분을 보충하며 보통식사에 익숙해지도록 훈련하는 기간에 먹인다는 점을 감안하여 소화되기 쉽고 자극성이 없게 해야 한다.

[표 3-8 이유식의 종류와 시기]

나이(개월)	종 류
2~3	과일즙(오렌지 주스에서부터 시작하는 것이 좋음)
4~5	암죽, 야채즙, 완숙한 계란노른자를 물에 풀어서 (1/4에서부터 먹이기 시작하여 1/2로 점차 증가시킴)
6~7	우유(컵), 죽, 계란노른자, 두부, 생선 으깬 것
8~9	우유(컵), 죽, 계란노른자, 토스트, 닭고기 으깬 것, 비스켓
10~11	우유(컵), 죽, 고기나 생선, 야채류, 과일조각 혹은 즙
12~15	우유(컵), 계란, 과일즙, 된죽, 비스켓, 국수종류, 고기, 야채

3-3-4. 영아의 질병과 사망

영아의 사망은 생후 24시간 이내 가장 높으며 질식이 주요 사인이다.

주요 사망원인은 모성요인 및 가족요인, 주택요인, 지역적 요인, 환경요인, 선천성 기형, 갖가지 질병(폐렴·기관지염·설사·장염 등), 영양상태 불량, 출생 시의 손상, 미숙아, 원인불명 등을 들 수 있겠다.

3-3-5. 유·소아의 보건

1. 유아사망

유·소아의 사망원인은 질병에 의한 사망이 가장 높으며, 다음으로는 사고사를 들 수 있겠다.

이들의 대표적인 질병은 폐렴, 디프테리아, 이질, 홍역, 백일해, 폴리오, 풍진,

결핵 등을 들 수 있으며 스스로 걸어서 돌아다닐 수는 있지만 아직 몸놀림이 미숙하여 부딪히거나, 깊은 곳에 빠지거나, 교통사고 등에 의해 사상을 당하는 경우가 극히 많다.

질병에 감염되기 쉬운 것은 유·소아기에 가장 많은 활동을 하기 때문에 이로 인하여 에너지를 빼앗기게 되므로 건강이 악화될 확률이 많다. 특히, 이유식의 과정에 잘못 편식에 길들어 비롯되는 허약상태로 질병 감염의 주요 원인이 된다.

영아의 사망은 전술한 바와 같이 생후 24시간 이내가 가장 많다. 일반적으로 유아사망률은 연령이 진행됨에 따라 급속하게 감소한다.

유아기의 사망원인은 질병에 의한 사망이 가장 높으며, 그 다음으로 사고사를 들 수 있다. 특히, 1~4세 및 5~9세에서는 사고로 인한 사망률이 제일 높으며, 다음으로 선천성 이상 또는 암이 차지하고 있다.

2. 사고

유아의 사고사는 질식이 70% 이상을 차지하고 있으며 이외 익사, 자동차사고 및 추락에 의해 사상을 당하는 경우가 대단히 많다. 유아의 질식원인은 토한 젖이 기도에 막히거나, 아기를 덮는 보자기(옷 종류)에 의한 압박이 원인이 되었지만, 최근에는 유아돌연사징후군(SIDS)이라는 병에 의한 사망이 보고되기도 한다.

1~4세 유아 때에는 사고사의 40%가 익사이고, 그 다음으로 자동차사고가 30%를 차지한다. 그 이유는 연령기의 유아는 혼자서 걸을 수 있게 되고, 활동무대도 가정 내에서 밖으로 즉, 도로로 확대되는 반면, 운동기능이 발달되지 못한 때문인 것으로 생각된다.

익사사고는 가정 내의 목욕통, 세탁기 또는 호수, 냇가에서 일어나는 일이 많은데 이는 유아가 안전하게 놀 수 있는 장소가 부족하고 또한 부모들의 감독이 채 미치지 못하는 점에 문제가 있는 것으로 생각된다.

3. 유아의 질병과 예방접종

신생아는 모체 내에서 태반을 통하여 또한, 유아는 모유를 통하여 모친으로부터 항체를 받기 때문에 질병감염증에 대한 저항력을 가지고 있다. 그러나 모체로부터 받은 항체는 생후 6개월경까지 지속되다가 감소되며, 그 이후는 자신이 여러 가지 병원체에 감염되게 되면 면역력을 획득하게 된다.

따라서 유유아(乳幼兒)가 각종 질병에 감염되는 것은 자연적인 현상이겠지만 이 시기는 아직 체력이 약하며, 병에 대한 저항력이 적기 때문에 뇌증상(腦症狀) 즉, 뇌염(腦炎) 및 뇌증(腦症)을 병발하기 쉽고, 단시간에 중증(重症)이 되거나 사망하게 되는 질환도 있다. 일찍이 유유아의 사망률이 높았던 질환은 홍역, 백일해, 폐렴, 위장염, 이질, 폴리오, 풍진, 결핵 등을 들 수 있다.

해방 후 유아의 영양 및 환경개선과 항생물질의 사용으로 각종 질환의 치료가 현저하게 발전하였지만 소아에게 감염되는 질환은 바이러스에 의한 것도 많고 또한 항생물질도 잘 듣지 않기 때문에 무엇보다도 예방이 중요하다.

현재 한국에서는 정기예방접종을 하여야 하는 감염병은 B형간염, 결핵, 디프테리아, 파상풍, 백일해, 폴리오, 홍역, 유행성 이하선염, 풍진, 수두, 일본뇌염, b형헤모필루스인플루엔자(Hib), 폐렴구균, 인플루엔자, 사람유두바이러스감염증 등이다.

지금까지 디프테리아와 백일해의 예방접종은 파상풍을 더한 3종류 혼합 백신(DPT)으로서 접종되었으나 새로이 홍역, 볼거리, 풍진의 3종류를 혼합한 백신(MMR)도 접종하게 되었다.

보건복지부는 1997년 정부와 소아과학회 권장 안으로 이원화 돼있는 소아예

[표 3-9 우리나라 표준예방 접종표]

접종시기	접종감염병
0~1주	B형 간염 1차
0~4주	결핵
1개월	B형 간염 2차
2개월	DTaP(1차), 폴리오(1차; 기초), Hib(1차; 기초), 폐렴구균 1차, 수막균(Menrio)
4개월	DTaP(2차), 폴리오(2차; 기초), Hib(2차; 기초), 폐렴구균 2차
6개월	DTaP(3차), 폴리오(3차; 기초), Hib(3차; 기초), B형 간염 3차, 폐렴구균 3차
6개월~4세	인플엔자 불활성화백신(매년 접종)
12~15개월	MMR(1차; 기초), 수두, Hib(4차), 폐렴구균 4차
12~36개월	일본뇌염(1,2차; 생백신), A형 간염, 일본뇌염(1~3차; 사백신)
15~18개월	DTaP(4차)
24개월~4세	인플루엔자 약독화 백신(매년 접종)
4~6세	DTaP(5차), 폴리오(4차), MMR(2차)
6세	일본뇌염(사백신) 4차
11~12세	DTaP 6차
12세~	사람유두종바이러스 1~2차, 일본뇌염(사백신) 5차

방접종지침을 일원화한 국가 표준 예방접종지침을 처음으로 마련하여 1997년 1월부터 시행하고 있다.

이 지침에 의하면 초등학교 6학년생에 대한 결핵예방백신(BCG)집단 재접종이 30년 만에 폐지되고 취학 직전 어린이에 대한 홍역·볼거리·풍진예방 혼합백신(MMR)접종이 1회 추가된다. 그리고 장티푸스 접종대상에 장티푸스 유행지역(동남아 등 열대 개발도상국) 여행자와 파병군인 등을 추가하고 98년부터 성인용 디프테리아·파상풍 예방접종을 14~16세도 맞도록 의무화했다.

결핵 예방접종의 경우 현재 생후 1개월 안에 맞힌 뒤 초등학교 6학년 때 결핵 면역력 여부를 알아보는 투베르쿨린반응검사 때 음성인 경우(전체의 90%) 재접종했으나 앞으로 이 검사를 없애고 생후 1개월 내 1회 접종만 하게 했다. 이는 아동기 이후에는 재접종을 한 경우와 그렇지 않은 경우의 면역력에 차이가 없다는 연구결과에 따른 것이다.

또 MMR백신은 생후 15개월 때 1회 접종하던 것을 12~15개월과 4~6세에 2회 접종하는 것으로 바꾸었다.

3-4. 모자보건의 대책

임신 시작부터 모체 및 태아, 그리고 출산된 아기에 대하여 모자보건지도가 요구된다.

즉, 각종 건강진단, 보건 및 영양지도, 의료구호와 영양식품 공급 등이 모자보건법에 입각하여 실시되고 모자보건요원으로 하여금 그 가정을 방문하여 보건진단을 하게 하는 등 보건관리에 관하여 필요한 조치를 하고 있다.

3-4-1. 임산부의 신고 및 모자보건수첩의 발급

임산부로서 모자보건법에 의한 보호를 받고자 하는 경우에는 본인 또는 그 보호자가 보건소 또는 의료기관에 임신 또는 분만의 사실을 신고하여야 하며, 신고된 임산부 또는 영유아에 대하여 시장·군수는 모자보건수첩을 발급하여야 한다.

이 수첩은 임신할 때부터 취학 전까지 어머니와 아기의 건강기록이 되고, 보건지도를 받을 때 자료가 된다. 또한 임신 및 육아에 대한 간단한 안내서가 되기도 한다.

3-4-2. 임산부와 영유아의 건강관리

임산부 또는 영유아(嬰幼兒)에 대하여 시장·군수는 정기적으로 건강진단·예방접종을 실시하거나 모자보건요원으로 하여금 그 가정을 방문하여 보건진단을 하게 하는 등 보건관리에 관하여 필요한 조치를 하여야 한다. 이것은 미숙아의 출생을 예방하며, 출생된 미숙아 또는 이상아를 파악하여 그 양육 또는 치료를 적절히 하기 위해서이다.

그리고 특별시장·광역시장 또는 시장·군수가 임산부 및 영유아에게 건강진단 및 예방접종을 실시하여야 할 항목은 다음과 같다.

(1) 임산부의 진단과 종합검진 및 산전·분만·산후관리
(2) 영유아의 건강관리와 3세 이하의 영유아 종합검진
(3) 영유아 및 임산부의 건강상의 위해 요인 발견
(4) 감염병의 예방 및 관리에 관한 법률에 의한 질병과 풍진, 수두, 간염, 볼거리, 기타 보건복지부장관이 심의회의 심의를 거쳐 정하는 질병의 예방접종

3-4-3. 안전분만조치

시장·군수는 임산부의 안전분만과 건강을 위하여 의료기관에 입원이 필요하다고 인정하는 경우에는 의료기관에 입원하게 하여야 하며, 가정에서 분만하고자 하는 경우에는 모자보건요원으로 하여금 조산하게 하여야 한다.

3-4-4. 조산에 관한 교육

보건복지부장관은 간호사 및 간호조무사인 모자보건요원으로 하여금 조산을 하게 하고자 할 때에는 보건복지부령이 정하는 바에 의하여 조산에 관한 교육을 받은 자로 하여금 조산을 하게 하여야 한다.

참고문헌

1. 편찬위원회, 보건학개론, 서울대학교출판부, 2006
2. 유승흠, 양재모의 보건학, 계축문화사, 2005
3. 서광석, 최신공중보건학문제집, 대학서림, 2018
4. 한국영양학회, 한국인의 영양섭취기준 개정판, 2010
5. 보건복지부, 보건복지통계연보, 2019
6. 보건복지부, 2015 한국인영양소 섭취기준, 2014

4 인구와 가족계획

4-1. 인구(Population)

4-1-1. 인구문제

인구문제는 크게 과잉인구문제와 과소인구문제 두 가지로 생각할 수 있다. 인구가 과잉되어도 문제이지만, 반대로 감소되어도 큰 문제라 하겠다. 인구문제가 우리가 안고 있는 커다란 당면과제이듯이 세계 거의 모든 나라가 과잉인구문제로 고민하고 있다.

오늘날 인류가 생존하는데 가장 장해가 되는 3대 요소는 인구(population), 공해(pollution), 가난 즉, 식량문제(poverty) 등 소위 3P이다.

인구문제가 중요시되는 것은 인간이 생존할 수 있는 땅은 좁은데 인구가 계속 증가하기 때문에 환경이 크게 오염되고, 이로 인한 토지감소와 식량생산의 저하로 인간은 기아상태에 허덕이게 된다.

공해가 문제시되는 것은 환경오염으로 귀중한 생명이 죽어가고 인류가 살아가는 데 절대로 필요한 식량생산을 크게 저하시키기 때문이다.

끝으로 식량의 문제는 인구의 증가와 환경오염, 현대과학의 발달에 따라 현대생산의 발달로 농토가 잠식당하여 더욱 식량생산이 감소되기 때문이다.

참으로 심각한 문제가 아닐 수 없다. 그러나 면밀히 고찰해 보면 인구와 공해, 식량문제는 서로를 해친다는 부정적인 관계를 맺고 있지만 서로를 보완한다는 무섭지만 긍정적 관계도 지니고 있다. 부정적 관계는 앞에서도 언급했듯이 A 때문에 B와 C에게 문제가 생기고, B 때문에 A와 C에게, 또한 C 때문에 A와 B에게 문제가 생긴다는 관계이다.

무섭지만 긍정적 관계란 인구(A) 때문에 공해문제가 생겨 그로 인하여 많은 인류가 죽어갈 것이고, 식량생산을 저하시켜 식량의 절대부족으로 많은 인류가 죽어갈 것이며, 공해(B) 때문에 인류가 죽어가고 식량생산을 저하시켜 인류들이 굶어 죽게 되고, 식량의 부족(C) 때문에 인류는 더욱 죽어갈 것이고 죽은 시체 때문에 환경은 더욱 악화되기 때문이다.

언뜻 생각하기에는 그럴 듯한 논리인 것 같지만 이런 착상은 사고의 오진에 지나지 않고, 인구표준 예방접종지침이 지나치게 많기 때문에 공해문제와 식량 부족 현상이 빚어지는 것이므로 아이러니컬하게도 인구문제는 인류의 생존에 적이 되는 문제라고 하겠다.

4-1-2. 인구학

인구학(demography)이란 말은 프랑스인 아쉬유지아드(Achille Guillard, 1799~1876)가 정립한 인구의 수리적 인식이 곧 La démographie라는 단어에서 비롯되었으며, 인구학은 지아드에 의해서 정립된 학문이다. 이것은 어느 정도의 인구동태가 모든 면에서 어떠한 영향을 미치는가 하는 학문이라 하겠다.

최초의 인구조사 즉, 일정한 간격을 두고(보통 10년마다 실시) 인구정태를 조사하는 국세조사는 1749년 스웨덴에서 최초로 실시되었으며, 근대적의미국세조사는 1790년 미국에서 실시되어 매 10년마다 간격을 두고 실시해 오고 있다. 우리나라는 1925년 간이국세조사를 처음으로 실시하였으며, 매 5년 간격으로 실시하고 있다.

여기서 인구정태란 인구분포, 밀도, 구조, 크기 등을 조사하는 통계이며, 인구동태란 출생, 사망, 이동, 혼인, 이혼과 같은 인구의 변동사항에 관한 통계이다.

우리는 70년대 이후 인구도시집중화현상이 어떠한 새로운 문제를 야기했는가를, 그리고 얼마나 많은 새로운 문제가 발생하는가를 체험했다. 고대국가에서는 국민의 생존을 위해서는 물(水)을 어떻게 다스리느냐-고대 중국에서 황하와 양자강을 다스렸듯이-하는 것이 중요한 문제였다. 오늘날에 있어서는 그 나라와 국민의 존위를 위한 문제는 다름 아닌 인구문제라 하겠다.

우리가 범국민적이고 대대적으로 가족계획 운동을 벌이는 것은 바로 우리의 생존문제가 직면해 있기 때문이다.

인구론이 체계화되어서 학문적으로 성립된 것은 18세기 말 맬서스(T. R.

Malthus)(1766~1834)의 저서 "인구원론(The principle of population)"에 의해서였다.

이 저서에서 인간의 생식력과 토지의 생산력을 비교할 때 인구는 기하급수적이고, 식량은 산술급수적이라고 하였다.

그 이론은

첫째, 인구는 반드시 생존자료(식량)에 의해서 제한되며(규제의 원리)
둘째, 인구는 생존자료의 증가에 따라 증가하고(증식의 원리)
셋째, 도덕적 억제, 죄악, 빈곤에 의해서 인구는 억제되어야 한다(파동의 원리)
고 주장했다.

여기서 도덕적 억제라는 것은 만혼을 의미하는 것인데, 이것은 실행 곤란한 점이 많은 까닭으로 피임으로 인구억제를 대체시키려는 것이 플레이스(Francis Place)(1771~1854)의 신맬서스주의(Neo Malthusism)이다. 그 후 더욱 발전시켜 인구과잉을 식량뿐만 아니라 생활수준에 둔 카난(E. Cannan)(1881~1935)의 적정인구론, 1925년 미국의 로트카(Alfred J. Lotka)가 발표한 현대인구통계 이론인 안정인구론(Stable Population Theory)과 출생률과 사망률이 같아 인구증가율이 영(0: Zero)이 되는 정지인구론(Stationary Population Theory) 등이 대두하게 되었다.

맬서스의 만혼주의의 모순점을 보면 다음과 같다. 즉, 성욕의 억제가 일반인에게는 무리한 것이며, 또 만혼주의가 강요되면 매음과 성범죄의 증가가 온다는 점이다.

또한 맬서스의 인구론은 과잉인구를 식량만을 중심으로 하고 적정인구(moderate population)를 생각지 않았다는 결함과 구매력의 유무를 무시하고 식량의 자급능력의 유무만을 중시했다는 결함을 내포하고 있다.

그러나 이 인구이론은 그에 의하여 체계화되기 시작하고 또 그를 중심으로 해서 발전하기 시작한 것이 사실이다.

그리고 블랙커(C. P. Blacker)는 인구성장을 다음과 같이 5단계로 분류하였다.

제 1단계: 고위정지기에 해당하며, 고출생률과 고사망률인 인구정지형으로 중부아프리카지역이 해당된다.
제 2단계: 초기확장기로 경제문화 수준의 발전에 따라 저사망률과 고출생률의 국가로 한국, 일본, 이집트를 제외한 여러 아시아 국가에서 볼 수 있다.

제 3단계: 후기확장기로 산업발달과 핵가족화에 따라 저사망률과 저출생률의 나라로 한국, 중앙아메리카, 스리랑카 등이 여기에 속한다.

제 4단계: 저위정지기에 해당하며 사망률, 출생률이 최저에 달하는 국가로 일본, 이탈리아, 중동아시아, 소련 등이 해당된다.

제 5단계: 감퇴기로 출생률이 사망률보다도 낮아져서 인구감소 경향이 있는 나라로서 스웨덴, 프랑스 등 유럽 여러 나라, 북아메리카, 오스트리아, 뉴질랜드 등이 여기에 속한다.

4-1-3. 한국의 인구추이(Growth of population)

1. 인구성장률

우리나라의 인구성장률을 보면 1945년은 1.6%, 1955년은 1.1%로, 이유는 6·25로 인하여 젊은층의 사망률이 현저히 높았기 때문이다. 1957년은 2.88%, 가족계획이 실시된 1962년에는 2.9%까지 달했다. 이후 1965년 2.85%, 1970년 2.18%, 1980년 1.56%에서 1990년에 0.99%로 낮아져 2000년 0.84%, 2010년 0.50%, 2019년 0.20%에서 점차 둔화하여 2030년(−0.03%)에 마이너스 성장으로 전환되며 2050년에는 −0.86%, 2065년 −1.24%로 전망된다.

그리고 인구밀도(명/km^2)도 1960년 254명, 1970년 328명, 1980년 385명, 1990년 432명으로 높아져서 2000년에 471명, 2021년에는 510명까지 증가할 것으로 추산된다.

인구증감의 자료로 이용되는 것으로는 순재생산율(NRR)이라는 것이 있다. 순재생산율이 1.0이면 증감이 없고, 1.0 이하이면 인구감소, 1.0 이상이면 인구증가를 의미한다.

1970년대 이후 획기적인 경제성장과 의료시설의 확장·근대화 등으로 평균수명이 연장되었음에도 불구하고 인구성장률이 떨어진 것은 그 사이의 국내 정치적 변화에 관계없이 가족계획 운동이 지속적으로 추진되었고, 핵가족제도에 의한 가족수의 감소와 철저한 자기(부부) 중심주의로 극히 개인주의적이고 이기주의적인 사고방식이 국민 사이에 팽배되었다는 증거일 것이다.

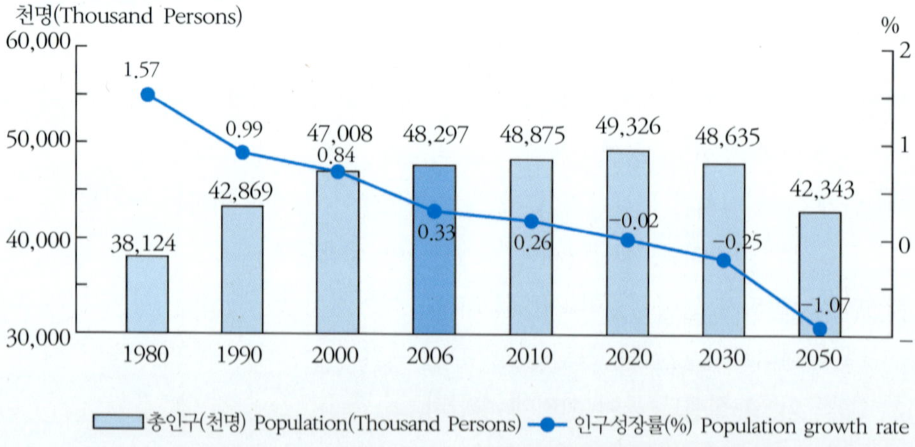

[그림 3-6 총인구 및 인구성장률추이 (1980~2050)]

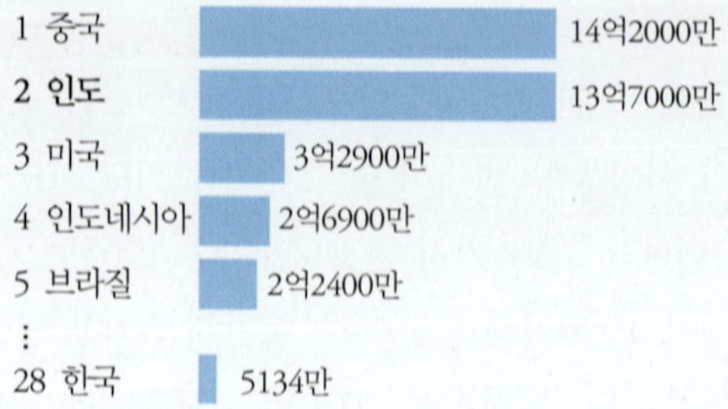

[그림 3-7 2019년 세계 인구 순위(총 77억 1,457만 명)]

특히, 80년대 이후 서서히 일기 시작한 '하나만 낳아 잘 기르자'는 구호와 사고방식에 의하여 한 여자가 가임기간(15~49세) 동안 낳을 것으로 예상되는 평균 출생아수를 나타내는 합계출산율이 지난 85년부터 1.7명으로 낮아져 2008년에는 1.19명, 2009년 1.15명, 2010년 1.23명, 2016년 1.17명, 2017년 1.05명, 2018년 0.98명까지 떨어져 세계최저를 기록했다. 이는 심각한 국가존망의 문제로 대두되었고, 합계출산율은 대체수준(replacement level)인 2.1명 수준이 돼야 인구가 유지되므로 거국적인 대책이 필요하다. 한편, 우리나라 고령화 수준은 현재 OECD국가와 비교할 때 2018년 65세 이상 인구는 737만명으로 전체 14.3%로 나타났으며, 2025년에는 20.3%까지 증가할 것으로 전망된다. 2060년경에는 고령화율이 43.9%에 도달하여 우리나라는 노인인구비율이 가장 높은 나라가 될 전망이다.

2. 한국의 총인구수

1930년 이후부터 센서스 인구통계자료에 의하면 다음과 같이 국민 총인구가 늘어가고 있다.

1930년 20,483,000명, 1940년 23,547,000명, 1949년 20,167,000명, 1960년 24,954,000명, 1966년 29,127,000명으로 3천만을 넘어서지 못했다. 우리나라 인구가 3천만을 넘어선 것은 1967년 30,131,000명이었으며, 1975년에 3천5백만(35,281,000명)을 넘어섰고, 1983년 4천만 명, 2012년 6월 23일 드디어 5천만 명을 돌파했다. 한국 인구 성장률 추이(보건복지부 통계, 2019)에 따르면 2019년 51,709만 명이 되었다가 낮은 출산율 탓에 인구 5천만 명 시대는 2045년 49,574만 명으로 다시 4천만 명대로 떨어질 전망이다. 인구증가가 정지될 것으로 추산되는 2020년에는 한국 51,781만 명(인구증가율 0.14%, 성비: 100.4)이 될 전망이다. 유엔경제사무국(UNDESA)은 2019 통계청 자료에 의하면 현재 세계인구는 약 77억 1457만 명 한국은 약 5,134만 명으로 집계되었다.

그에 비하여 우리나라의 면적은 1965년 98,481.03 km^2, 1971년 98,477.48 km^2, 1975년 98,806.96 km^2, 1980년 98,992.34 km^2로 거의 미시적으로 증가되었을 뿐이다. 그나마 국토가 넓어진 것은 간척사업으로 바다를 많이 메웠기 때문이다. 그러나 많은 경지면적이 산업기지와 산업도로 및 거주지역 등으로 이용되었고, 인구의 도시집중현상(90년 도시화율 74.4%)으로 이미 농토로 개간된 상당량의 농토가 폐허화하는 등 절대농지는 오히려 감소되었거나 커다란 변동이 없는 것으로 본다.

국민총인구의 증가폭이 커졌으면서도 별로 변동이 없는 농토에서 생산되는 양곡과 약간의 수입만으로 식생활을 유지할 수 있었던 것은 행정당국의 신품종 개량 또는 다수확정책이 크게 성공했기 때문일 것이다.

앞으로 인구증가율(2016년 2.5)이 미시적으로나마 감소되고, 경제성장과 안정에 의하여 또는 도시의 갖가지 공해에서 벗어나려는 심리현상이 일어나서 도시인구의 농촌역류현상이 일어나게 되고, 또 지금보다 더 효과적인 영농방법이 연구·개발된다면 우리의 식량사정도 크게 문제될 것이 없으리라고 생각된다.

3. 인구구성(Composition of population)

인구구성 단위인 개인은 생물학적·사회학적으로 볼 때 여러 가지 속성을 가지고

[표 3-10 인구구조 및 노년부양비]

(단위 : 천명, %)

구분	계	0~14세	15~64세	65세 이상		노년부양비
					구성비	
1990	42,869	10,974	29,701	2,195	5.1	7.4
2000	47,008	9,911	33,702	3,395	7.2	10.1
2010	49,554	7,979	36,209	5,366	10.8	14.8
2017	51,362	6,724	37,572	7,066	13.8	18.8
2018	51,607	6,589	37,645	7,066	13.8	19.6
2020	51,781	6,297	37,358	8,125	15.7	21.7
2025	51,905	5,541	35,853	10,511	20.3	29.3
2050	47,745	4,250	24,487	19,007	39.8	77.6

자료) 통계청, 「장래인구추계」

■ **인구구성비와 부양비**

구성비(%)			부양비(%)			
유년인구 0~14세 ①	경제활동인구 15~64세 ②	노년인구 65세 이상 ③	총부양비 $\frac{①+③}{②}\times 100$	유년부양비 $\frac{①}{②}\times 100$	노년부양비 $\frac{③}{②}\times 100$	노령화지수 $\frac{③}{①}\times 100$

있다. 이에 따라 인구구성의 단위를 분류하고 수적으로 추상한 것이 인구구성이다. 인구구성에 영향을 미치는 요소로는 출생, 사망, 인구유입, 인구유출 등이다.

인구구조를 볼 수 있는 변수는 헤아릴 수 없이 많다. 그러나 실제로 우리들이 관심을 가지고 있는 인구구조의 특징에는 커다란 제한이 있다. 여기서는 가장 기본적 요소라고 할 수 있는 성 및 연령을 중심으로 하여 그 구조를 살펴보기로 하자.

1) 성별구조(Sex composition)

인구구성에 있어서 성비(性比)라는 말이 자주 사용되는데, 이는 여자 100명에 대한 남자의 비를 말한다. 즉, 남녀별 구성비를 표시하는 방법을 성비(sex ratio)라 한다.

출생 시의 성비는 여자 100에 대하여 남자 105(남성 성비)이지만 영아사망률이 여자보다 남자가 높아서 결혼적령기가 되면 성비가 거의 비슷하게 접근하게 되며, 노령기가 되면 남자사망률이 여자보다 높아서 노령인구는 여자가 많아진다.

한국의 성비는 여성 100명당 1970년 102.4, 1980년 101.8, 1990년 101.3,

2000년 101.4, 2010년 100.8, 2015년 100.6, 2019년 100.5, 2020년 100.4, 2067년에는 98.1로 점점 낮아질 전망이다.

성비는 1차, 2차 3차로 나누는데 태아의 성비를 제 1차성비(남 〉 여)라 하고, 출생 시의 성비 즉, 출생성비를 제 2차성비(남 〉 여)라고 하며, 현재의 성비를 제 3차성비(남 = 여)라고 한다.

또 인구의 유입과 유출이 없고 출생과 사망의 증감만이 있는 인구를 봉쇄인구라 하는데, 이런 인구에서는 남녀의 인구비가 거의 같거나 여자 인구가 다소 많은 것이 보통이다.

2) 연령별구성(Age composition)

연령별인구구성을 수개의 집단구성으로 분류하면 1세 미만을 영아인구, 10~14세까지를 유년인구, 15~64세까지를 경제활동인구, 65세 이상을 노년인구로 나눌 수가 있다.

경제활동인구를 다시 청소년, 중년, 장년으로 나누기도 하고, 유년인구를 유아, 학령기전, 학령기로 세분화하기도 한다.

인구구성은 남녀별 및 연령별 구성을 결합하여 표시한 일반적인 정형은 다음과 같다.

(1) 피라밋형(pyramid form): 인구발전형(progressive form)으로 특징은 0~14세의 인구가 50세 이상 인구의 2배를 초과하는 점이고 출생률보다 사망률이 적다.

(2) 종형(bell form): 인구정지형(stationary form)으로 특징은 0~14세의 인구가 50세 이상 인구의 2배나 되는 점과 출생률과 사망률이 둘 다 낮다.

(3) 항아리형(pot form): 인구감퇴형(regressive form)으로 특징은 0~14세의 인구가 50세 이상 인구의 2배 이하이며 출생률이 사망률보다 더 낮다. 선진국에서 볼 수 있다.

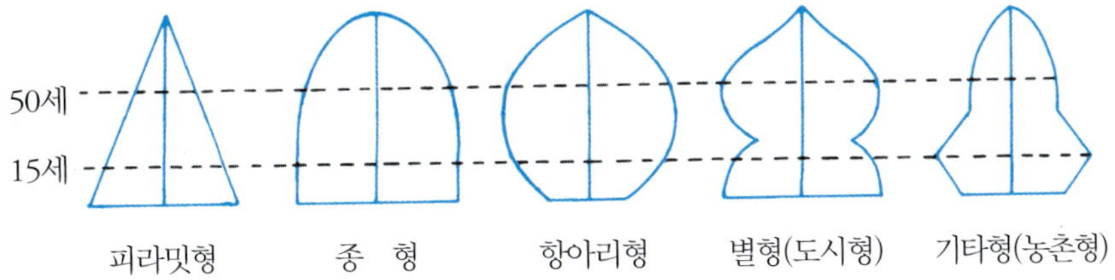

[그림 3-8 인구구성의 각 형]

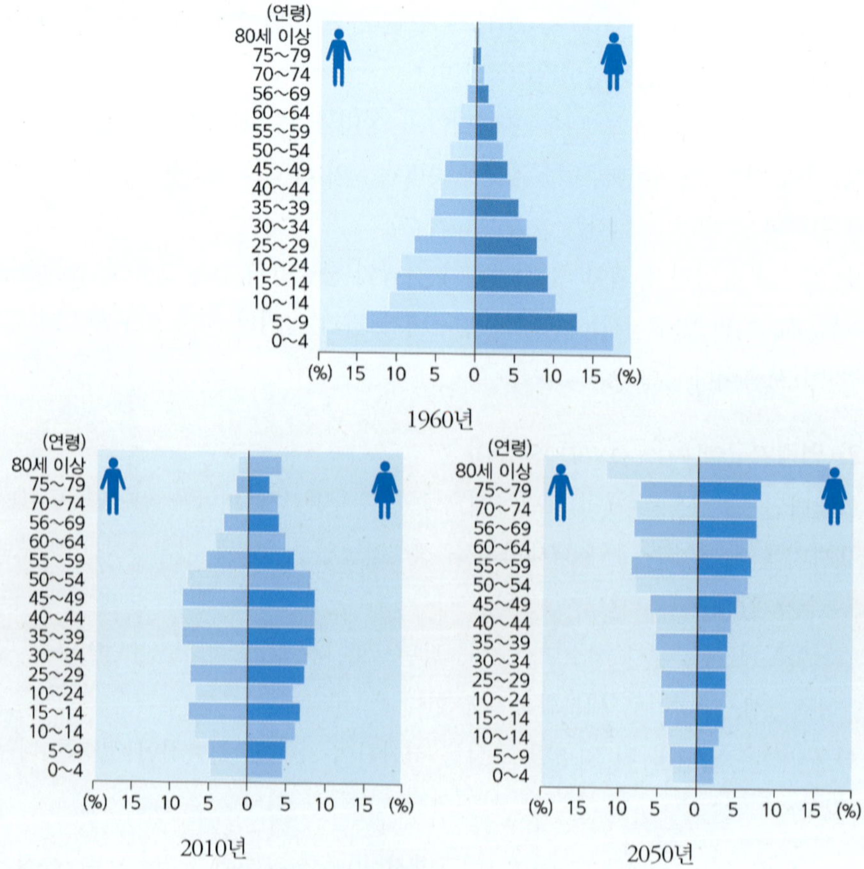

[그림 3-9 우리나라 인구구조의 변화추이]

(4) 별형(star form): 인구도시형으로 15~49세의 인구가 50%를 초과하고 생산연령 인구가 도시로 유입(유입형 accessive form)되는 경우이다.

(5) 호로형(gourd form; guitar form): 인구농촌형으로 특징은 15~49세의 인구가 전인구의 1/2 미만이며 생산연령 인구가 다수 유출(유출형 secessive form)되는 농촌에서 볼 수 있는 형이다.

우리나라 인구구조의 변화양상을 보면, 1970년 0~14세 인구(전체 인구의 약 50%)가 2010년에 17.2%로 감소 추정되며, 65세 이상의 인구는 10% 이상 증가되기 시작하여 2050년에는 유·소년층과 청·장년층의 인구가 감소되고 노인층 인구가 크게 증가될 전망이다. 이러한 인구구조 변화는 결국 노동투입 감소와 저축률감소를 초래하고, 경제의 잠재성장력을 약화시킨다. 또한, 국민연금, 건강보험 등 각종 사회보험과 노인관련 사회복지지출의 증가를 가져오고, 아동 및 가족급여, 교육지출 등에도 변화를 가져오게 된다.

4. 생명표(Life table)

생명표(life table)란 보통 생물 통계집단의 생명현상을 시계열적(時系列的)으로 관찰하는 방법을 제시한 것으로써 어떤 기간에 있어서의 성별, 연령별을 정지인구(상주인구)에 투영하여 표현한다. 즉, 인구집단에 있어서 출생과 사망에 의한 생명현상을 표시하는 방법으로 생존수, 사망수, 생존율, 사망률, 사력 및 평균여명 등으로 표현하는 것을 생명표라 한다.

1) 생존수(l_x, Number of survivors to exact age)

일정한 출생수(보통 100,000명)에 대해서 그 인구측정의 사망확률에 따라 사망 감소한다고 가정했을 경우 순간 연령 x세가 되는 때에, 생존한 사람수를 표시하는 변수로 l_x로 표시한다. 통계인구에 0세 인구란 출생 후 1년 미만의 영아인구를 말한다.

2) 사망수(d_x, Number of dying)

x세부터 x+1세가 되기 전 즉, x세와 x+1세 사이에 사망하는 사람 수를 표시하는 변수로 d_x로 표시하면, $d_x = L_x - L_{x+1}$이 된다.

3) 생존율(p_x, Probability of survival)

x세의 사람 중 x+1세까지 살 확률을 표시하는 변수로 p_x로 표시한다.

4) 사망률(q_x, Probability of dying)

x세의 사람 중 x+1세에 도달하지 못하고 사망하는 율을 x세에서의 사망률이라고 하며 q_x로 표시한다.

5) 사력(μ_x, Force of mortality)

x세에 도달한 자가 그 순간에 사망할 수 있는 확률을 사력이라고 한다.

6) 평균여명(e_x, Complete expectation of life)

어느 연령 x세에 달한 자가 그 후 평균 몇 년간 더 생존할 수 있는가 하는 연수를 평균여명이라고 하고 e_x로 표기한다. 0세 인구의 평균여명은 평균수명이라고 한다.

5. 인구대책

지역사회나 국가의 여건에 따라 알맞은 인구를 유지시키고 인구문제를 해결하기 위한 대책으로 인구의 양적인 조절을 위해서는 가족계획과 이민 등의 방법을 이용해야 하고, 인구의 질적조절을 위해서는 우생학적인 노력을 해야 할 것이다.

그리고 사회, 경제적 측면에서 보면 현대 산업구조의 변화로 생산연령인구의 도시 집중화현상이 일어나고 그에 따른 주거환경문제, 공해문제, 실업문제 등이 야기되고 있기 때문에 이들을 조절하기 위한 인구분산책과 새로운 자원개발과 식량증산의 노력이 가중되어야 할 것이다.

이러한 인구대책을 수립할 때 고려할 점은 과다인구가 되면 환경위생악화, 열성유전인자전파, 역도태 출현, 경제발전 둔화 및 사회적 불안, 부양비 증가, 식량자원의 부족 등과 인구 과소시는 노동력 부족, 부담능력 저하, 인구 자질의 악영향 등을 초래한다는 점이다.

4-2. 가족계획

4-2-1. 가족계획의 개념

가족계획(family planning)이라고 함은 국가적으로는 국가정책상 인구문제를 해결하기 위하여, 개인이나 가정적으로는 생활의 향상을 위하여 자녀의 수를 조절하려는 계획이라고 하겠다.

따라서 가족계획은 인구나 가족을 증가시키려는 방향, 반대로 이를 억제하려는 방향과 현상을 유지하려는 방향 등 세 가지 방향으로 생각할 수 있다. 이에 대한 추진방법으로는 인구억제적인 방향은 수태조절(contraception)·불임수술 등이 있고, 인구증가적인 방향으로는 결혼장려, 불임증 치료 등이 있으며 현상유지 측면에서는 현상을 유지하려는 방향으로 가족계획운동이 추진될 것이다.

현재 몇몇 나라에는 인구증가적인 측면에서 가족계획운동을 벌이고 있지만, 인구밀도가 높은 대부분의 나라에서 기하급수적으로 불어나는 인구증가율을 억제하기 위하여 인구억제적인 측면으로 가족계획운동을 적극 추진하고 있다.

[표 3-11 월경주기별 안전일 조견표]

주기	⇨	1	2	3	4	5	6	7	8	9	10	11	12	13	14	15	16	17	18	19	20	21	22	23	24	25	26	27	28	29	30	31	32	33	34	35
34일형	⇨	◎	◎	◎	◎	◎	○	○	○	○	○	○	○	○	○	○	⑲	⑱	⑰	⑯	⑮	⑭	⑬	⑫	⑪	○	○	○	○	○	○	○	○	○	○	◎
33일형	⇨	◎	◎	◎	◎	◎	○	○	○	○	○	○	○	○	○	⑲	⑱	⑰	⑯	⑮	⑭	⑬	⑫	⑪	○	○	○	○	○	○	○	○	○	○	◎	◎
32일형	⇨	◎	◎	◎	◎	◎	○	○	○	○	○	○	○	○	⑲	⑱	⑰	⑯	⑮	⑭	⑬	⑫	⑪	○	○	○	○	○	○	○	○	○	○	◎	◎	◎
31일형	⇨	◎	◎	◎	◎	◎	○	○	○	○	○	○	○	⑲	⑱	⑰	⑯	⑮	⑭	⑬	⑫	⑪	○	○	○	○	○	○	○	○	○	○	◎	◎	◎	◎
30일형	⇨	◎	◎	◎	◎	◎	○	○	○	○	○	○	⑲	⑱	⑰	⑯	⑮	⑭	⑬	⑫	⑪	○	○	○	○	○	○	○	○	○	○	◎	◎	◎	◎	◎
29일형	⇨	◎	◎	◎	◎	◎	○	○	○	○	○	⑲	⑱	⑰	⑯	⑮	⑭	⑬	⑫	⑪	○	○	○	○	○	○	○	○	○	○	◎	◎	◎	◎	◎	○
28일형	⇨	◎	◎	◎	◎	◎	○	○	○	○	⑲	⑱	⑰	⑯	⑮	⑭	⑬	⑫	⑪	○	○	○	○	○	○	○	○	○	○	◎	◎	◎	◎	◎	○	○
27일형	⇨	◎	◎	◎	◎	◎	○	○	○	⑲	⑱	⑰	⑯	⑮	⑭	⑬	⑫	⑪	○	○	○	○	○	○	○	○	○	○	◎	◎	◎	◎	◎	○	○	○
26일형	⇨	◎	◎	◎	◎	◎	○	○	⑲	⑱	⑰	⑯	⑮	⑭	⑬	⑫	⑪	○	○	○	○	○	○	○	○	○	○	◎	◎	◎	◎	◎	○	○	○	○
25일형	⇨	◎	◎	◎	◎	◎	○	⑲	⑱	⑰	⑯	⑮	⑭	⑬	⑫	⑪	○	○	○	○	○	○	○	○	○	○	◎	◎	◎	◎	◎	○	○	○	○	○

◎ 생리일, ○ 임신 우려가 없는 날, 1~35 생리 1일부터의 일수
⑲~⑪ 임신되기 쉬운날(숫자는 다음 월경 시작하는 날 전을 표시한 것)

4-2-2. 가족계획 방법

가족계획이 인구억제, 인구증가, 현상유지 세 가지 측면으로 추진될 수 있다는 것은 앞에서 밝혔다. 여기에서는 인구억제측면에서 널리 활용되고 있는 가족계획 방법을 알아보자.

인구억제측면에서 본 가족계획 방법은 크게 나누어 세 가지를 들 수 있다.

1. 수태조절방법(contraception control)

이 방법은 인구나 가족의 증가를 원할 때에는 생식상태를 유지시키고 반대로 인구나 가족의 억제를 원할 때에는 수태가 되지 않도록 조절하는 방법이다. 즉, 월경주기 등을 이용하는 방법이다.

이 방법은 인체에 거의 해를 주지 않고 인구나 가족의 증가를 원할 때 항시 원하는 자녀를 낳을 수 있다는 장점이 있으나, 체온조절이 잘못되었다든가 월경주기의 계산이 잘못되었을 경우 등에 실패율이 크며, 인간이 본능적인 성욕(sexual appetite)을 어느 정도(시기적으로) 억제해야 한다는 단점이 있다.

1) 오기노법

1924년 일본의 오기노씨가 발표한 학설로 여성의 수태기는 월경주기 일수의 장단에 관계없이 항상 다음 월경이 시작하는 전날부터 계산하여 11~19일 전의 9일간에 해당된다는 것이다. 이 방법은 월경주기가 불일정한 사람은 사용하지

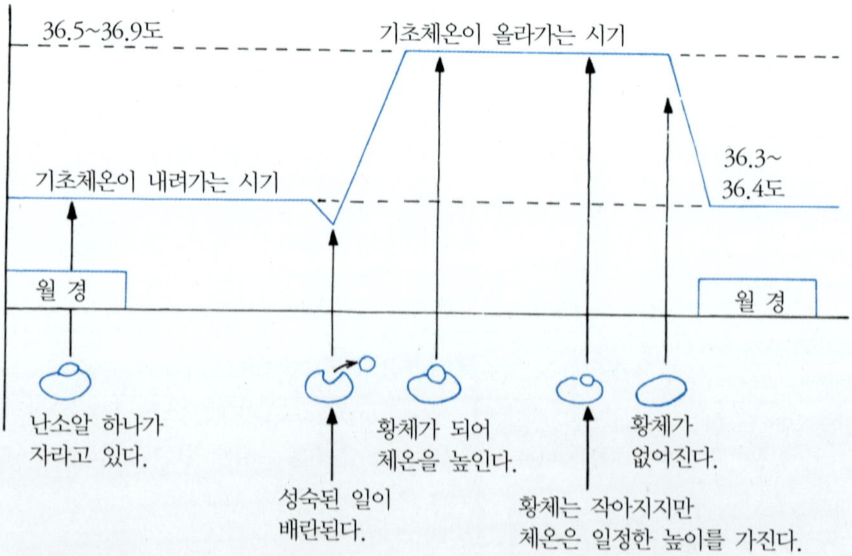

〈기초체온표〉

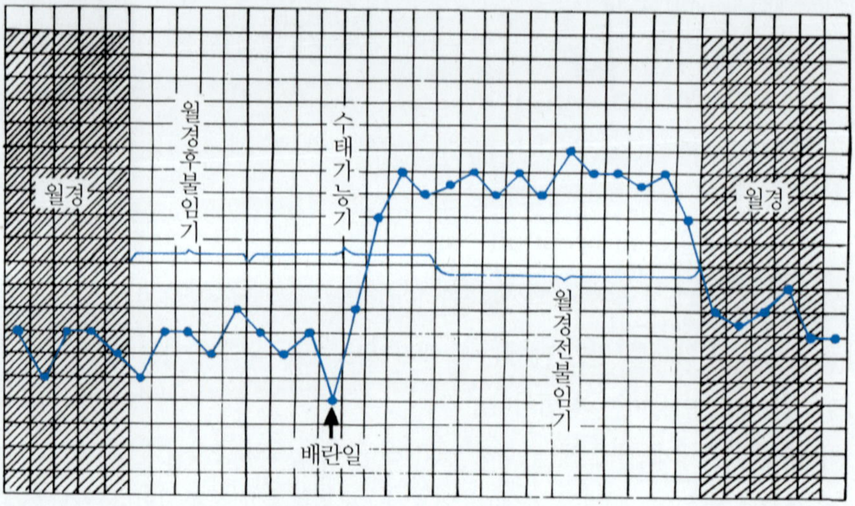

[그림 3-10 황체와 체온의 관계]

말아야 하며, 실패율은 약 24%이다.

2) 기초체온법

기초체온이란 6~8시간의 수면을 취한 후 아침에 잠이 깨었을 때 안정상태에서 측정한 체온을 말한다. 이것을 매일 아침 측정하여 기록하면 월경주기 중 보통체온이 낮은시기와 높은시기로 구분되며, 저온기에서 고온기로 이행할 때에 배란이 되는 것으로써 배란시기를 탐지하여 배란시기를 회피하는 방법으로 저온기에서 고온기로 이행하는 전후 1주간은 성교를 피한다.

2. 피임법

이 방법은 기구나 약품을 사용하거나 자궁 내 시술법을 이용하는 것이다.

1) 콘돔(Condom)

콘돔은 일시적인 남여피임법으로 그 기전은 정자의 질내침입을 방지함으로써 피임하는 방법이다. 최초에는 성병예방의 목적으로 사용되었으며 현재도 가장 많이 이용하는 방법 중의 하나이다.

2) 다이아프램(diaphragm) 및 경관 캡(cervical cap) 피임법

다이아프램은 팻서리라고도 불리며, 팻서리는 탄력성이 있는 강철선의 고리에 얇은 고무를 공기처럼 씌운 주머니모양을 하고 있다. 이것을 질 속에 넣어서 자궁구에 폭 덮듯이 한다. 사정된 정자가 자궁에 들어가지 못한 채 죽어버림으로써 피임하게 되는 구조이다. 해부학적으로 적합하지 못하며, 다이아프램을 사용하지 못할 경우에는 경관을 직접 덮어서 정자의 진입을 막자는 것이 자궁경관 캡인데 여러 가지의 고무 및 금속제품이 있으나 피임효과는 크게 기대할 수 없다. 이 방법은 보건소나 의료기관에서 지도를 받은 뒤 성교 전 자신이 부착하며 실패율은 14% 정도이다.

3) 질내살정자피임법

정자를 질내에서 살정자제를 삽입하여 정자를 죽이는 피임법으로 정제, 젤리, 젤리구, 액상 및 포말성크림 등의 다섯 형태로 제조되고 있다. 이 피임법은 성교 직전 자신이 삽입하고, 성교 후 수 시간 동안 질속에 있도록 하여야 하며, 실패율은 12% 정도이다.

4) 자궁내장치법

자궁 내에 링(ring) 또는 T형의 피임기구를 장치(intra-uterine devices, IUD)하여 수정란 착상을 방지함으로써 피임효과를 달성하는 방법이다. 여기에는 루프(loop), Ota spiralring, Cupper T, Dalkon Shield, Birnberg bow 등이 있다. 이 방법의 장점으로는 효율성이 높고, 사용이 간편하며, 작용의 가역성

[표 3-12 각종 피임법]

종 류		기 전	장단점(부작용)
일시적피임법	경구피임제(oral pills)	배란조정 및 억제 정자통과방지	98~99% 효과 구역, 피부착색, 두통, 체중증가
	자궁내 피임장치(IUD)	수정란착상방지	95% 효과, 통증, 출혈
	발포성 정제, 세척법	정자살충, 활동억제	
	월경주기법, 기초체온법	배란시기회피	배란시기가 일정치 않으면 효과가 없다.
	다이아프램, 경관캡	정자의 자궁내침입방지	
	콘돔, 성교중절법	정자의 질내침입방지	99%, 성병 예방
영구적피임법	난관 절제술 (복강경 난관 불임 수술)	수란관결찰 또는 절단	5%-합병증, 오심, 구토, 하복통, 견통, 복강외기종, 출혈감염
	정관 절제술	정관결찰 또는 절단	

과 경제적인 면은 있으나, 출혈이나 통증과 같은 부작용이 간혹 있는 경우가 있다. 이 방법은 의사로 하여금 피임기구를 장치하도록 하여야 하고, 이 기구가 외부로 나오지 않으면 1~2년은 그대로 사용되며, 제거시키지 않으면 임신되지 않는다. 실패율은 3% 정도이다.

5) 먹는피임약(oral pill)

먹는피임약은 배란을 조정·억제함으로써 복용을 중지할 때까지 임신되지 않는 피임방법으로 효과가 거의 100%에 가깝다(실패율 0.1%). 그러나 오심, 구토, 유방통, 두통, 체중증가, 피부착색 등의 부작용과 더불어 에스트로겐 함유량과 피임제의 안정성 등이 문제점으로 등장하고 있으며, 반드시 의사와의 상담이 필요하다.

6) 성교중절법

성교중단법 또는 질외사정법(coitus antepartes)이라고도 하며, 이것은 성행위를 하되 사정을 질외에서 하므로 정자가 질 내에 침입되지 않도록 하여 임신이 성립되지 않도록 하는 원리이다. 이 방법은 원시시대부터 실행되었던 최초의 피임법이라고 할 수도 있다.

7) 세척법

세척(douche)에 의한 피임효과는 사정된 정자를 질 밖으로 씻어버리는 효과와 정자를 죽이는 두 가지가 있다. 세척액으로는 1.5~2.0% 붕산수, 2.3~3.0% 초산수 및 1.0% 백반수 등의 약용액이 사용되며, 물 자체가 살정제 역할을 하므로 따뜻한 물을 사용하면 어느 정도 세척 피임의 목적을 이룰 수가 있다.

위의 (1)~(5) 방법(특히 콘돔 및 다이아프램)은 각각 다소의 결점은 있지만 부부가 피임에 대한 합의가 충분히 되어 있다면 만족한 피임효과를 거둘 수가 있다. 다만, 남성의 동의와 협력이 잘 되지 않을 때 급히 피임이 필요할 경우에는 잘 되지 않는 것이 최대의 결점이다. 예를 들면, 콘돔피임법의 실패율이 14%라는 것은 1년 동안 7명 중 1명이 이 방법으로 피임에 실패한 것이 된다. 여성이 언제나 자신의 의지대로 수태를 조절하려고 할 때에는 (6) 및 (7)의 방법이 적당하다. 경구피임약에 대해서는 약제를 장기간에 걸쳐 복용하는 것으로 구역질, 피부착색, 두통, 체중증가 등 부작용이 일어날 수 있기 때문에 반드시 의사와 상의하여 복용토록 해야 한다. 구·미 여러 국가에서는 이 피임법을 가장 많이 이용하는 일상적 방법으로서 피임이 필요한 인구의 20~40%가 사용하고 있다. 그래서 부작용이 적은 피임약이 앞으로 계속 개발되어 그 부작용이 설령 어느 정도 있다 치더라도 다른 피임법으로 실패하여 인공임신중절을 하는 위험에 비하면 거의 문제가 없는 것이라고 외국에서는 말하고 있다. 먹는피임약(pill)의 실패율은 1년간에 1,000명 당 1명 정도이므로 피임의 확실성이 가장 좋은 것이라고 하고 있다.

최근에 구·미에서는 성행위로 인한 감염증 또는 에이즈(AIDS)의 예방을 위하여 콘돔 사용이 증가하고 있는 실정이며 반면 피임의 실패 사례도 증가한다고 말하고 있다.

3. 불임방법(sterilization)

이 방법은 반영구적 내지는 영구적인 방법이다. 이 방법은 피임방법에 비하여 가역성이 극히 적거나 전혀 없을 수 있다. 남자의 정관수술과 여성불임수술 등이 이에 속한다.

이의 장점으로는 약품이나 기구사용 등을 이용하는 피임방법에 비하여 인체에 미치는 해가 극히 적으면서도 피임률이 높다는 점을 들 수 있다. 그러나 60% 정도는 수술에 의하여 원상회복을 시킬 수 있다고는 하지만 원상회복이 불가능하여 자녀를 낳아야 할 필요시에 자녀를 갖지 못하고, 자신은 영구불임자라는 심리적 압박감, 극히 예외의 경우에 수술이 불완전하여 빚어질 수 있는 부부간의 마찰(의학적인 판단에 의하여 마찰은 해소될 수도 있다고는 하지만), 자신은 불임자이므로 임신의 염려가 없다는 잘못된 생각에 성적유혹(temptation of sex)에 빠져 개인적으로 불행을 유발하고, 사회적으로 도덕적 타락현상을 일으킬 소지가 있다는 점 등을 단점으로 들 수 있겠다.

이상 전술한 바와 같이 세 가지 방법 어느 것이나 백해무익한 것은 없고, 가장 이상적이라고 단정할 수도 없다. 개인이 각자 고려하여 가장 편리하고 효과가 있으면서도 해가 없는 방법을 선택할 일이다.

국민의 입장에서 국가의 백년대계를 생각하여 국가의 가족계획 운동에 호응하면서도 자신에게 닥칠지도 모를 어떤 불이익도 신중히 생각하여 가족계획 운동에 전국민이 호응해야 하겠다.

4. 인공임신중절

인공임신중절은 옛날부터 산아조절의 수단으로 널리 사용되어 왔다. 근대 이전에는 강력한 설사제, 하복부의 압박, 이물(異物)의 자궁내 삽입 등 때로는 산모가 죽게 되는 난폭한 방법이 실시되어 왔다. 20세기에 들어와서 의학의 기술이 발전되면서 한국 등 여러 나라에서 인공임신중절수술 행위가 범법 행위로 되어 있기 때문에 많은 여성이 비합법적이며 정식 의사가 아닌 무면허 사람에 의하여 인공임신중절수술을 받아 사망하게 되는 일이 있어 사회문제가 되고 있다. 인공임신중절수술이란 태아가 모체 밖에서 생명을 유지할 수 없는 시기에 태아와 그 부속물을 인공적으로 모체 밖으로 배출시키는 수술을 말한다.

한국에서도 1973년 2월 8일 법률 제2514호에 의하여 유전병 예방 외에 모체의 건강유지까지 목적으로 하는 모자보건법을 제정하고, 정당한 이유가 있어 본인과 배우자의 동의가 있다면 자격이 있는 의사로 하여금 인공임신중절을 하게 되었다.

정당한 이유라 함은 유전병 및 대통령령으로 정하는 감염성질환이 있는 경우 외에 임신의 지속으로 보건 의학적 이유로 모체의 건강을 심히 해하고 있거나 해할 우려가 있는 경우 등이 포함되는데 법에 의한 인공임신중절수술의 허용한계는 다음과 같다.

① 본인 또는 배우자가 대통령령이 정하는 우생학적 또는 유전학적 정신장애나 신체질환이 있는 경우
   가. 연골무형성증
   나. 남성섬유증
   다. 그 밖의 유전성질환으로 그 질환이 태아에 미치는 위험성이 높은 질환
② 본인이나 배우자가 대통령령으로 정하는 감염성질환이 있는 경우
   가. 풍진
   나. 톡소프라즈마증
   다. 그 밖의 의학적으로 태아에 미치는 위험성이 높은 감염성질환
③ 강간 또는 준강간에 의하여 임신된 경우
④ 법률상 혼인할 수 없는 혈족 또는 인척간에 임신된 경우
⑤ 임신의 지속이 보건의학적 이유로 모체의 건강을 심히 해하고 있거나 해할 우려가 있는 경우

모자보건법에서는 임신한 날로부터 24주일 이내에 있는 자에 한하여 인공임신중절수술을 할 수 있다고 규정하고 있으며, 이 중에서 제3개월(12주) 이후의 중절을 인공사산이라고 한다. 대부분은 3개월(11주) 이내에 중절이 실시되고 있으며, 인공사산은 총 인공중절수술 중에서 5%를 차지한다.

신고하는 인공임신중절의 수는 한 때 100만 명을 초과하였으나 최근은 많이 줄어 들었지만 신고하지 않는 중절도 상당히 있는 것으로 생각되는데, 실제 중절수술은 경제성장으로 인하여 청소년의 신체발달이 현저히 높아짐에 따라 무엇보다 10대의 임신과 그 중절수술의 증가에 따른 심각한 사회문제가 대두되는 현실에서 청소년에 대한 임신 및 피임에 대한 구체적인 성교육의 필요성이 증대되고 있다.

가까운 일본에서는 10대 임신의 70% 정도는 중절된다고 하며 10대의 중절은 동일한 연령의 인구 1,000명 당 6명 정도로 증가하고 있다고 한다.

4-2-3. 한국 가족계획사업의 실적

우리나라의 가족계획사업은 크게 성공한 예이다. 최근 가족계획사업을 실시하

거나 또는 자국의 가족계획사업에 실패한 세계 여러 나라들이 한국까지 와서 우리의 가족계획사업에 대한 자료와 방법을 배워가고 있으며, 1984년 여름 멕시코에서 열린 세계보건인 총회에서도 우리 가족계획사업의 성공을 공인하기도 했다. 일반적으로 가족계획의 평가는 출생률저하, 수정률동향, 피임실패율, 인구증가율, stix notestein법(피임실시 전후 임신율 비교법) 등이 이용되고 있다.

우리나라 가족계획사업의 실적과 현황을 알아보면 다음과 같다.

1. 가족계획 단행한 인구중심으로

최근 10년간의 자료에 의하면 1974년 80만에 이른 많은 국민이 가족계획을 단행하였으며, 그 후 4년간(1977년까지) 매년 80만에 달하는 국민이 이에 호응하였다. 1977년을 기점으로 매년 저하추세에 있다가 유신체제의 말기와 10·26 사태 등 정치적으로 혼란기에 빠져 1979년에는 60만을 밑돌 정도로 가족계획 참여자가 크게 감소하고 있다. 이 현상은 그대로 지속되며 점점 감소현상을 보이다가 1981년에는 53만 명까지 내려갔다. 이렇게 급격한 감소현상을 보인 주요원인은 가임기에 달한 6·25동이들이 전체 인구비례에서 차지하는 비중은 극히 낮기 때문이라고 본다. 그 증거로 전쟁이 끝나고 휴전이 성립된 이후에 태어난 세대들의 수가 급증하여, 1982년에는 가족계획을 단행한 인구가 무려 84만 여명에 달했다는 사실이 이를 입증한다.

여기에서 우리는 어느 시기의 일시적 현상이 세월이 지나 일정시기에 이르면 물리적인 사태변화를 일으킬 수 있다는 값진 교훈을 얻을 수 있다.

2. 가족계획방법을 중심으로

최근 6년간 통계자료(1977~1982)에 의하면, 가족계획방법상의 차이와 지역간에 재미있는 차이점이 있다.

이들 가족계획방법상의 차이점과 지역 간의 차이점은 다음과 같다.

1) 수태조절

통계적으로 볼 때 가족계획방법으로 수태조절법을 사용하는 인구가 가장 적은 것을 알 수 있고, 교육수준이 높은 대도시 사람들이 지방사람보다 비율적으로 많이 사용하는 것을 알 수 있다. 따라서 번거롭고 부작용의 우려가 있는 피임법 또는 영구불임인 불임법의 방법보다 교육과 계몽을 통하여 널리 보급시킬 가족계획 방법이라고 생각한다.

2) 피임법

피임법 중에서도 번거로움이 따르는 기구나 약품 사용법보다 반영구적인 자궁내 시술법을 많이 사용함을 알 수 있다. 이러한 경향은 대도시나 지방이나 별 차이가 없고 가족계획의 절반 이상을 피임법에 의거함을 알 수 있다.

3) 불임법

불임수술은 남자 쪽보다 여자 쪽에서 많이 받고 있다. 정신노동을 하는 국민이 많이 살고 있는 대도시의 남녀별 불임수술 비율보다 지방의 남녀비율 편차가 높은 것은 육체노동자들이 불임수술을 피한다는 것을 알 수 있다. 불임수술을 받은 대부분의 남자들이 심리적으로 정력이 약해진 것 같고, 무거운 짐을 질 때 빠근한 감이 든다고 호소하고 있다.

이상 살펴본 바에 의하면 피임법을 이용하는 인구가 전체 가족계획 참여자의 약 50%, 불임수술에 의한 법을 이용하는 사람이 약 30%, 수태조절에 의하는 사람이 약 15% 정도이다.

통계적으로 가족계획 참여자가 1977년 80만 명 선에서 1981년 53만 명으로 감소되었다가 1982년 84만 명으로 증가한 것은 6·25동이들(가입연령)이 인구비례적으로 적기 때문이라고 본다.

3. 피임률을 중심으로

우리나라의 인구정책사업은 정부주도하에 시행되어 왔기 때문에 사업의 초장기부터 피임효과가 높은 방법을 보급해 오면서 사업실시 30여년 만에 피임실천율이 65년 12.6%에서 92년 79.4%에 도달되어 피임실천이 보편화되었으며 인구증가율도 괄목할 만한 수준으로 둔화되는 등, 인구의 안정적 성장기조가 확립되게 되었다.

'62~'90년 동안 정부지원에 의한 피임수용자는 불임수술 4,141천 명을 포함해서 19,218천 명에 이르고 있으며 이는 7,151천 명의 출생방지 효과를 가져온 것으로 분석된다.

특히, 우리나라에서는 가장 수용성이 높은 불임수술은 전체 대상부인의 48%

가 실천하고 있고 이들 부인의 86%가 정부지원에 의한 수용자라는 점을 감안할 때 불임실천의 감소로 인한 다른 피임방법의 실천율을 증대시키기 위한 방안이 강구되지 않고서는 인공임신중절의 증대와 더불어 인구증가율 및 출산율을 촉진시키게 될 위험이 있다. 최근에 와서 우리나라의 불임수술 수용자의 선호도가 아래 표에서와 같이 변화를 가져 왔다. '91년도 남녀 불임수술의 비율을 보면 46.5% 대 53.5%로서 그간 여성 불임수술에 비해서 현저히 낮았던 남성 불임수술의 수용성이 점진적으로 증가되고 있음을 나타내주고 있다. 이는 불임수술의 남성 참여가 점진적으로 증가하는 현상으로 매우 바람직한 추세라 할 수 있다.

4-2-4. 홍보·계몽·교육사업

우리나라는 높은 피임실천율에도 불구하고 실패임신과 인공임신중절이 높은 편이다. 이러한 현상은 피임방법 자체의 효과도 문제가 되지만 대부분은 피임 수용 당사자의 사용상 미숙으로 초래된 결과로 분석되고 있다. 그러므로 인체생리, 출산과 피임에 대한 정확한 지식을 교육시켜야 한다. 아울러 피임방법의 적합성 여부, 부작용, 정확한 사용방법에 대한 철저한 교육으로 피임실천 장애요인을 제거해야 한다. 이를 위하여 인공임신중절 방지를 위한 홍보교육의 강화와 근로청소년에게 사회문제로 크게 대두되고 있는 미혼모방지와 성범죄를 예방키 위하여 관련 민간단체와 협력하여 청소년 성교육에 더욱 노력해야 할 것이다.

참고문헌

1. 편찬위원회, 보건학개론, 서울대학교출판부, 2006
2. 대한예방의학회편, 예방의학과 공중보건학, 계축문화사, 2014
3. 보건복지부, 보건복지통계연보, 보건복지부, 2019
4. 한국도시환경학회, 인간과 환경, 대학서림, 2019
5. Week, John R, Population. An Introduction to Concept and Issues, fifth Edition. Wabswerths Publishing Co. Belmont, cal, 1992
6. Barclay, George W., Technigues of Population Analysis, john Wiley & Sons Inc, 1966
7. Palmore, James A. and R. Grandner, Measuring Moetality, Fertility and Natural Increase, EW Population Institute, E.W.C, 1991

5 보건영양

5-1. 보건영양 일반론

인간이 영양(nutrition) 즉, 음식을 섭취하는 데에는 두 가지 목적이 있다. 첫째는 영양소가 없다면 인체가 지탱될 수 없기 때문에 섭취하는 것이고, 둘째는 건강을 유지하여 인간생활에 지장 없이 활동하기 위해서다. 전자는 영양을 섭취하는 1차적 목적이라 하고, 후자를 가리켜 2차적 목적이라고 한다.

[표 3-13 2015 한국인 영양소 섭취기준 연령 · 체위기준]

연 령	2015 체위기준					
	신장(cm)		체중(kg)		BMI(kg/m^2)	
0~5(개월)	60.3		6.2		17.1	
6~11	72.2		8.9		17.1	
1~2(세)	86.4		12.5		16.7	
3~5	105.4		17.4		15.7	
	남자	여자	남자	여자	남자	여자
6~8(세)	126.4	125.0	26.5	25.0	16.6	16.0
9~11	142.9	142.9	38.2	35.7	18.7	17.5
12~14	163.5	158.1	52.9	48.5	19.8	19.4
15~18	173.3	160.9	63.1	53.1	21.0	20.5
19~29	174.8	161.5	68.7	56.1	22.5	21.5
30~49	172.0	159.0	66.6	54.4	22.5	21.5
50~64	168.4	155.4	63.8	51.9	22.5	21.5
65~74	164.9	152.1	61.2	49.7	22.5	21.5
75 이상	163.3	147.1	60.0	46.5	22.5	21.5

주) 보건복지부, 2015 한국인영양소섭취기준, 2014

[표 3-14 한국인의 1일 에너지 섭취기준]

성별	연령	에너지(kcal/일)
		에너지필요추정량
영아	0~5(개월)	550
	6~11	700
유아	1~2(세)	1,000
	3~5	1,400
남자	6~8(세)	1,700
	9~11	2,100
	12~14	2,500
	15~18	2,700
	19~29	2,600
	30~49	2,400
	50~64	2,200
	65~74	2,000
	75 이상	2,000
여자	6~8(세)	1,500
	9~11	1,800
	12~14	2,000
	15~18	2,000
	19~29	2,100
	30~49	1,900
	50~64	1,800
	65~74	1,600
	75 이상	1,600
임신부	1기	+0
	2기	+340
	3기	+450
수유부		+320

주) 보건복지부, 2015 한국인영양소섭취기준, 2014

인간이 생활을 영위해 나가기 위하여 많은 에너지가 필요한데, 이는 갖가지 영양소로부터 얻어진다. 영양소란 공장이 움직이기 위해서 그 공장의 시설과 규모에 따라 필요한 동력과 전력이 필요하고, 필요한 동력과 전력 즉, 에너지를 얻기 위해서 벙카 C유, 석탄 등과 같은 연료가 필요하듯이 바로 에너지를 얻기 위한 연료와 같은 것이며, 인간생활에 필요한 활동에너지를 만들어 내기 위하여 각 영양소의 섭취기준이 필요하다. 영양소의 섭취기준에는 평균필요량과 권장섭취량, 충분섭취량이 있다. 인체필요량에 대한 과학적인 근거가 있을 경우에는 평균필요량과 권장섭취량을 제정하고, 근거가 충분하지 않은 경우에는 상한섭취량을 제정한다. 여기서 평균필요량은 전체 중 50%에 해당하는 사람들의 일일필요량, 충분섭취량은 역학조사에서의 건강한 사람들 섭취량의 중앙값, 상한섭취량은 과잉섭취로 인한 유해 영향이 없는 최대섭취 수준, 권장 섭취량은 평균 필요량에 표준편차의 2배를 더한 값이다.

보건복지부는 2014년에 2015한국인영양섭취기준을 제정하였다.

5-2. 영양소

5-2-1. 영양소의 3대 기능

1. 신체의 조직구성

인체는 유기물, 무기질, 수분으로 구성되어 있다. 그 중 수분은 66~70%, 단백질 16%, 지방 14%, 무기질 5%, 탄수화물 소량으로 구성되어 있다.

[표 3-15 식품군별 대표식품의 1인 1회 분량]

식품군	1인 1회 분량
곡류	밥 1공기(210g), 국수 1대접(건면 100g), 식빵(대) 2쪽(100g), 감자(중) 1개 (130g)*, 씨리얼 1접시(40g)*
고기, 생선, 계란, 콩류	육류 1접시(생 60g), 닭고기 1조각(생 60g), 생선 1토막(생 60g), 달걀 1개(60g), 두부 2조각(80g), 콩(20g)
채소류	콩나물 1접시(생 70g), 시금치나물 1접시(생 70g), 배추김치 1접시(40g), 오이소박이 1접시(60g), 버섯 1접시(생 30g), 물미역 1접시(생 30g)
과일류	사과(중) 1/2개(100g), 귤(중) 1개(100g), 참외(중) 1/2개(200g), 포도(중) 15알(100g), 오렌지주스 1/2컵(100g)
우유, 유제품류	우유 1컵(200g), 호상요구르트 1/2컵(100g), 액상요구르트 3/4컵(150g), 아이스크림 1/2컵(100g), 치즈 1장(20g)*
유지-당류	식용유 1작은술(5g), 버터 1작은술(5g), 마요네즈 1작은술(5g), 설탕 1큰술(10g), 커피믹스 1봉(12g)

* 주) 한국영양학회, 한국인영양섭취기준위원회, 2010

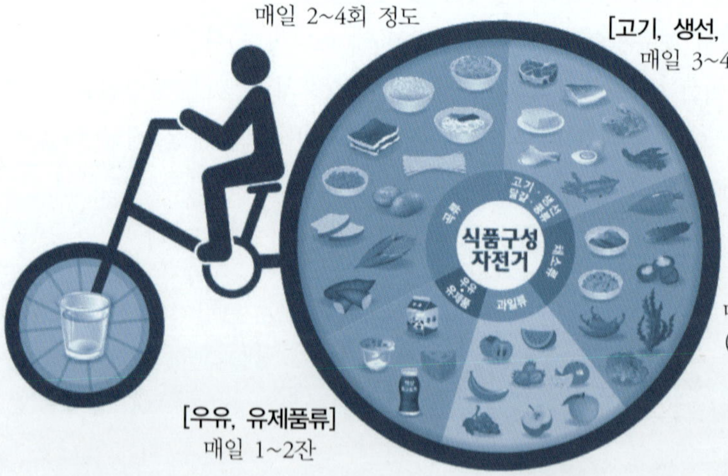

[그림 3-11 식품구성자전거]

주1) 유지·당류를 제외한 5가지 식품군을 골고루 필요한 만큼 먹는 균형잡인 식사, 충분한 수분 섭취(자전거 앞바퀴에 제시한 물 컵)와 신체활동의 중요성을 자전거를 통해 제시.

주2) 6가지 식품군(곡류, 고기·생선·달걀·콩류, 채소류, 과일류, 우유·유제품류, 유지·당류)별 대표식품을 정하고 1인 1회 분량을 사진으로 제시하였다.

2. 신체의 기능조절

물(水)은 신체 조직구성의 중요한 물질이면서 중요한 생리작용을 한다. 비타민과 무기질은 식품의 산화작용을 촉진하고 심장운동 촉진에 도움을 주며, 요오드(I_2)는 갑상선 기능유지에 관여한다.

3. 신체의 열량공급

신체를 유지하기 위해서 많은 양의 열량(calorie)이 필요하며, 영양소가 포함하고 있는 열량은 세포 안에서 화학변화를 거쳐서 신체에 이용된다. 특히, 식품섭취에 따른 대사항진 즉, 식사를 취하여 영양분을 소화·흡수·대사하는 과정에 드는 식품 이용을 위한 에너지(TEF; Thermic Effect of Food)를 특이동적작용(specific dynamic action, SDA)이라고 하며, 식품의 종류에 따라 다르다. 혼합식의 경우 10% 전후, 단백질은 16~30%, 탄수화물은 4~9%, 지방은 4% 전후의 열량을 필요로 한다.

5-2-2. 중요 영양소

1. 단백질

단백질은 신체구성물질이면서 효소, 호르몬, 체내필수물질의 운반과 저장, 항체, 체액과 산-염기 평형 등 중요한 기능을 가지고 있으며, 여러 질병에 대한 면역체와 항독물질의 주성분이기도 하다. 우리나라 성인의 단백질권장섭취량은 1일 남여(30~49세) 각각 60 g, 50 g이다. 노인(65세 이상)의 단백질평균필요량은 남녀 각각 45 g, 40 g으로 정하였다. 그리고 임신 중에는 임신부 2분기 하루에 15 g씩, 임신부 3분기 30 g씩, 수유기간에는 전기간을 통하여 하루에 25 g을 추가하도록 권장하였다.

섭취총칼로리에 대한 단백질 에너지섭취 비율은 20세 이하가 7~20%로 특히 태아·영아·성장기·수유부·임산부 등은 많은 단백질을 필요로 한다.

단백질은 여러 가지 아미노산으로 되어 있으며, 각 아미노산의 구성 비율에 따라 단백질의 질이 달라진다. 인체에 필수 불가결한 아미노산은 식품을 섭취함으로써 공급하여야 한다.

단백질이 결핍되면 성장 저해와 부종, 질병에 대한 민감도가 증가, 병에 대한 저항력이 감소된다.

2. 지방(지질)

지방은 자연에 동·식물성으로 분포되어 있으며, 단백질이나 탄수화물의 약 2배에 가까운 열량을 공급하는 주요 열원이기도 하다. 일상 섭취하는 지방은 순수한 것이 아니고, 지용성비타민(A, D) 등을 많이 함유하고 있다. 지방은 인체의 체온을 유지하며, 피부를 부드럽게 하고, 많은 칼로리(calorie)를 발생하며 지방 1 g당 9 kcal의 열량을 낸다.

일반적인 1 g당 열량(kcal)비는 단백질 : 탄수화물 : 지방 = 4 : 4 : 9이다. 지방섭취량은 총열량의 15~25% 범위 안에서 에너지 요구도가 높은 성장기, 임신, 수유기에는 섭취량을 높이고, 만성질환의 이완율이 높은 노년기에는 지방섭취량을 조금 낮게 책정하는 것이 바람직하다. 그리고 지방산의 균형된 섭취를 위하여 다불포화지방산, 단일불포화지방산, 포화지방산의 비(P/M/S)를 1.0~1.5/L로 하고 총지방섭취량을 총열량의 20% 수준으로 섭취한다고 하였을 때 다불포화지방산과 포화지방산의 섭취를 총열량의 6% 수준으로 섭취하는 것이 바람직하다.

또한, n-3지방산의 생체 내 기능의 중요성을 감안하여 n-6/n-3비를 4 : 1~10 : 1의 범위로 하며, n-3지방산의 섭취를 강조하기 위하여 등푸른 생선, 콩 제품, 들기름 등의 섭취를 높일 것을 권장한다. 신경조직의 발달이 왕성한 영유아와 미숙아에 있어서도 n-3지방산 특히, DHA섭취가 부족되지 않도록 하며, 임신부, 수유부에 있어서도 n-3지방산의 섭취가 부족되지 않도록 배려한다.

관상동맥질환의 위험도가 높은 성인은 콜레스테롤섭취량을 1일 300 mg을 초과하지 않도록 권장한다.

지방이 부족하게 되면 성장저지와 근육의 소모 및 빈혈 등이 온다.

3. 탄수화물

탄수화물은 C. H. O의 3원소로 구성되어 있는 가장 경제적인 에너지 공급원이다. 음식물 중 탄수화물은 체내에서 잘 소화되어 글리코겐으로 저장된다. 탄수화물이 부족하면 간과 근육에 저장된 글리코겐이 고갈되며, 체내 중성지방이 분해되어 지방산의 산화가 증가되고, 케톤체의 축적이 일어나며, 탄수화물을 너무 많이 먹으면 지방이 축적된다. 우리나라 성인(30~49세)의 1일 에너지섭취기준은 남자(신장 172 cm, 체중 66.6 kg)는 2,400 kcal이고, 여자(신장 159 cm, 54.4 kg)는 1,900 kcal이다.

4. 식이섬유

식이섬유는 포유동물의 소화효소로 분해되지 않는 탄수화물과 리그닌과 같은 식물세포 성분에 내재된 성분이며 최근 분리하거나 합성으로 제조한 기능성 섬유를 모두 포괄한다.

식이섬유(dietary fiber)의 정의는 다양한데 일반적으로 "인간의 소장 내에서 소화흡수되지 않고 대장에서 부분적으로 혹은 완전히 발효되는 식물의 가식부분과 탄수화물"을 말한다. 식이섬유가 부족하게 되면 다른 필수영양분 결핍 때처럼 생물학적 또는 임상적 증상이 유발되지는 않지만 식사에서 식이섬유의 부족은 분변량을 감소시키고 이에 따른 장기능저하를 초래할 수 있으며, 또한 심혈관계 질환과 당뇨병, 특정 암의 유병률을 증가시키는 등의 여러 가지 방식으로 건강을 손상시킬 수 있다. 우리나라 1일 섭취기준은 19세 이상 남여 각각 25 g, 20 g이

충분섭취량이다.

식이섬유는 대부분의 과일류, 채소류, 곡류에 존재하며 한국인이 상용하는 해조류와 버섯류도 식이섬유의 좋은 급원식품이다.

5. 당류

당류란 과당, 포도당, 갈락토오즈와 같은 단당류와 자당, 맥아당, 유당과 같은 이당류를 총칭하는 개념이다. 우리가 일반적으로 섭취하는 당류는 식품에 내재하는 당과 가공 및 조리 시에 첨가하는 첨가당으로 구분할 수 있다. 총당류는 식품에 내재하거나 식품을 가공, 조리하면서 첨가하는 포도당, 과당, 갈락토오즈 등의 단당류와 맥아당, 유당, 자당 등의 이당류의 총량을 말한다. 2014년에 발표된 우리나라 국민의 1일 평균 총당류 섭취량은 61.4 g이었고, 에너지 섭취비율로 환산하면 전체적으로 1일 평균 에너지섭취량의 12.8%를 당류에서 섭취하는 것으로 나타났으나 서구에 비해 낮은 수준이다. 2015년 한국인의 1일 당류 섭취기준은 총당류 섭취량을 총에너지섭취량의 10~20%로 제한하고 특히, 식품의 조리 및 가공 시 첨가되는 첨가당은 총에너지섭취량의 10% 이내로 섭취하도록 한다. 첨가당 주요 급원으로는 설탕, 액상과당, 물엿, 당밀, 꿀, 시럽, 농축과일주스 등이 있다. 총당류가 에너지섭취에 차지하는 비율이 증가할수록 대사증후군의 발생률과 유병률이 증가하게 된다.

6. 아미노산

아미노산은 단백질의 구성성분으로서 9종의 필수아미노산과 11종의 비필수아미노산으로 분류할 수 있다. 비필수아미노산 중 불필수아미노산은 5종으로 체내 합성이 용이하며, 조건적 필수아미노산 6종은 정상적인 상황에서는 체내 합성으로 충족되더라도 특정 생리 상태일 경우 그 합성이 제한된다. 아미노산은 조직의 성장과 유지에 관여하고, 호르몬과 효소, 항체 등의 주요 구성성분이 되며, 각기 고유의 기능을 가지고 있기 때문에 부족하면 성장기 어린이의 성장 지연과 성인의 체중 감소를 유발하고 인체 대사 조절에 영향을 미칠 수 있다.

현재 필수아미노산 필요량은 mg/kg/일 단위로 단백질평균필요량을 이용하여 mg/g 단백질로 산출하며, 권장섭취량은 2배의 변이계수(CV)를 더한 값으로 나타내거나 평균필요량에 1.25를 곱한 값으로 산출한다.

아미노산은 단백질의 분해산물로서 단백질이 풍부한 식사를 통해 섭취할 수 있으나, 식품의 종류에 따라 단백질을 구성하고 있는 아미노산 종류와 함량이 다르다. 필수아미노산 중 메티오닌은 달걀, 치즈, 닭고기, 생선, 소고기 등에 류신, 이소류신, 발린은 육류 및 근육류 식품에 많이 함유되어 있다. 라이신은 소고기와 가금류에 많이 들어 있으며, 페닐알라닌은 달걀, 닭, 간, 소고기에 많이 들어있다. 트레오닌은 치즈, 가금류, 어류, 육류 등이 트립토판은 고단백 식품과 유제

[표 3-16 한국인의 1일 수분 섭취기준]

성별	연령	에너지(kcal/일)					
		음식	물	음료	충분섭취량(mℓ/일)		상한섭취량
					액체	총수분	
영아	0-5(개월)				700	700	
	6-11	300			500	800	
유아	1-2(세)	300	538	0	800	1,100	
	3-5	400	587	0	1,100	1,500	
남자	6-8(세)	900	705	0	900	1,800	
	9-11	1,100	749	0	1,000	2,100	
	12-14	1,300	756	0	1,000	2,300	
	15-18	1,400	891	0	1,200	2,600	
	19-29	1,400	975	34	1,200	2,600	
	30-49	1,300	1017	105	1,200	2,500	
	50-64	1,200	929	44	1,000	2,200	
	65-74	1,100	746	24	1,000	2,100	
	75 이상	1,100	517	11	1,000	2,100	
여자	6-8(세)	800	636	0	900	1,700	
	9-11	1,000	643	0	900	1,900	
	12-14	1,100	684	0	900	2,000	
	15-18	1,100	651	0	900	2,000	
	19-29	1,100	766	24	1,000	2,100	
	30-49	1,000	779	15	1,000	2,000	
	50-64	1,000	764	12	900	1,900	
	65-74	900	506	3	900	1,800	
	75 이상	900	398	0	900	1,800	
임신부						+200	
수유부					+500	+700	

주) 보건복지부, 2015한국인영양섭취기준, 2015

품이 좋은 급원이고, 히스티딘도 다른 아미노산과 마찬가지로 육류, 가금류, 생선 등이 주요 급원식품이다.

7. 수분

수분은 신체의 약 70%를 차지하는 주요 구성성분으로 영양소 운반, 노폐물 배출, 체내 화학반응, 윤활작용을 하며 인체를 충격으로부터 보호해 준다. 수분은 섭취량보다 배설량이 많으면 탈수가 나타나며 체내 총수분량의 2%가 손실되면 갈증, 4%가 손실되면 근육 피로감, 12%가 손실되면 무기력 상태, 20% 이상이 손실되면 사망에 이를 수 있다.

수분은 대부분의 식품, 물, 음료에 함유되어 있으며 음식 조리 시 자주 첨가하므로, 음식과 액체로 널리 섭취할 수 있다. 음식 중에서는 국물이 많은 국, 찌개, 죽 등이 수분을 많이 가지고 있다. 수분함량이 높은 식품에는 채소, 과일, 감자 등이 있으며, 건조 상태 식품보다는 자연 상태 식품이 수분함량이 높다. 한국인의 1일 수분 섭취기준은 [표 3-16]과 같다.

8. 무기질(Mineral)

무기질은 화학에너지는 없으나 신체구성성분인 동시에 다음과 같은 신체기능 조절에 큰 역할을 하며, 다량무기질(나트륨, 칼슘, 인 등)과 미량무기질(철분, 아연 등), 기타무기질(요오드, 셀레늄, 구리, 망간, 불소, 크롬 등)로 나눈다.

- 뼈나 치아 등의 구성재료
- 근육의 수축작용
- 체액조절작용(pH나 삼투압의 조절작용)
- 혈액응고작용
- 신경전도작용
- 소화액 및 호르몬 생성과 그 작용
- 산소 및 탄산가스 운반작용
- 산화작용, 분비, 발육 및 생식에 관여하는 모든 세포기능
- 효소반응의 활성화 등

1) 나트륨(NaCl)

나트륨은 세포외액에 가장 많이 존재하는 양이온으로 세포외액량, 산·염기평형, 세포막전위조절, 세포막에서의 물질의 능동수송 등 중요한 생리기능을 수행한다.

나트륨의 주요 공급원은 소금을 함유하는 식품과 음료이다.

근육 및 신경자극·전도·삼투압 등 체액의 수지균형 등의 조절소로서 기능을 하며, 결핍 시에는 혈압저하와 전신혈관저항 등이 발생되고, 우리나라 사람들에게 가장 많이 필요로 하는 영양소로서 WHO/FAO에서 1일 나트륨섭취목표량을 2,000 mg 이하(식염 5 g 이하)로, 미국, 캐나다에서는 성인의 1일 염소상한섭취량을 2.3 g(식염 5.8 g)을 넘지 않도록 하고 있으며, 우리나라의 9세 이상 남녀의 1일 목표섭취량을 2,000 mg으로 정하고 있다.

2) 칼슘(Ca)

칼슘은 인체 내에서 가장 많이 들어 있는 무기질로서 뼈를 구성하고, 혈장의 칼슘은 신경흥분, 혈액응고, 근육수축 등 신체의 기본적인 활동을 조절한다. 보통 성인은 체중의 1~2%인 1,000~1,200 g의 칼슘을 보유한다.

인체의 골격과 치아를 구성하는 주성분이며, 성인이 하루 필요로 하는 권장섭취량은 남여(6~8세) 모두 1일 700 mg이다. 칼슘섭취가 부족하면 골격의 석회화(calcification)가 불충분하여 뼈조직의 구성과 성장이 위축된다. 전형적인 결핍증으로 테타니(tetany), 구루병, 골감소증, 골다공증을 들고 있다. Ca : P의 비율이 2 : 1일 때 칼슘이용 및 뼈형성이 가장 좋으며, 이상적인 비율은 1 : 1로 권장되고 있다(Avioli, 1988 ; NRC, 1989). 칼슘의 공급원은 녹색 식물, 멸치, 우유 등이다.

3) 인(P)

인은 체중의 0.65~1.1%를 차지하며, 성인 남자의 체내에 약 660~700 g 정도 함유되어 있다. 체내에 있는 인의 85%는 칼슘과 결합하여 골격과 치아를 구성하고 있으며, 골격무기질 내 인과 칼슘의 비율은 보통 1 : 2를 이루고 있다. 그 나머지는 혈액과 기타 조직에 존재한다.

골격과 뇌신경의 중요한 구성요소로 지방, 탄수화물 및 에너지대사에 관여한다. 혈액 중에서 완충제역할 등 매우 중요한 생리기능을 담당하고 있다. 2015년 한국인의 영양섭취기준에서는 19세 이상 성인남녀에 대한 인의 권장섭취량은 남녀 동일하게 700 mg/일으로 책정하였다. 계란의 노른자·콩·우유 등이 주요 공급원이다. 결핍되면 저인산혈증으로 신경학적 기능장애가 발생하나 정상인들이인 결핍증세를 보이는 경우는 드물다.

4) 철분(Fe)

헤모글로빈 및 효소를 포함한 많은 단백질의 구성성분으로서 산소의 운반과 세포호흡의 생리과정에서 꼭 필요한 무기질이며 특히, 영유아기와 사춘기·가임기여성 및 임신기는 철결핍의 위험이 높은 시기이다. 철은 체내저장이 안 되므로 음식물 즉, 유류와 식물이나 유제품을 통해서 보충해야 한다. 철이 결핍되면 빈혈, 운동실조, 발달장애, 인지능력손상, 조산, 사산 등이 발생한다.

우리나라 1일 철권장섭취량은 남자 성인(19~64세)은 하루 10 mg, 여자(15~49세)는 14 mg, 50세 이상 8 mg으로 책정하였다. 주요 공급원은 녹색식물·소의 간 등을 들 수 있다. 임산부, 영·유아에게는 많은 양의 철분이 필요하다.

반면에 철의 과다섭취로 인한 철 중독도 주의해야 한다. 급성철중독은 식품에 의해 일어난 경우는 보고된 바 없으며, 다만 성인을 위해 조제된 의약용 철보충제를 다량 섭취한 유아들에서 일어날 수 있는 흔한 중독증의 하나이다. 2세 어린이의 황화철치사량은 약 3 g이며, 성인에서 치사량은 체중 kg당 200~250 mg 범위이다. 철을 과잉섭취하면 위장장애, 아연 흡수율 감소, 암발생 위험률 증가, 혈관질환 등을 일으킨다.

9. 각종 비타민류

비타민은 그 용량과 효과에 대하여 아직도 이론의 여지가 많은 영양소이다. 비타민(vitamin)의 어원은 vital + amine으로 그 뜻 그대로 인체의 정상성장과 건강에 필수적인(vital) 영양소로서 체외로부터 섭취되어야 한다.

비타민은 기름에 녹는 지용성비타민(A, D, E, K)과 물에 녹는 수용성비타민(B군과 C)으로 대별한다.

(1) 지용성(脂溶性) 비타민 – A, D, E, K

이들 물질은 프로비타민(provitamin)이라고 하는 비활성전구물질이 체내에서 비타민으로 되어 작용한다. 비타민 A의 전구물질로서는 베타카로틴(β-

carotene)이 가장 좋고, 비타민 D의 전구물질은 디히이드로콜레스테롤(7-dehydrocholesterol)이다. 지용성비타민은 체내축적이 되므로 너무 많이 복용하면 독작용이 유발된다.

(2) 수용성(水溶性) 비타민 - 비타민 B 복합체와 비타민 C

물에 용해되는 수용성비타민을 과용하면 소변으로 배설되고, 체내축적은 되지 않는다.

5-2-3. 영양결핍증

영양결핍증(nutritional deficiency syndrome)이란 섭취한 음식물 중에서 필요한 영양소가 결핍되어 체조직의 변화를 초래하며 특징적인 임상 증세를 동반하는 병적인 상태를 말한다.

영양결핍증의 주종을 이루는 대표적 영양소는 비타민(vitamin)이며, 협의의 영양결핍이란 비타민의 부족현상을 의미하기도 한다. 일반적으로 영양소별 영양결핍증은 아래와 같다.

1. 저영양(低營養)과 체중부족

저영양이란 영양섭취량이 요구량에 미치지 못할 때 생기지만, 그 한계를 결정하는 것은 개인차 때문에 매우 어렵다. 일반적으로 수개월 동안에 자기의 정상체중의 10% 이상이 감소될 때를 기준으로 하고 있다. 체중감소의 한계를 보면 건강인의 정상체중의 30% 감소까지는 견딜 수 있으나, 40% 이상 감소하면 사망한다.

2. 마라스무스(Marasmus)와 콰시오커(Kwashiorkor)

세계의 몇몇 지방 특히, 남반구에서는 인구증가속도와 식량생산속도 사이에 불균형이 증대되고 있다. 어느 때나 기근은 세계 어느 곳에선가 일어나고 있으며, 흉작이나 전쟁으로 인해 더욱 악화된다. 5억 이상의 사람이 기아의 늪에서 허덕이고 있으며 12,000명이 날마다 굶주려 죽어 가고 있는데, 인도에서만도 100만 명의 어린이가 해마다 영양불량으로 죽는 것으로 추정되고 있다. 어린이의 영양불량에는 주로 마라스무스(marasmus)와 콰시오커(kwashiorkor)(그림 3-12) 두 가지가 있는데 서로 같이 생기는 경우가 많다.

마라스무스(marasmus: 그리스어의 소모하다)는 어린이의 만성칼로리결핍증을 가리키는 용어 즉, 칼로리 기아이다. 마라스무스는 기근이 있는 지방에서 젖먹이가 모유로부터 단유되고, 그 지방의 곡류 또는 기타 식물성식품으로 만든 묽은 죽과 같은 것으로 불충분한 이유식을 먹일 때 일어난다. 이런 이유식은 일반적으로 칼로리와 단백질이 모두 부족하다. 이유기(離乳期)는 영아와 어린이의 성장에 있어서 결정적인 영향을 주는 시기가 되며, 칼로리와 단백질이 모두 많이 필요하다. 마라스무스의 특징은 성장정지, 근육소모, 쇠약, 빈혈이 있고, 일반적으로 여러 가지 종류의 비타민이나 무기질의 결핍으로 인해 증상이 복잡해진다. 유아기 초기의 칼로리 결핍은 충분한 음식물에 의해 좋아진다 하더라도 신체성장에 영구적인 결함을 남기게 된다. 기근이 있는 지방에서 칼로리가 결핍된 어린이의 사망률은 매우 높아 5세가 되기 전에 사망하였다. 마라스무스는 기근으로 인해서 생긴 영양결핍증 중의 하나이다. 또 다른 영양결핍증은 단백질결핍증이다. 기근이 있을 때는 일반적으로 칼로리와 단백질이 모두 결핍되며 그 비율이 서로 다르다. 이 두 가지가 모두 결핍된 것을 단백질-칼로리 영양불량(protein

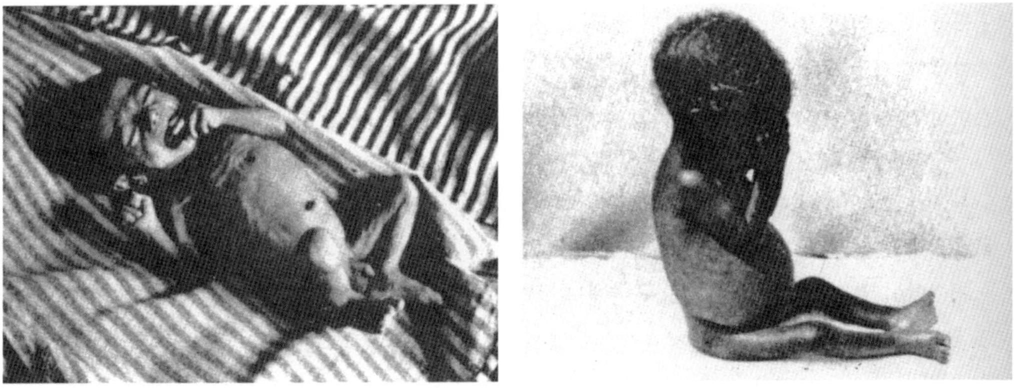

(a) 마라스무스　　　　(b) 콰시오커

[그림 3-12 마라스무스와 콰시오커]

주) (a) 인도네시아 영아의 마라스무스, 이는 중증의 칼로리 결핍증이며, 일반적으로 수 종류의 비타민과 무기질결핍의 합병증이다.
(b) 앙골라의 어린이, 콰시오커의 희생자. 식이 중의 단백질결핍으로 인해 수분의 균형을 유지하는데 필요한 혈청알부민 합성이 불충분하여 어떤 기관의 수분이 많아져서 붓게 된다.

calorie malnutrition)이라고 부른다.

세계 많은 지방에는 이용 가능한 동물성단백질이 적은 편이고, 식물성식품의 단백질 함량도 일반적으로 적으며 식물성단백질은 질도 낮기 때문에, 양질의 단백질의 심각한 부족은 특히 인구증가가 현저한 지방에서 자주 생긴다. 어린이의 만성단백질 결핍증을 콰시오커(kwashiorkor)라 부르는데, 이는 이유병을 의미하는 아프리카의 말이다.

원주민의 어린이들은 비교적 오랜 기간 모유를 먹지만, 대개의 어린이는 다음 갓난아기 때문에 모유공급을 받지 못해 충분한 단백질을 섭취하지 못한다. 단백질이 결핍된 어린이의 성장은 느려지고, 빈혈이 생기며, 혈청단백질농도의 저하로 조직과 혈액 사이의 물의 정상적인 분포가 이루어지지 않기 때문에 조직의 수분이 많아져서 몸이 붓는다. 또한 간, 신장, 췌장은 심한 변성을 일으킨다. 콰시오커의 사망률은 매우 높다. 이를테면, 어린이가 장기간에 걸친 단백질의 결핍 뒤에 생존하게 된다 해도 영구적인 생리적 결함이 남는다. 더욱 중요한 것은 유아기 초기의 단백질부족은 학습능력이나 정신활동면에도 결함을 남긴다는 것이다. 만일 단백질결핍이 2~3세대에 걸쳐서 생기면 그 결함은 더욱 심각해진다. 콰시오커는 처음에 아프리카에서 명명되었지만, 단백질공급이 부족 되고 있는 지방에서는 어디에서나 거의 전 세계적으로 발생되고 있다.

3. 비타민 A

비타민 A는 정상적인 시각 기능을 유지하는데 중요한 역할을 한다. 또한 성장, 세포분열 및 증식, 생식, 그리고 면역체계의 보존에 중요한 역할을 한다. 비타민 A의 결핍증상은 주로 5세 미만의 어린이에게서 나타나며, 섭취가 부족하거나 만성적으로 지방흡수가 불량일 때도 나타난다. 두드러진 임상증세는 눈과 관련된 것으로 심각한 정도에 따라 야맹증과 안구건조증(xerophthalmia)에서부터 궤양, 융해(liquefaction) 등이 나타나며, 심하면 실명하게 되는 각막연화증(keratomalacia)을 초래하게 된다. 다른 특이한 결핍징후로는 식욕부진, 각화과다증(hyperkeratosis), 감염에 민감해지거나 호흡기나 다른 기관의 상피세포의 각질화를 들 수 있다.

비타민 A의 체내필요량은 비타민 A의 섭취되는 형태, 간의 축적량 및 흡수에 영향을 주는 요소 등에 영향을 받으므로 정확한 권장량을 설정하기 어려우나 성인남녀(19~29세)의 1일 권장섭취량은 각각 800 RAE, 650 RAE를 권장하고 있다.

비타민 A는 부족해도 문제이지만, 과량섭취로 급성이나 만성과잉증, 그리고 기형 등이 발생될 수 있으므로 주의를 요하는데 특히, 어린이의 경우가 심하다. 과량섭취로 인한 급성증상은 오심, 두통, 현기증, 무력감, 가려움증이고 만성과잉증으로는 두통, 탈모증, 피부건조 및 가려움증, 골관절 통증 등이다.

4. 비타민 B

비타민 B를 세분하면 B_1(thiamin), B_2(riboflavin), 니아신(niacin), B_6 (pyridoxin), B_{12}(cobalamine) 등이 있다.

(1) 비타민 B_1: 탄수화물대사를 비롯한 에너지대사에 참여하며, 결핍하게 되면, 각기병(beriberi)·신경계증상 유발, 과민성, 근육무력증, 심장비대 등의 심혈관계 증상을 수반하며, B_1 결핍 시 제일 먼저 나타나는 증상은 신경증상이다.

(2) 비타민 B_2: 탄수화물, 지방, 아미노산대사에 필수적이며 결핍하게 되면 구각염, 구순염, 설염, 코, 입주위·안면·음낭·외음부의 지루성 피부염, 안구충혈, 광선공포증, 조로성백내장, 빈혈, 초로성 백내장 등이 발생한다.

(3) 니아신(Niacin): 니아신은 체내에서 탄수화물대사, 지방산대사, 세포호흡, 스테로이드합성대사과정에 관여하며, 결핍하게 되면 펠라그라(pellagra)가 많이 생긴다. 펠라그라(니코틴산부족증)의 4Ds 증상으로는 피부병(dermatitis)·설사(diarrhea)·치매(dementia)·사망(death) 등이다.

(4) 비타민 B_6: 항피부병, 항빈혈인자로 분리되었으며, 결핍되면 피부염, 간질성혼수, 구순염, 구내염, 설염, 우울증 등이 일어난다.

(5) 비타민 B_{12}: 결핍하게 되면 거대적 아구성빈혈과 신경장애, 위장장애증상, 인지기능저하 등이 발생하게 된다.

5. 비타민 C(Ascorbic acid)

생체 내에서 여러 가지 효소반응의 조효소로 쓰이며, 콜라겐형성과 카르니틴과 스테로이드 합성, 신경전달물질의 합성, 철흡수, 면역기능, 상처회복 등과 콜레스테롤, 포도당 등 대사에 관여한다. 결핍하게 되면 모세혈관이 쉽게 파열되고 피부, 점막, 내장기관의 근육출혈과 괴혈병이 생기며, 체중감소, 면역기능감소, 상처회복지연, 고지혈증, 빈혈 등이 나타난다. 유아비타민 C 결핍증은 성인과 그 증세가 달라 피부 출혈보다는 주로 골격에 이상이 생겨 가슴뼈와 팔다리 연골과 골격사이가 벌어지고 통증이 심해 움직이기가 어려워지는데 이를 뮐러 바로우(Moller Barlow) 병이라 한다.

수용성비타민으로서 1일 1 g 이상 섭취하더라도(우리나라 성인남녀 19세 이상 권장섭취량 100 mg/일) 처리를 잘 해내지만 더 많은 양을 섭취하면 설사, 복통, 위산과다, 신장결석과 통풍을 유발할 수도 있으며 또한, 임부가 비타민 C를 복용하면 태아가 비타민 C 의존성을 나타내, 출생 후 영아에게 비타민 C를 공급해주지 않으면 괴혈병증세가 나타날 수 있다.

6. 비타민 D(Calciferol)

비타민 D는 골격형성과 무기질 평형에 필수적이고 D_2(ergocalciferol, 식물성식품), D_3(cholecalciferol, 동물성식품)로 분류되며 이들의 효율성은 거의 같다. 또 비타민 D는 자외선에 의해 D_2와 D_3로 전환되며, D_3는 Ca와 P의 항상성에 중요한 역할을 하는 호르몬으로 인정되고 있다. 비타민 D가 결핍되면 골격의 석회화가 이루어지지 않아 구루병, 골연화증, 골다공증이 나타난다. 비타민 D는 육류의 간, 달걀, 치즈와 청어·갈치·고등어·참치 등의 생선에 들어 있으며, 나라에 따라서 비타민 D를 식품에 강화시키기도 한다. 비타민 D 권장량은 햇빛을 충분히 쪼이면 불필요하다고 할 수 있으나 도시에서 공해에 의한 일광차단, 지역적인 일조부족, 야간 또는 지하 근무자의 경우에는 체내에서 합성되는 양이 부족하므로 식품을 통하여 보충해 주어야 한다. 1일 충분섭취량은 영아에서 11세 남녀 5 μg, 12세에서 64세까지 남녀 공히 10 μg, 65세 이상은 남녀 모두 15 μg씩을 권장하고 있다. 비타민 D는 권장량의 5배 정도의 섭취로도 과잉증이 나타나며 특히, 어린이에게 독성이 강하여 비타민 D의 장기복용은 해가 될 수 있으므로 주의를 요한다.

7. 비타민 E(Tocopherol)

세포막의 불포화지방산들 사이에 존재하면서 불포화지방산과의 과산화작용이 진전되는 것을 막는 항산화제로 일명 항불임성비타민이라고도 부르며 생식기능에 관계한다. 결핍되면 생식불능(불임증)과 유산, 운동실조(ataxia), 골격근증(skeletal myopathy), 색소침착망막증(pigmented retinopathy) 등을 유발한다.

8. 비타민 K(Phylloquinon)

혈액응고 및 골대사와 관련된 많은 단백질을 활성화시키는 조효소로 작용하는 영양소이다. 비타민 K가 결핍되면 혈액응고 지연현상이 나타나고, 심하면 출혈이 나타난다. 우리나라 사람들은 식사를 통해 비타민 K를 충분히 섭취하고 있는 것으로 나타났다. 비타민 K는 장내 미생물에 의해 합성되며 주로 김치, 녹차, 낫도, 녹색채소류 등에 풍부하게 함유되어 있다.

9. 엽산(Folate)

엽산은 아미노산대사와 핵산 합성에 필수적인 영양소이며 세포분열과 성장에 특히 중요하다. 엽산결핍은 임신부, 수유부, 조산아, 사춘기 아동, 노인 등에게 발생하며 거대적 아구성빈혈, 위장장애, 태아의 신경관결손증 등이 나타나고 특히, 임신부와 수유부의 엽산결핍은 전 세계적인 영양문제로 인식되고 있다. 엽산이 많이 들어 있는 식품으로는 대두·녹두 등의 두류, 시금치·쑥갓 등 푸른잎채소, 마른김·마른다시마 등의 해조류, 딸기·참외 등의 과일류가 있다. 한국인의 엽산권장섭취량은 15세 이상 남녀 모두 1일 400 μg으로 설정하였다. 과량엽산은 비타민 B_{12}의 결핍상태를 초래하며, 과량의 철과 보통 정도의 엽산을 같이 복용하면 아연의 흡수를 방해할 수도 있으므로 하루 1,000 μg 이상의 보충은 삼가는 것이 좋다.

이상에서 영양소의 결핍에서 오는 영양 결핍증들과 과잉섭취에서 얻어지는 증상도 알았다. 우리의 경제가 발전함에 따라서 비만증 환자–심지어 나이 어린 어린이에게까지–가늘어가고 있는 추세에서 비만증예방에 대한 철저한 교육도 필요하다.

5-3. 체중관리

70년대 경제성장에 따라 국민 식생활이 크게 개선되면서 국민 체위가 크게 향상되었으나, 지나친 영양섭취와 편리한 일상생활을 쫓는 타성에 젖어 운동부족에서 오는 비만증환자(정상 체중의 20% 이상 초과한 자)가 늘어나게 되었고, 그에 따라 사치성·소비성 경제가 뿌리를 내려 우리 경제를 침식하고 있다.

정상적인 국민 체위를 유지해야 함을 깨달은 한국 영양학회에서는 다음과 같은 〈연령별신장·체중 기준치〉를 정하고 있다. 특히, 비만증은 행동의 둔화를 가져와 개인 생활을 제한함은 물론, 만병의 근원으로 수명을 단축하는 이상 증상(5D'S: Disfigurement–용모손상, Discomfort–불편, Disability–무능, Disease–질병, Death–사망)으로 국민 각자가 노력하여 정상체중을 유지하도록 노력해야 한다. 특히, 비만증과 같은 증상을 치유하기 위해서는 경제적이고 부작용이 없는 방법을 사용해야 한다. 이외에도 유전성 질병으로 뇌, 눈, 신장, 간 등 조직에 구리성분이 비정상적으로 퇴적하여 정신증상, 쇠약, 떨림, 입술수축 등을 일으키는 윌슨병도 있다.

그리고 영양상태를 판정하는 데는 주관적인판정과 객관적인판정법이 있는데, 주관적인판정은 시진이나 촉진에 의한 방법이고, 객관적인방법에는 신체계측에 의한 판정법과 생화학적 검사방법을 이용하는 이화학적 검사에 의한 판정법 및 간접적 판정법 등을 이용하고 있다.

여기서 신체계측에 의한 판정법에는 Kaup 지수(영유아에 주로 사용), Röhrer 지수(학동기 이후 소아에게 주로 사용), Broca 지수(성인의 비만증 판정에 사용)와 비만도 등이 있다.

비만을 평가하기 위해 가장 보편적으로 사용되는 방법은 체질량지수(Body Mass Index)며, 체질량지수가 증가할수록 비만에 동반되는 위에서 서술한 5D's(Disfigurement; 용모손상, Discomfort; 불편, Disability; 무능, Disease; 질병; Death; 사망) 현상이 증가한다. 세계보건기구의 진단기준에 의하면 체질량지수가 25 kg/m^2 이상이면 비만, 23~24.9 kg/m^2이면 과체중으로 분류된다.

- 비체중(body weight ratio) $= \frac{\text{체중(kg)}}{\text{(신장cm)}} \times 10^2$

[판정] 정상 14세 : 30
성인 : 34~42

- Kaup 지수 $= \frac{\text{체중(kg)}}{(\text{신장cm})^2} \times 10^4$

[판정] Kaup 지수 〉 22 : 비만
Kaup 지수 〈 15 : 야윈 체격

- Röhrer 지수 $= \frac{\text{체중(kg)}}{(\text{신장cm})^3} \times 10^7$

[판정] Röhrer 지수 〉 160 비만
Röhrer 지수 〈 110 미만 야윈 체격

- Broca 지수 $= \frac{\text{현재 체중}}{\text{표준 체중}} \times 100$ 또는 $\frac{\text{현재 체중}-\text{표준 체중}}{\text{표준 체중}} \times 100$

[판정] Broca지수 〉 120 : 비만

- 비만도(%) $= \frac{\text{현재 체중}}{\text{표준 체중}} \times 100$

$= \frac{\text{실측 체중}-\text{표준 체중}}{\text{표준 체중}} \times 100$(20% 초과 비만)

- 체질량지수(BMI) $= \frac{\text{체중(kg)}}{[\text{신장(cm)}]^2} \times 10^7$, BMI $= \frac{\text{체중(kg)}}{[\text{신장m}^2]}$

[판정] BMI 〈 20 : 저체중
BMI = 20~24 : 정상체중, BMI 25~30 : 경도 비만
BMI 〉 30 : 비만

[표 3-17 국민 공통 식생활 지침]

정부는 국민들의 바람직한 식생활을 위한 기본적인 수칙으로, 균형있는 영양소 섭취, 올바른 식습관 및 한국형 식생활, 식생활안전 등을 종합적으로 고려하여 국민공통식생활지침을 제시했다. 1. 쌀·잡곡, 채소, 과일, 우유·유제품, 육류, 생선, 달걀, 콩류 등 다양한 식품을 섭취하자. 2. 아침밥을 꼭 먹자. 3. 과식을 피하고 활동량을 늘리자. 4. 덜 짜게, 덜 달게, 덜 기름지게 먹자. 5. 단음료 대신 물을 충분히 마시자. 6. 술자리를 피하자. 7. 음식은 위생적으로, 필요한 만큼만 마련하자. 8. 우리 식재료를 활용한 식생활을 즐기자. 9. 가족과 함께 하는 식사 횟수를 늘리자.

참고문헌

1. 한국영양학회, 한국인의 영양섭취기준 개정판, 2010
2. 유승흠, 양재모의 보건학, 계축문화사, 2005
3. 편찬위원회, 보건학개론, 서울대출판부, 2006
4. 채범석, 사람의 영양학, 아카데미서적, 1988
5. 보건복지부, 보건복지통계연보, 2019
6. 보건복지부, 2015 한국인 영양소섭취기준, 2014
7. 문옥륜 외, 한국의 의료보험론, 신광출판사, 1997
8. 송근원 외, 사회복지정책론, 나남출판사, 1995

6 성인병관리

6-1. 성인병의 일반사항

지금 세계 각국이 성인병과 같은 비감염성질환의 만연으로 인하여 보건당국으로 하여금 골치를 앓게 하는 추세에 있다. 특히, 과학문명의 발달 영향으로 건강에 해를 미치는 요인의 증가와 의학발달로 진단기술의 발전 및 생활양식의 변화, 그리고 인간의 평균수명의 증가로 최근 이러한 만성질환이 급속하게 증가하게 되었다.

성인병은 비감염성질환(non communicable diseases)으로 주로 노년층에 많은 질병이라 하여 노인학(gerontology)이라고 칭하여 특수 연구분야로 연구하는 나라도 많다. 더욱이 핵가족제도에 의해 노년층이 소외된 거추장스러운 세대로 전락하면서 할 일이 없는 무료함에서 비롯되는 갖가지 노인병은 커다란 사회문제가 아닐 수 없다.

성인병의 발생요인을 보면 유전적 요인, 연령, 비만증, 약물복용, 성별, 인종 등이 있다.

- 유전적 요인: 모든 성인병에 대하여 유전성이 규명된 것은 아니지만, 당뇨병·고혈압·암·알러지·시력장애 및 청력장애 등은 유전성으로 알려져 있다.
- 연령: 만성질환의 발생률은 연령이 높을수록 많아진다.
- 성별: 당뇨병은 남자보다 여자에게 다발하며 류마티스성관절염은 여자가 남자에 비해 3배가 높다. 반면 관상동맥질환은 여자보다 남자에게 더 많이 발생된다.

• 인종: 흑인은 백인보다 고혈압증과 심장질환이 훨씬 더 많이 발생한다.
• 비만증: 비만은 심장, 혈관 질환, 당뇨병과 그 밖의 만성질환의 원인이 된다.

이 외에도 다수의 성인병 발생요인이 있지만은 확실히 밝혀진 것이 아니어서 생략한다.

또한, 통제사회인 공산세계에서까지 큰 사회 문제로 대두되고 있는 성병(venereal diseases 또는 sexual diseases)은 성년층 물론 청소년층으로까지 번지고 있다는 데서 그 심각성이 문제시된다. 성병은 이환된 부위의 특수성 때문에 이환사실을 숨기고 있어 정확한 감염자수를 확인할 수 없으며, 강한 유전성과 기형아가 출생하는 등의 부작용 때문에 크게 문제가 되고 있다.

성병은 흔히 말하기를 인류가 성생활을 하기 시작하면서부터 감염하게 된 질병이라고 하며, 매춘을 인간의 직업 역사상 가장 오래된 직업이라고도 한다.

따라서 윤락여성과 성병에 따른 문제는 공중보건문제에서 큰 비중을 차지하는 문제이기도 하다. 그러나 국민보건은 물론 인류보건의 향상이란 관점에서 지속적으로 효과적으로 다루어져야 할 모든 보건인의 과제이기도 하다.

결혼의 신성함과 2세 건강을 위해서 혼전의 성병감염 여부에 대한 진단을 의무화해야 한다고 본다.

6-2. 성인병의 종류와 대책

6-2-1. 뇌졸중(Stroke)

1. 일반사항

뇌졸중은 뇌에 혈액을 공급하는 혈관이 막히거나 터져서 뇌손상이 오고 그에 따른 신체장애가 나타나는 뇌혈관 질환이다. 뇌졸중은 뇌혈관이 막혀서 발생하는 뇌경색 또는 허혈성 뇌혈관질환과 뇌혈관이 터져서 발생하는 뇌출혈 또는 출혈성 뇌혈관 질환으로 나눈다. 한국인의 사망원인 중 단일질병으로 1위이며,, 남자가 여자보다 사망률이 높다.

2. 병인

주요 원인으로는 흡연, 스트레스, 고령, 뇌졸중의 가족력, 고혈압, 당뇨병, 심장병, 뇌졸중의 과거력, 비만, 혈액 내 콜레스테롤의 높은 수치(고지혈증) 등이 있으며, 뇌졸증의 위험요인은 노인인구, 지방과 염분 섭취가 많은 사람, 고혈압 환자, 그리고 겨울철과 추운지방을 들 수 있다.

3. 증상

뇌졸중은 발생 즉시 심각한 증상을 느끼고 응급실을 찾게 되기도 하지만, 발생 후 수개월 지나서 병원을 방문할 정도로 애매한 증상을 가진 사람도 있고, 어지러움, 운동장애, 간질, 치매와 같은 다른 신경과적 문제로 방문하여 뇌촬영 결과 발견되는 경우도 있다. 위심할 만한 대표적인 조기증상은 편측마비, 언어장애, 시각장애, 어지러움 그리고 심한 두통 등이 있다.

4. 예방과 치료

뇌졸중의 가장 좋은 치료는 철저한 예방이다. 뇌졸중을 유발할 수 있는 모든 요인들(고혈압, 심장병, 당뇨병, 뇌졸중의 과거력, 고지혈증, 흡연, 비만과 식이습관, 알코올, 뇌혈관의 다른 위험 인자들, 생활요법)에 대해 인지하고 이러한 요인들을 적극적으로 감소시켜야 한다. 무엇보다 자신이나 주변의 누군가가 뇌졸중의 의심증상이 나타나면 즉시 119로 신고하여 도움을 받는 것이 중요하다.

6-2-2. 치매(Dementia)

1. 일반사항

치매는 일단 정상적으로 성숙한 뇌가 후천적인 외상이나 외인에 의해 손상 또는 파괴되는 등 여러 가지 원인에 의한 뇌손상에 의해 기억력을 위시한 지능학습, 언어 등의 여러 인지기능과 고등 정신기능 장애가 생겨 예전 수준의 일상생활을 유지할 수 없는 상태를 의미하는 포괄적인 용어이다.

2. 병인

치매의 원인 질환은 많이 알려져 있지만 가장 중요한 3대 원인 질환은 '알츠하이머병'(전체 원인의 50% 이상), 뇌졸중 후에 발생하는 '혈관성 치매' 그리고 '루이체 치매' 이다.

3. 증상

알츠하이머병(Alzheimer disease)은 치매를 유발하는 가장 흔한 원인 질환(치매환자의 약 50~80%)으로 이 병에 대한 주요 증상을 다루고자 한다.

알츠하이머병 환자는 다양한 영역에서 인지기능 장애를 보인다. 증상은 서서히 시작되고 진행하기 때문에 정확히 언제부터 시작이 되었는지, 일상생활의 장애는 언제부터 있었는지 그 시점을 정확하게 말하기가 힘들다. 주요 증상은 전형적인 알츠하이머 증상으로 인지가능장애(기억장애, 공간지각장애, 계산장애와 실행증, 실인증), 전두엽 기능장애, 행동심리인 문제(이상행동), 일상생활능력의 손상 등이 나타나며, 비전형적 알츠하이머병에는 시각형 알츠하이머병(기억장애와 시각장애), 우뇌형 알츠하이머병(시공간장애), 좌뇌형 알츠하이머병(언어장애), 일차성 진행성 실행증, 전두엽성 알츠하이머병과 같은 유형이 있다.

4. 예방과 치료

치매 예방으로는 신체적 건강유지, 취미생활, 두뇌활동지속, 사교활동 및 사회참여. 스트레스 해소, 정상 체중 유지, 기호식품(음주, 담배, 카페인 등) 절제 등 여러 가지 방법이 있다.

치매의 치료는 현재까지 완전한 것은 없지만 새로운 약물 치료제의 개발로 고혈압, 당뇨병처럼 치료가 가능한 질환으로 바뀌어 가고 있다.

6-2-3. 고혈압증(Hypertension)

1. 일반사항

고혈압증은 심장순환기질환(cardio vascular diseases)의 일종으로 구미 등에서는 같은 심장질환이라는 관상동맥혈전증(coronary artery thrombosis)이 압도적인데 반하여, 우리나라와 일본 등 동양권에서는 뇌출혈(cerebral hemorrhage) 등의 중추신경계혈관손상이 많다고 한다. 그 까닭은 음식을 짜게 먹기 때문이라고 Keys는 주장하고 있다.

고혈압은 크게 나누어 본태성고혈압증과 이차성고혈압증으로 나눈다. 전자는 기초질환이 없는 경우이고, 후자는 신경질환과 동맥경화증 등에 의하여 혈압이 상승된 것으로 기초질환이 있는 경우이다. 일반적으로 고혈압증의 약 90%는 본태성고혈압증이다.

일반적으로 혈압이란 상완동맥의 혈압을 말하며 동맥혈압은 심장에 가까울수록 높으며, 멀수록 낮다. 즉, 모세관혈관은 혈압이 아주 낮다. 심장은 수축·이완

[표 3-18 Master의 혈압 기준표] (단위 : mmHg)

연령(세)	성	수축기			확장기		
		고혈압하한	정상범위	저혈압상한	고혈압하한	정상범위	저혈압상한
16	남	145	105~135	98	90	60~86	50
	녀	140	100~130	95	90	60~85	55
17	남	145	105~135	98	90	60~86	55
	녀	140	100~130	95	90	60~86	55
18	남	145	105~135	98	90	60~86	55
	녀	140	100~130	95	90	60~85	55
19	남	150	105~140	98	95	60~88	55
	녀	140	100~130	95	90	60~85	55
20~24	남	150	105~140	98	95	62~88	56
	녀	140	100~130	95	90	60~85	55
25~29	남	150	108~140	100	96	65~90	60
	녀	140	102~130	97	92	60~86	55
30~34	남	155	110~145	100	96	65~90	60
	녀	145	102~130	98	92	60~86	55
35~39	남	160	110~145	100	98	68~92	60
	녀	150	102~135	98	95	60~88	55
40~44	남	165	110~150	102	104~105	70~96	60
	녀	165	105~150	100		65~96	60
45~49	남	170	110~155	104	104	70~96	60
	녀	175	105~155	100	105	65~96	60
50~54	남	175	115~160	105	106	70~98	60
	녀	180	110~165	105	108	70~100	60
55~59	남	180	115~165	106~105	108	70~98	60
	녀	185	110~170		108	70~100	60
60~64	남	190	115~170	108	110	70~100	60
	녀	195	115~175	105	110	70~100	60

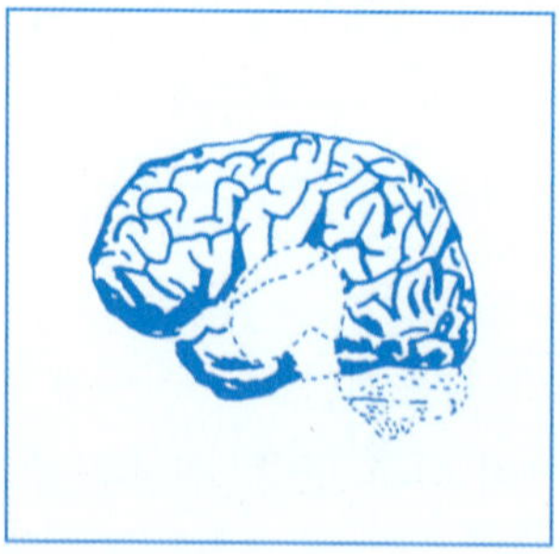

1. 뇌졸중

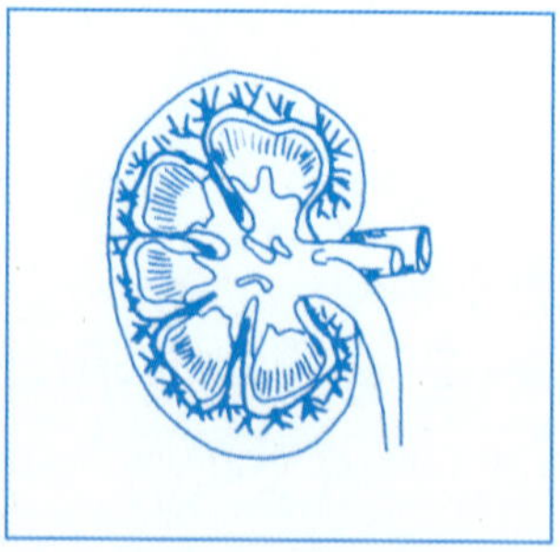

2. 신장장애

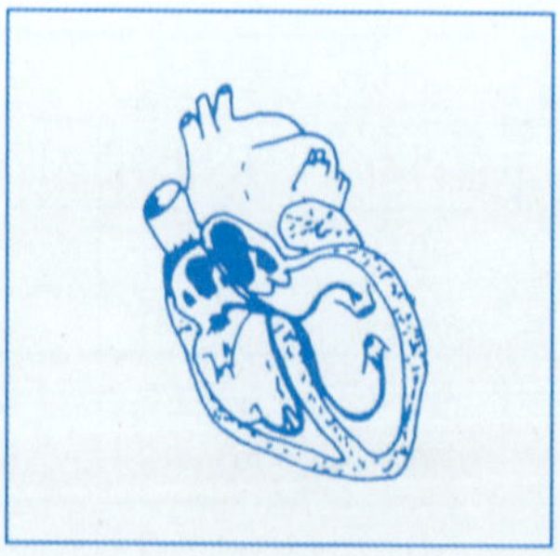

3. 동맥경화

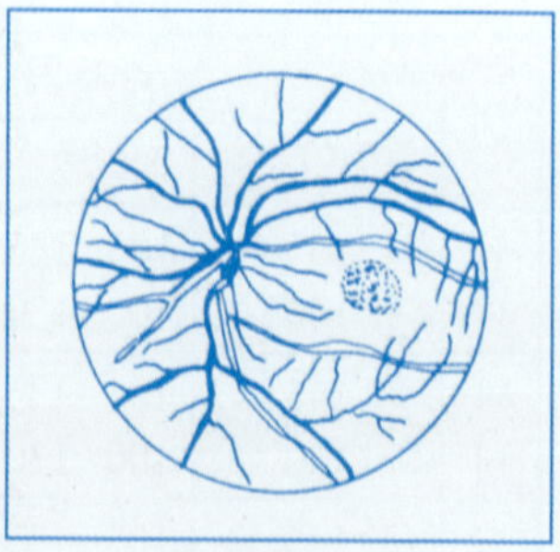

4. 망막장애

[그림 3-13 고혈압의 4대병발증]

작용 때문에 동맥의 혈압에는 변동이 따르게 마련이며 수축시에 가장 높고, 이완시에 가장 낮다. 전자를 최대혈압 또는 수축기혈압, 후자를 최소혈압 또는 이완기혈압이라고 한다. 그리고 이 둘의 차이를 맥차(脈差) 또는 맥압이라고도 한다.

혈압은 측정되는 나라에 따라 다르고, 학자에 따라 다르다. 우리나라의 경우 한국순환기학회에서는 160 mmHg를 최고혈압, 95 mmHg를 최저혈압으로 잡고 있으며, 세계보건기구(WHO)에서는 다음과 같은 기준을 세우고 있다. 140~90 mmHg는 정상, 165~95 mmHg 이상은 고혈압범위, 140~160/90~95 mmHg를 요주의 범위로 본다.

Russek는 연령 +100을 정상수축기의 혈압지표로 보고 있으며, Master는 [표 3-18]과 같은 혈압기준표를 제시하고 있다.

2. 병인

고혈압환자의 90~95%를 차지하는 1차성 고혈압 즉, 본태성 고혈압증의 유인은 유전, 신경과민, 식염 섭취량, 내분비장애, 신부전 등이 있다. 어떤 질환이 원인되어 혈압이 높게 되는 2차성 고혈압증은 동맥경화증, 신장질환, 신혈행장애, 항이뇨호르몬인 알도스테론(aldosterone) 분비, 노르에피네프린(norepinephrine)과 에피네프린(epinephrine) 분비를 증가시키는 부신종양에 의해 생기며, 원인으로는 신장질환(만성신부전과 신혈관성고혈압)이 가장 많다.

그러나 고혈압증의 결정적 요인이 과연 무엇인가 하는 원인은 아주 불명확한 상태이다. 따라서 고혈압증은 동서의학에서 멀고 험한 미지의 장으로 남아 있다.

3. 증상

일반적으로 고혈압증상은 뇌증상과 심장증상 두 가지 측면으로 나타난다. 뇌증상으로는 두통, 이명, 현기증, 불안과 불면증상이 있고, 심장증상으로는 맥박이 빨라지면서 오는 호흡곤란, 흉부고민 등의 증상이 따른다. 고혈압을 잘 조절하지 않을 경우 출혈성 뇌졸중, 허혈성 뇌졸증, 심부전, 심근경색, 부정맥, 신부전, 고혈압성 망막증, 대동맥박리증 등 합병증을 일으키게 된다.

4. 예방과 치료

우선 예방면에서 볼 때 고혈압은 유전성이므로 짠음식을 삼가고(적당량의 과일과 과즙 설탕을 포함한 쌀 250~350 g을 주로 하는 Kempner식이요법이 있음), 과식·편식 등을 피하여 체중을 조절하고, 정신적 스트레스를 해소시키고, 술·담배 등을 삼가야 한다.

고혈압의 원인이 밝혀지지 않은 것과 함께 결정적 치료약은 아직 없다. 현재의 치료약품이라야 진정제, 혈압강하제, 혈관경화방지제, 모세관저항증진제 등 부수적 의약처리만 할 뿐이다.

심장질환은 이외에도 선천성심장질환(congenital heart diseases), 뇌졸중증(cerebral appoplexy), 류마티스성심장질환(rheumatic heart diseases), 매독성심장질환(syphilitic heart diseases) 등이 있다.

6-2-4. 동맥경화증(Arteriosclerosis)

1. 일반사항

동맥경화증(arteriosclerosis)이란 동맥의 내벽이 파괴되거나, 콜레스테롤

(cholesterol) 또는 트리글리세라이드(triglyceride) 등 지방성물질이 침착되었거나, 먼지 섬유나 칼슘 등이 많아져서 동맥 본래의 탄력성이 없어지거나 비후 또는 경화상태와 혈전 등이 생기는 등 동맥이 좁아지는 현상을 말한다. 또한, 손상된 내막에 콜레스테롤이 쌓이면 죽종이 형성되어 혈관의 지름이 50%이상 협착되고 탄력을 잃게되는 것을 죽상경화증이라고 한다.

동맥경화증이란 마치 파이프 내에 찌꺼기가 끼어 물의 흐름이 방해되는 현상과 같다.

동맥경화증은 경화현상이 일어난 부위에 따라 뇌동맥경화, 관상동맥(coronary arteries) 경화, 신동맥말초혈관경화 등으로 분류된다.

2. 병인

동맥경화증의 원인으로는 지질대사 이상, 호르몬대사 이상, 유전적 소질, 연령, 혈액순환, 운동부족 등으로 알려져 있으며, 대동맥의 동맥류, 뇌혈관 뇌동맥경화증, 뇌출혈, 협심증, 신장경화증, 고혈압, 당뇨병 등이 직접적인 원인이 된다고 알려져 있으나 일반적으로 여러 가지 원인이 겹쳐서 발생되는 것으로 알려져 있다.

3. 증상

동맥경화증상이 심하지 않을 때는 증상이 거의 나타나지 않지만 증세가 심하면 언어장애, 보행장애, 뇌혈전증, 협심증, 심근경색, 당뇨병, 만성심장병 등 여러 가지 장애가 나타난다.

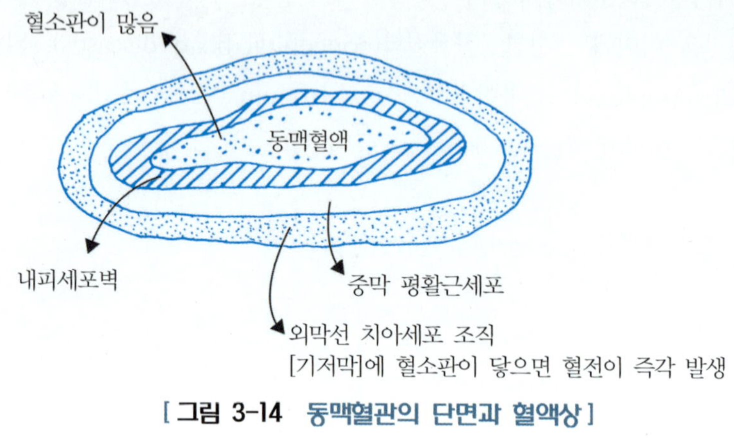

[그림 3-14 동맥혈관의 단면과 혈액상]

4. 예방과 치료

예방법은 주로 식이요법으로 고혈압증의 예방법과 흡사하며, 운동부족에 의한 비만을 피하고, 계란의 노른자, 버터, 치즈 등의 동물성지방을 피하여 콜레스테롤을 낮춰야 한다. 치료면에서도 고혈압치료요법에서 크게 벗어나지 않는다.

6-2-5. 당뇨병(Diabetes mellitus)

1. 일반사항

당뇨병이란 췌장에서 분비되는 인슐린(insulin)의 분비량이 부족하거나 정상적인 기능이 이루어지지 않는 등의 대사질환의 일종으로 혈중 포도당의 농도가 높아지는 고혈당을 특징으로 하며, 고혈당으로 인하여 여러 증상 및 징후를 일으키고 소변에서 포도당을 배출하게 된다.

당뇨병은 유전질환의 하나이기는 하지만, 후천적 환경인자(식습관, 정력소모, 의료의 질과 양, 환자의 교육수준 및 예방의학적 대책)에 따라 발병에 영향을 끼친다. 따라서 당뇨병의 발병은 민족 간에 차이가 있고 같은 민족 간에도 여러 가지 요인(음식물, 직업, 생활정도 등)에 따라 다르다. 당뇨병이 우리나라에서 크게 문제시된 것은 경제발전을 이룩한 1970년대 이후이며, 어린이들에게도 당뇨병이 있을 정도로 현대병으로 크게 문제시되고 있다.

당뇨병은 당뇨병 자체적인 문제보다 여러 가지 합병증을 유발하여 국민보건을 크게 해치는 질병이다.

2. 병인

일반적인 병인은 유전요인과 비만 등의 주요 병인으로 알려져 있을 뿐이다. 이를 당뇨병의 분류별로 살펴보면 아래와 같다.

(1) 일차성당뇨병: 원인이 분명하지 않고 체질적, 가계적 유전에 깊은 관계가 있다.
(2) 이차성당뇨병: 췌장염·췌장암 등의 췌장질환, 간장질환, 중추신경계질환 등의 복합적 현상으로 나타난다.
(3) 소아형당뇨병: 주로 인슐린 양의 감소로 생기며 다뇨, 다식, 다갈증의 증

상이 갑자기 나타나며 비만아에게 많다.

(4) 성인형당뇨병: 인슐린 본래의 기능장애에서 비롯되는 것으로 알려져 있으며 주로 중년기 이후(45세가 가장 절정기)에 많이 발생한다.

당뇨병은 제 1형과 제 2형으로 구분되는데, 제 1형 당뇨병은 이전에 소아당뇨병이라고 불렀으며, 인슐린을 전혀 생산하지 못하는 것이 원인이 되어 발생하는 질환이다. 인슐린이 상대적으로 부족한 제 2형 당뇨병은 인슐린 저항성(insulin resistance; 혈당을 낮추는 인슐린 기능이 떨어져 세포가 포도당을 효과적으로 연소하지 못하는 것)을 특징으로 한다. 제 2형 당뇨는 식생활의 서구화에 따른 고열량, 고지방 및 고단백의 식단, 운동부족, 스트레스 등 환경적 요인이 크게 작용하는 것으로 나타나지만, 이 외에 특정유전자의 결함에 의해서도 당뇨병이 생길 수 있으며 췌장수술, 감염, 약제에 의해서 생길 수 있다.

3. 증상

무의식 중에 서서히 발병하며 물을 자주 마시고, 식사를 많이 하며, 소변을 자주 보는 당뇨병 특유의 3대 증상이 급격히 나타나며 이어서 피로감, 정신쇠약, 산혈증(acidosis) 등의 증상이 일어나고, 심할 경우 혼수(coma) 상태에 이르기도 한다. 그리고 소변으로 케톤(ketone)체를 배설한다.

주요합병증으로는 급성합병증으로 케톤산증(diabetic Ketoacidosis)과 고혈당성 고삼투압증후군(hyperglycemic hyperosmolar syndrome)으로 즉각적 치료가 필요한 치명적인 것이며, 만성합병증으로는 미세혈관합병증으로 망막변증, 신장병증, 신경병증 등이 있고, 대혈관 합병증으로 관상동맥질환, 말초동맥질환, 뇌혈관질환 등이 있다.

4. 예방과 치료

생활습관 교정을 통해서 체중은 5~7% 줄이게 되면 일부는 제 2형 당뇨병의 발병을 늦추거나 예방할 수 있다. 100% 예방하는 것은 아니지만 가장 믿을만하고 부작용이 없는 방법이므로 적극 권장한다.

이 병은 조기발견 할 수 있으므로 조기에 발견하여 치료하는 것이 가장 현명한 방법이다.

당뇨병환자의 관리는 식이요법과 약물요법으로, 오줌으로 당과 아세톤이 배설되지 않도록 한다. 치료로는 제 1형 당뇨병의 경우에는 치료가 필요하다. 제 2형 당뇨병은 생활습관교정을 기본으로 하며 추가로 약물투여를 필요로 할 수 있다.

[표 3-19 제1형 당뇨병과 제2형 당뇨병]

구분	제1형 당뇨병	제2형 당뇨병
발병 연령	아동당뇨병(14세 이하), 소수를 차지	성인당뇨병(40세 이상), 대부분을 차지
인슐린 분비	인슐린 의존형 당뇨병(IDDM) (인슐린의 절대적 결핍)	인슐린 비의존형 당뇨병(NIDDM) (인슐린의 상대적 결핍)
발병 양상	급성	만성
체격	쇠약 혹은 정상	비만
증상	3P(다뇨·다음·다식) 증상 현저	3P 증상 또는 뚜렷하지 않음
케톤산혈증	많다.	적다.
가족력	적다.	많다.
차료	인슐린 투여	식이요법, 운동요법, 체중감량

6-2-6. 대사증후군(Metabolic syndrome)

1. 일반사항

대증후군이란 만성적인 대사 장애로 인하여 내당능 장애(당뇨의 전 단계, 공복혈당 〉 100mg/dL), 고혈압, 고지혈증, 비만, 심혈관 죽상동맥경화증 등의 여러 가지 질환이 한 개인에게 한꺼번에 나타나는 것 말한다. 처음에는 신드롬 엑스(Syndromx), 인슐린저항성증후군이라는 이름으로 표현되다가 1988년 WHO에서 대사증후군으로 명명하였다. 진단기준 5개 항목(허리둘레, 중성지방, 고밀도지단백 콜레스테롤, 고혈압, 고혈당) 중 3가지 이상이 해당되면 대사증후군으로 정의한다. 우리나라 대사증후군의 유병률은 남자는 50대까지 증가하다가 이후 70대까지 감소한 반면, 여자는 연령이 높을수록 뚜렷이 증가하였다.

2. 병인

대사증후군의 발병원인은 잘 알려져 있지 않다. 일반적으로 인슐린 저항성이 근본적인 원인으로 추정하고 있다. 인슐린저항성을 일으키는 환경적 요인 즉, 위험요인으로 허리둘레, 비만, 음주, 흡연, 간기능이상, 폐경, 저밀도콜레스테롤, 식습관, 스트레스, 미도콘드리아 기능이상, 신체활동의 감소, 교감신경의 활성증가, 저체중 출산, 유전적 요인 등이 지적되고 있다. 또한, 대사증후군은 합병증이 발생하기 전에는 증상이 없으므로 빠른 진단과 조절이 중요하다.

3. 예방과 치료

일차예방은 신체활동량을 증가시키고(운동), 섭취하는 칼로리를 줄이고(영양), 금연 등 일반적인 건강증진 관리를 한다. 이차 예방은 대사증후군을 초기에 발견하여 이를 관리하여 진행을 예방하고, 가능한 경우 정상 상태로 되돌리는 것이다.

치료방법으로 생활습관의 개선(식사와 영양, 운동요법)과 대사증후군의 구성요소(고혈압, 이상지질혈증, 고혈당, 인슐린저항성) 치료 등의 방법이 있다.

6-2-7. 암(Cancer)

1. 일반사항

암이란 조직 내에서 질서를 무시하고 무제한 증식하는 미분화 세포로 구성된 종괴, 또는 종양을 형성하는 병. 궁극적으로는 주위의 정상조직이나 기관을 침윤하여 파괴시키고 원발병소에서 개체의 어떤 기관이든 전이하여 새로운 성장 장소를 만들어 개체의 생명을 빼앗아 갈 수 있는 질환군을 총칭한다.

병리학적으로 원발병소가 기인되는 조직세포에 따라 상피성 세포에서 발생하는 암종(carcinoma), 비상피성 세포에서 발생하는 육종(sarcoma)과 혈액의 생성세포에서 발생되는 림프종, 백혈병 등으로 크게 나뉜다. 우리나라에서도 매년 수만 명이 암으로 아까운 생명을 잃어가고 있다. 남자는 주로 위암으로, 여자는 자궁암으로 가장 많이 사망한다.

현대에 이르러 암환자가 급격히 증가하는 것은 산업이 발달함에 따라 발암물질(carcinogen)과 조발암물질(助發癌物質, cocarcinogen)의 종류가 다양해지고, 의학의 발달로 암환자가 많이 발견되기 때문이다.

2. 병인

암이 발생하는 원인에 대하여는 아직도 규명되지는 않았으나 내적 요인인 유

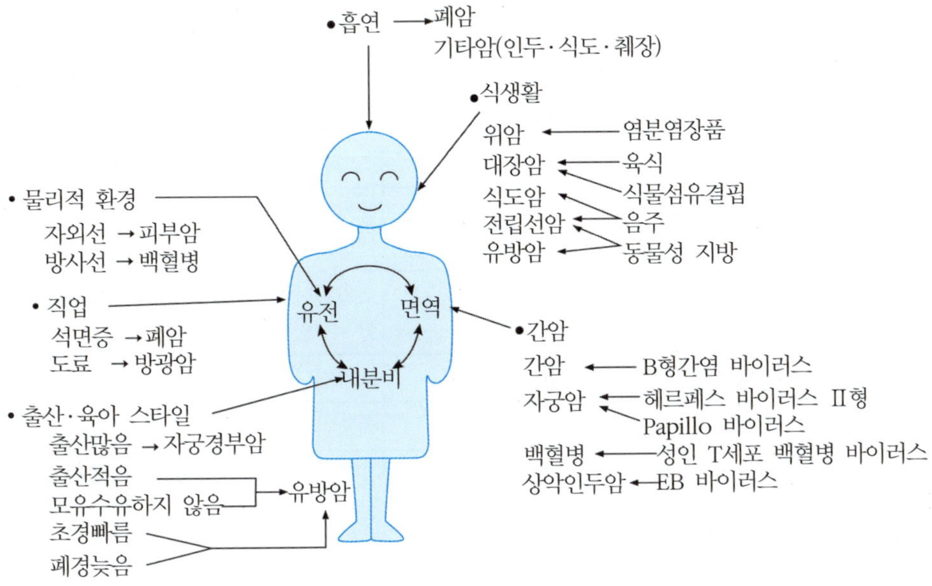

[그림 3-15 발암의 요인]

전적 요소와 외적 요인인 암발생 유발요소로 작용되는 발암화학물질, 방사선, 자외선 및 우주선, 계속적인 염증과 손상 및 암유발 바이러스 감염의 복합적 요소가 작용하는 것으로 간주된다.

내적 요인인 유전적 요소에 대해서는 동물실험 상 많은 증거가 있으나 인간의 암에 대한 작용 여부는 망막아세포종이나 가족적 대장 이종증 등 일부를 제외하고는 오히려 외적 요인인 환경적인 요소가 구별하기 어렵다.

3. 증상

악성종양이 발생하는 부위가 인체 전체가 되므로 그에 따라 나타나는 증상도 각기 다르다. 이미 발표된 논문의 부위별 증상은 [표 3-20]과 같다.

일반적으로 위궤양과 위암은 그 증상이 비슷하여 잘못 판단하여 귀한 생명을 잃게 되는 예가 허다하여 [표 3-21]로 비교해 보자.

[표 3-20 암의 부위별 증상]

발생부위	경고증상	비 고
유방암	덩어리가 만져지거나 유방비후	여자의 암사망의 주요인이다.
직장암	변통이상, 출혈	조기발견하면 치료가능
폐암	기침이 계속, 호흡기질환이 오래 지속	남자의 암사망의 주요인이다. 예방 가능하다.
구강 및 인후암	구강염이 치유되지 않거나 연하 곤란	조기진단이 비교적 쉬워서 생명을 구할 수 있다.
피부암	궤양이 낫지 않거나 사마귀로 변함	조기진단이 용이하여 사망률이 낮다.
자궁암	출혈과 분비물 과다	세포검사로 사망률이 격감
신장 및 방광암	배뇨곤란, 혈뇨	유해직종 근로자들에 대한 예방조치
후두암	목소리가 쉰다. 연하곤란	조기진단으로 치유가능
전립선암	배뇨곤란	60세 이상 남자에게 잘 생긴다.
위암	소화불량	우리나라 사람에게 특히 많다.
백혈병	조혈장기의 암이며 미숙한 백혈구 수가 증가한다. 급성백혈병은 주로 어린아이에게 생기며, 약물치료를 함으로써 생명을 10년 이상 연장시킬 수 있다. 만성 백혈병은 25세 이상 성인에게 생긴다.	
악성림프종	림프계통을 침범한다. 퍼킨스병과 림프육종이 있다. 사람에 따라서는 수년 동안 생존하기도 한다.	

4. 예방과 치료

흔히 말하기를 암이란 자각증상이 나타나면 이미 치유시기를 잃어 완치하기가 곤란하다고 한다. 따라서 암은 30대 이후부터는 정기적인 진단을 받아 조기에 발견해야만 한다.

일본에서는 암 조기발견을 위한 기본적인 자각증상을 아래와 같이 밝혀 계몽하고 있다.

(1) 원인 모르게 아픈 곳도 없이 안색이 창백하고 빈혈증상이 나타날 때 (모든 부위)

(2) 위장상태가 나쁘고 식욕이 떨어질 때 (위암)

(3) 대하를 심하게 하고 부정기적으로 피가 섞여 나올 때 (자궁암)

[표 3-21 위궤양과 위암의 감별법]

내용	위궤양	위 암
호발연령	청·장·중년에 많음	중년 이후에 많음
경과	치료에 따라 증상은 경쾌와 악화를 반복한다.	악화일로
동통	식후에 압박·작열·천자·경련성 동통 있고, 식사질과 관계	가벼운 동통·중압감·팽만감이고 대부분 지속성
혀	청결	설태(舌苔)
식욕	양호, 그러나 동통 때문에 식사를 거를 때가 있음	불량, 특히 육류를 기피하며 음식물에 대한 기호의 변화가 있음
위액	과산증·분비과다, 혈액 혹은 잠혈을 보임	무산 또는 저산, 종양세포·농혈액·유산·세균을 보임
잠혈반응	출몰부정(出沒不定), 그러나 치료로 음성화	지속적으로 항상 양성
악액질	유문협착이 있을 때 이외에는 무, 가벼운 체중 감소	악액질유·쇠약고도
토물	구토·토혈이 때때로 보이며 토물에는 염산을 포함	식사 찌꺼기, 점액, 암적색의 혈액(커피같은 찌꺼기)
혈침	촉진이 불투명	촉진이 뚜렷
기타	빈혈, 이하선염을 보임	빈혈, 저단백혈증, 부종, 비타민 결핍증을 보임

(4) 유방 속에 딱딱한 덩어리가 감지될 때 (유방암)

(5) 무언가에 걸려 음식을 삼키기 곤란할 때 (식도암)

(6) 대변에 피가 섞여 나올 때 (대장암, 직장암)

(7) 기침을 오래하고 가래에 피가 섞여 나올 때 (폐암)

(8) 목이 쉬고 오래 동안 낫지 않을 때 (후두암)

(9) 입속과 피부에 종양이 생겨 낫지 않을 때 (설암, 피부암)

(10) 배뇨가 잘 안되고 피가 섞여 나올 때 (방광암, 신장암, 전립선암)

6-2-8. 신경통(Neuralgia)과 류마티스(Rheumatism)

1. 일반사항

예부터 신경통과 류마티스는 고칠 수 없는 고질병으로 여겨 왔고 생명에는 지장이 없는 병이란 두 가지 관념 때문에 치료에 소홀히 하면서 고통을 당하는 이

율배반적인 질병이었다.

미국류마티스협회에 의하면 신경통과 류마티스는 90여 종이나 있어, 원인과 증상도 그만큼 복잡한 질병이라 한다.

신경통과 류마티스는 장년기부터 주로 발생하기 때문에 그만큼 인력손실을 잃게 되는 증상이요 질환이다. 따라서 신경통과 류마티스는 활동인구의 인력손실을 막자는 견지에서 크게 관심을 기울여야 할 공중보건분야이다.

2. 병인

1) 신경통

신경통은 신경을 담당하는 영역을 따라 나타나는 통증으로, 통증을 담당하는 말초신경이 자극을 받아 생기는 일종의 증상이다. 원인은 매우 다양하여 외상 및 신경의 퇴화, 염증, 눌림에 의해 발생된다. 가장 흔한 원인은 근육이나 힘줄(인대), 또는 뼈의 주변에서 통증을 담당하는 신경이 눌려(압박되어) 있거나, 신경으로 가는 혈액이 제대로 공급되지 않는 것이다.

2) 류마티스

류마티스(rheumatism)의 어원은 '흐르다'라는 그리스어에서 따온 말로 그리스어 Rheumatismus(흐르는 병)에서 비롯되며, 몸속에 나쁜 체액이 여기저기 흘러 다니기 때문에 발생하는 병으로 알았다. 그러나 의학의 발달로 류마티스는 뼈나 관절을 중심으로 근대, 근육, 골액양 등 운동기관에 여러 증상이 모인 각종 질환의 총칭이다.

주원인은 외상, 감기, 충치, 편도선염 등의 세균감염과 관절에 손상을 입는 경우 등이다.

3. 증상

1) 신경통

의학적으로 신경통이라 부르는 증상의 특징은

- 일정한 감각신경이 지배하는 부위에 통증이 일어난다.
- 짧고 격렬한 통증이 반복적 혹은 발작적으로 일어난다.
- 때때로 전혀 통증이 없는 경우도 있으며, 통증이 있다 하더라도 외관상의 변

화가 없다.

• 통증이 일어나는 특정장소가 있으며, 병리해부학적으로 신경조직에는 아무런 이상이 없다.

또한 신경통의 종류에 따른 통증에는 다음과 같은 종류가 있다.

(1) 좌골신경(엉덩신경)통

허리와 다리, 발목에 마구 찌르듯 참을 수 없는 통증이 온다. 원인은 추간판헤르니아(척추디스크)때문이며, 20~25세 남성에게 가장 많이 나타나고, 무거운 물건을 들거나 심한 운동은 피해야 한다.

(2) 삼차신경(5번째 뇌신경)통

눈 옆에서 턱 사이의 삼차신경을 따라 1~2분간 침으로 찌르거나 감전됐을 때와 같은 통증이 일어난다. 35세 이상 여성에게 많이 발생한다.

(3) 늑간(갈비뼈 사이)신경통

흉부를 둘러싼 늑간신경을 따라 짧은 시간 동안 계속 반복해서 일어나는 통증으로 숨을 쉬거나 몸을 움직일 때 통증이 더욱 심하다.

(4) 설인신경통

입속, 혀, 인두, 편도부위 등에 나타나는 신경통이다.

(5) 후두신경통

후두부 주위와 귀 주위의 중간 한쪽에 갑자기 일어나는 격심한 통증이다.

(6) 상완신경통

목, 어깨, 팔, 손 등에 둔하게 일어나는 신경통이다.

(7) 손목굴 증후군통

손목굴(손목터널) 내에서 정중신경의 압박으로 인해 그 지배영역인 첫째, 둘째, 셋째 손가락과 넷째 손가락의 엄지 방향 쪽 영역에 일어나는 통증이다.

2) 류마티스

시리고 저린 통증이 생기며, 자고 일어나면 뼈마디가 부어올라 몸을 움직일 수 없는 외관상의 변화를 보이며, 조기 강직현상과 관절에 변형이 오기도 한다. 또

날씨가 궂은 날이면 어깨가 저리고 무릎이 쑤셔 온다.

또한 류마티스는 증세에 따라 다음과 같이 나누기도 한다.

(1) 류마티스성관절염

좌우대칭으로 손가락이 저리거나 조기 강직현상이 일어나는 현상으로 초기에는 손가락과 발가락 등 작은 관절에서 시작되어 팔꿈치, 어깨, 무릎, 둔부 등 큰 관절로 옮겨 간다. 20대 후반~50대에 많이 걸리며, 여성이 2~3배 더 걸린다.

(2) 강직성척추염

척추에 일어나는 만성질환이다. 증세가 심하면 전체 척추에 강직현상이 생겨 목이 저절로 앞으로 기울고, 허리가 구부러져 걸음걸이가 기형이 된다. 20~40대 남자가 여자의 9배 가량 많이 걸린다.

(3) 골관절염

관절연골의 변질, 골노화, 순환장해로 일어나는 변형성관절염이다. 통증이 주증세이며, 관절이 붓거나 근육의 경련 및 위축현상이 일어난다. 특히, 40대의 비만형에게 많이 일어난다.

4. 예방과 치료

한마디로 이야기해서 신경통과 류마티스의 완치는 거의 불가능하다. 따라서 신경통과 류마티스의 치료목적은 우선 염증을 억제하고, 통증을 가라앉혀 관절과 근육의 기능을 유지하고 변형을 막아 일상생활에 지장을 주지 않도록 하는 데 있다. 따라서 최선의 치료방법은 약물요법과 물리요법 및 식이요법을 병행해야 한다.

요통은 잠잘 때라든가 일상의 동작자세와 밀접한 관계가 있으며 주의할 점은 다음과 같다.

잠잘 때 무릎 밑을 받쳐주어 허리부분이 땅에 닿도록 하고, 무거운 물건을 들 때는 허리를 굽히지 말고 무릎을 굽혀 들고, 보통 높이의 의자에 앉을 때는 등받이로부터 엉덩이를 조금 떨어뜨려 앉고, 여성은 굽이 높은 구두를 신는 것을 삼가야 한다.

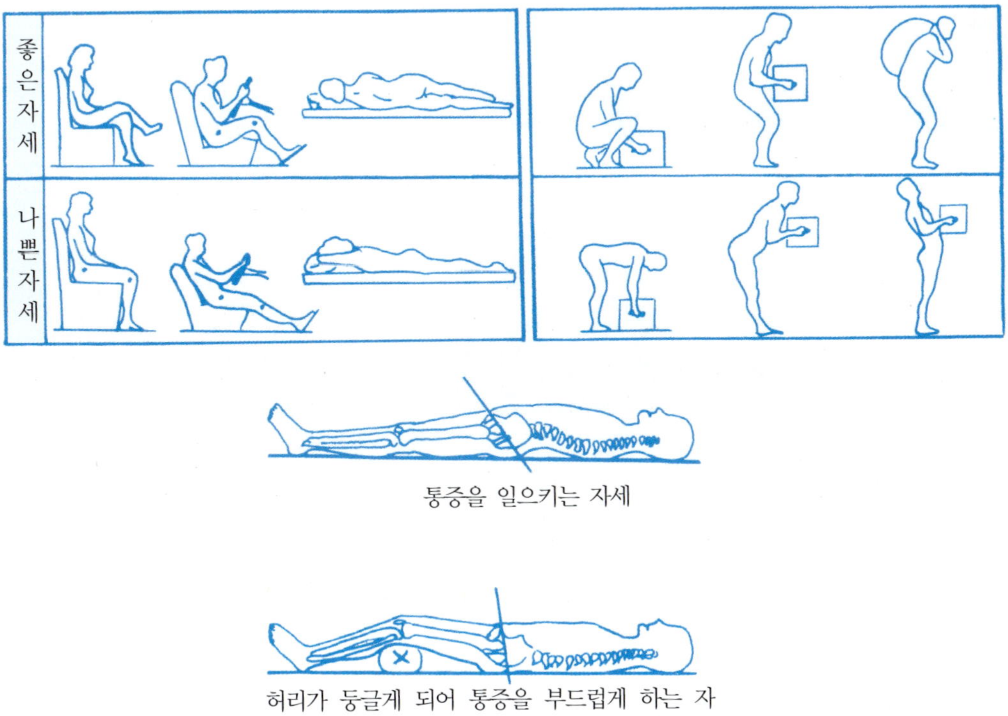

[그림 3-16 요통과 자세]

참고문헌

1. 유승흠, 양재모의 보건학, 계축문화사, 2005
2. 편찬위원회, 보건학개론, 서울대학교출판부, 2006
3. 서광석, 최신 공중보건학문제집, 대학서림, 2018
4. 대한예방의학회, 예방의학과 공중보건학, 계축문화사, 2014

7 정신보건

7-1. 정신보건의 의의와 역사

정신보건학(mental health)이란 원만한 적응력과 건강한 정신상태로 개인생활과 사회생활을 유지해 나갈 수 있도록 정신장애 상태에 대하여 대책을 세우고 예방하는 학문이다.

어느 학자는 정신보건의 정의를 "자신의 환경에 만족할만한 정신적·정서적 적응을 할 수 있도록 도와주는 과학과 예술"이라고 말하며, 정신보건의 목적은 "인간이 선천적으로 타고난 재능과 능력을 활용하여 개인적·사회적으로 적용할 수 있도록 정신장애 상태를 예방하는 데 있다"고 주장했다.

과거에는 주로 선천성요인과 후천성요인 등으로 정신장애를 일으켜 건강한 정신상태를 해쳤지만, 현대에 와서는 여러 가지 환경요인이 중요한 정신장애요인으로 등장하고 있다. 우리의 생활이 더욱 가속화하고 복잡화함에 따라 앞으로도 더욱 환경요인에 의한 정신질환은 늘어 갈 것이라고 생각된다.

이에 따라 과거에 건강하지 못한 정신상태를 유발한 원인을 밝히고 이를 치료하는 정신의학에 국한되었으나, 오늘날에는 다양한 여러 요인에 의하여 정신질환이 발생하고, 정신질환이 사회에 미치는 영향이 크다는 것을 깨닫고, 의학 여러 분야의 학자들이 협력하여 예방하자는 운동이 일어나 예방정신과학(preventive psychiatry) 또는 공동사회정신의학(community psychiatry)이 등장하여 다각적으로 정신보건운동을 펴고 있다.

정신보건의 목적은 건강한 정신으로 정신질환을 예방하는 데 있다. 즉, 정신장애를 예방하고 건전한 정신기능을 유지·증진시키며, 정신질환이 발생했을 경우에는 이를 치료하는 것과 치료 후의 사회복지 등이다.

정신보건의 역사를 살펴보면 다음과 같다. 정신보건은 16세기의 메이어(J. Meyer : 1515~1588)가 인도주의치료를 성숙시켰다. 소위 도덕요법이라 불리는 정신장애자의 인도주의적 배려는 피넬(P. Pinel : 1945~1826), 키아루지(V. Chiarugi : 1759~1820) 등에 의해서 보다 진전되었고 근대정신의학의 장을 열어 주었다. 정신보건의 선구자로서는 20세기 초 프랑스 톨루즈(Toulous)를 들 수 있는데(정신보건연맹조직), 정신보건에 대한 최초의 개념은 미국의 비어스(Clifford Beers : 1876~1943)가 자신의 정신병원에서의 체험을 남은 A mind that found itself(1908)를 출판한 것을 계기로 이루어졌다고 보아야 하겠다. 종래의 모든 치료적 개념을 정신보건적 개념으로 그 영역을 넓힐 수 있었던 배후에는 심리학자 메이어(Adolf Meyer : 1866~1950)의 이론적 근거가 도움이 되었다. 비어스(Beers)는 1908년 미국의 코넷티커트 주에 주 정신위생협회를 조직하고, 1909년에는 정신위생국민위원회를 발전시켜 건강운동에 매진했다. 이러한 배경은 오늘날의 많은 정신보건운동의 근간이 될 수 있었고, 1930년 워싱톤에서 최초의 국제정신위생회의가 개회됨으로써 전 세계적인 정신건강 운동으로 확산되었다.

현재는 정신건강세계연합으로 지금까지 존재하고 있으며, 매년 국제정신보건회의를 주재하고 있다.

7-2. 정신장애의 원인

정신분석학자 프로이드(Sigmund Freud : 1856~1939)는 정신장애(mental disorders)는 갓난아기가 일정한 성적발전단계를 거쳐 성인이 되는데, 이 단계의 어느 시기에 잘못이 있던 사람이 어떤 어려운 일에 부딪혔을 때마다 곧잘 그 시기로 돌아가려는 미숙한 성격 때문에 비롯된다고 주장하여, 성이 인간의 정신질환에 미치는 영향이 크다고 했다.

그러나 복잡한 현대질환을 성 만을 가지고는 설명할 수 없으며, 일반적으로 다음과 같은 요인 때문에 정신보건을 해치게 된다.

7-2-1. 선천적 요인

정신장애의 인자를 생식세포를 통하여 체질적으로 유전되어 정신장애를 일으킨다는 것이 과거의 학설이었으나, 현대에는 정신장애를 가져 올 수 있는 환경적·사회적 요인 즉, 사회유전을 통하여 정신질환을 일으킨다고 보는 요인이다.

7-2-2. 후천적 요인

충격에 의한 타박상이라든가 알코올·마약·약품 등에 의한 중독, 매독, 동맥경화, 뇌종양 등의 질병에 의하여 뇌조직에 이상이 있을 경우에 정신장애를 일으킨다.

이 경우, 그 원인을 제거하면 정상을 되찾을 수도 있고, 예방도 할 수 있다.

7-2-3. 사회환경적 요인

현대 사회가 복잡하고 가속화해짐에 따라서 생기는 심리적위축감과 갈등, 욕구 불만, 정신적 압력, 열등의식, 적응력부족 등으로 정신장애를 입게 된다.

이 사회환경은 선천적 요인을 내재하고 있는 유전인자소유자에게 정신질환을 유발토록 작용하기가 용이하여 중요시되고 있다.

7-3. 정신장애의 판단기준

일반적으로 다음의 것을 정신장애의 판단기준으로 삼고 있다.

7-3-1. 정신건강 여하

정신 병리적인 현상이 없고, 자신의 행동에 책임질 수 있는 능력을 지닌 사람을 정상인으로 보고, 이에서 벗어나는 것을 정신장애라고 본다.

7-3-2. 심리의 조화 여부

인간이 지니고 있는 여러 가지 심리들이 이상적으로 조화를 이루고 있는 것을 정상이라고 보고, 이들 심리들이 조화를 이루지 못하는 상태를 정신장애자로 본다.

7-3-3. 통계적 측면

통계적인 분포로 보아 지나치게 양쪽 극단에 치우치지 않고 많은 분포를 차지하는 분포권내에 속하는 것을 정상이라고 보고, 양극단에 치우쳐 분포의 밀도가 약한 분포에 속한 것을 정신장애로 본다.

7-3-4. 자극에 대한 처리능력

자신에 가해지는 어떠한 내적·외적인 자극이라도 이를 처리하는 능력을 정상으로 보고 이러한 자극에 대처한 능력을 지니지 못한 것을 정신장애라고 본다.

7-4. 정신장애의 형태

1. 노이로제·정신신경증

심리적 요인이나, 불가시적인 환경요인에서 비롯된다.

2. 조현병(정신분열증; schizophrenia)·조울증(manic depressive illness)·망상정신증(paranoid psychosis)

뇌기능의 장애, 심리적·환경요인이 복합된 상태에서 비롯된다. 20~40세 인구에 다발하는 정신질환이다.

3. 성격장애(personality disorders)

심리적·체질적 요인에서 비롯된 욕구 불만이 표출된 형태이다. 이는 일반적으로 말하는 정신증(psychoses)으로 신경증(neuroses)과는 다르다. 그러나 일반적으로 정신장애의 취급을 받는다.

4. 약물의존(drug dependency)·성장애(sexual disturbance)

일반적으로 심한 중독 증상을 나타낸다. 나약한 심리와 정신적인 자제력이 없는 데서 비롯된다.

5. 정신박약(mental deficiency)·팔푼이(retardation)

뇌기능 부전으로 인하여 지능이 떨어진 상태를 말하며 정신박약은 백치, 치우, 노둔으로 분류할 수 있다.

1) 백치(白癡)

정신발육이 가장 불량한 상태로, 심할 경우 지적수준이 신생아와 비슷하여 울부짖거나 먹을 것만 찾는 본능만 있을 뿐이다. 성인의 지능연령이 6세 또는 IQ가 25 이하의 상태이다.

2) 치우(癡愚)

백치에 비하여 정도는 현저하게 진전되어 있는 상태이며, 지각기능·구체적 관념이 발달되어 있고, 성인의 지능 연령이 7~12세 또는 IQ가 49 이하 정도이다.

3) 노둔(魯鈍)

정상인 같이 보이면서도 사고력과 고등 감정의 발달이 불량하고, 의지력과 노력심이 아주 부족한 상태를 말한다. 우리가 흔히 칠푼이 혹은 팔푼이라고 하는 사람이 이에 속하며, 성인의 지능 연령이 13~14세 정도이다.

6. 정신생리성장애(psychophysiologic disorders)

자율신경이 지배하는 신체 장기나 근육계의 장애로, 감정적인 스트레스가 주요 원인이 되어 일어나는 상태이다.

7. 뇌기능장애

뇌동맥 경화, 뇌의 염증, 독극물의 중독 등으로 인하여 뇌기능의 장애와 함께 일어나는 증상이다.

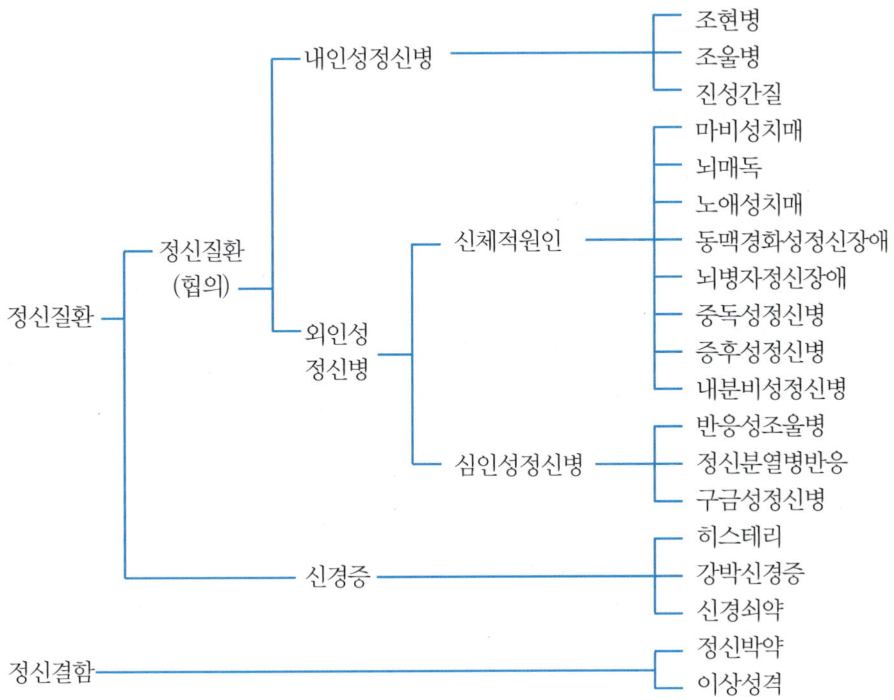

[그림 3-17 정신질환 도표]

8. 조울병(manic depressive psychosis)

감정장애가 주증상이며, 약간 용기를 잃고 기분이 좋지 않은 정도에서부터 완전히 희망을 잃고 절망상태에 빠진 경우에 이르기까지 여러 가지이다.

이상 주요 정신장애를 살펴봤다. 이러한 정신질환을 [그림 3-17]로 나타내었으며 도표상에서 위로 올라갈수록 질환상태가 중증이고, 아래로 내려갈수록 경증이라고 말한다.

7-5. 인간욕구와 정신질환

모든 생명체는 일차적으로 살아야 한다는 생리적 욕구가 있으며, 자라면서 자아욕구→사회적 욕구→정상지향의 욕구를 갖고 있다. 특히, 인간의 경우 살아야 한다는 생리적 욕구만이 있을 때 이들을 정신박약으로 취급한다. 따라서 생리적 욕구 단계에서 정상 지향쪽으로 욕구가 흐르는 것을 발달이라고 표현하며, 발달된 욕구일수록 문화적이요, 정서적이며, 정치적이다. 반대로 정상 지향쪽 생리적 욕구쪽으로 역류하는 것을 퇴보라고 하며, 생리적 욕구쪽으로 역류할수록 원시적이요, 본능적이 된다. 인간의 4단계 욕구를 살펴보면 다음과 같다.

7-5-1. 본능적 욕구

살기위해 먹어야 한다는 생명유지의 식욕, 종족보존을 위한 성욕, 혈연연결체와 같이 살고 싶다는 가족과의 군속욕, 자유롭게 살고 싶다는 자유욕 등이 이에 속한다. 이를 기본적 욕구, 생리적 욕구, 동물적 욕구라고 표현하기도 한다.

7-5-2. 자아적 욕구

사춘기를 지나면서 은연 중에 자기 자신을 표현하고 싶다든가, 소속되어 있는 단위에서 벗어나고 싶은 욕망 등이 생기는데, 이 욕구는 청년까지 계속된다. 자신을 표현하고자 하는 욕구가 지적인 면, 예능적인 면, 육체적인 면으로 나타나 우등생이라든가, 음악·미술에서 두각을 나타내고 각기의 특성과 성향에 따라 갖가지 운동선수 등으로 나타난다. 여기에서 소외되었을 때 소속에서 벗어나 변태적 방법으로 자아를 표현하려는 심리 때문에 '문제아' 또는 '문제 청소년'이 되어 사회의 지탄을 받게 된다.

7-5-3. 사회적 욕구

자기를 표현하는 자아적 욕구의 단계를 지나 한 단계 도약을 위한 상위 지향적 욕구를 말한다. 자아적 욕구는 물리적 제재를 당하는 일이 거의 없어 자신의 능력 여하에 따라 이루어지지만, 사회적 욕구는 여러 가지 물리적 제재에 의하여 능력만으로는 욕구를 충족시킬 수 없는 데서 갖가지 정신 질환적 증상이 나타나게 된다. 그것은 자아적 욕구를 이룰 때보다 사회적 욕구를 이룰 때의 사회적 상황이 더욱 복잡화·다양화·다변화 하기 때문이며, 여러 가지 변수가 작용하는 사회에서 활동하기 때문이다.

7-5-4. 정상(頂上) 지향적 욕구

정상지향적 욕구를 이루려는 사람이 많은 사회와 국가일수록 활기가 있으며, 더욱 발전된 사회와 국가가 되고, 세상은 이런 사람들의 손에 의해서 발달하게 된다.

그러나 이들의 부질없는 지배욕 때문에 때로는 수많은 사람이 죽어 가는 비극을 당하기도 한다. 제 2차 세계대전을 일으킨 히틀러와 일본의 군국주의자, 독재적인 장기 집권자 등이 그 주인공들이다.

욕구의 관계도를 알기 쉽게 도표로 표시하면 다음과 같다.

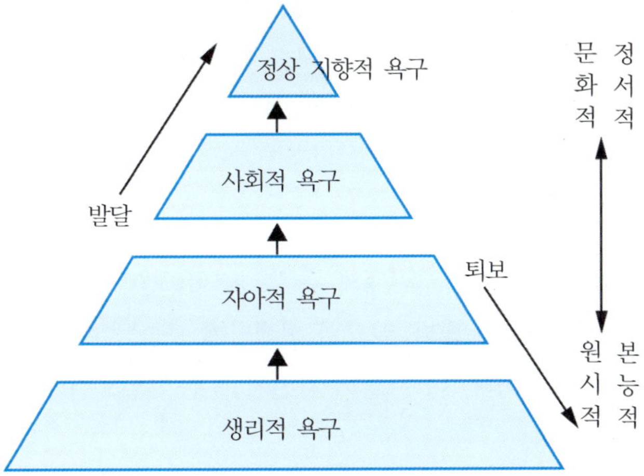

[그림 3-18 지향적 욕구]

주) △형의 중심을 흐르는 ↑는 상위 지향적 욕구이며 이 상위지향적 욕구 때문에 인류사회가 발달하는 것이다.

7-6. 인간욕구의 표출방법

인간의 욕구는 크게 나누어 긍정적인 면(또는 건설적인 면이라고 표현하기도 한다)과 부정적인 면(파괴적인 면이라고도 함) 등 양면으로 표출된다. 긍정적인 면으로 표출될 때 사회는 더욱 진보하고, 부정적인 면으로 표출될 때 사회는 어지럽게 되며, 그것이 확산되면 인류가 비극을 당하기도 한다. 물론 그 욕구가 긍정적이었느냐 부정적이었느냐는 불변의 것은 아니다.

예를 들어, 알프스산맥을 넘어 이탈리아를 점령하고, 눈보라를 헤치며 모스크바까지 진격한 나폴레옹이 불란서 국민에게는 영웅이라고 긍정적으로 받아들여질 수 있으나 이탈리아와 소련 국민에게는 긍정적으로 받아들여질 수 없는 것이 그 예이다.

한 나라에서 그 나라 국민의 욕구를 어떤 방법으로 얼마만큼 표출하도록 표출구를 마련해 주었느냐 여하에 따라 선진국·복지국가가 되는 것이다. 2차 세계대전이 발달하기 전에 독재자 히틀러가 베를린 올림픽대회를 유치하여 성대히 거행했던 것은, 히틀러가 제 2차 세계대전을 일으켜 많은 인류를 죽음의 길로 몰아넣었으며, 자신의 조국을 패전국으로 만들었다는 결과론적으로 보아 부정적인 방법(파괴적 방법)으로 인간욕구의 표출구를 마련한 것이라 하겠다.

인간욕구의 표출방법은 대체로 아래와 같다.

7-6-1. 공격적행동

일반적으로 성격이 과격한 사람에게 주로 나타나고 이성보다 감정이 앞서 있는 시기에 나타나는 경우가 많다. 부모나 선생님께 꾸중들은 학생이 친구에게 분풀이 하는 경우가 그것이다. 다시 말해 자신의 울분을 일으킨 대상 이외의 대상으로 돌리는 경우이다.

7-6-2. 자학적행동

공격적 행동과는 반대로 자학형태로 돌리는 행동으로, 극심할 경우에 자살을 유발하기도 한다.

7-6-3. 도피적행동

자학적 행동의 변형된 형태로 소극적인 행동이 이에 속한다.

7-6-4. 감정억압적행동

과거에 충격적 상황을 겪은 경험이 있는 사람이 후에 그와 유사한 상황 앞에서 과거 일을 생각하고 막연한 공포증에서 빚어지는 행동이다. 심할 경우 두통,

가슴이 울렁임, 변비, 식욕부진현상이 나타나기도 한다.

7-6-5. 대상적 행동

어떤 욕구에 대한 목표가 달성되지 못했을 때 유사한 대상으로 바꾸어진 행동 즉, 혼기를 놓친 노처녀가 접촉 본능에 의하여 가구를 윤이 나게 닦는다든가, 사춘기 청소년의 자위행위 등이 이에 속한다.

7-6-6. 보상적 행동

이루지 못한 욕구를 지워 버리기 위하여 첫 번째 욕구의 대상과는 전혀 다른 대상에게서 보상받으려는 행위로, 음치가 유명한 가수를 동경한다든가, 연약한 사람이 우람한 레슬링 선수를 동경하는 행위 등이다.

7-6-7. 투사적 행동

욕구가 이루어지지 않았을 때, 그 욕구가 이루어지지 않은 것이 자신의 잘못이 아니라고 생각하고 저지르는 행동으로, 가위에 찔린 사람이 가위를 내던지는 행동 등이다.

7-6-8. 승화적 행동

가장 이상적인 욕구표출행위로서, 사랑에 실패한 사람이 공부를 잘하여 우등생이 된다든가 예술가로 두각을 나타내는 행위이다.

대상적인 행동과 비슷하나 더욱 고차적인 행동을 말한다.

7-7. 성장과 정신장애와의 관계

성장에 따라 정신도 발달하기 때문에 성장기에 따라 야기되는 정신장애도 각기 다를 수밖에 없다.

7-7-1. 태생·영아기

태생기는 어머니의 정신보건과 밀접한 관계가 있으므로 태교가 중요시되는 것이다. 특히, 유전학적문제와 체내의 감염 및 임신 초기의 투약 등은 임부의 정신건강도 해치며, 태아의 정신건강도 해친다. 영아기는 일생 중 어머니와 가장 가깝게 생활한다는 점에서 어머니의 정신보건의 영향을 많이 받게 된다.

7-7-2. 소아기

부모 특히, 어머니의 보호에 의해 자신의 욕구(생리적·정서적)를 충족시키므로, 적어도 2주 이상 어머니와 격리되어 있으면 정서적으로 불안전해진다.

7-7-3. 학동기

초등학교 시절을 말한다. 이 시기는 최초의 사회화 과정이므로, 학교는 가정에서 결여될 수 있는 모든 부분을 주의 깊게 보충시켜 주어야 하겠다. 자기중심적이고 공상적이므로 이들의 보호에 주의를 기울여야 한다.

7-7-4. 사춘기

이성보다는 감성이 앞서는 시기인 데다가 2차 성장인 내분비계기능이 활발해짐에 따라 성적인 면에서 정신보건문제를 일으키기 쉽다. 또한, 일생 중에 정신적, 육체적으로 가장 왕성한 시기이며, 자아적 욕구가 강한 시절이므로 정신장애현상을 빚기 쉬운 시기이고, 가정과 사회에서 각별히 주의해서 보호해야 한다.

7-7-5. 성인기

20~45세까지의 성인기는 일생 가운데 가장 의욕적이고 사회적 추구를 갈망하는 시기로 사회적 욕구가 가장 왕성한 시기이다. 또한, 스스로 모든 것을 이성적 판단에 의해서 해결해야 하므로 내부에서 꿈틀거리는 감성적 욕구와의 심리적갈등을 겪는 시기로 때로 술이나 담배 등의 기호품으로 자신의 욕구를 충족시키려고 하기 때문에 또 다른 정신보건문제로 야기된다.

7-7-6. 퇴행기

45~65세까지의 시기로 갱년기적 현상이 일어나는 시기로 심리적으로 자신이 늙어 간다는 강박관념을 갖기 쉽다. 또한, 성인기에 잘못 대했던 술, 담배 등에 의한 건강상·정신상의 장애가 노출되는 시기이기도 하다.

7-7-7. 노년기

65세 이상의 노년기는 신체적, 정신적, 사회적으로 퇴행이 일어나는 시기로, 자신이 이 사회를 이끌어 왔던 원로라는 생각보다 소외되었다는 데서 받는 심리적 갈등과 노인병 특히, 현대에 이르러 철저한 핵가족 제도에 의한 가정생활에서 오는 소외감이 노년기 사람들의 자학적·도피적 행위를 유발하기 쉽다.

7-8. 정신질환의 예방과 대책

7-8-1. 예방

현대는 정신질환시대라고 할 만큼 많은 질병이 정신적인 면에서 비롯된다. 예를 들어, 과거의 소화불량 등의 질병은 영양부족에서 오는 소화기계기능저하나 부적당한 음식섭취나 식사방법에서 비롯되었지만, 지금은 스트레스성 소화불량증환자가 상당히 많아졌다는 것이 그 증거라 하겠다.

특히, 정신질환이 문제시되는 점은 자신이 당하는 육체적·정신적 고통은 말할 것 없이 가족까지 영향을 받게 되고, 사회생활에 따라 그 구성원 모두가 간접적 영향을 받으며 정도가 지나칠 경우, 이웃에도 커다란 피해를 입힌다는 문제점이 따르기 때문이다.

중요 예방방법으로는,

(1) 정신질환을 동반하기 쉬운 뇌동맥경화증, 뇌급만성염증 등이 발생하지 않도록 한다.

(2) 뇌기능장애, 정신 장애를 유발하기 쉬운 신진대사 장애, 내분비계 장애, 유해 물질에 의한 중독 등 원인 질환을 예방한다.

(3) 유전병일 경우는 출산을 조절한다(반드시 당사자의 자의에 의해야 한다).
(4) 임부건강관리를 철저히 하여 건강한 아이로 출생시켜 정신박약이나 기타 정신장애가 일어나지 않도록 한다.
(5) 원만하고 화목한 가정생활로 부모가 안정된 마음으로 자녀를 보호 하도록 한다.
(6) 사춘기의 청소년에게 정신건강 교육을 시킨다.
(7) 정신장애가 일어나기 쉬운 시기(남녀 사춘기, 여자 임신·분만기, 갱년기 등)를 잘 지내도록 가족과 사회가 협조하여 보살핀다.
(8) 청장년기에는 각종 신체검사에 심리검사를 병행하여 정신장애를 일으키기 쉬운 경우 이를 치료하도록 주선한다.
(9) 정신장애자를 일찍 발견하여 치료할 수 있는 기관을 많이 확보해야 한다.
(10) 일단 치료를 받은 후에는 바로 사회로 환원시키지 말고 외국의 경우처럼 미리 예비사회(half way house)시스템을 만들어 훈련을 시켜 적응력을 길러서 사회로 환원시킨다.

7-8-2. 대책

학계에서는 현재 치료를 받아야 할 정신질환자수는 점점 증가하는 데 반하여, 이들을 수용할 수 있는 의료기관과 공공시설은 절대량으로 부족한 실정이다.

정신질환자는 그 정도가 심할 경우 다른 질병의 환자들과는 달리 넋 빠진 상태에서 반이성적인 행동을 무의식적으로 취하여 예상 외의 엄청난 재해와 사회문제를 일으킨다는데 다른 질병과 큰 차이점이 있다고 하겠다. 또 다른 차이점은 그들 질환의 상태나 건강이 그들의 수명과 관계가 없다는 데에–불행스럽지만 전혀 치료가 불가능한 20대의 건장한 중증질환자의 경우–가족과 이웃이 입는 정신적·육체적·경제적 피해가 크다는 데 또 다른 문제점이 있다.

또 다 같은 질환자이면서 정신질환자는 바로 정신질환이란 사실 때문에 때로 인권이 유린당하고 유보되어야 한다는 사실이 도덕적인 측면에서도 가슴 아픈 일이라 아니할 수 없겠다.

이 모두가 우리 보건인들이 풀어야 할 무거운 과제다.

1. 법적 조치의 확립

정신보건법, 우생보호법, 아동복지법, 학교교육법, 소년법 등 정신보건에 관계하는 의료, 교육, 복지, 노동, 사법 등 여러 법률제도의 확립이 필요하다.

2. 정신보건관계시설

정신장애자에 대한 의료는 정신보건의 가장 중요한 임무의 하나이다. 이것을 위해서는 정신병원, 정신과 진료소, 정신보건 상담소, 아동 상담소의 건전운영이 필요하다. 이 밖에도 정신장애를 직접 취급하는 기관으로 정신박약아 시설, 특수학교 및 학습, 소년 감별소 등이 필요하고, 일반 병원, 유아원, 유치원, 학교 등에서 정신보건에 관한 노력이 경주되어야 한다.

3. 정신보건교육실시

특수대상이나 장소 또는 시설 외에 가정, 직장, 지역에서 항상 정신보건 관계의 계몽이 필요하다. 모든 사람의 자각과 인식이 절대적이다.

4. 예방의학적 대책

1) 1차예방(primary prevention)

질병근원을 제거하는 방법으로 교육 및 예방과 조기치료를 통하여 정신병으로 진전하는 것을 예방한다.

2) 2차예방(secondary prevention)

조기발견, 조기치료를 통해서 기능이 없어지지 않도록 하여 정신장애를 예방하는 것이다.

3) 3차예방(tertiary prevention)

환자로 하여금 가능한 한 기능을 발휘할 수 있도록 하는 것이다.

참고문헌

1. 편찬위원회, 보건학개론, 서울대학교출판부, 2006
2. 보건복지, 보건통계연보, 2019
3. 유승흠, 양재모의 보건학, 계측문화사, 2005
4. 대한예방의학회, 예방의학과 공중보건학, 계측문화사, 2014
5. 서광석, 최신 공중보건학문제집, 대학서림, 2018

8 습관성중독과 사고 및 응급처치

8-1. 습관성중독

8-1-1. 마약중독

마약류란 크게 나누어 마약·대마·향정신성 의약품 세 가지로 나눌 수 있다. 국가에서는 이 세 가지가 "자제심을 상실시킬 뿐만 아니라 사회질서를 문란케 하는" 이러한 중독성 물질에 대하여 법으로 제지하고 있으며, 1957년 4월 마약법을 공포했고, 1976년 대마 관리법, 1979년 습관성 의약품 관리법이 제정 공포되었다.

이들 마약의 중요한 것을 살펴보면 다음과 같다.

1. 마약

마약법 제2조에서 마약의 종류를 다음과 같이 구분하고 있다.

(1) 양귀비·아편 또는 코카(입)엽(cocaine)과 코카관목

(2) 양귀비·아편 또는 코카엽에서 추출되는 모든 알카로이드 및 그 외 동일한 화학적 합성들로서 대통령령으로 정한 것

(3) (1) 및 (2)에 열거한 것 외에 그와 동일하게 남용되거나 해독작용을 일으킬 우려가 있는 화학적합성품으로서 대통령령으로 정한 것

(4) 위에서 열거된 것을 함유하는 혼합물질 또는 혼합제재(단, 한외 마약은 제외)

법률적인 용어의 양귀비는 '파파베르솜니페룸엘, 파파베르 세티게름디·시'를 말하고, 아편이란 '양귀비의 즙액이 응결된 것과 이를 가공한 것'을 말하고, 코카

엽이란 코카관목(에리드록시론속에 속하는 모든 식물)을 말한다.

2. 대마(Cannabis)

대마의 법률적 용어는 대마초(칸나비스사티바엘, Cannabis satival)와 그 수지 및 대마초 또는 그 수지를 원료로 하여 제조된 모든 제품이라고 하고 있다. 대마로부터 만들어진 환각제인 마리화나(Marijuana)로 오래 전에 일부의 연예인들이 이 마리화나[大麻]를 피워 물의를 빚고 연예 활동이 중지된 적도 있었다.

3. 향정신성의약품

향정신성의약품이라 함은 인간의 중추신경계에 작용하는 것으로서 이를 오용 또는 남용할 경우 인체에 현저한 위해가 있다고 인정되는 것으로 다음과 같이 대통령령이 정하는 것을 말한다.

(1) 오용 또는 남용의 우려가 심하고 의료용으로 쓰이지 아니하며 안전성이 결여되어 있는 것으로서 이를 오용 또는 남용할 경우 심한 신체적 또는 정신적의존성을 일으키는 약물이나 이를 함유하는 물질

(2) 오용 또는 남용의 우려가 심하고 매우 제한된 의료용으로만 쓰이는 것으로서 이를 오용 또는 남용할 경우 심한 신체적 또는 정신적의존성을 일으키는 약물이나 이를 함유하는 물질

(3) (1) 및 (2)에 규정된 것보다 오용 또는 남용의 우려가 상대적으로 적고 의료용으로 쓰이는 것으로서 이를 오용 또는 남용할 경우 그리 심하지 아니한 신체적 의존성 또는 심한 정신적의존성을 일으키는 약물이나 이를 함유하는 물질

(4) (3)에 규정된 것보다 오용 또는 남용의 우려가 상대적으로 적고 의료용으로 쓰이는 것으로서 이를 오용 또는 남용할 경우 (3)에 규정된 것보다 신체적 또는 정신적 의존성을 일으킬 우려가 적은 약물이나 이를 함유하는 물질

(5) (1)~(4)에 열거된 것을 함유하는 혼합물질 또는 혼합제재. 다만, 다른 약물이나 물질과 혼합되어 (1)~(4)에 열거된 것으로 다시 제조 또는 제재할 수 없고, 그것에 의하여 신체적 또는 정신적 의존성을 일으키지 아니하는

것으로서(총리령이 정하는 것은 제외)

향정신성의약품은 속칭 히로뽕이라고 하는 것이다. 중고생들이 가끔 환각에 빠져 사회문제를 일으키는 본드도 일종의 향정신성의약품에 속한다.

이들 마약(광의의 뜻으로 마약·대마·향정신 의약품)의 중독에 의하여 야기되는 결과가 크게 사회를 문란시키기 때문에 마약법에서는 이들 중독자의 격리 수용까지 법으로 정하고 있다.

8-1-2. 알코올 중독

1. 알코올의 양면성

알코올 즉, 술이란 동서양을 막론하고 '신(神)의 음료수'라고 생각하는 공통점이 있다. 그리스 신화에서 술을 관장하는 바커스신이 있고, 천주교와 기독교에서 영세나 세례를 행할 때에 술(포도주)을 신의 피로 대용하고 있으며, 동양에서 여러 가지 제천행사에서 술을 바친다든가, 동서양 함께 굳은 약속을 할 때 술잔을 들어 하늘에 맹세하는 생활 습성에서도 술을 귀하게 여김을 알 수 있다. 또한 귀한 손님이나 반가운 손님이 왔을 때도 술을 대접하는 것은 동서양이 같다. 이처럼 귀한 술은 알맞게만 마시면 식욕을 증진시키기도 하고, 기분을 유쾌하게 해주며 환락을 주고, 약의 역할도 한다.

그러나 술을 지나치게 마시면 중추 신경이 마비되어, 자제력이 없어져 중독 증상을 나타내며 인체를 크게 해치기도 한다.

알코올의 이러한 중독성 때문에 세상에 술이 없어지면 그만큼 사고도 줄어들고 범죄도 없어진다고 주장하는 사람도 있다. 하지만 술이라는 분출구가 없다면 술에 의해서 표출되는 모든 울분과 억압된 감정이 다른 면으로 작용하여, 더 무섭고 가증스러운 사태가 벌어진다는 것도 잊어서는 안되겠다. 흔히 "장군의 손에 쥐어진 칼은 나라를 구하고 졸부의 손에 쥐어진 칼은 살인을 부른다"고 했다. 술은 마시는 사람에 따라 보검도 될 수 있고, 살인도 할 수 있는 양면성을 지니고 있다.

2. 알코올에 의한 질병

1) 신경과민증

근육이 불완전하게 되며 손놀림, 발놀림, 혀놀림이 부자유스러워진다. 정신력이 둔화되어 건망증, 도덕관념의 상실, 상황의 오판을 하는 등 반이성적 행동을 취하게 된다. 심할 경우에 간질과 신경염을 동반하는 경우도 있다.

2) 위장장애증

위염이 생기는 외에 식욕 감퇴, 변비증 현상이 일어나며 폭주하는 경우 설태가 끼고, 호흡이 불규칙하게 된다. 또 위가 쓰려 다시 술을 먹게 되는 악순환이 되풀이 된다.

3) 간경화증

간에 변화가 오며 심할 경우에는 간경화증 현상이 나타나며, 폭주하는 사람은 간이 비대해지고, 약하게 되며 비장도 비대된다.

4) 음주가섬망(delirium tremens)

장시간 계속적으로 뇌에 작용되어 일어나는 일종의 정신질환이다. 처음에는 불안, 우울, 수면부족현상이 나타나므로 더 술을 찾게 된다. 1~2일 후 특징적인 건망증이 나타나며 움직인다든가 외출하려는 가상적인 일을 하려고 하고, 이러한 과정에 환상과 환청현상이 일어난다. 이 같은 증상이 급성일 경우 약 1할 정도의 사망자가 생기기도 한다.

5) 발암성

음주가 지나치면 식도암, 후두암, 구강암의 원인이 되기도 한다. 이러한 신체적 질병 외에도 임신부의 경우 알코올중독이 되면 기형아라든가 저능아 등을 출산하기 쉽고, 심한 알코올중독증에 걸리면 가산을 탕진하고 폐가 망신하게 되며 제 3자에게 혐오감을 준다는 문제점도 뒤따른다.

8-1-3. 담배 중독

1. 담배의 역사와 습관성

담배의 원산지는 미국으로 아메리칸 인디언들이 기호 식품으로 즐겨 피우던 것이다. 담배가 유럽에 전파된 것은 콜롬부스가 미대륙을 발견하고 귀국하면서 선원들이 매독이라는 성병과 함께 유럽에 전해진 것이라고 한다. 담배 즉, 토바코(Tobacco)는 아메리컨 인디언들이 피우던 Y자형의 파이프가 토바코(Tobaccos)였던 데서 잘못 전해진 이름이라고 한다.

우리 말 '담배'의 어원은 토바코 → 대바코 → 담방고 → 담배로 변형되었다는 것이 정설로 되어 있다. 심심할 때에 심심파적(killing time)용으로 피웠다고 하여 '심심초'라고 하는 속명도 있다.

담배는 마약이나 알코올처럼 정신질환을 일으키는 중독성은 없으나 강한 습관성 때문에 중독의 범주에 넣는 것 같다. 담배는 신체에 미치는 영향이 많아 크게 문제시되고 있다.

담배의 해독에 관한 의문은 오래 전부터 있었으나 본격적인 연구는 30년 전부터이며 담배의 종류 중 가장 많이 애용되고 그만큼 해독이 많은 것이 권련(券煙)이다.

담배에 기인하는 질병의 진행은 느리며 20년이나 30년 또는 그 이상이 경과해야 인지되기 때문에 담배 효능에 관한 연구가 부진했었다. 담배에 관한 연구로는 다음과 같이 세 가지가 있다.

(1) 역학적 연구: 흡연자와 비흡연자의 이환율 및 사망률비교
(2) 병리학적 연구: 흡연자와 비흡연자조직검사
(3) 실험적 연구: 담배에 폭로된 실험동물에 대한 연구

2. 담배(흡연)의 해독

1) 평균수명단축

흡연자는 담배를 피우지 않는 사람에 비하여 평균 수명이 5~6년 감소된다고 한다. 학자들의 조사에 의하면 25세의 남자가 하루 20개비를 피우면 비흡연자에 비하여 4.6년, 40개비의 경우 8.3년의 수명이 단축된다고 한다.

또한 25세 이후에 흡연을 시작한 사람의 수명은 4년 단축되고, 25세 이전에 흡연을 시작하면 8년이 단축된다고 한다.

2) 폐암발생

흡연자가 담배를 피우지 않는 사람에 비하여 폐암으로 사망할 수 있는 가능

성은 무려 8~15배에 달한다고 한다. 특히, 연기를 깊숙이 들이마시면 더욱 폐암발생 위험이 높아지지만 10년 이상 금연하면 폐암발생 확률은 비흡연자와 같게 된다.

3) 순환기계질환

흡연자가 비흡연자에 비하여 관상 동맥질환의 발생 확률은 1.5~2배나 되며 젊은 층의 급사와 관계가 있고, 버거씨병(Buerger's disease)도 흡연에서 비롯된다고 한다.

4) 만성기관지염

흡연자의 경우 비흡연자에 비하여 만성 기관지염의 발생 확률은 10배에 가깝다고 한다.

5) 임신에 미치는 영향

흡연한 임신부가 출산하는 아이의 체중이 비흡연자가 출산하는 아이에 비하여 체중이 크게 저하된다고 한다.

이러한 신체적 영향 외에도 거실이나 사무실의 공기를 오탁시켜 비흡연자에게도 간접적 영향을 주며, 심한 경우 옷과 입에서 심한 담배 냄새를 풍겨 주어 사람에게 혐오감을 주기도 한다.

따라서 이러한 피해로부터 자신을 보호하기 위해서는 다음과 같은 주의를 기울여야 한다.

- 금연이 가장 좋은 치료법이다.
- 흡연을 하더라도 25세 이후부터 한다.
- 깊이 연기를 들여 마시지 않는다.
- 흡연 개수를 최소화(5개 이하) 한다.
- 새벽 흡연을 삼간다.
- 가급적 정기적인 의사의 진찰을 받는다.
- 밀폐된 장소에서의 흡연을 피한다.

8-2. 사고·응급처치

8-2-1. 현대사고

1. 현대사고의 특성

사고(accident)란 평소나 정상적인 상태 하에서는 발생하지 않는 돌발적인 사건을 사고라고 한다.

현대사고의 특징은 인구의 도시 집중화 현상과 건축물의 웅대화, 고층화 현상에 의하여 대형사고가 발생하고, 인간생활을 편리하게 하기 위하여 만들어진 각종 문명의 이기들에 의해 인간이 죽어 가는 단두대(Gillotine) 현상이다. 단두대는 불란서 혁명 때에 사형 도구로 사용되던 단두대로서 이 단두대를 발명한 의사 Gillotine의 이름을 따서 Gillotine이라고 명명하게 되었는데 의사 Gillotine 역시 반혁명 음모죄로 자신이 발명한 Gillotine에 의하여 처형되었다.

2. 현대사고의 종류

1) 자동차사고(automobile accident)

선진외국의 경우 자동차사고는 중요 사고의 주종을 이루고 있으며 우리나라도 자동차의 국산화와 국민의 가정경제의 호전, 국민의 사치성 의식에 의하여 자동차 소유대수가 증가함에 따라 자동차사고의 빈도가 날로 늘어나고 있다. 인구증가율에 비하여 자동차사고 발생 비율이 현저하게 높다는 것을 알 수 있겠다.

자동차사고는 빠른 속력으로 운행 중에 일어나는 사고이므로 사망과 부상률이 높고, 부상일 경우에도 중상을 당한다는 데서 국민보건상 크게 문제가 된다.

통계에 의하면 운전자과실로 인한 교통사고가 많이 발생하며, 피해자과실에 의하여 일어나는 사고는 운전자과실의 거의 14분의 1에(1982년 기준) 불과하다. 이의 주원인은 운전자과로, 운전미숙, 적은급료, 운전자과욕 등이 주원인으로 추산된다. 따라서 교통사고를 줄이려면 제도적인 조치, 교통행정의 원활한 운영 등을 들 수 있다.

자동차사고 이외에도 교통관계 사고로 비행기사고와 기차사고를 들 수 있는데, 이 중 시민들이 주로 이용하는 기차사고만 기술한다. 철도사고는 일정한 레일 위를 달리는 운송 수단에 의해서인지 사고 건수도 적고 따라서 사망자 수도 적은 편이다. 그러나 대량수송이라는 점에서 일시에 많은 수의 사상자를 낼 위험이 있으며 철도사고의 특징으로는 승객의 사상자 숫자와 승객 이외의 사상자 수가 비슷하다는 점이다. 운영상의 부주의만 없앤다면 철도 사고의 1/2 정도를 감소시킬 수 있다.

2) 화재사고(fire accident)

화재사고의 특징은 인명 피해도 크지만 엄청난 경제적 손실이 뒤 따른다는 데서 다른 사고와는 다른 특성이 있다. 또한 직접 사망원인이 화염에 의한 사망이 아니라 합성수지에서 발생되는 독가스에 의한 질식사가 많다는 점도 특색의 하나이며, 화상을 입을 경우 얼굴 등 노출 부위에 흉한 상처를 남기게 되어, 열등감과 비관론에 빠지므로 국민정신보건면에 미치는 영향도 특징으로 들 수 있다.

3) 산업장사고(industrial accident)

산업장사고는 제조업·건설업·광업 등 위험한 작업장에서 많이 발생하고 있다. 이유로는 부적합한 작업환경과 근로자작업상부주의가 주요 원인이며, 유해물질에 의한 산업재해도 경시할 수가 없다.

산업장에서 발생하는 산업재해자수를 감소시키려면 다음과 같은 사전예방책이 강구되어야 한다.

(1) 부적합한 작업 환경개선
(2) 근로자에 대한 안전교육철저
(3) 철저한 근로시간준수

4) 가정사고(home accident)

가정사고 중 사망자와 부상자가 가장 많이 발생되는 사고는 겨울철의 연탄가스에 의한 일산화탄소가스 중독사고, 난방기에 의한 화재사고, 도시에서의 가스사고가 가장 후유증이 큰사고라고 볼 수 있겠다. 이러한 잡다한 사고를 미연에 방지하기 위하여 반상회를 통한 안전 계몽 등을 할 필요가 있으며, 겨울철엔 공공 방송시설을 이용한 화재와 가스중독 예방을 위한 계몽을 철저히 하여 재해로부터 국민 보건을 지켜 주어야 한다.

이밖에 독물에 의한 사망도 무시할 수 없다. 손쉽게 손이 갈 수 있는 곳에 있는 약품이 문제된다. 예를 들면, 성인에게 별로 문제가 되지 않는 아스피린(aspirin)이 5세 이하의 어린이에게는 가장 위험하다. 이와 같이 약이나 세제, 살충제, 양잿물 등에 대한 주의도 필요하며, 위험한 물건은 어린이의 손이 닿지 않는 곳에 보관되어야 한다.

이밖에도 도료에서 오는 납중독, 각종 기구, 조리구 등이 가정사고의 원인으로 되기도 한다.

5) 농약중독(pesticide accident)

지난날 위정자들이 무모하게 농산물의 증산에 의한 자급자족을 외치며 미곡증산을 독려한 나머지, 획기적인 다수확종의 벼가 개발되기도 했고 농약의 뛰어난 살충력과 살균력에 힘입어 획기적인 미곡증산을 하게 되었다. 그러나 해가 지날수록 해충과 세균에게 저항력이 생겨 농약도 해마다 독성과 극성을 더해 가야만 했으며 해가 지날수록 더 많은 농약을 필요로 하게 되었다. 따라서 농약독성은 위험선을 초과한 지 오래이며, 농약살포 시에 농약중독에 의하여 고통을 당하고 있는 농민의 숫자는 날로 증가되고 있다.

이상에서 열거한 다섯 가지 사고 이외에 익사사고(drowning), 자살(suicide) 등이 있다.

8-2-2. 응급처치

1. 응급처치 일반사항

응급처치(emergency care)란 재해나 사고를 당한 사람이 의식을 잃던가 심한 상처를 입었을 때 재해자의 상태가 더 이상 악화되지 않도록 가장 빠른 최선의 방법을 취한 후 전문 의사에게 재해자를 인도해 주는 것을 말한다.

1) 응급환자 발생 시 고려할 사항

(1) 당황하지 말고 침착할 것

당황하여 허둥대거나 떠들면 주위 사람도 함께 당황하게 되고, 환자는 불안감에 떨게 되어 악영향을 받는다.

(2) 상황을 명확히 파악하고, 응급처치 우선순위를 결정할 것

상황을 명확히 파악치 못하면 응급처치의 선후가 뒤바뀌어 시간만 낭비하고

증상을 악화시키게 된다.

(3) 주위 사람들과 협력할 것

중지를 모아 슬기롭게 상황을 헤쳐 나가고, 연락 등 업무를 분담해야 할 필요성이 있기 때문이다.

(4) 환자로부터 멀리 떨어지지 말 것

비록 응급처치를 했다고 하더라도 상황의 변화가 있을 수 있고, 환자가 불안감을 느끼며, 의사가 있을 때 상황을 설명해 주어야 하기 때문이다.

(5) 현장 보존할 것

환자가 피격이나 피습을 받았을 때 현장의 물건 등의 보존은 범인을 검거하는데 도움을 주기 때문이며, 중독사고 시 토한 음식물 등이 진료에 도움이 되기 때문이다.

2) 응급처치원칙

응급처치기본원칙은 출혈방지, 질식예방, 상처보호, 쇼크예방으로 크게 나눌 수 있다.

(1) 출혈방지(control of hemorrhage)

응급처치 중 가장 중요한 것이 출혈방지이다. 계속적인 출혈은 쇼크를 일으키고, 급기야는 생명을 앗아 가기 때문이다. 인체의 7~8%에 달하는 혈액의 2/5~1/3 정도를 일시에 출혈하면 사망하게 된다.

출혈방지방법은 상처에 직접 압박을 가함으로써 조절할 수 있다. 이때 가급적이면 상처부위가 세균에 오염되지 않도록 해야 하고, 지나친 압박은 피의 전신순환을 방해하여 해를 주기도 한다.

또한 상처부위의 압박만으로 지혈효과를 얻을 수 없는 경우(다리에 상처를 입은 경우) [그림 3-20]과 같이 상처 부위에서 심장에 가까운 쪽으로 지혈대를 사용하여 지혈시켜야 한다. 이때 주의할 점은 일단 설치한 지혈대는 전문의사 외에는 손대지 말아야 하고 지혈시간을 표시하여 후속 조치에 참고가 되도록 해야만 한다.

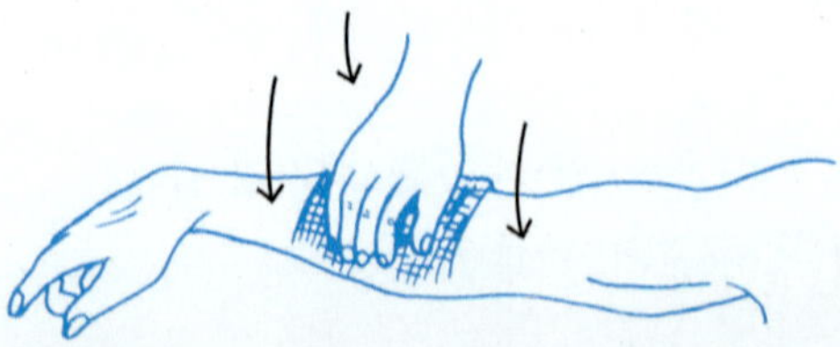

[그림 3-19 지혈을 위한 상처부위의 압박방법]

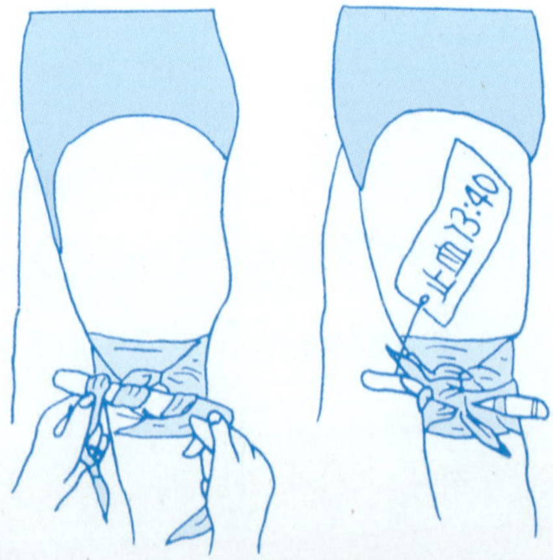

[그림 3-20 지혈대의 사용법]

(2) 질식예방(prevention of asphyxiation)

부상자의 턱이 위로 올라갈 수 있는 적절한 위치를 찾아 기도를 열어 호흡이 자유롭게 한다(그림 3-21). 입안에 이물질이 고여 있을 때에는 이를 제거시켜 주어야 한다.

물에 빠진 사람처럼 스스로의 호흡이 곤란할 때에는 즉시 인공호흡을 실시하여야 한다. 그러나 기관 내에 이물질이 있어서 호흡이 불가능하거나 인공호흡이 효과가 없을 때에는 기관절개(tracheotomy)를 해야 하는데, 이때 주의를 기울여야 함은 두말 할 필요가 없다.

(3) 상처보호(protection of wound)

구급용 붕대를 이용하여 세균의 침입을 막는 것을 말한다. 이때 주의할 점은 상처를 깨끗이 하려고 씻어 내거나 함부로 닦아 내지 말아야 한다. 잘못하여 상처를 오염시킬 수 있기 때문이다.

(4) 쇼크의 예방(prevention of shock)

심한 출혈 등으로 혈압이 떨어지고, 혈액순환이 잘 안되며, 얼굴이 창백하고, 심한 경우 의식불명이 되어 사망하게 되는 상태를 말한다.

또한 쇼크는 반드시 육체적 손상에 비례하는 것만도 아니고, 상처가 깊지 않아도 초조와 불안 등으로 오는 수도 있다.

쇼크를 예방하는 기본 방법은 첫째, 허리띠와 의복을 느슨하게 하여 부상자가

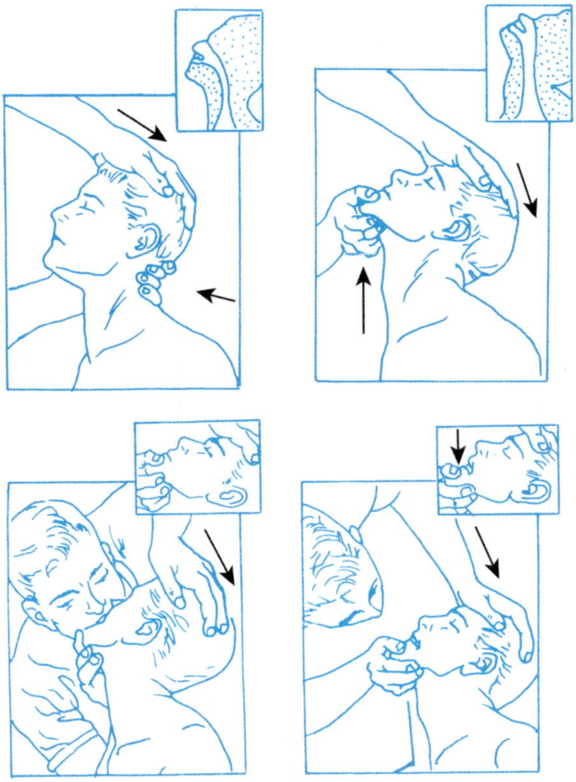

[그림 3-21 입을 맞대어 인공호흡하는 방법]

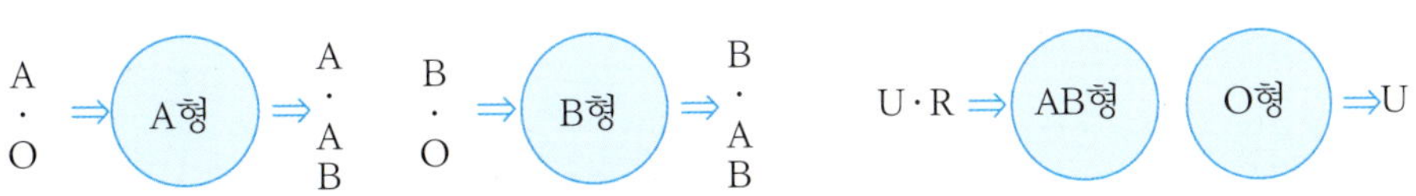

[그림 3-22 수혈도]

편안하도록 하고, 둘째, 머리를 낮추어 주고, 셋째, 보온을 하여 주는 방법이 있다. 편리한 보온 방법은 비닐을 덮어 주거나, 비닐이 없을 경우 신문지를 덮어 주는 것도 좋다. 신문지로 덮어 줄 경우, 평상 2~3℃의 보온 효과가 있다.

심한출혈에 의하여 쇼크가 발생하게 되었을 때 가장 이상적인 방법은 수혈(blood transfusion)이다. 그러나 이에는 부작용이 수반되기 때문에 전문적인 지식이 있는 사람만이 수혈을 시킬 수 있으므로 함부로 수혈을 해서는 안 된다.

상식적으로 알아 두어야 할 혈액형과 수혈 가능한 혈액형 관계를 그림으로 표시하면 [그림 3-22]와 같다. AB형과 같이 어느 형이나 수혈받을 수 있는 경우를 만능수혈자(universal recipient), O형과 같이 어느 형이나 수혈할 수 있는 것을 만능공혈자(universal donor)라고 한다.

2. 각종 손상에 따른 응급조치

1) 골절

골절부위는 압박하거나 충격을 주면 통증이 일어나고, 기능장애가 발생하므로 환자를 전문의나 진료시설 장소에 안전하게 운반할 수 있도록 응급조치를 실시해야 한다.

일반적인 응급조치는 골절부위에 부목을 대어 외형상의 변형이 오지 않도록 한다.

2) 화학물질

(1) 부식독(caustic poison)

황산·염산·초산 등에 중독되었을 때는 위를 세척시키고, 산을 희석시키기 위하여 물이나 우유 등을 먹이고, 산을 중화시키기 위해서는 식소다를 먹이는 방법이 있다.

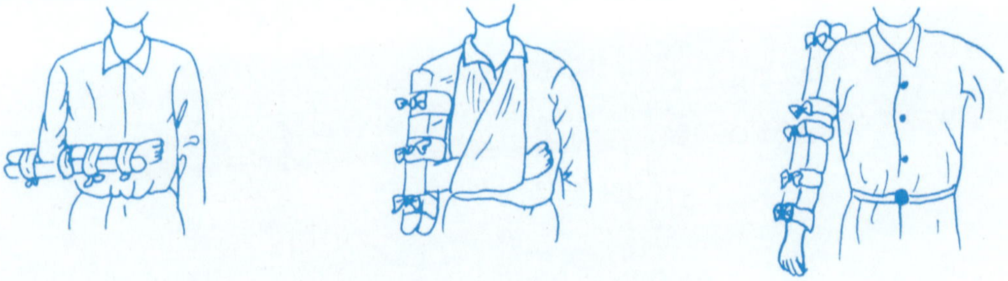

[그림 3-23 팔 골절에 대한 부목형태]

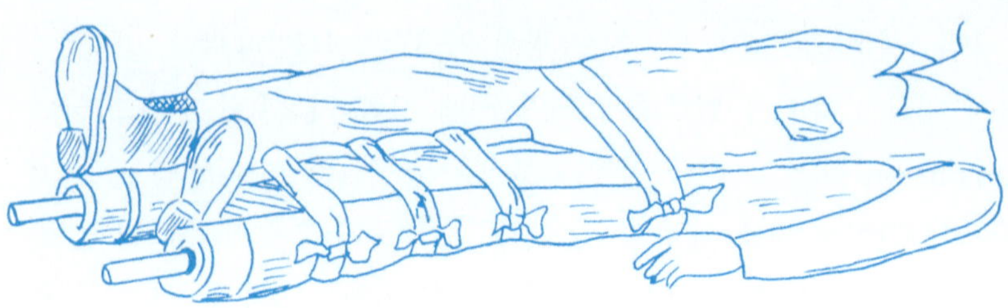

[그림 3-24 다리 골절에 대한 부목형태]

(2) 중금속 및 그 화합물(heavy metal & their compounds)

수은·은·납중독 등의 급성에는 위세척과 우유 등을 먹여 토하도록 한다.

(3) 일산화탄소(carbon monoxide)

신선한 공기 중에 이동시켜 인공호흡을 시키든가 산소를 주입한다.

3) 이상 고온·저온 질환

(1) 열경련(heat cramp)

고열에 노출되어 체내에 염분이 부족한 상태에서 일어나므로 다량의 소금물을 먹인다.

(2) 열사병(heat stroke)

사망률이 높다. 체온이 높고 의식불명 상태가 된다. 또한 땀이 나오지 않고 피부가 건조하며 헛소리를 한다.

응급처리 방법은 가능한 한 빨리 체온이 떨어지도록 한다. 가장 쉬운 방법은 옷을 벗기고 물을 붓는 방법이다.

(3) 화상

화상부위를 냉수에 담가 상처부위의 온도를 내려 주고, 전신화상인 경우 냉찜질을 시킨다. 화공약품으로 화상을 입었을 때는 물이나 중화제로 씻어 내어 희석시키거나 중화시킨다. 화상부위가 인체 면적의 15~20%에 달하면 쇼크에 빠지기 쉽다.

(4) 동상

손, 손가락, 발, 발가락, 귀, 코 등에 주로 발생한다.

응급조치로는 따뜻한 물(40~42℃)에 동상부위를 담그는 방법이다. 지나친 마사지로 상처에 외상을 입히지 않아야 한다.

4) 두부의 타박상

두부의 손상은 위험하다. 일반적으로 이상이 없는 경우가 있을 때보다 더 위험한 상태일 수 있다. 머리에 타박을 입었을 때 의식이 없거나, 구토나 구역질을 하거나, 눈과 귀에서 출혈이 있으면 매우 위험한 상태이다.

5) 눈과 귀 등의 이물질

(1) 눈

절대로 손으로 문지르지 말고, 깨끗한 물속에서 눈을 깜박거려 세척한다. 눈꺼풀을 뒤집어 이물질의 유무를 확인하고, 깨끗한 거즈 끝을 적셔서 닦아낸다. 제거할 수 없으면 안대를 붙여 전문의에게 보낸다.

(2) 귀

여름철에 벌레가 들어갔을 때는 밝은 촉광의 불을 비춰 이물질을 유도해 낸다. 성냥 등으로 후벼서는 안 된다.

6) 동물·해충에 물렸을 때

(1) 개에게 물렸을 때

공수병의 병원체인 바이러스 잠복 기간은 10일~수개월이다. 상처 부위에는 통증과 발열현상이 나타나고, 권태감과 전신경련에 따른 의식불명 상태에 빠진다.

물린 상처를 비눗물로 깨끗이 씻어 주고, 개의 공수병예방주사 접종여부를 확인하고 전문의에게 진찰을 받는다. 이때 사람을 물은 개는 반드시 묶어서 일주일간 공수병 발병 여부를 확인해야 한다.

(2) 뱀에게 물렸을 때

상처를 체크하여 독사 여부를 확인한다(그림 3-25 참조). 독사에 물리면 현기증이 일어나고, 구토 증세가 생긴다. 응급처치는 환자를 안정시키고, 상처부위를 움직이지 않도록 하고, 상처부위에서 심장에 가까운 쪽을 묶어 동일 혈관 내에 번지는 것을 막고, 상처부위를 물로 씻어 독을 희석시키거나, 가급적 빨리 병원으로 옮겨 항독소혈청주사를 맞도록 한다.

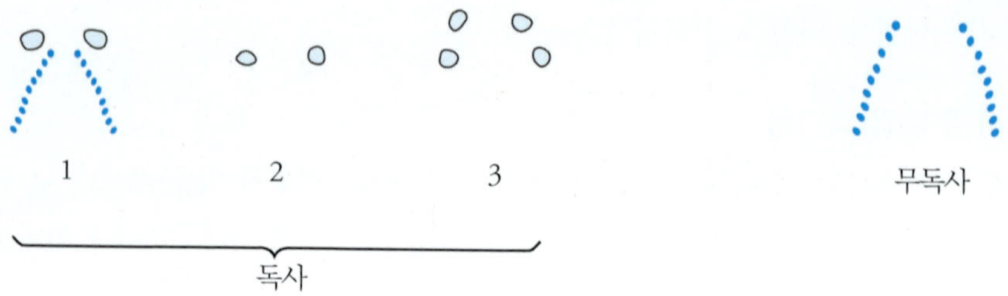

[그림 3-25 뱀의 치흔]

(3) 고양이·쥐에게 물렸을 때

고양이 발톱에 할퀴었거나 쥐·고양이에게 물렸을 때 상처부위를 깨끗이 씻어내고 소독한다.

(4) 사람에게 물렸을 때

입 안의 병원균에 감염되어 24~72시간 내에 피부에 광범위하게 염증이 발생, 패혈증으로 사망하므로 주의를 요한다.

7) 감전사고

전원으로부터 감전자를 이탈시키고(고압일 경우 특히 주의), 인공호흡을 실시하고, 안정시키면서 손발을 마사지한다.

8) 내과적 응급처치의 경우

(1) 뇌졸중(stroke)

환자를 절대 안정시켜 상반신을 높여 주고, 머리에 찬 물을 끼얹어 준다. 주위의 소음을 막아 주고 면회를 금지시킨다. 자극성 있는 음식을 주지 말아야 한다.

(2) 뇌빈혈(cerebral anemia)

운동장 같은 곳에 장시간 서 있을 때 발생한다. 증상은 얼굴이 창백해지고, 의식이 혼미해지며, 땀이 많이 흐른다. 응급조치로는 환자를 편히 눕히고, 의복 등을 느슨하게 해준다.

(3) 간질(epilepsy)

갑자기 의식을 잃고 넘어지며, 순식간에 근육이 굳어진다. 이런 증상이 잠시 계속되거나 얼굴에 경련이 일어나고, 거품을 내뿜는다. 경련이 끝나면 혼수기에 들어갔다가 12시간이 지나면 깨어난다.

발작할 때 혀가 깨물리지 않도록 적당한 것을 물려준다.

이상과 같이 여러 가지 응급조치에 대하여 알아봤다. 응급조치란 문자 그대로 응급을 요하는 상황에서 최선의 방법을 강구하는 조치이므로 상황과 여건에 따라 어떤 것이 최선의 방법으로 환자를 이롭게 하겠는가를 생각하여야 한다. 또한 주민의 지역적 여러 가지 사정을 고려하여 재해를 입을 가능성이 있는 모든 사고의 경우에 쉽게 응급조치에 임할 수 있는 계몽이 국민보건을 향상시키는 첩경이라고 생각한다.

참고문헌

1. 편찬위원회, 보건학개론, 서울대학교출판부, 2006
2. 유승흠, 양재모의 보건학, 계축문화사, 2005
3. 보건복지부, 마약법, 2020
4. 보건복지부, 보건복지통계연보, 2019
5. 편집부, 최신의료관계법규, 대학서림, 2019

제 4 편

환경위생

Public Health

1 공 기

1-1. 공기의 조성

일반적으로 공기는 영어로 에어(air)이며 에어(air)가 옥외(outdoor)에 있으면 대기 또는 공기라고 하고, 옥내(indoor)에 있으면 실내공기라고 한다.

우리가 살아가는 데 절대적으로 필요한 공기는 지구를 둘러싸고 있는 대기권의 하층부분으로 평균 지상으로부터 11 km 높이까지의 대류권을 말하며 이 대류권 내의 공기는 다음 [표 4-1]과 같이 조성되어 있다.

이 표상의 공기 조성도는 어디까지나 표준상태의 공기 조성도이다. 그러나 일

[표 4-1 건조한 대기의 화학적 구성]

구성물질	부피분율	부피ppm	무게분율
질소(N_2)	0.7809	780,900	0.7552
산소(O_2)	0.2095	209,500	0.2315
아르곤(Ar)	0.0093	9,300	0.0128
탄산가스(CO_2)	0.0003	300	0.005
네온(Ne)		18.18±0.04	
헬륨(He)		5.24±0.004	
크립톤(Kr)		1.14±0.01	
크세논(Xe)		0.087±0.001	
수소(H_2)		0.5	
메탄(CH_4)		2	
아산화질소(N_2O)		0.5±0.1	
일산화질소(NO)		0.5	
오존(O_3)		0.01~0.04	
공기(Air)	1.0000	1,000,000	1.0000

반적으로 지역적조건, 인구밀도, 교통기관의 배출가스, 산업지대의 매연과 각종 분진 등으로 공기는 크게 오염되어 공중보건상 극히 해로운 지역이 많아 여러 가지 환경질환을 일으키고 있다.

물론 이러한 오염공기도 허용기준을 초과하지 않으면 대기자정작용에 의해 정화되어 인간활동 영역에 해를 끼치지 않는다.

대기자정작용(自淨作用, selfpurification)이란 대기의 화학조성은 여러 가지 환경요인에 의하여 변화되고 있으나 대기 스스로 자체정화작용이 부단히 계속되어 대기가 스스로 맑아지는 현상을 말하며, 화학조성에 큰 변화를 초래하지 않고, 이에 관여하는 자체정화작용 인자는 다음과 같다.

(1) 바람에 의한 공기희석작용
(2) 강우와 강설에 의한 유해성 가스 및 먼지의 세정작용
(3) 산소나 오존, 과산화수소 등에 의한 산화작용
(4) 자외선(ultraviolet ray) 등 일광에 의한 살균작용
(5) 식물에 의한 탄소동화 작용

1-2. 실내공기의 변화

실내공기는 실내환경조건에 따라 공기조성에 변화를 가져올 수 있다. 따라서 특유한 소기후(小氣後)를 형성하여 종종 공기 성상에 변화를 가져온다.

1-2-1. 군집독(群集毒, crowd poisoning)

다수인이 밀집한 실내공기는 물리적·화학적 조성의 변화를 초래해서 불쾌감, 두통, 권태, 현기증, 구기, 구토, 식욕부진 등을 일으키는 현상을 말하며, 그 발생 시기는 여름철 환기시설이 불리한 만원극장이나 겨울철 밀폐된 실내에 다수인이 밀집되어 있을 때 발생된다. 이에 관여하는 유해 인자는 냄새, 온도, 습도, 기류, 연소가스(CO, CO_2, SO_2 등), 이온, 먼지 등이며 예방 및 치료법으로는 환기시키는 법이 이용되고 있다.

1. 실내냄새(room odor)

군집독은 흡기 중에 탄산가스(CO_2)나 유해물질이 너무 많이 함유되고 동시에 공기의 물리·화학적 조성의 변화와 더불어 입냄새와 몸냄새가 혼합되어 발생된다.

2. 실내온도(room temperature)

평상시 인간의 체표온도는 36.5℃이다. 체온의 정상범위는 36.1~37.2℃로 42℃ 이상에서 신경조직이 마비되어 기능마비가 일어나서 사망하고, 30℃ 이하에서는 회복불능상태에 빠진다. 따라서 인간이 가장 생활하기 알맞은 실내온도는 인체의 신진대사에 의해서 다량의 열에너지가 생산(주로 근육에서 생산)과 방출(주로 피부를 통하여)의 평형상태를 이루었을 때는 생리작용이 순조로워 지고 동시에 쾌감마저 느낄 수 있는 온도로 이를 쾌감온도, 쾌적온도 또는 보건학적온도라고 하며 18±2℃(건구온도)이다.

3. 실내습도(room humidity)

밀폐된 실내에 다수인이 집합하면 습도가 상승하게 된다. 실내에서 쾌감습도 즉, 보건학적습도는 40~70%이다.

4. 실내기류(air movement)

실내에서는 인간이 감지하거나 감지하지 못할 정도의 바람이 항상 일어나고 있다. 그 종류를 보면 0.2~0.5 m/sec 기류를 불감기류, 0.1 m/sec 이하를 무풍이라고 하고, 쾌적한 기류는 실내에서 0.2~0.3 m/sec, 외기 중에서는 1 m/sec 전·후의 기류가 최적기류이다. 가장 쾌감을 주는 기류는 무풍, 안정시, 보통 착의 상태일 때이다.

5. 산소(O_2)

정상 성인이 안정상태에서 1일 호흡하는 공기의 양은 12~13 KL이며, 체내에서 소실되는 산소는 약 5%이므로 1시간에 필요한 공기량은 약 500 L이고, 이 중 성인의 1일 산소요구량은 약 600 L($500\ L \times \frac{5}{100} \times 24 = 600\ L$)이다. 공기 중의 산소변동범위는 15~27%(일반적으로 21%)이나, 일반적으로 공기 중 산소농도가 18% 미만이 되면 산소결핍상태 즉, 저산소증을 초래하며 가장 먼저 영향을 받는 것이 뇌세포이다. 고농도 산소에서는 산소중독이 온다. 만약 실내산소량이 10%이면 호흡곤란이 오고, 7% 이하면 질식사의 위험이 초래된다.

[표 4-2 호흡시의 공기조성]

공기 / 호흡	산소(%)	탄산가스(%)	질소(%)	수증기
흡기	20.93	0.03	78.10	대기와 동일
호기	16.00	4.00	79.00	포화상태

6. 일산화탄소(CO)

CO가스의 발생은 물체가 연소할 때 불완전연소시 탄산가스(CO_2)가 탄소와 접촉할 때 주로 발생한다. 발생시기는 연소 초기와 말기 즉, 타기 시작할 때와 꺼질 때 많이 발생한다.

CO가스는 무색, 무미, 무취, 무자극성이며 헤모글로빈(Hb)과 결합능력(친화력)이 산소에 비해 250~300배(또는 약 210배)나 강하여 CO의 2중작용을 일으켜 인간의 목숨을 빼앗아 간다.

CO의 2중작용(二重作用)이란 CO는 Hb에 대한 결합력이 산소에 비해 강해서 Hb이 O_2와 결합하는 것을 방해하여 혈중의 산소농도를 저하함으로써 조직세포에 공급할 O_2의 부족(저산소증)을 초래하게 되는데, 이를 CO의 2중작용이라고 한다.

일산화헤모글로빈(HbCO)양과 중독 증상을 살펴보면 HbCO 농도가 10% 이하에서는 무증상, 20% 이상에서는 임상증상출현, 40~50%이면 두통·허탈, 60~ 70%이면 의식 상실, 80% 이상이면 사망을 초래하게 된다.

CO중독은 특히, 산소부족에 대하여 저항력이 약한 심장, 뇌, 신경 조직에 작용하여 신경 증상과 마비 및 시야협소 등이 나타나 치료 후에도 후유증이 심하다.

중독환자가 발생하면 현재로서는 고압산소요법(CO가스와 Hb 해리 촉진법: $HbCO \rightarrow Hb + CO$)이 가장 좋은 치료방법인데, 이때 5% CO_2를 함유한 산소를 흡입시키는 것이 가장 효과적이다.

7. 탄산가스(CO_2)

사람과 동·식물의 호흡이나 연료가 탈 때 발생하며, 환기가 불량한 실내에 다수인이 모일 때에는 탄산가스 농도는 증가하게 된다.

탄산가스는 무색, 무취인 가스로 약산성을 나타내며 소화제(消火劑), 청량음료, 드라이아이스(dry-ice) 등에 사용되고 실내공기오염의 지표 또는 환기상태(良·否)를 결정하는 척도가 된다. CO_2가 공기 중 3% 이상에선 불쾌감, 5% 이상이면 호흡수 증가, 7% 이상이면 호흡곤란, 10% 이상이면 사망을 초래하며 실내유지기준은 1,000 ppm 이하이다.

또한, 탄산가스는 산소독성과 질소마취작용을 증가시켜 관절장애(bends) 현상을 일으키게 되고 CO_2가 대기 중에 증가하게 되면 온실효과를 일으켜 기온의 상승을 초래한다는 설도 있다.

8. 질소(N_2)

공기 중에 약 78%를 차지하고 있으며, 호흡할 때 단순히 기도를 출입할 뿐 생리적으로는 불활성인 기체이다.

그러므로 인체에 대하여 직접적인 영향은 주지 않지만 산소농도에 다소간 관여하고 있을 뿐이다.

그러나 이상기압일 때 발생하는 급격한 기압강하로 오는 급격기압강하증(rapid decompression sickness)이나 고기압상태에서 정상기압으로 갑자기 복귀할 때 체액 및 지방조직에 발생되는 질소가스가 주원인이 되어 발생되는 잠함병(caisson disease) 등을 발생시킬 수도 있다. 잠함병을 예방하기 위해서는 적성검사, 신체이상자 등을 미리 조사하여 예방하여야 하며, 주증상으로 동통성관절장애를 일으킨다. 또한, 질소는 이상고기압 하에서 인체에 영향을 미치는데 3기압에서 자극작용을 일으키고, 4기압 이상이 되면 마취작용이 시작되며, 10기압 이상에서는 전신기능이 손상되어 사망하게 된다.

9. 오존(ozone, O_3)

지상 11 km 이상의 성층권에는 오존층이 지구를 감싸고 있어 태양에서 강하게 내려 쬐는 자외선(ultraviolet ray)을 막아주고 있으므로 지구상에 존재하는 모든 생물들의 생명을 보호하고 있다. 오존은 해상이나 삼림의 공기 중에 비교적 많이 존재하나 그 양은 0.7 ppm에 지나지 않으며 정상적일 때는 도시나 주택가의 공기 중에서 존재하지 않아야 함이 원칙이다.

오존은 어떤 특별한 경우에 한하여 유효할 경우도 있겠지만 산화작용(예: 광화학적 산화물, photochemical oxidant)이 심한 까닭에 자극성이 크며 1.0 ppm인 미량에서도 기침과 권태감을 느끼게 하고 상기도에 손상을 주어 폐렴(pneumonia)을 유발시키거나 고농도오염시 폐충혈이나 폐기종을 유발시키기도 한다.

또한, 오존은 탈취 및 살균효과(20 ppm, 2시간 이상)가 큰 반면에 이러한 효과를 나타낼 정도의 O_3 농도는 오히려 인체에 대하여 극히 해로운 농도이므로 실제로 거실의 살균이나 탈취용으로 이용될 수는 없다.

10. 공기이온(air ion)

공기이온이라 함은 부유입자상물질 중에서 (+) 혹은 (−)로 대전되어 있는 것을 총칭하는 것으로서 지표에 가까운 대기 중에는 경이온과 중이온이 존재한다고 보는 것이다.

도시공기 중의 경이온은 부유먼지나 연기 등에 흡착되어 감소되며, 운동의 정도가 작은 중이온의 형태로 남게 된다. 즉, 신선하고 부유입자상 물질이 적은 공기일수록 경이온이 많아지며, 반대로 오염된 공기에서 적어지는 경향이 있다.

한편 실내에서는 의복에 흡착하거나 호흡에 의해 감소된다. 이 현상은 실내온도 및 습도의 상승, CO_2 등의 증가보다도 예민하므로 실내공기오염의 지표가 될 수 있는 것이다. 다시 말해서 경이온의 양은 공기오염도에 역비례하기 때문에 공기 위생면에서 문제시 되는 것은 역시 경이온이라고 하겠다.

공기이온의 생리작용으로서 (+)이온은 자율신경계의 교감신경에 대하여 자극작용을 하며 때로는 불면증, 두통, 불쾌감, 혈압항진 등의 작용이 일어나는 한편, (−)이온은 반대로 부교감신경에 작용하여 대체로 진정작용을 함으로써 최면, 진통, 진해 및 혈압강하 등의 작용을 하기 때문에 (−)이온은 (+)·(−)이온이 모두 소실될 때에는 신체에 대하여 (+)이온의 작용과 비슷한 나쁜 영향을 미친다.

11. 먼지

제 7편 산업위생 1-6 먼지 편을 참고하기 바란다.

1-2-2. 건물증후군(SBS: Sick Building Syndrome)

1. 건물증후군의 정의

건물증후군(Sick Building Syndrome: SBS)이란 건물 내의 오염물질과 자극물질(폼알데하이드와 유기화합물 등)이 원인이 되어 눈, 코, 목구멍을 자극하거나 메스꺼움, 알러지반응, 감기 등을 유발시키는 증상이다. 이외 학교교사 및 신축아파트, 주택에서 근무하거나 거주하는 사람들에게 일어나는 용어로 학교건물증후군(Sick School Syndrome)과 새집증후군(Sick House Syndrome) 등이 사회적인 문제로 대두되고 있다.

2. 건물증후군의 발생원인

1970년대 이후의 건물은 에너지절약을 위해 밀폐식으로 건물을 지었고, 열과 냉난방장치에 이용된 공기는 건물 안에 갇히게 되었다. 이로 인해 건물이나 주택 안의 실내오염물질은 밖으로 방출될 방법이 없어, 실내에 습기가 차면서 곰팡이류가 자라게 되며, 이것들이 알러지반응을 일으키는 원인이 된다.

3. 원인물질과 피해

1) 폼알데하이드와 유기화합물

합성물질로 만든 새로운 카페트는 폼알데하이드 가스를 방출한다. 이외에도 가구나 실내장식품 및 단열재에도 폼알데하이드와 유기화합물(벤젠, 톨루엔, 에틸벤젠, 자일렌, 스티렌 등)이 방출된다. 이 가스는 눈, 코, 목구멍을 자극하여 기침, 가려움증, 알러지반응 등을 일으킨다. 동물에게 폼알데하이드는 암을 유발시킬 수 있으나, 인간에게 암을 유발시키는 것에 대해서는 분명하지 않다.

2) 세균, 곰팡이류

습도조절기나 공기정화기의 기능이 나쁘면 세균, 곰팡이류가 카펫에서 자라게 된다. 세균은 질병을 유발하고, 곰팡이류는 알러지반응의 주 원인균이다.

욕실 바닥을 검게 만드는 미생물인 흑국균(*Aspergillus niger*) 곰팡이류는 냉난방 장치의 도관을 감염시켜서 건물증후군을 일으킨다.

3) 담배연기

담배 연기 속에는 폼알데하이드, 암모니아, 톨루엔, 아황산가스, 페놀 같은 독성물질 및 발암물질과 염색체 손상을 일으키는 돌연변이성 물질이 약 5,000종에 이르는 화합물이 들어 있어 건물증후군 발생을 가중시킨다.

4) 농업용 화학물질

살충제나 농업용 화학물질은 농부에게만 영향을 미치는 것이 아니라 가정에서도 살충제에 의해 사람들이 중독될 수 있다. 살충제는 단기간에 질병을 일으키며 암 이외의 건강문제와도 관련이 있다.

5) 가정용품

가정에서 쓰는 많은 물건들 즉, 오븐세척제, 화장실과 배수구세척제, 가구광택제, 식기세척제, 누수방지제 등에는 많은 종류의 유해물질들이 함유되어 있다.

6) 라돈

라돈은 무색이고 공기보다 무거운 방사능 기체인 위험한 가정오염물질로, 담배연기 다음으로 간접적으로 폐암을 유발하는 물질이다. 라돈은 암석과 흙 속에 매장되어 있으며, 화강암과 흑혈암에 많이 들어있다. 건물 지하의 바위 틈새로부터 라돈이 들어가서 방출되어지므로 지하에서부터 실내로까지 스며들어 간다.

7) 석면

석면은 1~5μm 정도로 호흡기를 통하여 흡입되어 악성중피증이나 폐암을 일으키는 발암물질로 알려져 있으며, 자동차부품(브레이크라이닝 등), 건축물의 단열재나 천장과 바닥 등에 많이 사용된다. 석면이 단열재로 사용되면 미세한 섬유상태로 공기와 혼합되므로 폐에 들어가 폐암을 일으킬 수 있다.

8) 납

오래된 집을 단장할 때 사용되는 페인트와 낡은 배관, 구리관 등에 사용되는 납땜에는 독성을 지닌 금속납이 함유되어 있다. 수도관의 납땜이 물에 의하여 부식되면 납이 물 속에 녹게 되어 음용시 납중독이 되는데, 경수보다 미네랄이 적게 녹아 있는 연수에서 더 잘 발생된다.

9) 화석연료의 연소물질

집을 오염시키는 주 오염물질 즉, 황산화물, 질소산화물, 탄화수소 등은 난로를 잘못 사용하거나 가정집 차고에서 차 시동을 걸 때 배출되며 이 오염물질은 눈, 코, 목구멍을 자극하고 두통, 무기력, 현기증 등을 일으킨다.

1-2-3. 실내공기오염

도시의 인구집중과 더불어 토지이용의 극대화를 위한 지하역사, 지하도상가 등 지하시설이 날로 확대 증가하는 추세에 있어, 이들 지하생활공간에서의 실내공간 오염물질(미세먼지 PM10, 이산화탄소, 폼알데하이드, 총부유세균, 일산화탄소, 이산화질소, 라돈, 휘발성유기화합물, 석면, 오존, 미세먼지PM2.5, 곰팡이, 벤젠, 톨루엔, 에틸벤젠, 자일렌, 스티렌)에 의한 공기오염이 사회문제로 대두되었다.

[표 4-3 실내공기질 유지기준]

<table>
<tr><th>오염물질 항목</th><th>미세먼지
(PM10)
($\mu g/m^3$)</th><th>미세먼지
(PM2.5)
($\mu g/m^3$)</th><th>이산화탄소
(ppm)</th><th>폼알데
하이드
($\mu g/m^3$)</th><th>총부유세균
(CFU/m^3)</th><th>일산화탄소
(ppm)</th></tr>
<tr><td>지하역사, 지하도상가, 여객자동차터미널의 대합실, 철도역사의 대합실, 공항시설 중 여객터미널, 항만시설 중 대합실, 도서관, 박물관 및 미술관, 장례식장, 목욕장의 영업시설, 대규모 점포, 영화상영관, 학원, 전시시설, 인터넷컴퓨터게임시설제공업영업시설</td><td>100
이하</td><td>50
이하</td><td rowspan="3">1,000
이하</td><td rowspan="3">100
이하</td><td>—</td><td rowspan="2">10 이하</td></tr>
<tr><td>의료기관, 노인요양시설, 산후조리원, 어린이집</td><td>100
이하</td><td>35
이하</td><td>800 이하</td></tr>
<tr><td>실내주차장</td><td>200
이하</td><td>—</td><td>—</td><td>25이하</td></tr>
<tr><td>실내체육시설, 실내공연장, 업무시설, 둘 이상의 용도에 사용되는 건축물</td><td>200
이하</td><td>—</td><td>—</td><td>—</td><td>—</td><td>—</td></tr>
</table>

비고
1. 도서관, 영화상영관, 학원, 인터넷컴퓨터게임시설제공업 영업시설 중 자연환기가 불가능하여 자연환기설비 또는 기계환기설비를 이용하는 경우에는 이산화탄소의 기준을 1,500ppm 이하로 한다.
2. 실내 체육시설, 실내 공연장, 업무시설 또는 둘 이상의 용도에 사용되는 건축물로서 실내 미세먼지(PM10)의 양이 200 $\mu g/m^2$에 근접하여 기준을 초과할 우려가 있는 경우에는 실내공기질의 유지를 위하여 다음 각 목의 실내공기 정화시설(덕트) 및 설비를 교체 또는 청소하여야 한다.
   가. 공기정화기와 이에 연결된 급·배기관(급·배기구를 포함한다)
   나. 중앙집중식 냉·난방시설의 급·배기구
   다. 실내공기의 단순배기관
   라. 화장실용 배기관
   마. 조리용 배기관

[표 4-4 실내공기질 권고기준]

<table>
<tr><th>오염물질 항목</th><th>이산화질소 (ppm)</th><th>라돈 (Bq/m^3)</th><th>총휘발성 유기화합물 ($\mu g/m^3$)</th><th>곰팡이 (CFU/m^3)</th></tr>
<tr><td>가. 지하역사, 지하도상가, 여객자동차터미널의 대합실, 철도역사의 대합실, 공항시설 중 여객터미널, 항만시설 중 대합실, 도서관, 박물관 및 미술관, 장례식장, 목욕장의 영업시설, 대규모 점포, 영화상영관, 학원, 전시시설, 인터넷컴퓨터게임시설제공업영업시설</td><td>0.01 이하</td><td rowspan="3">148 이하</td><td>500 이하</td><td>—</td></tr>
<tr><td>나. 의료기관, 어린이집, 노인요양시설, 산후조리원</td><td>0.05 이하</td><td>400 이하</td><td>500 이하</td></tr>
<tr><td>다. 실내주차장</td><td>0.30 이하</td><td>1,000 이하</td><td>—</td></tr>
</table>

[표 4-5 신축공동주택 실내공기질 권고기준]

오염물질 항목	폼알데하이드	벤젠	톨루엔	에틸벤젠	자일렌	스티렌	라돈
100세대 이상 신축 공동주택	210 $\mu g/m^3$ 이하	30 $\mu g/m^3$ 이하	1,000 $\mu g/m^3$ 이하	360 $\mu g/m^3$ 이하	700 $\mu g/m^3$ 이하	300 $\mu g/m^3$ 이하	148 Bq/m^3 이하

[표 4-6 건축자재에서 방출되는 오염물질]

<table>
<tr><th colspan="2">오염물질 종류</th><th>폼알데하이드</th><th>총휘발성 유기화합물</th><th>톨루엔</th></tr>
<tr><td colspan="2">접착제</td><td rowspan="5">0.02 이하</td><td>2.0 이하</td><td rowspan="5">0.08 이하</td></tr>
<tr><td colspan="2">페인트</td><td>2.5 이하</td></tr>
<tr><td colspan="2">실란트</td><td>1.5 이하</td></tr>
<tr><td colspan="2">퍼티</td><td>20.0 이하</td></tr>
<tr><td colspan="2">일반자재</td><td>4.0 이하</td></tr>
<tr><td rowspan="2">목질판상 제품</td><td>2021년 12월 31일까지 적용</td><td>0.12 이하</td><td>0.08 이하</td><td rowspan="2">0.08 이하</td></tr>
<tr><td>2022년 1월 1일부터 적용기준</td><td>0.05 이하</td><td>0.4 이하</td></tr>
</table>

비고 : 위 표에서 오염물질의 종류별 단위는 $mg/m^2 \cdot h$를 적용한다. 다만, 실란트에 대한 오염물질별 단위는 $mg/m \cdot h$를 적용한다.

참고문헌

1. 서광석, 박종웅, 최신환경위생학, 대학서림, 2007
2. 서광석, 신대기오염개론, 대학서림, 2010
3. 서광석, 신 산업위생관리기사, 대학서림, 2007
4. 편찬위원회, 보건학개론, 서울대출판부, 2006
5. 유승흠, 양재모의 보건학, 계측문화사, 2005
6. 환경부, 환경백서, 2019
7. 서광석, 환경학, 대학서림, 2014
8. 한국도시환경학회, 인간과 환경, 대학서림, 2019

2 기후와 보건

2-1. 기후와 기상

기후(climate)란 우리가 일상생활에서 경험하는 대기상태 즉, 기온, 바람, 비, 눈, 등과 같은 것을 날씨라고 하며, 수십년 동안 한 지역의 날씨를 평균한 것이라고 말할 수 있겠지만 엄밀하게 구별하면, 매우 짧은 기간의 대기현상을 종합하여 천후(天候, all weather)라 하고, 어떤 일정한 장소에서 일정시간 동안의 기상상태를 천기(天氣, weather)라고 한다. 그리고 맑음, 구름, 눈, 비, 바람, 고기압, 저기압 및 태풍 등 대기 중에서 일어나는 자연현상을 특히, 기상(氣象, atmospheric phenomenon)이라고 총칭한다.

따라서 기후의 중요한 요소로서 기온, 기습, 기류, 기압, 풍향, 풍속, 강우, 구름량 및 일조량 등이 있으며, 이 중에서 특별히 기온, 기습 및 기류를 기후의 3대요소라고 한다.

한편, 이러한 기후요소(climate elements)에 영향을 미쳐 기후변화를 일으키는 기후인자(climate factors)로서 위도, 해발, 위치, 지형, 수륙분포 및 해류 등이 있다. 결국 이상의 기후요소와 기후인자가 결부되어 여러 가지 기후형태를 조성하게 된다.

사람에 따라 다소 차이가 있지만 기후가 좋고 나쁨에 따라서 기분이나 쾌적감도 달라지기 마련이다. 그리고 여름에는 이질, 장티푸스, 일본뇌염, 콜레라, 폴리오 및 결핵 등이 많이 발생되어 감염되기 쉬우며, 가을에서 겨울에 걸쳐서 디프테리아, 성홍열, 봄에는 천연두, 감기 등의 감염이 많다.

한편, 사망률(mortality)의 월별 변동을 보면 여름에는 사망률이 적어지고 겨울에 많아지는 경향이 있으나, 최근에는 그러한 계절적 차이도 줄어들고 있는 경향이 있는 반면에 중추신경계의 혈관손상과 심장질환 및 고혈압, 폐렴, 기관지염 및 위장염 등이 많이 발생되는 추세이다.

2-2. 기후와 인체의 적응

인간과 동·식물을 포함한 모든 생물은 외부환경 주로 기후(기후의 4요소: 기온, 기습, 기류, 기압)의 변동에 대하여 각 생물체 자신의 내부환경을 유지하려는 항상성(homeostasis)을 가지고 있다. 항상성은 크게 두 가지 형태에 의해서 유지되며, 환경변동에 대한 인체 적응형태(adaptation)와 주위환경에 대한 인체의 순화형태(acclimatization)이다.

전자는 일시현상으로 환경변동이 미미하거나 일시적일 경우에 이에 따른 체내의 변화를 보였다가 원상으로 복귀하여 항상성을 찾는다. 순화형태의 경우는 외부환경변화가 장기간 지속되는 상황에서 일어나는 현상으로 고원지대에 사는 원주민에서 볼 수 있다. 일반적으로 고원지대는 산소가 희박하여 호흡곤란을 느끼게 되므로, 이런 생활환경에 알맞도록 체내변화를 일으킨다. 즉, 폐활량이 커진다든가, 적혈구수가 많아져서 산소이용률이 높아지고 체내의 산소운반능력도 높여준다. 이 순화형태는 설령 그런 환경에서 벗어난다 해도 곧 사라지는 것은 아니고 장기간 지속된다.

2-3. 우리나라의 기후

우리나라 평균기온은 1904년(기상관측시작) 이후 100년 동안 1.5℃ 상승한 것으로 나타났다. 기후변화와 지구온난화에 따른 기온상승으로 1990년대는 1920년에 비해 겨울이 약 1개월 정도 짧아지는 반면 여름과 봄은 그만큼 길어짐으로써 감염증가와 농수산물의 피해가 가중되었다. 이와 같은 기온상승의 주원인은 화석연료 사용으로 인한 탄산가스(CO)의 증가에 의해서 발생되는 지구온난화이며, 이로 인한 해수면 상승과 해류의 변화, 대기순환의 혼란 등 기상이변에 따른 극단적인 이상현상을 막을 수 있는 국제적인 협력과 노력이 절실히 필요한 때이다.

2-4. 엘리뇨(El NinoEl Nino)와 라니냐(La Nina) 현상

2-4-1. 엘리뇨(El Nino) 현상

1. 엘리뇨의 정의

엘리뇨란 원래 “엘리뇨 드 나비다드”라는 스페인어로서 아기예수(The Child)라는 뜻으로 남미의 페루 등에서 크리스마스를 전후해서 주로 발생하기 때문에 붙여진 이름이다. 엘리뇨는 열대 태평양 남미 해안으로부터 중태평양에 이르는 넓은 범위 즉, 동태평양의 적도부근 해역에서 해수면의 온도가 평년보다 2~10℃ 높은 상태로 지속되는 현상이 6개월~1년 반 정도 이어지는 것을 말하는 것으로, 기상학적으로 해수면 온도가 0.5℃ 이상 높은 상태가 6개월 이상 지속될 때를 엘리뇨라고 한다.

2. 엘리뇨의 발생원인

엘리뇨가 발생하는 이유는 태평양 적도 부근에서 동태평양의 따뜻한 바닷물을 서족으로 밀어내는 무역풍이 불지 않거나 불어도 아주 약하게 불기 때문이며, 그 밖에 동쪽으로 이동하는 해류에 의한 에너지 전달 등도 중요한 원인이 되고 있다.

여기서 무역풍이 약해지는 이유에 관해서는 지금까지 확실하게 밝혀진 것은 없으나 적도에서 발생하는 열순환 메카니즘이 2~6년 주기로 변동하기 때문으로 생각되고 있다. 엘리뇨 현상의 평균지속기간은 12~15개월이며, 9월에서 다음해 3월경에 세력이 강해진다.

3. 엘리뇨로 인한 현상

엘리뇨가 발생하게 되면 무역풍의 위력이 약해져 동태평양에는 따뜻한 바닷물이 머물러 있게 되며 동남아시아 지역의 해수는 평소보다 낮은 온도를 보이게 된다. 정상적인 경우에는 따뜻한 물이 옮겨와서 동남아시아의 해수면에서 고온다습한 상승기류가 형성되어 장마를 형성하게 되지만 엘리뇨가 발생하면 일반적으로 필리핀이나 인도네시아 등 동남아시아 지역과 호주 북부 등 서태평양 적도 연안 지역에서는 강수량이 평년보다 적어 오히려 가뭄이 발생한다. 반면, 대만과 일본 남부 등 아열대지역과 적도 태평양 중부, 멕시코 북부와 미국 남부, 남미 대륙 중부에서는 고온다습한 기류가 형성되어 홍수가 발생하게 되고, 알레스카와 캐나다 서부에 걸쳐 고온현상이 일어나며 미국 남동부는 저온현상이 일어나게 된다. 즉, 엘리뇨가 발생하게 되면 태평양 상의 에너지 분포가 변경되고 대기의 흐름을 변화시켜 페루 등 남미지역과 태평양을 둘러싼 열대, 아열대지역 등에서 이상기상을 일으키는 뚜렷한 경향이 나타난다.

4. 엘리뇨로 인한 피해

1) 생태계에 미치는 피해

엘리뇨는 전세계에 폭우와 이상가뭄 등 기상이변을 일으켜 생태계에 큰 피해를 일으켰다. 즉, 캘리포니아의 연안은 엘리뇨 영향으로 동태평양에 폭우가 발생하여 이 지역에 서식하던 바다 코끼리 암컷과 새끼들이 1m 이상 높아진 바다 수위로 인하여 해변이 좁아져서 피신처를 구하지 못해 약 75%가 사망하였으며, 풍부한 해양자원으로 인해 해양국립공원으로 지정된 페루의 파라카스공원은 엘리뇨현상이 발생할 때마다 이 지역의 펠리칸의 수가 약 2,800만 마리에서 2,000만 마리로 감소되었다. 또한, 동남아시아에서도 엘리뇨로 인한 가뭄현상으로 원시림의 소멸과 이로 인한 야생동·식물의 서식지를 파괴하는 등 생태계의 변화, 희귀생물의 멸종과 위기, 감염병 발생 등 생태학적 큰 피해를 입혔다.

2) 경제적인 피해

엘리뇨로 인한 기상이변으로 농산물의 흉작, 어획량 감소, 가옥파괴 및 도로유실 등 막대한 경제적 손실을 야기했다. 특히, 기후에 민감한 농작물의 생산에 큰 피해를 입혔는데 즉, 세계 중요 농산물 생산지역인 태평양연안국에 집중되어 있어 농산물 생산이 크게 감축되었다. 최근 열대 동태평양에서는 엘리뇨 감시구역의 해수면 온도가 평년보다 다소 높은 분포를 보이고 있으나 적도 태평양지역의 무역풍과 해면기압 등 대기상태는 평년과 비슷한 상태를 나타내고 있다.

우리나라도 이상고온과 여름철의 집중호우 및 이상 저온현상으로 인해 많은 인명과 재산피해가 발생하고 있다.

2-4-2. 라니냐(La Nina)현상

1. 라니냐의 정의

라니냐는 엘리뇨의 정반대 현상으로 스페인어로 여자아이(The girl)라는 뜻을 가지고 있다. 라니냐는 적도무역풍이 평년보다 강해지며 서태평양 해수면과 수온이 평년보다 상승하게 되고 찬 해수의 용승현상 때문에 적도 동태평양에서 수온은 낮아지고 서태평양의 수온은 높아지는 상태가 지속되는 현상이다. 즉, 해수면의 온도가 6개월 이상 평균수온보다 0.5℃ 이상 높은 때는 엘니뇨, 반면 0.5℃ 이상 낮을 때는 라니냐라고 한다.

보통 라니냐는 엘리뇨가 시작되기 전 또는 끝난 뒤에 찾아오는 경향이 있으며 열대 태평양을 가로 지르는 대기바람의 대규모 변화의 특징적인 현상이다.

2. 라니냐의 영향

동태평양을 가로 지르는 대기 하층에서 편동풍이 증가하고, 열대 동태평양의 대류권 권계면 부근의 대기 상층에서는 편서풍이 증가한다. 또한, 엘리뇨와는 반대로 무역풍이 평소보다 강해지면서 페루 앞바다의 동태평양의 수온이 내려가 해수온도가 낮아지게 된다.

라니냐 현상은 앞에 기술한 바와 같이 해수순환이 엘리뇨현상과 반대로 나타나므로 라니냐가 발생하면 엘리뇨 때 가뭄이 드는 동남아시아(인도네시아 등), 호주 북부 등에는 홍수가 발생하며 반대로 홍수가 나타나는 미국남부와 남미대륙(페루, 칠레), 일본 등에는 비가 적게 내려 가뭄이 든다. 또한, 알래스카와 캐나다 서부에는 저온현상이, 미국 남동부에는 고온현상이 나타난다.

그러나 라니냐는 엘리뇨 때문에 따뜻해졌던 태평양의 갑작스런 냉각현상은 날씨에 영향을 미쳐 일시적이나마 온실효과를 감소시키기도 한다. 라니냐로 집중호우가 발생하는 지역에서는 숲의 성장을 촉진함으로써 대기 중 탄산가스 증가를 억제하여 전세계 탄산가스 방출량의 약 40%를 감축하는 역할을 한다는 보고서도 있다.

2-5. 기후와 보건

2-5-1. 온열조건(溫熱條件, Thermal condition)

사람은 항상 폭넓은 온열조건하에서 생활하고 있으며, 항온동물(homeo-thermal animal)로서 4계절을 통하여 주위환경의 온열조건의 현저한 변화에도 불구하고 항상 체내에 일정한 열을 생산하거나 체외로 열을 방산하여 체온조절을 함으로써 36.5℃의 평균체온을 일정하게 유지하고 있다.

따라서 기온, 기습, 기류, 복사열 등의 4인자로 이루어지는 외계 환경조건은 이학적인 체온조절로서 방열반응에 영향을 미치고 있다. 이들 4가지 인자를 총칭하여 온열요소 또는 온열인자라 하며 이들 온열인자에 의해 형성되는 것을 온열상태 혹은 온열조건(thermal condition)이라고 한다.

이상적온열조건을 지적온도(optimum temperature)라고 하며 여름은 21~22℃, 겨울은 18~21℃인데 겨울의 지적온도가 낮은 이유는 순화현상 때문이다. 그런데 온열조건이 변화해도 체온이 유지되는 이유는 체온조절현상 때문이다.

1. 기온(temperature)

대기온도를 기온이라고 하며, 우리가 보통 기온이라고 하면 실내에서는 지상

1.5 m, 실외에서 1.2~1.5 m 높이에서의 건구온도(dry bulb temperature)를 말하며, 하루의 최저기온은 아침 해뜨기 전에, 최고기온은 오후 2시경이다. 습도는 오후 2시경이 가장 낮다.

일반온도 측정에는 수은온도계(측정 시간 2분), 이상저온 측정에는 알코올(alcohol) 온도계(3분간 측정), 측정장소의 접근이 곤란할 때는 구부가큰온도계로 15분 이상 측정하며, 측정회수는 보통 1일 6회(오전 2시·6시·10시, 오후 2시·6시·10시)이나 1일 3회(오전 6시·오후 2시 및 10시) 혹은 1일 1회(오전 10시) 측정하는 수도 있다.

그리고 실제기온을 측정하는데는 아쓰만(Assman) 통풍온도계를 사용한다.

2. 기습(air humidity)

기습이란 일정온도의 공기 중에 포함될 수 있는 수증기상태를 말하며 포화습도, 절대습도, 비교습도 등이 있다. 포화습도는 일정 공기가 함유할 수 있는 한계를 넘어선 그때의 수증기량(g) 또는 수증기장력(mmHg)이고, 절대습도는 현재 공기 1 m^3 증기에 함유된 수증기량 또는 수증기장력, 비교습도(= $\frac{\text{절대습도}}{\text{포화습도}}$ ×100)는 현재 공기 1 m^3가 포화상태에서 함유할 수 있는 수증기량의 비를 %로 표시한 것이다. 절대습도는 비교습도의 상승에 비례하고, 비교습도는 그 지방의 기온 변화에 반비례한다. 적당한 온도에서 실내외의 쾌감습도(보건학적 습도)는 40~70%이다. 즉, 15℃에서는 70%, 18~20℃에서는 60%, 21~23℃에서는 50%, 24℃ 이상에서는 40%에서 쾌적감을 느낀다.

3. 기류(air movement)

우리가 감지하지 못하는 0.5 m/sec 이하의 기류를 불감기류(insensible air movement)라 하며 실내와 의복 내의 불감기류는 방열작용을 도와 신진대사를 촉진시킨다. 기류의 강도를 풍속 또는 풍력이라 하며, m/sec 또는 feet/sec로 표시한다. 풍속계로는 Dines tube anemograph, Robinson's anemometer, Vane anemometer 등이 있으며, 실내기류처럼 풍향이 일정하지 않고 풍속이 1.4 m/sec 이하일 경우에는 카타(Kata)한란계로 측정(측정범위 0.06~1.5 m/sec)한다.

4. 복사열(radiation heat)

복사열은 곧 적외선에 의한 열이라고 보며, 태양에너지의 약 50%를 차지한다.

복사열의 영향범위는 거리의 제곱에 비례해서 온감이 감소한다. 일반적으로 발열체 주위에 가까이 있을 때는 실제온도보다 온감을 더 느낀다. 복사열을 측정하는 기구로는 흑구온도계(globe thermometer), 열전퇴 또는 열전추식복사계(thermopile radiometer)가 있다.

2-5-2. 감각온도(effective temperature)

호튼(Houghton)과 야글루(Yaglou)(1923)에 의해서 고안되었으며 피검자들에 의해 그들이 느끼는 기온, 기습, 기류의 3인자가 종합적으로 인체에 작용하여 얻어지는 온열감각을 기초로 하여 얻어지는 온감을 그 공기의 감각온도(effective temperature) 또는 등감온도, 실효온도라고 말하며, 기온 t °F, 기습 100%, 무풍상태를 기본으로 하고 기류의 여러 가지 조합상태에서 이와 똑같은 온도감각을 주는 상태를 감각온도(t °F)로 정하였다. 예를 들면 대기환경의 기온이 18℃라면 습도 100%의 무풍일 때 그 감각온도는 18℃이다.

우리가 체온을 일정하게 유지하려면 열생산과 발산이 균형을 유지하여야 가장 적당한 온감과 쾌적감을 느낀다. 이것을 최호적감각온도라 하는데 겨울에는 60~71°F, 여름에는 64~76°F로 다소틀리나, 대체적으로 안정·보통 복장시 가장 쾌적한 쾌감대는 66°F(겨울: 19℃)~71°F(여름: 21.7℃)의 범위이다.

최호적 감각온도의 조건은 주관적 최호적 감각온도는 쾌적하며 이상적인 것이어야 하고, 생산적 최호적 감각온도는 정신작업(55~65°F)은 근육작업(53~63°F)에 비하여, 경작업은 중노동작업에 비해 각각 고온을 요하며, 생리적 최호적 감각온도는 생체가 최소한 생명을 유지하며 최고 활동능력을 발휘할 수 있는 온도(18±2℃)이다. 그리고 감각온도로서 66~71°F의 범위를 쾌감대(快感帶: comfort zone)라고 하고 온도와 습도의 관계에서 가장 쾌감을 느낄 수 있는 점(온도 17~18℃, 습도 60~65%)을 쾌감점, 이 점에서 온도와 습도에 의해서 이루어진 곡선을 쾌감선이라고 한다.

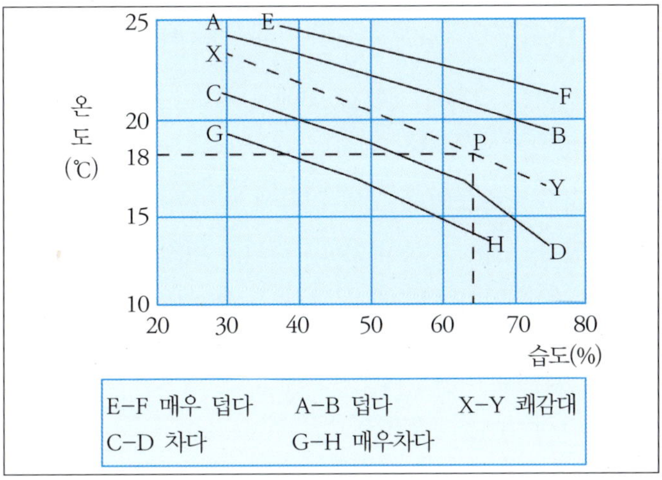

[그림 4-1 쾌감대]

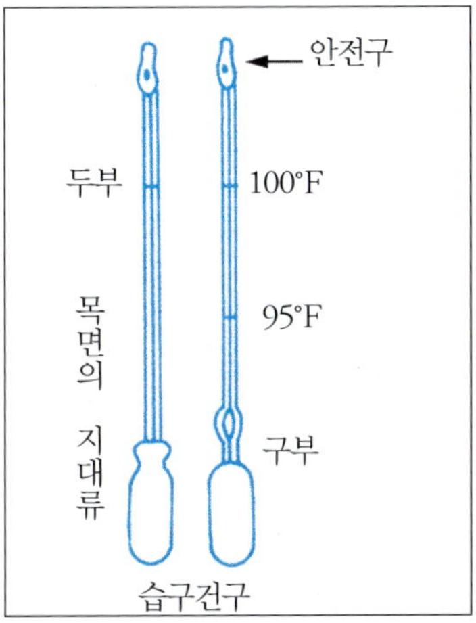

[그림 4-2 Kata온도계]

2-5-3. 등온지수(等溫指數, equivalent warmth)

베드퍼드(Bedford: 1906)는 기온, 기습, 기류에 복사열을 가해서 습도 100%, 무풍, 주위 물체가 기온과 동일 온도로 되었을 때(이는 등온 감각을 주는 상태)를 등온지수라고 한다.

2-5-4. 불쾌지수(不快指數, discomfortable index)

원래 기후변화에 따른 공장과 사무실 등에서 전력소모를 알기 위하여 사용했던 것이 탐(Tham E. C.)에 의하여 제창되어, 1959년 이후 미국에서 불쾌지수로 이용되었다. 불쾌지수는 습도와 온도의 영향에 의하여 인체가 느끼는 불쾌감을 숫자로 표시한 것인데, 기류 및 복사열이 고려되어 있지 않아 감각온도에 차이가 있을 수 있는 모순점도 있기 때문에 실내에 적용된다.

DI = (건구온도 ℃ + 습구온도 ℃) × 0.72 + 40.6

  = (건구온도 °F + 습구온도 °F) × 0.40 + 15

DI ≧ 70…10% 주민이 불쾌감

DI ≧ 75…50% 이상 주민이 불쾌감

DI ≧ 80…거의 모든 사람이 불쾌감

DI ≧ 85…93%의 사람이 불쾌감

DI ≧ 86…견딜 수 없는 상태

참고문헌

1. 편찬위원회, 보건학개론, 서울대출판부, 2006
2. 유승흠, 양재모의 보건학, 계축문화사, 2005
3. 서광석 외, 최신환경위생학, 대학서림, 2007
4. 서광석, 신 산업위생관리기사, 대학서림, 2007
5. 이정환 외, 산업위생관리, 신광출판사, 1998
6. 고용노동부, 산업안전보건관리법, 고용노동부, 2019
7. 한국도시환경학회, 인간과 환경, 대학서림, 2019

3 이상기압과 유해광선

3-1. 이상기압

3-1-1. 이상기압의 환경

지구표면의 공기압력은 평균 1 kg/cm^2(14.7l bs/in^2)이며, 이를 가리켜 1기압(atmosphere absolute rate) 또는 1대기압이라고 한다. 이는 수은주로 환산하여 760 mm, 또는 760 Torr에 해당하며, 제곱센티미터당 1킬로그램 이상 초과 또는 미만인 기압을 이상기압이라 한다.

수면 아래에서 압력은 10 m 깊어질 때마다 1기압씩 더 높아져, 수심 30 m의 수중에서 작업할 때는 4기압의 압력을 받게 된다. 대기압을 포함한 압력을 절대압, 대기압을 포함하지 않은 압력을 작용압이라고 한다. 고압작업에서는 통상 게이지(gauge)압으로 그 장소의 기압을 표시한다.

해발 5,600 m 고도에서 기압은 해면 높이에서 대기압의 약 1/2, 10,000 m에서 약 1/4, 16,000 m에서는 1/10 정도로 감소한다.

공기 중에서는 땅 속에 들어갈수록 압력이 증가한다. 따라서 광산갱내, 해저작업, 터널작업시에는 고기압현상을 받게 된다.

이상기압 특히, 고기압에서 정상기압상태(또는 저기압)로 갑자기 복귀할 때는 잠함병(caisson disease) 또는 감압병에 걸리기 쉽다.

해발 3,000 m 이상 지대에서는 저기압현상이 일어나고, 산소가 희박하며, 인간이 살 수 있는 최고높이는 해발 5,000~5,500 m이다.

3-1-2. 이상기압이 인체에 미치는 작용

1. 고압환경(high pressure environment)

고압작업(이상기압에서 잠함공법이나 압기공법으로 하는 작업)을 하는 근로자에게 고압환경은 인체에 커다란 작용을 한다. 생체 내의 공기와 환경과의 사이에 기압차이(조직과 외압 간의 압차가 50 mmHg 이상)로 인한 기계적 작용인 일차가압현상(primary pressure phenomenon, 또는 기계적장해라고도 함)과 대기 중에 있는 각종 가스독성 때문에 일어나는 현상인 이차가압현상(secondary pressure phenomenon, 또는 화학적 장해라고도 함)으로 나눌 수 있다.

특히 이차가압현상은 다음 원소별로 각각 다른 반응을 일으킨다.

1) 질소(N_2)

4기압 이상의 공기에서는 질소가스가 마취작용을 일으키기 때문에 작업 능력 저하와 기분변환 등의 현상을 일으키며, 10기압 이상에는 마치 알코올중독과 같은 증상인 질소취증(窒素醉症, nitrogen narcosis)을 나타낸다.

2) 산소(O_2)

산소분압이 2기압을 넘을 경우 산소중독증상을 일으켜서 손발마비, 시력장애, 환청, 정신혼란, 안면경련, 오심, 어지러움 등의 증상을 보이며 심할 경우 간질증상을 보이기도 한다. 그러나 고압가스의 폭로상태가 중지되면 다시 원상을 회복하는 특징이 있다.

3) 탄산가스(CO_2)

산소의 독성과 질소의 마취작용을 증가시켜 동통성관절장애(감압통; bends) 현상을 발생시킨다.

이 외에도 고기압 폭로시에 질소에 의한 장해를 예방할 목적으로 이산화헬륨(HeO_2)이 사용됨으로써 어지러움, 구토감, 구토 등의 증후군이 생기는데 이것을 고압신경증후군(high pressure nervous syndrome)이라고 한다.

2. 감압환경(decompression environment)

폐가 압박을 받는 경우와 이와 반대로 물 속이나 감압실에서 나올 때 느끼는 폐 속의 공기가 팽창하는 환경이다. 특히, 감압으로 인한 용해 질소의 기포형성은 순환기장애와 조직장애를 일으켜서 잠함병 또는 감압병(decompression sickness) 증상을 나타내기도 한다.

감압에 따른 기포형성량은 조직에 용해된 가스량, 혈류변화, 감압속도에 따라 영향을 받는다. 감압병은 터널굴착, 교각건설, 건물의 기초·댐건설, 잠수작업 등에 종사하는 사람에게 다발하며, 주 증상으로 관절 및 근육의 동통(bends), 피부 소양감, 흉통 및 호흡곤란, 중추신경장애 등이 나타난다.

3. 저압환경(low pressure environment)

고압환경의 반대 개념이며 고공증상과 폐부종(pulmonary edema) 현상이 나타난다. 전자는 해발 5,000 m 이상의 고공에서 일어나는 산소부족 현상(저산소증, hypoxia)으로 의식을 잃게 되며 신경장애, 공기전색, 항공치통, 항공중이염, 항공부비강염, 고산병 등이 일어날 수 있다.

후자는 어른보다 아이들에게 많이 나타나는 현상으로 기침과 호흡곤란 등의 증상이 나타나든지, 폐동맥 혈압상승 증상이 나타난다. 그리고 반복 증상이 나타나는 것이 특징이며, 정상 환경에 폭로되면 정상을 되찾는다.

3-1-3. 감압병예방대책

적성검사를 실시하여 부적합 자를 가려내야 하며, 감압 시에는 서서히 감압시키고, 고압환경에서 작업시간을 제한한다. 그리고 감압이 끝날 무렵 순수산소를 흡입시켜 예방효과와 감압시간을 단축(약 25%)시키며, 고압환경에서 작업할 때 질소를 헬륨으로 대치한 공기를 호흡시킨다.

3-1-4. 저압환경 또는 고고도(高高度)대책

압력을 가함과 동시에 산소를 흡입시키며 가압량은 기내 고도(cabin altitude)에 따라 다르다.

3-1-5. 이상기압에 대한 종합예방대책

잠함작업 시에 반드시 기기(콤프레서·송기관·공기청정기·압력계 등)를 점검

하고, 잠수 시에도 기기(콤프레서·공기통로·공기청정기·유량계 등)를 점검해야만 하며, 가압환경과 감압환경을 신중히 고려하여 반드시 작업시간규정을 지켜야 한다.

그리고 작업 시에 장해 발생 예상자(20세 이하의 청소년, 50세 이상자, 여자, 비만자, 고막 이상자 등)를 제외시켜야 하며, 연 2회 정기 건강진단을 실시하고, 이상기압 환경에서 작업할 때는 만일사태에 대비할 증빙서(성명, 직종 등)를 언제나 휴대하여야 한다.

3-2. 유해광선

지구상의 전 생물체가 생존하기 위한 에너지 근원은 모두 태양광선 에너지이다. 태양광선작용은 그 파장에 따라 다르다. 즉, 380 nm(3,800 Å) 이하의 자외선은 화학작용을 하고, 약 380~750 nm의 가시광선은 시각작용, 750 nm 이상의 적외선은 열작용을 한다.

최근 전자공학과 광화학의 급속한 발달로 인하여 인체가 유해광선에 폭로될 기회가 상대적으로 급격히 많아졌다. 따라서 유해광선으로 인한 질환은 앞으로 커다란 공중질환의 문제로 대두될 것으로 사료된다. 중요한 유해광선의 종류와 인체 등에 미치는 자세한 영향은 「제 7편 산업위생 1-5-3. 2) 유해광선」을 참고하기 바란다.

참고문헌

1. 서광석 외, 최신환경위생학, 대학서림, 2007
2. 서광석 역, 지구환경백과, 대학서림, 1998
3. 편찬위원회, 보건학개론, 서울대출판부, 2006
4. 유승흠, 양재모의 보건학, 계측문화사, 2005
5. 서광석, 신 산업위생관리기사, 대학서림, 2007
6. 서광석, 환경학, 대학서림, 2014
7. 한국도시환경학회, 인간과 환경, 대학서림, 2019

4 대기오염

4-1. 대기오염의 정의

세계보건기구(WHO)에서는 대기오염이란 "대기 중에 인공으로 배출된 오염물질이 존재하며, 오염물질의 양과 그 농도 및 지속기간이 어떤 지역 주민의 불특정 다수인에게 불쾌감을 일으키거나, 해당지역에 공중보건상 위해를 미치고, 인간과 동·식물의 생활에 해를 주어 도시민의 생활과 재산을 향유할 정당한 권리를 방해하는 상태"라고 정의하고 있다. 대기오염의 정의는 국가나 단체 또는 학자에 따라 그 정의가 조금씩 다를 수 있으나 이를 종합해보면 "대기 중의 오염물질인 매연(煤煙), 먼지, 가스 및 악취 등이 불특정 다수인에게 불쾌감을 주거나, 사람의 건강과 보건위생상에 위해(危害)를 주며 또는 인간의 생활과 밀접한 관계가 있는 재산과 동식물 및 그 생육환경에 해를 미칠 정도로 어떤 지역에 단위용적당 한 종류 또는 그 이상 다량으로 외기에 존재하는 상태가 되는 현상"으로 요약할 수 있다.

4-2. 대기오염의 원인

대기오염의 주원인은 인구증가와 인구의 도시집중, 산업발달, 그리고 에너지개발로 집약할 수 있다.

4-3. 대기오염의 물질

4-3-1. 1차 오염물질

빌딩, 산업시설, 자동차, 화학공장 등 발생원에서 직접 대기중으로 배출된 오염물질로서 가스상오염물질과 입자상오염물질이 있다.

1. 가스(gas)상 오염물질

1) 황산화물(sulfur oxides ; SO_x)

황산화물은 각종 연료 특히, 석탄을 태울 때 많이 생기며 아황산가스(SO_2), 삼산화황(SO_3), 아황산(H_2SO_3), 황산(H_2SO_4) 등의 황산염이다.

황산화물의 배출원은 크게 자연적인 것과 인위적인 것으로 분류할 수 있으며 자연적인 배출원은 화산 폭발 등이며, 인위적인 배출원은 석탄이나 석유를 연료로 사용하는 화력발전소, 자동차, 각종 난방시설 이외에 정유공장, 용광로, 코오크스 공장, 황산제조 공장 등이다. 아황산가스(SO_2)는 태양광선의 영향으로 삼산화황(SO_3)으로 산화되어 대기중의 수증기와 함께 황산(H_2SO_4)으로 변화된다 ($SO_2 \xrightarrow[\text{물}]{\text{빛, 산소}} H_2SO_4$).

2) 질소화합물(nitrogen oxides ; NO_x)

질소산화물은 주로 연료의 연소과정에서 배출되는 중요한 대기오염물질 중의 하나로, 기체상태의 질소산화물로는 N_2O, NO, N_2O_3, NO_2, N_2O_4, N_2O_5 등이 있으며, 일산화질소(NO), 이산화질소(NO_2)가 대기오염을 일으키는 주요 대상오염물질이다.

3) 일산화탄소(carbon oxide ; CO)

일산화탄소는 무색, 무미, 무취, 무자극의 가스로 연소과정 중 불완전연소와 산소공급이 불충분한 상태에서 다량 발생되고, 주된 발생원은 주택난방 및 자동차배출가스 등이다.

4) 오존과 탄화수소(ozone-hydrocarbons)

오존(O_3), 탄화수소(HC) 및 그 외 알데하이드, 케톤 같은 유기오염물질은 최근 대도시에서 대기오염원으로 중요시되고 있다. 특히, 유기물이 혼합된 탄화수소와 이산화질소의 혼합물은 태양광선에 의한 광화학반응에 의해 오존 등 광화학적 산화물을 만들어 눈 및 목의 점막을 자극하는 로스엔젤레스스모그 같은 광화학스모그를 발생시키는 원인이 되었으며, 미량이나마 탄화수소 배출가스류 중에는 강력한 발암물질인 벤조피렌(3,4−benzopyrene)이 함유되어 있다.

5) 휘발성유기화합물(VOCs)

실온에서 탄화수소류 중 레이드증기압이 0.3킬로파스칼(또는 1.5 psi) 보다 큰 석유화학제품, 유기용제 또는 기타 물질을 휘발성유기화합물(volatile organic compounds)이라고 하며 탄소원자가 12개 이하인 대부분의 유기화합물이 여기에 속한다.

휘발성유기화합물은 자외선 흡수가 강한 물질로서 오존(O_3)을 생성시키거나 광화학스모그를 유발시키는 오염물질이며, 지구온난화를 일으키는 독성이 강한 발암성물질로 자동차(주로 가솔린)나 유류, 유기용제 공업(도장산업, 자동차, 주유소, 인쇄, 도로포장, 세탁소 등)에서 배출되며, 도장산업과 자동차 등에서 많이 배출된다.

6) 다이옥신(dioxin)

다이옥신은 1872년 독일 화학자에 의해 처음으로 합성되어 제초제나 살충제 등으로 사용해오다가 1960년 베트남 전쟁 때 사용된 고엽제에 불순물로 함유되어 있던 다이옥신(2,3,7,8−TCDD)에 의하여 기형아가 출생되면서 커다란 환경문제로 대두되게 됨에 따라 환경오염물질로 규제받게 되었으며, 아주 강한 독성물질이다. 다이옥신은 벤젠과 염소가 주로 결합된 물질로 배출된 후에는 화학적으로 잘 분해되지 않으며, 안정된 구조를 가지고 있고, 독성 및 잔류성이 강하여 인간과 동물에 큰 영향을 미친다.

다이옥신 배출원은 도시폐기물 소각시설, 제철소나 금속제련 공장의 각종 공정, 자동차배출가스, 염색표백 공업, PCB 공업, 농약 및 클로로페놀 공업 등이 있다.

2. 입자상오염물질

대기 중에 부유하는 입자상물질은 그 생성 메커니즘으로 보아 1차입자성물질(primary particle)과 2차입자성물질(secondary particle)로 나눈다. 1차입자성물질은 발생원으로부터 대기 중에 직접 방출되는 먼지와 유기물질이다. 그리고 2차입자성물질은 발생원에서 대기 중에 방출된 가스상물질이 광화학 또는 열화학 반응으로 생성된 물질로서 그 성분은 주로 황산염, 질산염 및 유기물질이다.

대기 중의 먼지 중 비교적 무거워서 침강하기 쉬운 것을 강하먼지(dust fall)라 하고, 입자가 미세하고 가벼워서 좀처럼 침강하기 어려워 장기간 공중에 부유하는 것을 부유먼지(suspended particles)라고 한다. 대체적으로 대기 중의 먼

[표 4-7 오염물질과 그 발생원]

오염물질		발생원
황화물	아황산가스	보일러, 난방, 디젤 엔진, 금속정련, 황산 공장 등
	황산	보일러, 난방, 금속 정련, 황산 공장 등
	황화수소	도시가스공장, 타르증류, 석유정제, 제강정련, 펄프공장, 인조견·세로판 공장, 오수·오물처리 등
질소화합물	질소화합물	보일러, 석유 엔진, 먼지, 소각, 질산·황산제조공장 등
	질산	질산제조공장, 황산제조공장 등
	암모니아	암모니아·냉동 공장, 식품·사료 공장, 오수·오물·시체 처리 등
	시안화수소	플라스틱 소각, 가스 공업, 제철공업 등
산소화합물	일산화탄소	보일러, 난방, 먼지, 소각, 석유 엔진, 석유정제, 금속 정련 등
	이산화탄소(탄산가스)	보일러, 난방, 먼지, 소각, 석유 엔진, 기타
할로겐화합물	불소불화수소	알루미늄 전해, 인산비료공장, 도자기·유리공장세라믹 공업 등
	염소염화수소	염소제조, 소오다공장, 펄프표백, 플라스틱소각, 활성탄 제조업 등
유기화합물	탄화수소	보일러, 난방, 석유엔진, 먼지, 소각, 석유 정제, 식품·사료가공, 오수·오물·시체 처리 등
	알데하이드 등	석유정제 등
	유기산	식품·사료 가공, 오수·오물 처리 등
먼지	탄소	보일러, 난방, 먼지, 소각, 기타 다수
	재(fly ash)	알루미나, 카바이트, 제철제강, 주조 등
	산화납	가솔린엔진
	중금속	각종 공정에 의해서(Cd, Zn, Cr 등)
	유기성먼지	방적·직물공장 등
흄	유기물타르	석유엔진 등
	기타	각종공정에 따라
미세먼지(미스트)	황산·질산 등의 미세먼지	각종공정에 따라

지는 입자의 직경이 0.001~500 μm이며 대부분은 0.1~10 μm(초미세먼지; $PM_{2.5}$, 미세먼지: PM10)의 크기이다. 크기가 0.1 μm 이하인 입자는 분자와 비슷한 현상을 나타내며, 기체분자와 충돌하여 브라운운동을 하고, 크기가 1~20 μm의 입자는 그들의 운동성이 가스의 운동성을 따르는 경향이 있으며, 20 μm 이상 입자는 침전속도가 상당히 빨라서 대기 중에서의 체류기간이 짧다.

4-3-2. 2차오염물질

1. 정의

개개의 발생원에서 배출된 1차오염물질이 물리·화학적 반응을 일으켜 즉, 오염물질의 상호간 및 공기와 반응하거나 자외선(태양광선)과 탄화수소의 촉매로 광화학반응(photochemical reaction) 등을 통해서 성상이 다른 물질로 변화·생성되어 대기오염을 유발시키는 새로운 오염물질을 2차오염물질이라고 하며, 이 경우를 2차대기오염이라고 한다.

따라서 2차대기오염물질은 대부분 광산화물(photochemical oxidant)로서 두 종류 이상의 오염물질에 대한 복합오염의 양상을 나타낸다.

2. 종류

2차대기오염물질로서는 NO_2, O_3, PAN, PBN, H_2O_2, NOCl, CH_2CHCHO 등이 있다.

4-3-3. 광화학적산화제(물)(photochemical oxidant)

1. 정의

대기오염물질로서 산화제(oxidant)라 함은 요오드화칼륨(KI)을 산화시킬 수 있는 물질을 총칭하며, 광화학적산화제(물)는 광화학반응에 의해서 생성된 물질로서 주로 일사량이 풍부한 여름철(7~8월)에 많이 발생되고, O_3·PAN·PBN 등이 여기에 속한다.

2. 산화제의 종류

대기에 존재하는 산화제로는 O_3, NO_2, H_2O_2, PAN(peroxyacetyl nitrate),

PBN(peroxybenzoyl nitrate) 등이 있고, 여기서 이산화질소(NO_2)를 제외한 산화성물질이 광화학산화제(물)이다.

3. 광화학산화제(물)의 농도에 영향을 미치는 인자

대기 중 광화학산화제(물)의 농도에 영향을 미치는 인자는 빛의 강도, 빛의 지속시간, 반응물의 양, 대기의 안정도 등이다. 즉, 자외선이나 가시광선 등 빛의 강도가 센 한낮일 때, 빛의 지속시간이 긴 여름철, 광화학적반응물질의 양이 많을 때, 그리고 대기가 안정(기온역전) 되었을 때 대기 중 광화학산화제(물)의 농도는 높아진다.

4-3-4. 스모그

1. 스모그의 종류

18세기 산업혁명이후 인구증가, 도시의 집중화, 산업화로 인한 화선연료의 다량사용 증가로 도시의 대기오염이 심하게 되어 스모그(smog) 현상이 자주 나타났다.

스모그는 두 가지 형태가 있으며 하나는 작은 오염물질입자와 가스로 구성된 화석연료를 사용하는 화력발전소와 공장 같은 산업체에서 배출되는 스모그(smog = smoke + fog)로써, 안개와 혼합되어 지표 가까이에 오염된 공기층을 형성한다(런던스모그).

또 하나는 여름철 도시 대부분을 두꺼운 아지랑이로 덮고 있는 것이 광화학스모그로, 태양광선과 열이 있을 때 공장과 자동차로부터 배출되는 다양한 형태의 대기오염물질이 혼합(질소산화물 + 휘발성유기화합물 등)되어 발생되며 오존과 같은 유독성화학물질을 만들어내는 화학반응의 원인물질이 된다(로스엔젤레스스모그). 이와 같이 광화학스모그는 햇빛과 열이 있을 때 형성되기 때문에, 주로 여름에 문제가 생긴다.

2. 스모그의 형성

오늘날 도시에서 발견되는 스모그를 광화학스모그라 부른다. 광화학스모그는 다양한 광화학적 산화물질 즉, 휘발성유기물질(VOCs)과 질소산화물(NO_2)이 혼합될 때 형성되며 햇빛이 있을 때 반응하여 새로운 유독화학물질인 광화학적산화물질을 만든다(광화학smog = smoke + fog + 광화학적 산화물). 스모그는 원래 오염물질에 새로운 화학물질이 혼합된 결과이며, 공장에서 석탄과 같은 화석연료를 연소시킬 때 특히, 아황산가스(SO_2)와 먼지(검댕과 다른 작은 먼지)들이 발생될 때 반응이 시작된다(smog = smoke + fog).

스모그는 기온역전(상공으로 올라갈수록 기온이 높아지는 현상)이 일어날 때 가장 위험하며 이 때 따뜻한 공기층은 찬공기층인 스모그 위로 이동한다. 즉, 지표의 공기가 차가워서 공기가 위로 올라가지 못해 오염된 공기가 갇히어 확산되지 않아서 대기오염이 심하게 된다. 로스앤젤레스는 기온역전이 일어나기 쉬운 지역이다. 왜냐하면, 산 가까이에 더운 공기가 흐르고 있어서 낮은 층에 있는 스모그를 확산시키지 못하기 때문이다.

4-4. 대기오염의 피해

대기오염에 의한 영향은 오염물농도나 접촉시간의 변화에 따라서 여러 가지 양상을 나타낸다. 오염물질농도가 높을 때는 화학반응이 급속하게 행해지기 때문에 단시간에 현저한 급성증상을 나타낸다. 그러나 비록 농도가 낮더라도 장시간에 걸쳐 접촉하면 완만한 장애작용이 축적되어 점차로 만성증상을 나타낸다.

세계적으로 유명하였던 벨기에의 뮤즈(Meuse)계곡, 미국의 도노라(Donora), 로스엔젤러스(Los Angeles), 영국의 런던(London), 멕시코의 포자리카(Poza Rica), 일본의 요코하마(Yokohama)에서 발생한 대기오염사건은 [표 4-8]과 같다.

이외에도 인도 보팔시(1984. 12)의 M. I. C(methyliso cyanate) 가스유출사건과 구소련 우크라이나 체르노빌원자로폭발사고(1986. 4), 그리고 시베리아톰스크시 핵폐기물탱크 폭발사고(1993. 4) 등이 계속 발생되고 있다.

대기 오염물질이 인체, 식물, 재산 및 물질에 대한 피해는 다음과 같다.

[표 4-8 세계적으로 유명했던 대기오염사건]

사 건	환경인자	피 해	오염원·농도
Meuse Valley(Belgium) 1930년 12월	분지 무풍상태 기온역전 연무발생 공장지대 철공장 금속공장 유리공장 아연공장	평상시 사망수의 10배, 60명 사망자외 전 연령층의 급성호흡기자극성증환자발생, 해소, 호흡곤란이주증상, 가축·새·식물도 치사적피해, 사망자는 만성심폐증질환을 갖고 있던 사람들.	공장 아황산가스, 황산·불소화합물, 일산화탄소, 미세입자
Yokohama (일본) 1946년 겨울	무풍상대 농연무발생 (밤과 이른아침) 공업지대	주둔 미군차량 및 그 가정의 매연 발생 시 그 가족에게 심한 천식 발생(전년에 기관지염을 경험한자), 발생은 9월부터 3월에 걸쳐 발생했으며 지역을 떠나면 완전회복, 기관지확장제가효력	불명 대기오염 물질로 추측
Donora(미국) 1948년 10월	분지 무풍지대 기온역전 연무발생 공장지대 철공장 전선공장 아연공장 황산공장	인구 14,000명 중 중증 11% 중등증 17% 경증 15% 의 전 연령층에 자극증상 발생 18명 사망, 특히 만성심폐질환, 해소, 호흡곤란, 흉부협착감이 주증상	공장 특히 아황산가스 및 황산미세입자 혼합, SO_2, SO_3, 0.32~0.39 ppm
Poza Rica (멕시코) 1950년 11월	공장조업의 사고로 대량의 황화수소가스가 마을로 누출, 기온역전	22,000명 중 320명이 급성중독에 걸려 22명 사망. 해소, 호흡곤란, 점막자극 등 주로 호소	황화수소가스
London(영국) 1952년 12월	하천평지 무풍상태 기온역전 연무발생 습도 90%, 인구조밀, 차가운 취기가 있는 smog	3주간 4,000명의 과잉사망, 그후 2개월에 8,000명 과잉사망. 전연령층에 심폐증질환다발, 입원환자 중 특히 45세 이상은 중증. 사망자는 만성기관지염. 천식기관확장증. 폐섬유증이 있던 사람	석탄연소시, 특히 아황산가스. 60%는 가정난로에서 기타는 공장. 발전소에서 미립 aerosol 분진 등. SO_2 최고 0.75 ppm

[표 4-9 런던형 스모그와 로스앤젤러스형 스모그의 비교]

구분 \ 스모그		런던형 스모그	로스앤젤러스형 스모그
특징		1950년 런던에서 개최된 공중위생회의에서의 합성어 (smog = smoke + fog)	1952년 이후 미국의 스미트(Haegen Smit) 이론의 광화학작용(photochemical reaction)으로 형성
오염물질		SO_2, 스모그, CO, 부유먼지, H_2SO_4 미스트	NO_x, O_3, PAN, aldehyde, acroleine, nitroolefin
배출원		공장과 가정난방 시설 및 연소	자동차 배기가스
연료		석탄과 석유계 연료	가솔린과 석유계 연료가스
기상조건	기온	4℃ 이하	25~30℃
	기습	85% 이상	70% 이하
	풍속	무풍	3m/sec 이하
	일량	없을 때(아침, 저녁, 흐린날)	강하게 쬐일 때(낮)
	계절	겨울(12~1월)	여름(7~9월)
	발생시간	아침·저녁	오후 2시
	역전종류	방사선(복사성) 역전	침강성 역전
화학반응		환원	산화
시정		100 m 이하(짙은 회색)	1.6~0.8 km 이하(연한 갈색)
피해		i) 인체 피해가 심하다. 호흡기장애, 만성기관지염, 폐염, 심장질환 ii) 식물 및 재산피해가 크다. • 식물고사-큰 식물 피해 • 건축물 손상-철부식, 석조건물 피해	i) 인체 피해는 간접적이다. 점막자극, 시정악화 ii) 식물 및 재산피해는 비교적 적다. • 연약한 식물피해(시금치, 상치, 셀러리 피해) • 고무제품 손상

4-4-1. 사람에 대한 피해

1. 입자상 물질(particulates)의 피해

일반적으로 부유먼지라고 하면 입자의 직경이 10 μm 이하인 먼지를 말하며, 총부유먼지는 입자의 직경 100 μm 이하의 입자상물질을 총칭하며, 미세먼지(fineparticle)와 조(거)대먼지(coarseparticle)로 나누어진다. 조대먼지는 10~100 μm의 거칠고 큰거대먼지를 말하며, 공기 중에서 체류시간이 짧기 때문에 강하먼지(dust fall)라고 부르기도 하고, 호흡에 의해 인체에 흡입되지는 않지만 가시도(visibility)에 영향을 미친다.

부유입자상물질은 가스상오염물질과 달리 입자직경에 따라서 인체에 흡입된 후

이동 경로는 전혀 다르다. 10㎛ 이상의 큰 입자먼지는 흡입되어도 거의 전부가 상기도에 침착된 후 기도의 섬모활동에 의하여 토출되며, 10㎛ 이하의 미세먼지(PM10)는 입자직경과 흡입시의 흡기속도에 의하여 다르지만 5㎛까지의 입자는 코 및 인두에, 1~5㎛의 입자는 기관 및 기관지계에, 초미세먼지(PM2.5)는 폐포까지 도달된다(폐포침착률이 큰 먼지 입자의 직경 0.5~5.0㎛). 입자상물질의 미립자는 흡입에 의하여 폐포에 침착하면서 인체에 영향(유리규산은 규폐증, 석면은 폐암 발생)을 미치게 된다.

2. 아황산가스(SO_2)의 피해

아황산가스가 인체에 미치는 피해는 농도와 노출시간이 문제가 된다. 아황산가스는 물에 잘 녹기 때문에 90%가 상기도에 흡수되어 주로 호흡기계통의 질환을 일으키며, 이외 급성결막염, 치아산식증 등이 알려져 있다.

[표 4-10 아황산가스농도와 증상과의 관계]

농도(ppm)	증 상
3~5	냄새로 가스의 존재를 확인할 수 있다.
8~12	몸이 자극된다.
10	장시간 견딜 수 있는 한도이다.
20	눈의 자극과 기침이 나온다.
50~100	단시간 견딜 수 있는 한도이다.
400~500	단시간으로 심한 중독이 일어난다.

3. 질소산화물(NO_x)의 피해

인체의 피해는 주로 하기도 호흡기 조직세포 파괴와 이로 인한 호흡기질환에 대한 면역력을 감소시킨다. 이산화질소(NO_2)로 인한 급성피해를 종합하면 그 자체가 직접적으로 눈(眼)에 대한 자극이 없다는 것을 제외하고는 아황산가스(SO_2)의 피해와 거의 일치되는 호흡기질환인 기관지염, 폐부종 및 폐렴 등이 있지만, 아황산가스(SO_2)에서는 천식까지 진전된다는 점과, 이산화질소(NO_2)에서는 섬유성폐색기관지염 및 폐암을 일으킨다는 점에서 다르다.

4. 일산화탄소(CO)의 피해

일산화탄소는 혈중의 헤모글로빈(Hb)과 결합하여 일산화헤모글로빈(HbCO, carboxyhemoglobin)을 형성함으로써 혈액의 산소전달기능을 방해하고, 산소와 헤모글로빈의 결합체인 이산화헤모글로빈(HbO_2, oxyhemoglobin)의 분해를 방해함으로써 세포로의 산소공급을 더욱 방해하게 된다.

정상적인 비흡연가의 혈중 일산화헤모글로빈(HbCO)의 포화율은 약 0.5%이며, 일반적으로 1% 일산화헤모글로빈(HbCO) 이하에서는 아무런 영향이 없는 것으로 알려져 있다. 비흡연가에 있어서 2.5%의 일산화헤모글로빈(HbCO)는 시간간격에 대한 감지에 지장을 주며, 3%의 일산화헤모글로빈(HbCO)의 농도에서는 명암감각을 둔화시키며, 5% 이상에서는 심장혈관에 이상을 일으켜 심장병환자에게 과중한 부담을 주게 된다고 알려져 있다. 또한 일산화탄소(CO)에 단기간 노출되었을 경우 농도와 노출시간의 곱이 900 ppm/hr이면 두통이 생기고, 1,500 ppm/hr이면 생명이 위험하며, 일산화헤모글로빈(HbCO)가 40%를 넘게 되면 완전한 회복이 어렵다.

5. 산화제(O_3 등)에 의한 피해

산화제의 농도가 상승하면 눈의 자극 등 점막계통에 통증을 일으킨다.

0.15~0.25 ppm의 오존에 단시간 노출로 운동 중인 건강한 사람과 민감한 사람에게서 간기능저해, 기침, 천식 등 임상증상을 유발하고, 0.37 ppm의 O_3와 SO_2의 혼합폭로는 각각 단독폭로에 비해서 사람의 간기능에 더욱 피해를 미친다.

[표 4-11 산화제농도와 폭로시간에 따른 피해정도]

산화제농도와 폭로시간	피해 농도
0.5 ppm/4시간	농작물피해 : 잎과 성장피해
0.3 ppm/1시간	운동선수기록(성장)저하
0.03 ppm/8시간	코, 목 등의 자극
9 ppm 이상	중태에 빠짐

6. 다이옥신의 피해

다이옥신이성질체 중 독성이 약한 것은 다른 물질로 전환되나, 독성이 강한 것(2,3,7,8,-TCDD 등)은 체내에 장기간 잔류하여 효소의 활성을 저하시키거나 지방간을 유발시키거나 세포면역기능저하, 돌연변이 등을 유발시킨다.

7. 기타 중금속에 의한 사람의 피해

중금속(heavy metals)이란 비중이 4.0 이상 되는 금속을 말하며 여기에는 약 60종류 이상이 있지만, 대체로 대기오염과 관련되는 중금속류로 니켈(Ni), 구리(Cu), 카드뮴(Cd), 수은(Hg), 납(Pb), 망간(Mn), 아연(Zn), 셀레늄(Se), 바나듐(V), 크롬(Cr), 코발트(Co) 및 안티몬(Sb) 등을 들 수 있고, 이들 중 Ni, Cd, Pb, Hg 등은 생명유지에 필요 없는 원소인데도 인간의 생산활동에 의해 환경 중에 대량 배출됨으로써 유해한 오염원이 될 수 있다.

1) 납(Lead, Pb)

납은 가장 많이 생산되고 인간에게 가장 많이 사용되는 유독금속으로서 인체에 대한 영향도 크므로 직업병(occupational disease)의 원인 물질의 하나로 지목되고 있다.

납 중독증상으로서는 전기에는 조혈기능장애로 인한 빈혈이며, 이 증상이 계속되면 후기에는 신경계통을 침해함으로써 간이나 신장에 나쁜 영향을 미치게 된다. 따라서 신경장해의 대표적인 증후로 시신경위축에 의한 실명을 비롯하여 사지경련이나 뇌성마비를 일으킬 때도 있다. 어떤 경우에도 임신부에서의 조산이나 유산의 원인이 되는 한편 심하면 불임증이 될 수도 있다.

요컨대 납중독은 자연발생원에 의한 무기납의 위험성이 크다고는 하나, 인위적발생원인 유기납(가솔린 엔진의 안티녹킹제: TEL, TML)은 주로 중추신경계를 침해하는 특징이 있으나 배설이 무기납 보다도 쉽다는 점에서 구별된다.

2) 수은(Mercury, Hg)

수은은 금속수은을 포함한 무기수은과 페닐수은(phenyl Hg)이나 메틸수은(methyl Hg)과 같은 유기수은으로 구별할 수 있다. 특히, 금속수은은 물이나 약산 및 알칼리에는 불용이나 실온에 방치하면 증발하여 공기를 오염시키게 된다.

인체에 대한 피해는 무기·유기수은은 모두 급성독성증을 발생시키지만 그 중 유기수은인 메틸수은은 만성독성증을 발생시킨다.

무기수은은 신장이나 간에 축적되어 각종 장해를 초래하는데 그 중에서도 신장세뇨관의 손상이 심하며, 소장이 침해되면 이질을 일으킨다. 특히, 수은증기는 폐포를 침해하여 뇌까지 손상을 입혀 뇌 기능장해를 초래한다.

유기수은은 무기수은과 달리 신장보다 주로 장에서 배출된다. 따라서 메틸수은이 대기를 통해 수중에 오염되어 어패류를 거쳐 사람에게 수은중독을 일으켰던 이른바 미나마따병(minamata disease)은 대표적인 예이다.

미나마따병의 주 증상은 뇌피질부의 위축을 일으켜서 손가락·입술·혀 등의 마비와 언어 및 보행장해를 수반하며, 연하곤란 및 청각과 시각의 장해도 일으킨다. 물론 이때에 다른 합병증이 수반하면 생명을 잃게 되는 수도 있다. 이때 알킬수은(alkyl Hg)은 임신부 태반을 통해서 태아로 옮겨가 선천성뇌성마비를 일으키거나, 염색체를 변이시켜 돌연변이(mutation)에 의한 기형아의 출산도 유발할 수 있다고 한다.

3) 카드뮴(Cadmium, Cd)

카드뮴은 아연광석 중에 탄소염이나 황화물로서 함유되어 있다. 아연정련을 통해 배출되어 물이나 흙을 오염시키는 경우도 있으나 주로 대기를 오염시키는 것은 금속 흄(hume)이다.

급성중독증상은 구토, 복통, 이질 등이 나타나며 기관지염이나 폐렴을 일으키고 만성적인 경우에는 취각신경의 마비와 폐기종 등을 일으키는 한편, 이로 인한 동맥경화증이나 고혈압증의 유발 요인이 되기도 한다.

특히, 아연 광산의 채광 과정에서 비산되는 카드뮴 흄이나 먼지 및 그 폐기물로 오염된 공기의 흡입이나 물·토양을 통해 동·식물(쌀 등)을 섭취하여 인체에 축적되면 이따이이따이병(itai-itai disease)에 걸리게 된다. 이 질환은 뼈 중의 칼슘(Ca) 대사가 저해 되므로 골(뼈)연화를 초래하여 심한 통증이 생기는 동시에 골절상을 보일 때가 많다. 이밖에도 카드뮴(Cd)의 오염은 유전자돌연변이의 유발원인으로나 발암원 및 생식기기능장해원인 등으로 작용하는 경우가 있으므로 중요시 된다.

4) 니켈(Ni)

기체상 니켈카르보닐 $Ni(CO)_4$ 가스는 대기오염보다는 주로 작업환경에서 그 피해를 볼 수 있고 질식, 오심, 구토 및 두통 등의 증상을 나타내며, 심할 경우에는 호흡촉진, 허탈(collapse) 상태에 빠져 사망하게 된다. 만성폭로나 대량의 급성폭로가 있을 때에는 비암이나 폐암이 유발 될 수 있다.

그리고 금속니켈가공장식품(가령 시계줄) 등이 피부에 접촉되면 땀에 의해 가용성염을 형성하게 되어 접촉성피부염이 발생된다.

5) 셀레늄(Selenium, Se)

셀레늄의 단체원소는 용해도가 낮으므로 비교적 해가 없지만, 그 산화물인 SeO_2, SeO나 할로겐 화합물 등 가용성인 것은 유해하며, 악취가 나는 SeO_2 가스나 유기성알킬셀레늄(alkylselenium)은 가장 유독하며 자극성이 강하다.

셀레늄에 의한 급성중독증으로는 코피, 기침, 현기증, 후두부종, 호흡곤란 및 전두부의 두통, 경련, 혈압강하 및 호흡불완전 등의 증상을 보인다.

6) 바나듐(Vanadium, V)

인체 생리에 미치는 바나듐의 영향으로 콜레스테롤(cholesterol), 인지질 및 지방분의 합성을 저해하거나 기타 다른 영양물질의 대사장해를 일으키기도 한다.

대기오염에서 문제가 되는 것은 오염도가 높은 대기의 흡입에 기인되는 만성적 폭로의 영향을 받게 되는 것이며, 고빈도의 만성기관지염과 순환기계통질병이 발생하고 특히, 이산화바나듐에 폭로된 근로자는 혈청콜레스테롤양이 평균 10% 저하되며 소화기·호흡기 장해, 기침, 폐출혈, 기관지염 및 신장장해 등의 증상을 보인다.

7) 크롬(Chromium or chrome, Cr)

크롬에는 인체에 유익한 3가크롬과 유해한 6가크롬이 있는데, 3가크롬은 당·지질대사에 절대적인 필수요소로서 인슐린(insulin)과 유관하여 당뇨병, 심장병, 동맥경화증에도 유효하고 혈 중의 콜레스테롤이나 지질의 양을 조절하기도 한다. 6가 크롬은 자극성이 매우 강하고 부식성도 있어 먼지나 미스트에 폭로되는 도금공에서는 비중격천공이 발생되며, 만성기관지염이나 발암증상의 전구증상을 나타내고, 간혹 일시적인 흡입으로도 피부염인 궤양을 일으키며 이로 인한 치사율도 5% 가량 된다는 보고가 있다.

8) 망간(Mangan, Mn)

급성중독증으로는 금속흄의 영향으로 오한과 금속열에 의한 고열을 보이고 결국에는 폐렴으로 변하며, 감염성폐렴과 달라 비점막 자극에 의한 비출혈이 특징이다.

만성중독증으로는 호흡기계통보다는 오히려 중추신경을 해치는 일이 특징인데, 간·뇌에 침해되어 정신장해, 기억 및 판단력상실, 환각, 망상 및 우울증상 등을 보이므로 급성중독증과 구별된다.

9) 아연(Zinc, Zn)

아연도 다른 금속류와 마찬가지로 정제할 때 혼합물로서 대기를 오염시키지만, 여기서 대기오염 측면으로 중요시 되어야 할 것은 아연화합물의 연소로 생긴 산화아연에 기인되는 금속흄(hume)이며, 이것은 직업병의 원인이 되어 망간에서 처럼 오한, 구토 및 고열 등이 특징이다.

4-4-2. 식물에 대한 피해

대기오염이 식물에 주는 영향은 민감하여 사람에 주는 영향보다 먼저 나타난다는 점에서 특히 주목된다. 식물에 주로 피해를 주는 대기오염물질 중에서 독성이 큰 순서로 나열하면 불화수소(HF), 염소(Cl_2), 아황산가스(SO_2), 이산화질소(NO_2), 일산화탄소(CO) 순이며 이외 암모니아(NH_3), 에틸렌(ethylene) 산소(O_2) 등이 있다.

1. 아황산가스의 피해

아황산가스가 식물에 미치는 영향은 급성이거나 만성이다. 식물이 아황산가스에 접촉하게 되면 잎 뒤쪽 표피 밑의 세포(parenchyma)가 피해를 입기 시작하여 계속 아황산가스와 접촉하게 되면 내의 세포(palisade)가 피해를 입게 되므로 마지막으로 잎 전체에 영향을 미치게 되어 세포가 죽게 되고, 그 부분은 시들게 되어 탈색되고 황갈색을 띄게 된다(히드록시술폰산과 황산에 의한 엽록소파괴).

아황산가스 피해 기전으로 첫째, 히드록시술폰산에 의한 독성이다. 즉, 기공으로 흡입된 아황산가스가 식물체 내에서 유기산 분해에 의해 생성된 알데하이드(HCHO)와 화합하여 히드록시술폰산($=C\begin{smallmatrix}OH \\ SO_3H\end{smallmatrix}$)을 형성하므로 엽록소가 파괴

[표 4-12 대기오염 물질에 의한 식물피해 현황]

오염물질 구분	SO_2	O_3	광화학 스모그 (PAN 등)	NO_2	불소(HF)	에틸렌	암모니아	염소·염화수소	황화수소
피해증상	회백색 반점 백화현상 맥간반점	회백색 반점 갈색반점	백색반점 잎의 밑부분이 은색~청색	갈색, 흑갈색 반점 맥간반점	황갈색 반점 (잎의 끝 또는 가장자리)	이상낙엽	갈색 초록색	엽록(흑) 반점 SO_2와 비슷	기저부와 가장자리가 마름
피해정도	왕성한 잎에 민감	고엽·성숙된 잎에 민감	성숙한 잎에 민감	젊은 잎에 민감	어린 잎(새잎)에 민감	고엽에 민감	어린잎에 민감	고목에 민감	어린잎에 민감

된다는 설이고, 둘째, 기공으로 흡입된 아황산가스가 식물체 내의 수분과 반응하여 황산으로 변하는데 이 황산에 의해 엽록소가 파괴된다는 설이다.

아황산가스는 거의 모든 식물에 유해한데 특히, 알팔파는 아황산가스(SO_2)의 지표식물로 이용되고 있다.

한편, 아황산가스의 침해를 입은 잎은 물을 빼앗기며, 건조되어 얇게 되고, 황갈색 내지 회백색으로 퇴색하여 반점이 생기며, 특히 활동이 왕성한 잎이 피해가 크다.

2. 오존 및 산화제(옥시단트)의 피해

오존은 먼저 식물 잎의 책상조직에 피해를 주어 회백색 또는 적갈색반점이 균일하게 확대되어 엽록소파괴, 조기낙엽현상 등을 일으킨다. 침엽수 잎의 끝부분은 갈색으로 변하고 흑반점(necrosis)이 일어난다. 시금치, 얼룩강낭콩, 토마토, 백송(白松) 특히, 담배는 오존(O_3)에 민감하다. 오존에 의한 식물의 피해기전은 강력한 산화작용으로 엽록소파괴, 동화작용억제, 효소작용저해를 일으키는 원인이라고 생각되고 있다. 오존은 0.2 ppm의 농도에서 2~3시간 접촉하면 피해를 일으킨다고 한다.

산화제나 불포화탄화수소를 포함한 스모그가 저농도일 때는 기공폐쇄로 흡수와 증산이 저하되고 생육을 감퇴시키며, 고농도가 되면 표피 밑부분이 은색 또는 청동색이 되어 세포를 파괴시키고 점차 잎의 전면으로 퍼진다.

3. 질소산화물의 피해

질소산화물이 식물에 접촉하면 엽록소가 갈색이 되어 잎의 내부에 갈색 또는 흑갈색반점이 생긴다. 질소산화물(NO_x) 농도가 0.5 ppm으로 10~12일간 유지되면 얼룩강낭콩이나 토마토 등의 식물의 성장은 감소된다.

4. 불소 및 그 화합물의 피해

불화수소(HF)는 식물기공을 통하여 잎의 내부에 들어가지만, 황산화물(SO_x)과는 달리 잎의 끝이나 주변으로 운반되어 축적되고, 일정량 이상 축적되어 탈수작용이 일어나 세포가 파괴된 부분은 건조하여 농갈색 내지 황갈색으로 변색한다. 불화수소는 매우 적은 농도에서 피해를 주며, 특히, 어린잎에서 현저하다. 메밀은 0.08 ppm에 6시간의 접촉으로 피해를 입는다.

4-4-3. 재산 및 물질에 대한 피해

1. 금속의 부식

철, 니켈, 구리, 아연, 마그네슘, 알루미늄 등의 금속은 대기오염물질인 아황산가스(SO_2), 황화수소(H_2S), 매연재(fly ash) 등에 의해서 부식된다.

금속이 녹스는 속도는 습도와 밀접한 관계가 있으며 습도가 80% 이상일 때 현저하게 증가되지만 빗물은 부식금속을 씻겨 주어 금속부식률을 감소시켜 주는 역할을 한다.

특히, 아황산가스, 황화수소, 매연, 습도, 연무질 등이 함께 존재할 때에는 아황산가스 단독으로 존재할 때 보다 금속의 부식 속도는 매우 빨라지며 수증기가 결합해 간판, 건축물, 철분, 동상, 생필품 등을 부식시키기도 한다.

2. 건축재료와 건축물

매연, 타르(tar) 및 점도가 높은 에어로졸(aerosol, 연무질)이 빌딩, 대리석 등의 표면에 흡착되어 세척과 청결이 어렵거나 건물을 부식시킨다($CaCO_3 + H_2SO_4 \rightarrow CaSO_4 + CO_2 + H_2O$).

예를 들면, 아황산가스는 각종 건축물, 예술품, 기념탑, 대리석, 석회, 시멘트, 슬레이트 등의 탄산염을 함유한 건축재료를 부식시킨다.

3. 도료(페인트)

도시의 대기오염물질인 아황산가스(SO_2), 황산(H_2SO_4), 미스트(mist), 타르(tar), 에어졸(aerosol) 등이 페인트 속의 보호막을 파괴하여 도시의 상호 간판과 건물 등의 도료를 손상시킨다.

납 성분을 함유한 주택용 도료는 황화수소(H_2S)와 반응하면 쉽게 검게 (PbS) 변색된다.

4. 피혁과 섬유

소량의 아황산가스는 가죽을 약화시키고, 황산인 경우 미량철분이 함유될 경우 철분이 촉매역할을 하여 가죽을 쉽게 손상시킨다.

그리고 양모, 면, 나일론 등의 각종 섬유는 황산화물이나 오존에 의하여 섬유색깔이 탈색 및 퇴색되며, 인장력이 감소된다.

5. 고무제품

오존과 같은 대기 중의 산화물질들이 고무의 균열 및 노화를 일으키므로 자동차 타이어와 전선피복 등에 피해를 일으키기도 하며, 고압선의 애자에 먼지가 축적되어서 전선피복 손상으로 누전을 일으킬 우려도 있다.

6. 유리 및 도자기

각종 공예품에 칠한 에나멜은 3년간은 내부금속을 보호하지만, 습기와 황산화물 등의 산성오염물질에 의해 외형이 변화된다.

7. 전자계산기(computer)

아황산가스(SO_2) 같은 도시의 산성물질은 컴퓨터회로의 부속품인 은과 구리의 접합면을 부식하여 전류저항을 크게 일으킨다.

8. 기타

안개와 매연 등의 오염물질이 혼합된 농연무와 광화학스모그가 발생하여 도로변에 시정장해와 가시거리 감소로 인하여 교통장애를 일으키기도 하고, 대기층에 오존층이 많으면 자외선의 양이 저하되며, 대기가 오염되면 일사량부족 및 태양복사량이 단절된다.

그리고 대기 중에 탄산가스량이 많아지면 태양광선 중 적외선을 강력하게 흡수하고, 지구에서 생성된 복사열 방산이 억제되므로 지구표면의 기온을 상승하여 온실효과를 일으켜 이상기후를 초래한다.

또한, 대기오염이 건강에 미치는 영향이나 동·식물과 생활환경에 미치는 피해를 경제적으로 평가하기는 곤란하겠으나 농산물, 임산물, 수산물 및 재산상의 피해의 경제적인 가치 평가는 가능할 것이다.

4-5. 지구환경문제 발생

4-5-1. 지구온난화

지구온난화라고 하는 것은 우주공간으로의 복사열이 적게 방사되어서 온도가 상승하는 경향을 말한다. 다시 말하면 태양으로부터 지구로 들어온 태양광선 중 약 2/3는 지표에 흡수되고 약 1/3은 재방사되는데 재방사 된 태양에너지가 탄산가스(CO_2) 의해 대기로 방출되지 못하고 일부는 탄산가스 층에 흡수되고 나머지는 지표로 환원됨으로써 탄산가스 층이 지구 위에 뚜껑을 덮은 격이 되어 우주

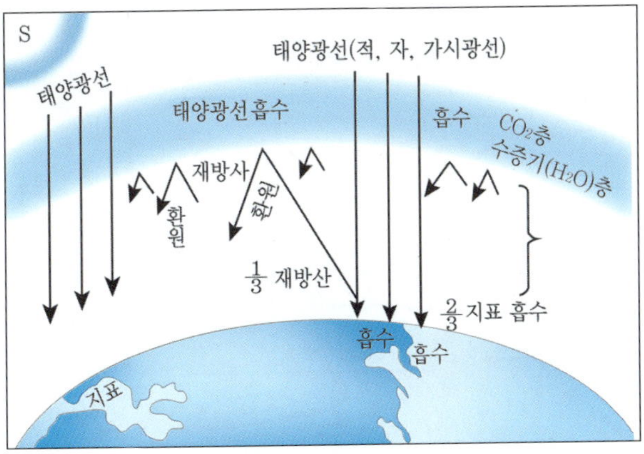

[그림 4-3 온실효과]

공간으로 빠져나가는 열(태양에너지)을 대기 내에 가두게 되고, 태양에서 지구로 오는 태양에너지는 영향을 받지 않게 되므로 지표부근의 대기온도를 점점 증가시켜 지구를 따뜻하게 하는 현상이 발생되는데 이를 온실효과(Green house effect)라고 한다(그림 4-3). 온실가스의 주범인 대기 중의 탄산가스 농도가 가속적으로 증가해 1760~ 1830년 이전까지는 280 ppm이었는데, 그 후부터 매년 1.5 ppm씩 증가해 2025년도 쯤에는 600 ppm으로 될 것이라고 보고된 바 있다. 그렇게 되면 지구의 평균온도가 산업혁명 이전보다 3±1.5℃ 상승하게 되어 지구온난화로 인하여 남극이나 북극의 얼음이 녹고, 만년설이 녹아 해수면이 약 30~40 m 가량 상승할 것이라고 예상하고 있다. 만일 해수면이 상승되면 남태평양, 인도양 등의 군도와 나일강 하류 삼각주, 중국, 방글라데시 국가들이 수몰될 것으로 환경과학자들은 예측한다. 그리고 현재의 농작물지대가 이동한다는 것이다. 즉, 지구평균온도가 상승하면 당연히 평균강수량이 증가해서 미국곡창지대에서 토양수분이 30~50% 감소해 현재의 농지는 황폐화되고, 북방에 있는 캐나다·소련 등에 새로운 곡창지대가 생길 가능성이 높다고 예측하고 있다. 또한 온난화에 의한 기온이나 해수온도의 상승에 의해 대기와 바다의 공기 이동이 미묘하게 변화하여 수분증발량이나 기류에 영향(예: 엘니뇨현상, 라니냐현상 등)으로 이상기상인 대홍수 및 가뭄을 오게 할 수도 있다.

특히, 온난화로 겨울철에도 월동이 용이해져 해충과 질병의 발생으로 농작물이나 인간, 동물의 질병발생률도 급격히 증가해질 것으로 예상된다.

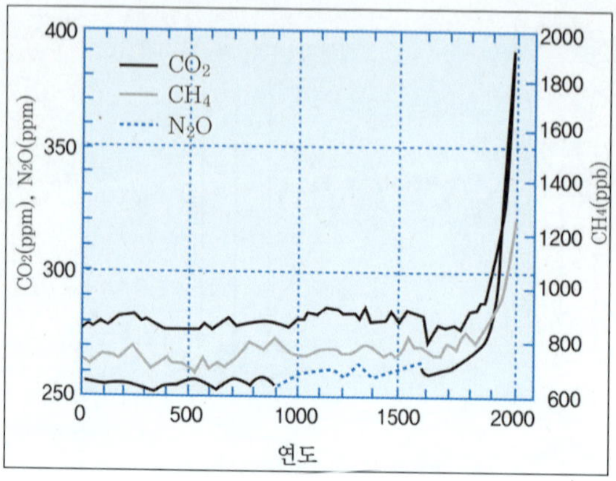

[그림 4-4 온실가스의 농도변화]

4-5-2. 열대다우림의 감소

삼림이 채벌된 열대지역에서는 내려진 비가 삼림에 흡수되지 않고 직접 하천으로 유출해 하천수위를 상승시키고, 지표면을 덮고 있는 식물이 없기 때문에 토사도 함께 하천에 흘러 들어가게 되므로 해양생태계에도 악영향을 미친다. 즉, 유출된 토사에 의해 산호초가 파괴되며 여기에 서식하는 생물들도 사멸하게 된다.

4-5-3. 산성비

산성비는 산성침전(acid deposition)이라고도 말하며 pH 5.6 이하인 비를 말한다. 자연상태의 빗물은 수소이온농도(pH)가 평균 5.6~6.5인데 이는 대기 중의 탄산가스(CO_2)와 수분과의 평형을 이루어서 내린 물을 비라고 말한다. 산성비 외에도 산성눈, 산성이슬 등으로 대기 중의 산성성분이 지상에 내려오는 모든 형태를 통상적으로 산성비라고 한다.

1. 산성비의 원인

1) 자연적 원인

해풍에 의한 바닷물의 비산(飛散), 생물학적 유기산의 형성, 질산과 유황을 함유하는 각종 광석의 산화, 화산 활동 등을 들 수 있다.

2) 인위적 원인

산업활동으로 인한 석탄·석유 등 화석연료의 연소가 산성비의 주된 원인으로 볼 수 있다. 석탄이나 석유는 산지에 따라 차이가 있을망정 모두 황을 함유하여 연료를 태울 때 황은 산화되어 아황산가스로 방출된다. 또한, 고온에서 연료를 태울 때 형성되는 공기 중의 질소가 산소와 반응하여 일산화질소 또는 이산화질소를 형성함으로써 중요한 산성대기오염물이 된다.

대기로 방출된 아황산가스와 질소산화물이 마지막으로 빗방울에 녹음으로써 황산과 질산이 되기 때문에 산성비가 생기게 된다.

영국의 화학자 스미스(Robert Angus Smith)가 1872년에 산성비(acid rain)란 용어를 처음으로 사용하였으며, 그 후 1962년에 카슨(Rachel Carson)은 그의 저서 침묵의 봄(Silent Spring)에서 독성비(poison rain)라는 용어를 사용하여 널리 알려졌고, 1967년에 스웨덴의 오던(Suante Oden)의 산성비에 관한 연구를 본격적으로 시작함으로써 오늘날에 이르게 되었다.

2. 산성비에 의한 피해

산성비에 의한 첫 번째 피해는 산림의 황폐이다. 산성비가 내리면 산성물질의 독성에 의하여 나뭇잎은 황색으로 변하고 점차 갈색이 되어서 떨어져버림으로 나무는 고사하게 된다.

두 번째 피해는 수질원의 산성화이다. 하천이나 호수 등의 수질원으로 산성비가 유입하면 물의 수소이온농도(pH)가 감소하여 산도가 증가하고, 카드뮴·납·아연·수은 등 중금속의 용해도가 증가함으로써 수중의 물고기가 독성의 영향을 직접 받을 수 있다. 또한, 수질원이 산성화가 되면 물고기의 먹이인 미생물의 종류나 수에 큰 변화가 생기면서 물고기 번식에 지장을 줄 수도 있다.

이외에도 산성비는 각종 문화재와 구조물을 부식시킴으로써 많은 피해를 일으키고 있다. 금속이나 대리석으로 만들어진 동상, 기념탑, 유적 등은 물론이고 건축이나 교량 등 구조물 재료로 많이 사용되는 시멘트도 산성비에 약하다.

4-5-4. 오존층 파괴

오존은 대류권(지상 11km 이내)에 전체 오존량의 10%가 존재하고 있으며 지표면에 가깝게 존재하는 오존량은 동·식물에게 해를 미칠 수 있기 때문에 적을수록 좋고, 오존 전량 중 90% 이상이 성층권인 지상 20~25 km 고도부근을 중심으로 오존층을 형성하고 있는데, 오존량은 지구대기의 1 ppm 정도이다.

지구를 둘러싸고 있는 성층권의 오존층은 지상의 모든 생물들을 해로운 자외선, 우주선 감마선으로부터 보호해 주는 역할을 하는 생물보호막이다. 그러나 냉장고 냉매, 플라스틱 포장지 제조, 스프레이 분무제, 전자제품의 세척 등에 사용되는 프레온가스(CFCs)가 대기 중에 방출되면 분해되지 않고 천천히 확산되어 오존층에 도달하면 프레온가스는 태양으로부터 조사되는 자외선에 의해 분해되어 염소원자가 발생되고 반응성이 강한 이 염소원자가 오존(O_3)을 산소로 전환시키면서 오존층을 감소시킴으로 오존층이 파괴된다. 할론(Halon) 역시 프레온가스보다도 오존층 분해능력이 강렬한 것으로 보고되어 있다.

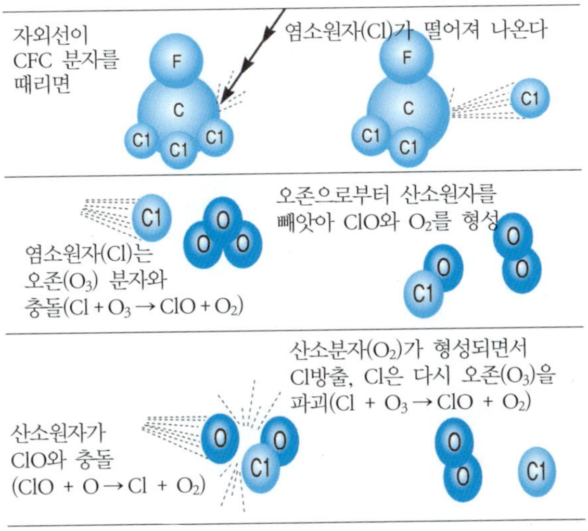

[그림 4-5 프레온(CFC)에 의한 오존층 파괴기전]

4-5-5. 사막화

사막화의 원인으로는 자연적인 것과 인위적인 것으로 나누어 생각할 수 있다. 첫째, 자연적인 요인으로는 대기 대순환 변화에 의하여 고기압대와 저기압대가 변동하여 고기압대가 상주하는 곳에서 비가 내리지 않아 사하라사막 같은 사막화현상이 일어난다는 것이다. 둘째, 인위적인 사막화의 요인으로서 최근 문제가 된 지구환경 문제와 밀접한 관계가 있다고 할 수 있다. 그 중에서 탄산가스 등의 온실효과가스에 의한 지구온난화현상이 지구사막화를 가속화시키는 원인으로 지적되고 또한, 가축의 방목, 무분별한 열대우림 등의 삼림파괴, 산성비 등이 토양을 산성화시킴으로써 사막화 현상을 발전시키는 원인이 되며 지금까지 사막이라는 일부지역의 문제에서 사막이 세계전체로 "확대된다"는 즉, 사막화(desertification)가 국제 문제화되고 있다.

4-5-6. 유해화학물질의 피해

현대의 급속한 화학 공업의 발달로 인하여 화학물질의 사용은 급증하게 되었다. 현재 전 세계적으로 개발된 많은 화학물질이 유해하여 발암물질(DDT 등)로 판명되었거나 우려가 되고 있다.

특히, 중금속을 비롯한 유독화학물질의 사용잔재물 및 이들 폐기물의 오염피해가 심각하며, 화학물질 생산공장의 잦은 안전사고로 인한 피해도 빈발하다.

또한, 금세기에 각국의 핵에너지의 개발확대로 인하여 핵무기의 위험성이 증대되고 있다.

4-5-7. 열섬현상

도시에서는 인구 밀집과 대기오염심화 그리고 불규칙한 지표로 인하여 공기의 이동이 적어 시골에 비해 바람이 적은 대신 공장, 화력발전소, 주택, 자동차 등에서의 열 방출량이 크고 또한, 태양복사열도 지붕이나 도로 등에서 반사되는 율이 크며 오염된 대기는 도시를 돔(dome)과 같이 덮어 자외선을 차단하고 열 방산을 방해하므로 주위의 시골보다 기온이 2~5℃나 높고, 비가 많이 오며, 안개가 자주 생기게 된다. 이러한 도시의 고온 현상을 소위 열섬효과(heat island effect) 또는 먼지지붕효과(dust dome effect)라고 하며 특히, 직경 10 km 이상의 도시에서 잘 나타나는 현상이다(그림 4-6).

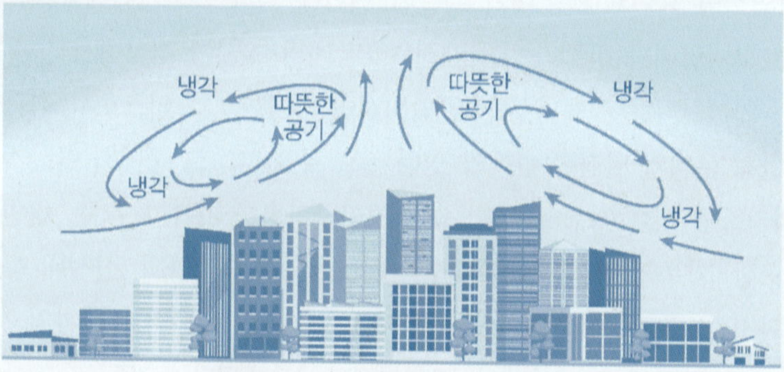

[그림 4-6 도시에서의 열섬현상]

4-6. 대기오염 방지대책

4-6-1. 오염원 대책

1. 배출시설의 대체 또는 폐쇄

오염물질을 배출하는 공정이나 활동은 직접 또는 간접적으로 피해를 주게 되므로, 그 가동을 중지 또는 다른 배출시설 등으로 대체하는 방안이 강구될 수 있다.

2. 배출원의 설치지역 규제

특정지역의 대기오염에 의한 영향을 최소화하기 위하여는 배출원을 분산시켜 설치하게 하거나 우리나라 대기환경기준에 부합되도록 대기오염물질배출량을 지역적으로 제한하는 방법이 있다.

3. 공정의 개선

1) 연료 및 원료의 변경

공정상 배출되는 오염물질을 저감하기 위하여 단순히 오염물질을 적게 배출하는 연료 또는 원료를 사용하는 방법으로 고황유를 저황유로 대체한다거나, 자동차의 액체연료를 기체연료(LPG, LNG)로 대체하는 것 등이다.

2) 공정 및 시설의 변경

오염원 관리에 필요한 배출시설이나 공정을 변경하여 오염물질을 저감시킬 수 있으며, 경우에 따라서는 공정상 몇 가지의 작업조건을 변경함으로써 오염물질의 배출량을 크게 줄일 수 있다.

3) 공정개선

각 공정을 면밀히 분석하면 오염물질의 배출을 줄일 수 있는 방안을 모색할 수 있다.

만일 어떤 공정에서의 대기오염물질량이 기대치 보다 예상 외로 많다면 공정이나 시설을 현대화 하거나 유지관리를 보다 효율적으로 수행함으로써 이를 개선할 수 있다.

[표 4-13 우리나라 대기환경 기준]

항 목	기 준	측정방법
아황산가스(SO_2)	연간 평균치 0.02 ppm 이하 24시간 평균치 0.05 ppm 이하 1시간 평균치 0.15 ppm 이하	자외선형광법
일산화탄소(CO)	8시간 평균치 9 ppm 이하 1시간 평균치 25 ppm 이하	비분산적외선분석법
이산화질소(NO_2)	연간평균치 0.03 ppm 이하 24시간 평균치 0.06 ppm 이하 1시간 평균치 0.10 ppm 이하	화학발광법
미세먼지(PM-10)	연간 평균치 50 $\mu g/m^3$ 이하 24시간 평균치 100 $\mu g/m^3$ 이하	베타선 흡수법
초미세먼지(PM-2.5)	연간 평균치 15 $\mu g/m^3$ 이하 24시간 평균치 35 $\mu g/m^3$ 이하	중량농도법 또는 이에 준하는 자동측정법
오존(O_3)	8시간 평균치 0.06 ppm 이하 1시간 평균치 0.1 ppm 이하	자외선광도법
납(Pb)	연간평균치 0.5 $\mu g/m^3$ 이하	원자흡광광도법
벤 젠	연간평균치 5 $\mu g/m^3$ 이하	가스크로마토그래피법

비고 1. 1시간 평균치는 999천분위수의 값이 그 기준을 초과하여서는 아니되고, 8시간 및 24시간 평균치는 99백분위수의 값이 그 기준을 초과하여서는 아니 된다.
2. 미세먼지(PM-10)는 입자 크기가 10 μm 이하인 먼지를 말한다.
3. 미세먼지(PM-2.5)는 입자의 크기가 2.5 μm 이하인 먼지를 말한다.

4. 방지시설의 설치

대기오염물질을 저감시킬 수 있는 대기오염방지 시설을 설치하여 정상가동하여야 한다.

4-6-2. 광화학스모그 대책

광화학오염에 대한 대책을 수립하기 위해서는 기본적으로 오염발생에 관여하는 여러 인자의 변동에 따라 오염의 발생을 예측할 수 있는 모델(model)을 개발하는 등 다음과 같은 대책을 수립하여 시행한다.

1) 광화학스모그의 모델화 및 대책 기구의 조직
2) 각종 오염원인 물질별 개별 대책
(1) 질소산화물(NO_x) 대책 → 고정발생원에 대한 배출규제의 실시(총량규

제), 이동발생원(주로 자동차배기가스) 대책

(2) 탄화수소(HC) 대책 → 고정발생원에 대한 탄화수소류 배출억제대책, 자동차의 탄화수소류 배출방지대책(증발가스, 블로우바이 가스 등)

3) 오염원에 대한 대책 → 오염물질 배출억제를 위한 기술적 대책, 자동차의 정비점검 및 교통규제 수단의 실시

4-6-3. 가스 및 입자상 물질에 대한 대책

1. 아황산가스(SO_2) 대책

아황산가스를 저감하기 위하여 연료의 황 함량을 감소시키든지(저황연료사용, 석탄 및 석유탈황), 아니면 배출가스로부터 아황산가스를 제거(배출가스탈황)하여야 한다.

2. 질소산화물에 대한 대책

질소산화물은 주로 연소과정 중에 생성되거나, 탄화수소 연료 내에 화학적으로 결합되어 있는 질소 즉, 연료질소(fuel nitrogen)에 의해서 생성된다. 질소산화물은 연소를 통제(저과잉공기연소법, 2단연소법, 배출가스 재순환법, 연소기개량법 등)하여 감소시키거나 배출가스 내의 질소산화물을 제거함으로써 통제할 수 있다.

3. 먼지대책

배출원에서 발생되는 먼지배출량을 저감시키기 위한 방법으로는 도로포장, 차량통행제한, 방진망설치, 화학약품, 기름 또는 물살포, 방지시설의 시설 및 개수, 도로청소, 연소효율개선, 경유차량포집기부착 등을 들 수 있다. 그리고 먼지나 매연이 발생하여도 연도나 굴뚝에서 방출하기 직전에 제진장치를 설치하여 이것을 제거할 수가 있다.

4. 매연대책

대체로 매연의 농도는 그림에서 보는 바와 같은 링겔만비탁도(Ringelmann chart)를 이용하여 측정하게 된다. 즉, 굴뚝에서 배출되는 검은 연기의 색도를 기준하여 매연에 의한 오염을 모니터링(monitoring)하는 것이다.

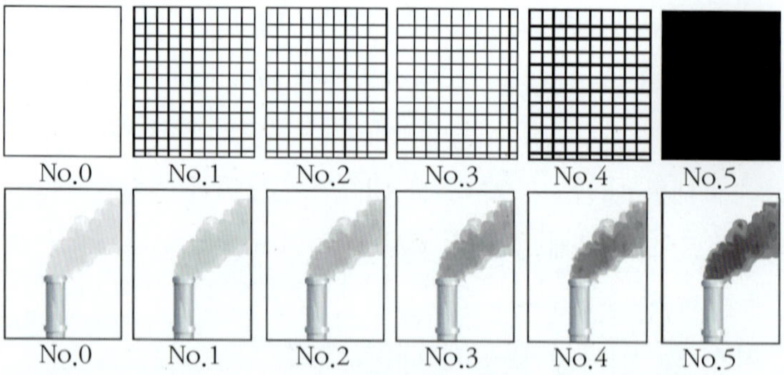

chart번호	흑색의 폭	백색의 폭	백색의 부분	매연농도
No.0(0도)		전부 백색	100%	0%
No.1(1도)	1.0mm	9.0mm	80%	20%
No.2(2도)	2.3mm	7.7mm	60%	40%
No.3(3도)	3.7mm	6.3mm	40%	60%
No.4(4도)	5.5mm	4.5mm	20%	80%
No.5(5도)	전부 흑색		0%	100%

[그림 4-7 링겔만 비탁도(Ringelmann's chart)]

매연을 적게 배출하려면 연료의 양질화가 필요하며, 동시에 배출시설의 개선이나 굴뚝의 높이 조절(건물의 2.5배 이상) 및 굴뚝 내부에 매연 덩어리 제거를 위한 살수장치(spray equipment) 등을 해주어야 한다.

4-6-4. 자동차 배출가스 대책

자동차로 인한 주요 대기오염물질들은 널리 알려진대로 휘발유 차량에 의하여 배출되는 일산화탄소, 질소산화물, 탄화수소 등이 있으며, 경유차량의 경우에는 이 세 가지 오염물질 이외에 매연이 크게 문제되고 있다. 그러나 매연의 발생원인으로 자동차 엔진이나 부속품만이 아닌 연료의 품질, 저장 및 수송관리, 정비불량, 과적, 도로망 시스템도 매연발생의 주요 원인이 되고 있다.

지금까지 자동차배출가스저감기술은 엔진 내에서의 방지기술로서 공연비제어, 흡·배기계통의 엔진개선 등의 방법이 있다.

그 밖에도 옥탄(octane)이 향상제인 기존의 4-에틸납(TEL: tetraethyl lead) 대신 MTBE(methyl tertiary butyl ether) 등 함산소화합물의 첨가제를 첨가하여 증진시킨 납성분이 함유되지 않은 무연휘발유를 필히 사용해야 하며, 신규제작차의 배출가스허용기준과 검사기준을 강화해야 하고 이를 위하여 저공해자동차 즉, LPG, LNG 혼소장치와 전기자동차, 수소자동차 등을 실용화하도록 한다. 특히, 경유자동차에 대하여는 보다 개선된 저공해 엔진을 부착토록 유도하고, 노후화로 인한 폐차유도화가 필요하다. 또한, 시내버스의 고출력화를 추진한다. 그리고 운행 중인 자동차에 대한 배출가스처분기준 및 단속지침을 제정하여 상설단속반으로 하여금 자동차 배출가스를 단속해야 하며, 무엇보다 차주, 기사, 승객 모두가 자동차 배출가스 저감에 상호관심을 가지고 노력하는 마음이 필요하다.

참고문헌

1. 유영식, 대기환경학, 대학서림, 2005
2. 서광석, 신대기오염개론, 대학서림, 2010
3. 서광석, 환경학, 대학서림, 2013
4. 서광석, 대기오렴제어공학, 화수목출판사, 2014
5. 한국도시환경학회, 인간과 환경, 대학서림, 2019
6. 이두호 외, 인간환경론, 나남, 1993
7. 김광렬 외, 인간과 환경, 화수목출판사, 2015
8. 환경교재연구회, 환경학개론, 자유아카데미, 2000
9. 조광명, 대기오염, 청문각, 1971
10. 서광석, 환경보건학, 구미서관, 2015
11. 환경부, 환경백서, 2019
12. Perkins H.C., McGraw, Air pollution, McGraw Hill, Inc, 1974
13. Enviromental Criteria, 1,2,3,8,13, WHO Geneva, 1979
14. Stern, A.C., Air pollution Ⅰ~Ⅷ, Academic Press, INC., 1986
15. Upham, J.B.J., Air pollution control Assoc. 17, 1967
16. Urone, P., Air pollution 3rd, Academic Press, 1986
17. Wark, K., and C.F. Warner, Air pollution: It's origin and control, 2nd Ed., Harper & Row, New York, 1981

5 소음과 진동

5-1. 소음(Noise)

5-1-1. 소음의 정의

소음이라 함은 일반적으로 "원치 않는 음" 혹은 "바람직하지 않는 음", "불유쾌하게 느껴지는 음"으로 그리고 소음·진동규제법에서는 소음·진동에 대한 정의를 각각 기계, 기구, 시설 기타 물체의 사용으로 인하여 발생하는 강한 소리와 강한 흔들림으로 한정하여 규제 범위를 정하고 있다.

5-1-2. 소음의 단위

1. 주파수(frequency)

소리는 공기와 같은 매체를 통하여 전달되는 소밀파 또는 압력파이다. 이 압력파는 음압변화에 따라 변하며 압력이 제일 높은 곳(마루)과 다음의 제일 높은 곳(마루) 간의 거리를 파장 λ(m)라고 하며, 1초 동안에 발생하는 공기의 압력변화의 수 즉, 통과하는 마루 또는 골의 평균수를 그 소리의 주파수라고 부른다.

이 주파수의 단위는 헤르츠(Hz: Cycle/sec)이다. 주파수 f = (Hz)는 다음과 같은 식으로 나타낼 수 있다.

$$f = c / \lambda [Hz]$$

여기서 c: 음속(m/sec), λ: 파장(m)

2. 음압(Sound pressure)

일반적으로 소리가 들린다는 것은 공기의 압력변화가 인간의 귀고막에 가해졌을 때 소리가 들린다고 한다. 이와 같은 압력은 음압(sound pressure)이라고 하며, 표기기호는 P, 단위는 N/m^2이다. 인간이 소리라고 감지할 수 있는 가장 작은 소리의 음압은 $2\times10^{-5}(N/m^2)$ 또는 $0.0002(dyne/cm^2)$이다.

3. 음의 세기(sound intensity)

음의 세기는 음의 진행방향에 직각인 단위면적을 통하여 단위시간에 흐르는 음에너지를 말하며, 그 표기기호는 I, 단위는 W/m^2이다. 음의 세기 기준값은 $10^{-12}W/m^2$이다.

4. 데시벨(dB: decibel)

소음크기 등을 나타내는 단위로서 주파수와 우리 인간의 청각기관의 특성을 고려하여 만든 것이다. 우리 인간의 청각기관은 1,000Hz에 대한 강도와 그 이하의 주파수 그리고 그 이상의 주파수 영역에서 동일한 소리의 크기에 대한 느낌이 다르다. 다시 말하면, 1,000Hz의 소리보다 그 이하와 그 이상의 주파수의 소리는 약간 작게 들린다.

따라서 소음을 평가할 때 소리크기에 대하여 이와 같은 성질을 고려한 값에 의해 평가하여야 하기 때문에 소음측정기 내에서 특별한 회로 중 청감보정회로를 넣어 인간의 귀로 느끼는 소음크기를 소음측정기가 지시하도록 한 값의 단위가 dB(A)이다.

5. 음의 세기레벨(sound intensity level: SIL)

$$\text{SIL} = 10\log\left(\frac{I}{I_0}\right)dB$$

여기서 I_0: 정상청력을 가진 사람의 최소가청음의 세기($10^{-12}W/m^2$)

I: 대상음의 세기

6. 음압레벨(sound pressure level: SPL)

$$\text{SIL} = 20\log\left(\frac{P}{P_0}\right)dB$$

여기서 P_0: 정상청력을 가진 사람이 1,000(Hz)에서 가청 할 수 있는 최소 음압 실효치(2×10^{-5}N/m)

P: 대상음의 음압실효치

7. 음향파워레벨(sound power level: PWL)

$$\text{PWL} = 10\log\left(\frac{W}{W_0}\right)dB$$

여기서 W_0: 기준음향파워(10^{-12}W)

W: 대상음원의 음향파워

8. 음의 크기레벨(loudness level: LL)

감각적인 음의 크기를 나타내는 양으로 임의의 음에 대한 음의 크기레벨인 폰(phon)이란 그 음을 1,000Hz 순음의 크기와 평균적으로 같은 크기로 느끼는 1,000Hz 순음의 음의 세기레벨로 나타낸 것이다.

1,000Hz 순음에 대한 음의 세기레벨(또는 음압레벨)은 폰(phon)치와 같으며 그 표기 기호는 LL, 단위는 phon이다.

9. 음의 크기(soundness: S)

1,000Hz 순음의 음세기레벨 40dB음의 크기를 1손(sone) 즉, 1,000Hz 순음 40phon을 1손(sone)으로 정의하며 그 표기기호는 S, 단위는 sone이다. 인간의 감각에서 대체로 10phon 크기가 되면 소리의 크기는 2배가 된 것으로 느껴지므로 감각에 맞춤 손(sone) 척도가 고안되었다. Phon 수를 P라 하면 다음 식으로 sone수 S를 구할 수 있다.

$$S=2^{(p-40)/10}(\text{sone})$$

10. 청감보정회로(weighting network)

임의 종류의 소음이 발생하고 있을 때 그 소리에 대하여 인간의 감각적인 크기를 측정한다는 것은 어렵다. 그러나 등감곡선에 가까운 보정회로를 사용한 소음계로서 측정하면 근사적으로 소리의 감각적인 크기를 알 수 있다. 실제로 소음계에는 40, 70, 85(phon)의 등감곡선에 유사한 감도를 나타내도록 주파수 특성이 보정되어 있어 이것을 각각 순대로 A, B, C 특성이라고 부른다. 소음측정은 일반적으로 A특성을 사용한다. 우리 귀의 감각량과 아주 가까운 것은 A특성이며 주로 소음규제법에서 채용되고 있다. C특성은 거의 평탄한 주파수 특성임으로 주파수 분석을 할 때 사용한다.

5-1-3. 소음 발생원

소음이 발생되는 배출시설은 공장, 교통, 항공, 생활소음 등이 있다. 소음종류는 크게 공장소음, 교통소음, 생활소음 그리고 건설소음과 항공기소음으로 분류할 수 있다.

5-1-4. 소음의 생체작용

1. 청력에 대한 장해

소음에 의한 청력장해 요인은 소음의 음압수준, 주파수, 폭로시간, 하루의 폭로 회수, 소음작업장에서 근속기간, 개인 감수성에 따라 달리 나타난다.

1) 일시적 청력장해

전형적인 공장소음의 경우에는 4,000~6,000Hz에서 일시적 난청이 발생하며, 청력손실의 대부분은 폭로된 지 2시간부터 발생하여 작업이 끝날 무렵 20~30dB(A) 손실을 초래하고 회복된다.

2) 영구적 청력장해

소음작업자의 영구적 청력손실은 3,000~6,000Hz의 범위에서 나타나고 4,000Hz에서 가장 심하며 이를 직업성 난청 또는 C_5dip현상이라고 부른다. C_5dip이란 소음난청자의 청력검사시에 5번째의 주파수(4,096Hz) 부근에서 청력

저하가 심하게 나타남을 의미한다. 100dB(A) 이상의 직업성 소음 폭로에 따른 청력손실은 4,000Hz에서 5~10년 후에 최고치를 보이며 그 이후에 있어서 청력 손실의 정도는 연령에 의한 생리적 손실에 달려 있다. 일반적으로 하루 8시간 85dB(A)이상 10년 이상 장기간 계속 소음에 폭로될 때 직업성 난청이 발생된다.

2. 대화방해

500Hz 이상의 소음성분이 주로 대화를 방해하며 이는 소음의 음폐현상에서 비롯되고, 음폐현상이란 어느 두 가지 음이 서로 방해가 되어 대화가 듣기가 어려운 현상을 말한다.

3. 일반생리적 기능장해

혈압·맥박·발한증가, 전신근육긴장, 소화장해 등이 일어나며 50~60dB에 폭로되면 위액분비가 감소된다.

4. 불쾌감

회의실 30dB(A), 사무실과 가정 50dB(A), 옥외는 배경음보다 10dB(A) 이상이면 불쾌감을 초래한다. 듣는 사람의 여러 조건과 상황에 따라 달라지므로 물리적 측정치를 산출하기 어렵지만 단속음과 불쾌한 음색을 가진 소음일수록 더욱 불쾌감을 준다.

5. 작업능률저하

소음 때문에 주의력이 떨어져 작업능률저하라는 2차적 장해를 초래한다.

6. 수면방해

야간 소음은 피로감과 불쾌감을 유발하며 급기야는 수면을 방해(40~60pone 이상)하여 불면증을 일으키기도 한다.

[표 4-14 우리나라 소음환경기준]

(단위: Leq dB(A))

지역구분	적용대상지역	기준	
		낮(06:00~22:00)	밤(22:00~06:00)
일반지역	"가" 지역	50	40
	"나" 지역	55	45
	"다" 지역	65	55
	"라" 지역	70	65
도로변 지역	"가" 및 "나" 지역	65	55
	"다" 지역	70	60
	"라" 지역	75	70

비고

1. 지역구분별 적용대상지역의 구분은 다음과 같다.
   가. "가" 지역
      (1) 「국토의계획및이용에관한법률」 제36조제1항제1호라목에 따른 녹지지역
      (2) 「국토의계획및이용에관한법률」 제36조제1항제2호가목에 따른 보전관리지역
      (3) 「국토의계획및이용에관한법률」 제36조제1항제3호 및 제4호에 따른 농림지역 및 자연환경보전지역
      (4) 「국토의계획및이용에관한법률시행령」 제30조의 제1호가목에 따른 전용주거지역
      (5) 「의료법」 제3조제2항제3호마목에 의한 종합병원의 부지경계로부터 50미터 이내의 지역
      (6) 「초·중등교육법」 제2조 및 「고등교육법」 제2조에 따른 학교의 부지경계로부터 50미터 이내의 지역
      (7) 「도서관법」 제2조 및 고등교육법 제2조에 따른 학교 부지경계로부터 50미터 이내의 지역
   나. "나" 지역
      (1) 「국토의계획및이용에관한법률」 제36조제1항제2호나목에 따른 생산관리지역
      (2) 「국토의계획및이용에관한법률시행령」 제30조제1호나목 및 다목에 따른 일반주거지역 및 준주거지역
   다. "다" 지역
      (1) 「국토의계획및이용에관한법률」 제36조제1항제1호나목에 따른 상업지역과 같은 항 제2호다목에 따른 계획관리지역
      (2) 「국토의계획및이용에관한법률시행령」 제30조제3호다목에 따른 준공업지역
   라. "라" 지역
      「국토의계획및이용에관한법률시행령」 제30조제3호가목 및 나목에 따른 일반공업지역 및 전용공업지역
2. 도로라 함은 1종렬의 자동차(2륜자동차를 제외한다)가 안전하고 원활하게 주행하기 위하여 필요한 일정 폭의 차선을 가진 2차선 이상의 도로를 말한다.
3. 이 소음환경기준은 항공기소음·철도소음 및 건설작업 소음에는 적용하지 아니한다.

5-1-5. 소음관리

일반적인 소음방지기술은 음원대책과 소음전파방지대책으로 크게 나눌 수 있다. 음원대책은 소음발생을 저감시키는 방법, 소음기(消音器)를 사용하는 방법, 차음 및 흡음에 의해 소음원을 밀폐하는 방법이 있으며, 소음전파방지대책으로 음원

과 거리를 크게 할 것, 소음방향을 변하게 할 것, 울타리를 세울 것 그리고 수목을 심는데 수목은 원거리일 때 효과가 있다.

편의상 소음원별로 크게 구분하여 공장소음, 교통소음, 생활소음, 항공기소음으로 분류하여 이에 대한 저감대책을 살펴보면 다음과 같다.

1. 공장소음저감대책

공장소음을 근본적으로 해결하기 위해서는 토지 이용의 적정화를 통한 소음배출원과 주거지역의 분리가 이루어져야 한다. 또한, 저소음기계류의 개발과 소음방지시설의 기술개발 및 투자확충 등도 활발히 이루어지도록 노력하여야 할 것이다.

2. 교통소음저감대책

자동차 및 철도 등 교통량의 급격한 증가로 소음문제가 날로 심각해지고 있다. 이에 따라 교통기관으로 인하여 발생하는 소음을 규제할 필요가 있는 지역을 교통소음규제지역으로 지정하고, 규제지역 내에서는 자동차 경음기의 사용금지, 속도제한, 우회명령 등 필요한 조치를 취할 수 있도록 해야 한다.

3. 생활소음저감대책

생활소음은 우리의 생활영역에 다양하게 분포되어 있는 소음원에 기원된 것으로서 어느 분야보다 대국민 홍보가 필요한 분야이다. 따라서 대도시지역의 정온한 생활환경을 조성하기 위하여 확성기, 소규모공장 및 건설공사장 등을 규제하며 규제기준 초과시 소음방지시설 설치, 작업시간 조정 등 소음 저감대책을 강구해야 한다.

4. 항공기소음대책

항공기는 이착륙 시 많은 동력이 소요되며, 기기의 운전부하량 변화가 많아 소음이 배출되어 인근지역에 심한 소음피해를 가져다준다. 이에 따라 일반주민이 상주하는 공항주변지역의 항공기소음 현황을 파악하기 위하여 김포공항 등 국내

주요 5개 공항에 항공기 소음측정망을 설치하여 지속적으로 소음도를 측정하고, 그 자료를 국토교통부 등 관계기간에 송부하여 항공소음정책의 기본 자료로 활용해야한다.

또한, 환경부는 소음대책이 미미한 국내선 공항 및 군용항공기지에 대한 소음개선 대책이 마련되어야 한다.

5. 층간소음대책

층간소음이란 건물 위층 아래층간 또는 옆집간의 벽이나 바닥을 통하여 공기로 전파되는 소음이다. 층간소음이 문제되는 이유는 일방적으로 피해를 보는 입장을 가해자는 모르는 경우가 많으며, 법적으로 해결하려고 해도 현재로서는 정책상으로 해결하기 어려운 측면이 있기 때문에 날이 갈수록 문제는 더욱 심화되고 있다. 층간소음은 누구나 피해자 및 가해자가 될 수 있기 때문에 이웃간 서로의 이해와 배려, 노력이 무엇보다 중요하다. 아울러 환경부에서 정책적으로 근본적으로 해결할 수 있는 법적 방안 등을 강구해야 한다.

5-2. 진동(Vibration)

5-2-1. 진동의 정의

진동(振動)이라 함은 소음·진동규제법상 정의에 의하면 "기계, 기구, 시설, 기타 물체의 사용으로 인하여 발생하는 강한 흔들림"을 말한다. 이것은 인위적인 기계와 기구류의 사용으로 인하여 지반이나 건축물이 전후, 상하, 좌우방향으로 흔들리는 것을 말하는데, 주로 공기의 진동을 매체로 하여 전달되는 것과 지반진동(地盤振動)을 매체로 하여 전달되는 것이 주된 것으로 소음을 수반하는 것이 보통이다. 이러한 진동을 인간이 느낄 수 있는 주파수의 범위는 약 0.1~500Hz인데, 인체에 악영향을 주는 공해로서 문제가 되는 주파수 범위는 1~90Hz의 진동이다.

문제가 되는 진동은 전신진동의 경우 2~1,000Hz, 국소진동의 경우 8~500Hz

이며, 공명은 외부에서 발생한 진동에 맞춰서 생체가 진동하는 성질로서 상체는 5Hz, 두부와 견부는 20~30Hz, 안구는 60~90Hz에 공명한다.

5-2-2. 진동의 단위

1. 변위진폭(displacement)

변위의 최대진폭을 A_0로 표시할 때 눈으로 보는 진동의 변위량은 $2A_0$이며, 통상 진동계의 진폭 표시도 $2A_0$이다. 그 표기 기호는 D 또는 A_0, 단위는 m, cm, mm, μm이다.

2. 속도와 가속도 진폭

속도진폭은 단위 시간당의 변위량으로 나타내며, 그 표기 기호는 U, 단위는 m/sec, cm/sec, mm/sec이다.

가속도진폭은 단위 시간당의 속도 변위량으로 나타내며, 그 표기기호는 A, 단위는 m/sec^2, cm/sec^2, mm/sec^2이다.

3. 진동가속도레벨(vibration acceleration level: VAL)

진동가속도레벨을 다음 식으로 나타내며, 단위는 dB이다.

$$VAL = 20\log_{10}\frac{a}{a_0}$$

여기서, a: 가속도진폭의 실효치(m/sec)

a_0 기준가속도진폭의 실효치($10^{-5}m/sec^2$)

일반적으로 진동표준은 인간이 겨우 느낄 정도 즉, 진동가속도 레벨이 60(dB)이 되는 양으로서 기준치를 설정하고 있다.

5-2-3. 진동의 발생원

진동은 기계, 기구의 사용으로 인한 강한 흔들림을 의미하며 주로 지반을 통하여 건축물에 전파되어 건물내에 2차소음을 발생시키는 것이 보통이다.

진동을 발생원별로 살펴보면 공장진동(왕복기계, 회전기계, 충격력발생기계), 교통진동(대형차량, 기차, 항공기, 불량도로), 건설작업진동(발파작업, 지반개량작업, 항타작업) 등으로 크게 나누어 볼 수 있다.

5-2-4. 진동의 생체작용

1. 진동의 장해

1) 전신진동의 장해

자율신경장해, 말초혈관수축, 혈압상승, 맥박증가, 피부의 전기저항저하, 내분비계영향(17-ketosteroid 배설감소), 월경장해, 위장장해, 내장하수증, 척추이상 등을 초래한다.

2) 국소진동의 장해

주로 손가락과 손에 나타나며 자동톱, 공기햄머, 전동식연마기를 사용할 때에 특히, 추운 환경에서 레이노병 또는 레이노 현상(Raynaud's Disease or Raynaud's phenomenon)이 일어난다.

레이노 현상(Raynaud's phenomenon)이란 압축공기를 이용한 여러 가지 전동공구를 사용하는 근로자들의 손가락이 창백해지는 현상으로 일명 손가락이 죽어 가는 증상(dead finger) 또는 백납(지)병(백색수지증, white finger disease)이라고도 한다. 이 현상은 추위에 폭로되면 더욱 악화되며 공구 사용법, 공구의 진동속도, 폭로시간, 개인의 체질 등이 문제된다. 이외에도 뼈 및 관절의 장해와 내분비계 및 기타 장해를 일으키기도 한다.

진동에 대한 평가는 소음진동규제법에 따라 1Hz 이하의 진동에 폭로될 때는 누구나 불쾌감을 느끼고, 100Hz 이상의 진동은 피부에 작용되므로 작용 부위에 국소 장해를 초래한다고 한다.

5-2-5. 진동 방지대책

진동 방지책은 발생원 대책과 전파방지대책으로 크게 구분할 수 있다.

1. 발생원 대책

1) 탄성지지시설 설치

단조기, 프레스 등의 충격진동 발생원에 탄성을 지닌 스프링, 고무계통의 재질을 사용하여 지지대를 설치하여 진동을 완충시키는 방법이다.

2) 진동방지시설 설치

기계의 카바, 닥트 등 진동을 전파시키는 면적이 넓고 엷은 판상의 부분에 방진재료(고무, 아스팔트)를 도포(塗布) 또는 접착하여 진동을 제어하여 음의 방사를 감소시키는 방법이다.

2. 전파방지대책

1) 방진구(防振溝) 시설설치

진동의 지면파를 감쇄하기 위하여 도중에 도랑이나 지중벽, 파일 등 방진구 시설을 설치하는 방법이다.

2) 배관진동 절연장치설치

설비기계의 닥트나 파이프 등을 따라 전파되는 진동을 방지하기 위하여 기계와의 저복부 또는 배관 등에 조인트(flexible jointer, expansion jointer) 등을 사용하여 진동전달을 방지하는 방법이 있다.

이외 진동배출시설을 설치하고자 할 때는 진동방지시설의 설치를 의무화해야 한다. 또한, 배출시설설치 허가를 받는 진동배출업소에 대하여는 진동배출허용기준을 준수하도록 지도·단속을 철저히 하고 특히, 민원대상이 되고 있는 주택가의 공장에 대하여는 진동방지시설을 설치하도록 하는 등 대책을 강구해야 한다.

참고문헌

1. 서광석, 환경학, 대학서림, 2013
2. 서광석, 최신환경위생학, 대학서림, 2007
3. 한국도시환경학회, 인간과 환경, 대학서림, 2019
4. 이두호 외, 인간환경론, 나남출판사, 1993
5. 김광렬 외, 인간과 환경, 화수목출판사, 2015
6. 환경부, 환경백서, 2019
7. 安全工學協會編, 騷音·振動, 海文堂, 1982
8. 山下充康 외, 騷音工學, コロナ社, 1989
9. F.E. Richart, etal., vibration of soils and foundations, Prentice-Hall, Inc, 1979
10. C.M. Harris, Acoustical Measurements and Noise Control, Mcgraw Hill, 1991

6 악 취

6-1. 악취의 개념

악취는 감각적 공해이며, 후각을 통하여 느끼는 좋은 것과 나쁜 것을 포함하는 냄새 중에서 불쾌감을 주는 냄새를 악취라고 지칭한다. 우리나라는 2004년 2월에 악취방지법을 제정하여 "황화수소, 메르캅탄류, 아민류 기타 자극성 있는 기체상 물질이 사람의 후각을 자극하여 불쾌감과 혐오감을 주는 냄새"로 정의하고 있다.

이러한 악취물질은 여러 가지 성분이 혼합된 상태로 존재하면서 사람의 후각을 자극하여 사람의 쾌적한 정서생활과 나아가 건강에 피해를 주는 나쁜 냄새를 의미한다.

심리적으로 냄새는 장소와 시간에 따라 다른 효과를 준다. 즉, 직장에서는 견딜 수 있는 냄새도 자기 집에서는 싫게 되는 수가 있으며, 갓 구운 빵의 냄새는 좋아도 제빵공장 근처에 사는 사람이 24시간 그 냄새를 맡기 싫어하는 경우도 있다. 악취는 주로 기분을 나쁘게 하는 심리적 효과를 주지만 때로는 구역질과 같은 육체적 고통을 주기도 한다.

즉, 한 물질에 관하여 증기압, 용해도, 자외선의 흡수, 자외선에 대한 반응, 라만 효과 및 흡착 등의 정도로서 냄새를 구분하는 것인데 예외의 물질이 항상 존재하기 때문에 절대 척도라 할 수는 없다.

물질에 따라 그 냄새가 사람의 후각에 감지되는 최소감지농도는 크게 다르다.

이러한 최소감지농도는 악취처리의 정도를 추정하는 척도가 된다. 예를들어, 아세톤의 경우에는 최소감지농도가 42 ppm이므로 30 ppm은 사람의 후각에 감지되지 않을 것이며, 황화수소의 경우는 최소감지농도가 0.0005 ppm이므로 0.0008 ppm이라도 감지되어 악취문제를 일으킬 것이다.

악취판정방법으로서 우리나라에서는 공기희석관능법, 기기분석법의 2가지 방법이 있다.

공기희석관능법은 사람이 쉽게 판별할 수 있도록 6단계로 구분하며, 배출원의 부지경계선 또는 피해지점에서 건강한 후각을 지닌 5인 이상의 판정원 중 다수가 감지한 악취도를 기준으로 3도 이상일 경우를 배출허용기준 초과로 규제하고 있다.

기기분석법은 22개 지정 악취물질을 분석기기를 이용하여 악취를 측정하는 방법이다.

[표 4-15 최소감지농도]

물질명	최소감지농도(ppm)	물질명	최소감지농도(ppm)
암모니아	0.1	아세톤	42
메틸메르캅탄	0.0001	포름알데하이드	0.50
황화수소	0.0005	메타놀	0.52
디메틸설파이드	0.0001	식초산	0.0057
디메틸디설파이드	0.0003	벤젠	2.7
트리메틸아민	0.0001	페놀	0.00028
아세트알데하이드	0.002	인돌	0.00030
톨루엔	0.9	스카톨	0.0000056
스틸렌	0.03	에타놀	0.094

[표 4-16 악취 판정표(관능법)]

악취도	악취감도 구분	설 명
0	무취(취기를 전혀 감지하지 못함)	None
1	감지취기(약간의 취기를 감지)	Threshold
2	보통 취기(보통 정도의 취기를 감지)	Moderate
3	강한 취기(강한 취기를 감지)	strong
4	극심한 취기(아주 강한 취기를 감지)	Very strong
5	참기 어려운 취기(견딜 수 없는 취기)	Over strong

6-2. 발생원

6-2-1. 자연적 발생원

자연발생적인 것은 미생물에 의한 단백질분해 등으로 그 양은 상당한 것으로 알려져 있다. 로빈슨(Robinson)의 추정에 의하면, 황화수소의 자연발생량은 연간 1억~3억 톤까지 추정하고 있으나, 자연농도는 0.2 ppb 정도라고 한다. 또한 암모니아는 3.7× 10^9톤으로 추정되고 있다.

6-2-2. 인위적 발생원

인위적 발생원으로는 동물성을 주원료로 하는 어골처리장, 도살장, 양돈장, 피혁공장, 동물성사료제조공장, 분뇨처리장, 동물성유지공장, 수산가공공장, 식품공장 등이고, 화학적 발생원으로는 펄프공장, 석유정제공장, 석유화학공장, 고무공장, 유기합성공장, 도장공장, 인쇄공장 등이 있다. 이 외에도 공장이라고 말하기에 아주 작은 식품가공업, 요식업 등도 자주 발생원이 되기도 하며 연료의 종류와 연소방법에 따라서도 악취물질이 발생하는 수가 있다.

한편, 동물의 분뇨가 혐기성 소화할 때는 급속히 소화박테리아가 발생하여 간단한 유기물질인 알코올, 지방산, 아미노산과 수소, 탄산가스, 암모니아가 생기며 이때 단백질의 분해로 황화수소와 유기성 악취인 스카톨, 인돌, 메르캅탄 등의 발생으로 심한 악취가 발생한다.

6-3. 악취의 영향

악취물질이 인체에 얼마나 위해성을 가졌는지 정확히 밝혀지지는 않았다. 다만, 사람들이 악취에 노출 될 경우 그 즉시 질병이나 질환이 발생하지 않지만, 장기간 노출 될 경우에는 두통, 호흡 곤란, 구토, 메스꺼움, 알레르기 반응 촉진 및 감각기관의 자극, 그리고 짜증, 불안과 불편함, 정신적인 스트레스를 유발하는 것으로 알려져 있다.

이 외에도 식물의 발육불량이라든지 고사 등의 식물피해, 금속도장부식, 고무노화, 세탁물오염 등이며 특히, 사회적으로 그 지역사회주민의 자존심을 상하게 하고 대인관계를 악화시켜 사회·경제적인 상태를 악화시키므로 지역사회의 평가를 저하시킨다. 뿐만 아니라 그 지역 내의 식당, 숙박영업 등 서비스업의 부진 등으로 경제적 손실이 초래되어 그 지역의 발전을 억제시킨다.

6-4. 악취 방지방법

악취물질에 의한 피해를 최소로 하기 위한 이상적인 방법은 악취물질을 대기 중에 방출하지 않는 것이 최선이지만 사회경제적 및 기술적 문제로 악취물질은 끊임없이 발생되어 대기 중으로 방출되고 있는 것이 실정이다. 그러므로 발생원에 대한 악취방지대책에 이용되는 탈취방법은 세정, 흡수, 산화, 흡착, 연소, 촉매, 희석(통풍), 응축, 정전, 침강, 생물학적 처리, 중화, 위장(masking) 등이 있고, 용제 회수 또는 공정변경 등이 대책으로 이용되고 있다.

참고문헌

1. 환경부, 환경백서, 2019
2. 환경부, 환경관련법규, 환경부, 2020
3. 한국도시환경학회, 인간과 환경, 대학서림, 2019
4. 서광석, 신 대기오염개론, 대학서림, 2010
5. 서광석, 대기오염제어공학, 화수목출판사, 2014
6. 서광석, 환경학, 대학서림, 2014
7. 환경교재연구회, 환경학개론, 자유아카데미, 2000
8. Bethee, R. M, Air Pollution control Technology, Van Nostrand reinhold, 1978
9. Kenneth Wark and Cecil F. Warner, Air Pollution: It's Origin and Control, Second Edition, Harper & Row, Publishers, Inc., 1981
10. Urone, P., Air Pollution 3rd, Academic Press, 1986

7 수질오염

7-1. 물의 개념

7-1-1. 물과 인류

물은 산소와 함께 인간을 비롯한 모든 생물체의 생존에 가장 중요한 물질로 인간은 물을 떠나서는 잠시도 살 수가 없다. 특히, 인체의 70% 정도가 물로 구성되어 있으며, 이중 1~3%가 부족하면 심한 갈증을, 5% 부족하면 혼수상태, 12% 부족하면 사망하게 되므로 물은 생명의 근원이자 생명 그 자체라고 할 수 있다. 성인의 경우 1일 약 2.5~3.0 L 정도의 물을 마셔야 하고 또 같은 양의 물을 배출함으로써 세포의 형태를 유지하고 대사작용을 도우며, 혈액과 조직액의 원활한 순환과 각종 영양소를 용해 및 이를 흡수·운반하여 세포로 공급해주고, 체 내의 불필요한 노폐물의 체외배설 그리고 혈액을 중성내지 알칼리성으로 유지시킬 뿐만 아니라 체내의 열을 발산시켜 체온을 조절하는 등의 생명 유지에 필요한 중요한 역할을 한다.

[표 4-17 수질 및 수생태계 환경기준]

가. 하천

(1) 사람의 건강보호기준(하천, 호소 동일)

항 목	기준값(mg/L)
카드뮴(Cd)	0.005 이하
비소(As)	0.05 이하
시안(CN)	검출되어서는 안 됨(검출한계 0.01)
수은(Hg)	검출되어서는 안 됨(검출한계 0.001)
유기인	검출되어서는 안 됨(검출한계 0.0005)
폴리클로리네이티드비페닐(PCB)	검출되어서는 안 됨(검출한계 0.0005)
납(Pb)	0.05 이하
6가크롬(Cr^{6+})	0.05 이하
음이온계면활성제(ABS)	0.5 이하
사염화탄소	0.004 이하
1,2-디클로로에탄	0.03 이하
테트라클로로에틸렌(PCE)	0.04 이하
디클로로메탄	0.02 이하
벤젠	0.01 이하
클로로포름	0.08 이하
디에틸헥실프탈레이트(DEHP)	0.008 이하
안티몬	0.02 이하
1,4-다이오세인	0.05 이하
폼알데하이드	0.5 이하
헥사클로로벤젠	0.00004 이하

(2) 생활환경기준

등 급		기 준								
		수소이온농도(pH)	생물화학적 산소요구량(BOD)(mg/L)	화학적 산소요구량(COD)(mg/L)	총유기 탄소량(TOC)(mg/L)	부유물질량(SS)(mg/L)	용존산소량(DO)(mg/L)	총인(T-P)(mg/L)	대장균군(군수/100 mL)	
									총대장균군	분원성 대장균군
매우 좋음	Ia	6.5~8.5	1 이하	2 이하	2 이하	25 이하	7.5 이상	0.02 이하	50 이하	10 이하
좋음	Ib	6.5~8.5	2 이하	4 이하	3 이하	25 이하	5.0 이상	0.04 이하	500 이하	100 이하
약간 좋음	II	6.5~8.5	3 이하	5 이하	4 이하	25 이하	5.0 이상	0.1 이하	1,000 이하	200 이하
보통	III	6.5~8.5	5 이하	7 이하	5 이하	25 이하	5.0 이상	0.2 이하	5,000 이하	1,000 이하
약간 나쁨	IV	6.0~8.5	8 이하	9 이하	6 이하	100 이하	2.0 이상	0.3 이하	-	-
나쁨	V	6.0~8.5	10 이하	11 이하	8 이하	쓰레기 등이 떠있지 아니할 것	2.0 이상	0.5 이하	-	-
매우 나쁨	VI	-	10 초과	11 초과	8 초과	-	2.0 미만	0.5 초과	-	-

비고
1. 등급별 수질 및 수생태계 상태
   가. 매우좋음 : 용존산소가 풍부하고 오염물질이 없는 청정상태의 생태계로 여과·살균 등 간단한 정수처리 후 생활용수로 사용할 수 있음.

나. 좋음 : 용존산소가 많은 편이고 오염물질이 거의 없는 청정상태에 근접한 생태계로 여과·침전·살균 등 일반적인 정수처리 후 생활용수로 사용할 수 있음.
다. 약간좋음 : 약간의 오염물질은 있으나 용존산소가 많은 상태의 다소 좋은 생태계로 여과·침전·살균 등 일반적인 정수처리 후 생활용수 또는 수영용수로 사용할 수 있음.
라. 보통 : 보통의 오염물질로 인하여 용존산소가 소모되는 일반 생태계로 여과, 침전, 활성탄 투입, 살균 등 고도의 정수처리 후 생활용수로 이용하거나 일반적 정수처리 후 공업용수로 사용할 수 있음.
마. 약간나쁨 : 상당량의 오염물질로 인하여 용존산소가 소모되는 생태계로 농업용수로 사용하거나, 여과, 침전, 활성탄 투입, 살균 등 고도의 정수처리 후 공업용수로 사용할 수 있음.
바. 나쁨 : 다량의 오염물질로 인하여 용존산소가 소모되는 생태계로 산책 등 국민의 일상생활에 불쾌감을 유발하지 아니하며, 활성탄 투입, 역삼투압 공법 등 특수한 정수처리 후 공업용수로 사용할 수 있음.
사. 매우나쁨 : 용존산소가 거의 없는 오염된 물로 물고기가 살기 어려움.
아. 용수는 당해 등급보다 낮은 등급의 용도로 사용할 수 있음.
자. 수소이온농도(pH) 등 각 기준항목에 대한 오염도 현황, 용수처리방법 등을 종합적으로 검토하여 그에 맞는 처리방법에 따라 용수를 처리하는 경우에는 당해 등급보다 높은 등급의 용도로도 사용할 수 있음.

나. 호소

(1) 사람의 건강보호기준

가목(1)의 사람의 건강보호기준과 같다.

(2) 생활환경기준

등급		기준								대장균군(군수/100 mL)	
		수소이온농도(pH)	화학적 산소요구량(COD)(mg/L)	총유기 탄소량(TOC)(mg/L)	부유 물질량(SS)(mg/L)	용존 산소량(DO)(mg/L)	총인(T-P)(mg/L)	총질소(T-N)(mg/L)	클로로필-a(Chl-a)(mg/m³)	총대장균군	분원성 대장균군
매우 좋음	Ia	6.5~8.5	2 이하	2 이하	1 이하	7.5 이상	0.01 이하	0.2 이하	5 이하	50 이하	10 이하
좋음	Ib	6.5~8.5	3 이하	3 이하	5 이하	5.0 이상	0.02 이하	0.3 이하	9 이하	500 이하	100 이하
약간 좋음	II	6.5~8.5	4 이하	4 이하	5 이하	5.0 이상	0.03 이하	0.4 이하	14 이하	1,000 이하	200 이하
보통	III	6.5~8.5	5 이하	5 이하	15 이하	5.0 이상	0.05 이하	0.6 이하	20 이하	5,000 이하	1,000 이하
약간 나쁨	IV	6.0~8.5	8 이하	6 이하	15 이하	2.0 이상	0.10 이하	1.0 이하	35 이하	–	–
나쁨	V	6.0~8.5	10 이하	8 이하	쓰레기 등이 떠있지 아니할 것	2.0 이상	0.15 이하	1.5 이하	70 이하	–	–
매우 나쁨	VI	–	10 초과	8 초과	–	2.0 미만	0.15 초과	1.5 초과	70 초과		

비고
1. 총인, 총질소의 경우 총인에 대한 총질소의 농도비율이 7 미만일 경우에는 총인의 기준을 적용하지 아니하며, 그 비율이 16 이상일 경우에는 총질소의 기준을 적용하지 아니한다.
2. 등급별 수질 및 수생태계 상태는 가목(2) 비고란 제1호와 같다.
3. 상태(캐릭터) 도안 모형 및 도안 요령은 가목(2) 비고란 제2호와 같다.
4. 화학적 산소요구량(COD) 기준은 2015년 12월 31일까지 적용한다.

다. 지하수

지하수환경기준항목 및 수질기준은 「먹는물관리법」 제5조 및 「수도법」 제26조에 따라 환경부령이 정하는 수질기준을 적용한다. 다만, 환경부장관이 고시하는 지역 및 항목은 적용하지 아니한다.

라. 해역

(1) 생활환경

항목	수소이온농도(pH)	총대장균군(총대장균군수/100 mL)	용매추출유분(mg/L)
기준	6.5~8.5	1,000 이하	0.01 이하

(2) 생태기반 해수수질기준

등 급	수질평가지수값(Water Quality Index)
Ⅰ(매우좋음)	23 이하
Ⅱ(좋음)	24~33
Ⅲ(보통)	34~46
Ⅳ(나쁨)	47~59
Ⅴ(아주나쁨)	60 이상

(3) 해양생태계 보호기준 (단위: ㎍/L)

중금속류	구리	납	아연	비소	카드뮴	크롬(6가)
단기기준*	3.0	7.6	34	9.4	19	200
장기기준**	1.2	1.6	11	3.4	2.2	2.8

* 단기기준: 1회성 관측값과 비교 적용
** 장기기준: 연간평균값(최소 사계절 동안 조사한 자료)과 비교적용

(4) 사람의 건강보호

등급	항 목	기준(mg/L)	등급	항 목	기준(mg/L)
전수역	6가크롬(Cr^{6+})	0.05	전수역	다이아지논	0.02
	비소(As)	0.05		파라티온	0.06
	카드뮴(Cd)	0.01		말라티온	0.25
	납(Pb)	0.05		1.1.1-트리클로로에탄	0.1
	아연(Zn)	0.1		테트라클로로에틸렌	0.01
	구리(Cu)	0.02		트리클로로에틸렌	0.03
	시안(CN)	0.01		디클로로메탄	0.02
	수은(Hg)	0.0005		벤젠	0.01
	폴리클로리네이티드비페닐(PCB)	0.0005		페놀	0.005
				음이온계면활성제(ABS)	0.5

7-1-2. 물의 분류

물은 1771년 J. 플리스틀리가 수소와 산소를 혼합하고 전기 스파크를 일으키면 물이 생기는 것을 발견하였다. 물은 상태에 따라 3가지 기본형 즉, 얼음의 고체상태, 물의 액체상태, 수증기의 기체상태가 있다.

물을 그 존재 근원별로 분류하면 천수, 지표수, 지하수, 복류(伏流)와 해수로 구분된다.

천수(rain water)는 지표수와 해수가 태양에너지에 의해 증발된 후 응결된 것으로 증류수처럼 깨끗하며, 다른 자연수에 비해 무기염류의 함량이 적고 단물(연수: soft water)이 특징이다.

지표수(surface water)는 하천, 하수, 저수지 등에 존재하는 물이며 상수원수, 농업용수, 공업용수 등으로 사용되고 있고, 수질이 계절이나 홍수, 감수기에 따라 차이가 크며 지하수보다 알칼리도와 경도가 낮다.

지하수(subsurface water)는 빗물이나 지표수가 토양층을 1년에 약 2 m씩 침투, 여과하면서 흙 속에 함유된 미네랄을 함유한 물로서 비교적 깨끗해 정수처리

없이 먹는물로 사용되어 왔고, 양질이어서 먹는물, 먹는 샘물, 농업용수, 공업용수 등 유용하게 사용되고 있다.

복류수(underground water)는 해수나 지표수의 주변에 위치한 모래, 자갈층을 통과할 때 이들의 여과와 이온교환능력에 의해서 깨끗하게 정화된 물이며 강변여과수(예: 잠실의 서호나 동호) 등이 있다.

해수(sea water)는 수산업과 수산양식업에 대단히 중요하며, 물의 부존량 순환에 크게 기여하고 있고, 물질순환계에서 물의 공급원이자 모든 생태계가 지구촌에서 생존할 수 있게 기후조건을 안정하게 조절해 주는 역할을 한다. 해수는 염분(NaCl) 등의 각종 용해성 성분이 다량 함유되어 있으나 현재 지표수 부족시 증류, 막분리시스템, 역삼투압정수시스템 등으로 담수화하여 생활용수와 공업용수로 이용되고 있다.

또한 물을 용도별로 상수, 하수, 중수, 용수, 폐수, 침출수로 분류한다.

7-2. 수질오염

7-2-1. 수질오염의 정의

수질오염(water pollution)이란 인간의 생산활동에 따라 배출되는 하수, 폐수 등 오염물질이 공공수역에 유입되어 오염물질의 양이 증가하므로써 물의 자정작용 능력이 상실되어 사람과 동식물의 건강과 재산, 생활환경에 피해를 발생시키는 것을 말한다.

7-2-2. 수질오염의 원인

자연계에서 항상 순환하는 물은 어느 정도 오염이 되었다 하더라도 방치해 두면 흐르는 동안에 물리적(침전, 분해, 희석, 여과, 기체전달 등), 화학적(용존, 탈기, 산화, 환원 등), 생물학적(살균 등) 작용에 의하여 자연적으로 안정화된 자연수로 되돌아가게 되는데 이를 물의 자정작용(water selfpurification action)이라고 하며, 오염물질의 양이 증가하여 이 작용을 초과하게 되면 수질이 오염된다.

수질오염의 주종을 이루는 하천오염의 발생원은 점오염원(생활오수, 공장 및 산업폐수, 분뇨 및 축산 폐수, 광산 폐수)과 비점오염원(농약, 비료, 지하수유출 등)이 있다.

또한, 수질을 오염시키는 주요 물질로는 물속의 용존산소를 소모하는 유기물질(펄프·식품공장의 폐수), 수은·납·카드뮴·구리·불소·비소 등의 화학적 유해물질, 장티푸스·이질·콜레라 등의 수인성감염병원균, 물속의 수초를 무성케 하는 인·질소계의 부영양화물질, 비중이 큰 수중의 현탁고형물, 합성세제를 비롯한 농약·방사능 등의 비분해성물질, 기타 공장 및 발전소에서 버리는 온폐수 등이 있다.

1. 점오염원(point source)

배출원이 하나의 지점 즉, 공장, 가정, 분뇨처리장, 가두리양식장, 축산농가 등에서 인위적으로 집중 배출되며 생활하수, 산업폐수, 분뇨 및 축산폐수, 광산폐수, 온천폐수 등이 있다.

2. 비점오염원(non-point source)

배출원은 논, 밭, 임야, 대지, 도로, 대기 등 배출지점이 불특정하여 하나의 점으로 파악하기 힘들다. 즉, 인위적·자연적으로 넓게 분포되어 있다. 비점오염원은 점오염원에 대한 상대적 개념으로 농지에 살포된 농약, 축사에서의 유출물, 도로상오염물질 등이 빗물과 함께 유출되어 수질오염을 유발하는 것을 말한다.

7-2-3. 수질오염의 지표

1. 수소이온농도(pH)

물의 수소이온농도란 수중에 존재하는 수소이온농도를 대수로 나타내는 지수로서 수중에서 일어나는 모든 화학·생화학 변화에 대한 지배적인 인자이며, 수질분석에 있어서도 여러 가지 화학반응의 중요한 제약인자이다. 일반적으로 먹는물의 적당한 pH는 5.8~8.5이다.

2. 용존산소(DO, dissolved oxygen)

용존산소란 물속에 용해되어 있는 산소량을 mg/L 또는 ppm 단위로 표시한 것이다. 일반적으로 용존산소는 수온이 낮을수록, 기압이 높을수록 증가하며 순수한 물일 때가 최대이고, 물에 용해되어 있는 염류의 농도가 높을수록 감소한다.

3. 생물화학적 산소요구량(BOD, biochemical oxygen demand)

생물화학적 산소요구량이란 물속의 유기물질이 호기성상태에서 미생물에 의해 분해되어 안정화되는데 소비하는 산소량을 말하며, 보통 20℃에서 5일간 측정한 BOD를 mg/L 또는 ppm으로 표시한 것이다.

일반적으로 공공수역의 오염지표로 이용되고 있으며, BOD가 높을수록 오염된 물이다.

4. 화학적 산소요구량(COD, chemical oxygen demand)

화학적 산소요구량이란 물속의 피산화성 물질인 유기물질이 산화제($KMnO_4$, $K_2Cr_2O_7$ 등)에 의해 산화될 때 소비되는 산소량을 mg/L 또는 ppm 단위로 나타낸 것이다.

일반적으로 호수나 해양오염의 지표로 이용되고 있으며 특히, 유독물질을 함유한 공장폐수의 오염을 알고자 할 때 적당하다.

5. 부유물질(SS, suspended solids)

부유물질이란 여과 또는 원심분리에 의해 분리되는 0.1 μm 이상의 입자를 말하며, 현탁물질이라고도 한다. 부유물질에는 유기질과 무기질이 있고, 물의 탁도를 초래하는 원인이 되며 침전해서 오니가 되는데, 이 오니는 혐기성분해에 의해 메탄(CH_4), 암모니아(NH_3), 황화수소(H_2S) 가스 등의 유해가스 발생의 원인이 된다.

6. 질소화합물(NOx)

물속의 질소화합물은 유기성질소와 무기성질소로 존재한다. 하수 중에는 단백질, 아미노산, 요소, 요산 등 다양한 유기성질소화합물이 존재하며, 이것이 생물학적분해에 의하여 생긴 암모니아성질소, 아질산성질소, 질산성질소 등의 무기성질소도 존재한다.

1) 암모니아성질소(NH_3−N)

암모니아성질소는 유리암모니아암모늄염을 질소량으로 나타낸 것으로 NH_3−N으로 표시한다. 물속에 암모니아성질소가 검출된다는 것은 비교적 최근에 오염되었다는 것을 의미하며 이 때문에 소화기 감염병의 병원균이 생존해 있을 위험성이 높으므로 위생학적으로 중요한 오염의 지표가 된다.

2) 아질산성질소(NO_2−N)

아질산성질소란 아질산염을 그 질소량으로 나타낸 것이며, 물 속의 아질산성질소는 분뇨와 하수 등의 혼입에 의한 암모니아성질소가 산화되어 생긴 것으로서 물의 오염을 추정하는 유력한 지표가 된다.

3) 질산성질소(NO_3−N)

질산성질소란 질산염을 그 질소량으로 표시한 것이며, 물 속의 질산성질소는 질소화합물이 산화되어 생성된 최종 분해산물이다.

다량의 질산염이 함유된 물을 어린아이가 음용하면 유아의 위액의 산도가 낮기 때문에 위 속에 환원균이 존재하여 NO_3−N을 HNO_2로 만들어 헤모글로빈(hemoglobin)과 반응하여 메트헤모글로빈(methemoglobin)이 되어 청색아(blue baby) 현상을 초래한다.

7. 페놀(Phenol)류

물속에 존재하는 페놀류는 주로 공장폐수의 혼입에 의한 것이며, 페놀류를 함유한 물은 자체의 냄새 때문에 0.01~0.3 mg/L 정도에서도 특이한 냄새를 검출할 수 있다. 이 페놀류를 제거하는 방법으로 활성탄흡착법과 오존(O_3)산화법이 이용되고 있다.

8. 헥산(N−hexane) 추출물질

헥산 추출물질이란 물속의 유지류인 광물유와 동식물성 유지를 말하며, 이들을 분석하기 위하여 헥산 추출법을 사용한다. 유지류는 생활하수와 산업폐수 중에 유리, 유탁 또는 검화 용해되어 혼입되어 있다.

7-2-4. 수질오염의 피해와 대책

1. 수질오염의 피해

1) 자연환경에 미치는 영향

수질오염의 결과는 자연생태계의 동식물의 생활환경을 악화시키며, 하천 및 해양의 미관손상과 인간생활의 삶의 질을 저하시키는 요인이 된다.

2) 보건위생에 미치는 영향

사람과 동물의 배설물에 의한 병원균이나 기생충에 의한 감염, 중금속 등 유해물질에 의한 급·만성 중독(이따이이따이병, 미나마따병 등), 오염작물과 어패류 등의 섭식에 의한 피해와 먹이연쇄에 의한 건강피해 등을 들 수 있다.

3) 용수에 미치는 영향

여러가지 유기물질이 하천에 유입되었을 때 그 오염 피해는 다양하다. 예컨대 유류오염은 하천의 미관상 좋지 않을 뿐만 아니라 물 표면에 퍼져서 엷은 막을 형성함으로써 공기 중의 산소가 물속에 용해되는 것을 방해한다. 그러므로 기름의 양이 과다하면 물고기는 질식하게 된다. 또한 페놀, 타르, 시안화물 및 디디티(DDT)와 같은 유독성 유기화합물은 하천에 서식하고 있는 미생물에 영향을 미치므로써 하천의 자정작용을 방해할 뿐만 아니라 극소량으로도 물고기와 수생식물을 죽일 수 있다.

4) 농축산 및 수생생물에 미치는 영향

농작물 고사(枯死) 등에 따른 수확량감소, 토질변화에 따른 생산성감소, 오염작물사용불능, 가축생육부진, 어패류사멸 등을 들 수 있다. 특히, 수생생물에 영향 및 댐의 부영양호 발생과 해수의 적조현상 발생 등으로 피해는 날이 갈수록 증가하고 있으며 이들은 육지로부터 영양염류(질소, 인 등)의 대량유입으로 발생한다.

5) 부영양화

호수의 생성초기는 영양염류가 적은 빈영양상태(oligotrophic)이나 차츰 시간이 경과함에 따라서 주위에서 유입되는 물에는 자연상태의 깨끗한 물이라도 어느 정도의 영양염류는 포함되어 있으므로 수리학적 체류시간이 긴 호수에서 축적되기 시작하여 중간단계의 영양상태인 중영양상태(mesotrophic)를 거쳐 마침내 영양염류가 풍부한 부영양상태(eutrophic)로 된다. 이와 같은 현상을 부영양화(eutrophication)라 하며, 부영양화된 호수를 부영양호라고 하는데, 부영양화는 탄소, 질소, 인 등과 같이 조류의 증식에 영양분이 되는 물질들이 호수에 축적될 때 일어나게 된다. 부영양화된 호수가 수질오염 문제를 발생시키는 것은 부영양화 자체에 있는 것이 아니고 호수의 물이 부영양화되어 조류번성(algal blooming) 가능성이 높다는 것이다. 조류가 호수 표면에 대규모로 형성되면 빛의 투과를 막아 수중식물의 광합성을 저해하여 대기 중의 산소가 수중으로 용해되는 것을 막아 용존산소량을 감소시킨다.

계절별로 조류는 봄철에는 규조류(갈색), 봄에서 가을철은 녹조류(옅은 녹색), 여름철에는 남조류(남색)가 출현한다. 그래서 부영양상태와 수온증가로 여름에 남조류에 의한 저수지와 댐은 강이나 호수에 남조류의 과다성장으로 물의 색이 짙은 녹색으로 변하는 녹조현상(algal bloom)과 바다에는 갈색을 띄는 규조류나 외편모 조류가 번성하여 바다를 붉게 변화시키는 적조현상(red tide)을 일으킨다.

2. 수질오염 대책

1) 오염원 대책

(1) 생활오수

인구증가 및 국민생활수준의 향상으로 1인당 배출량 증가로 생활오수 발생량은 76%가 하수처리구역 내에서 발생하고 있으나 하수관거의 정비미흡, 하수종말처리시설의 시설용량부족 등으로 인하여 실제 하수종말처리시설로 유입 처리되는 생활오수량은 이보다 적을 것으로 추정된다. 하수처리구역 외에서 발생되는 오수는 개별 건물에 설치된 오수처리시설로 유입 처리되도록 하고 있으나 현재 수세식화장실 발생오수만 처리하는 단독정화조가 설치된 건물 및 방류수 수질기준인 BOD가 400mg/L 내지 80mg/L로 완화되어 있는 오수처리시설이 현존하고 있는 실정이다.

(2) 산업폐수

산업폐수는 유기물이 주종을 이루고 있는 생활오수와는 달리 중금속이나 유해성물질을 많이 함유하고 있으므로 그 관리에 있어 특별한 주의가 요구된다. 산업폐수는 원칙적으로 하수종말처리장에서 합병처리를 하지만 하수 및 폐수처리장이 건설되기 이전이나 건설계획이 없는 공업지역 내 공장 혹은 사업장 등의 배출시설은 자체의 오염방지시설인 폐수처리장을 갖추어야 한다. 이 경우 동일계 업종이 밀접한 공단 또는 공업지역 내 공장끼리 폐수성질이 유사한 공장은 각각의 폐수처리장을 설치하여 운영하는 것이 보다 경제적이다. 향후 계속적으로 폐수종말처리장을 설치하여야 하고 이미 설치된 시설을 철저하게 관리하는 것도 중요하다.

(3) 오수·분뇨 및 축산폐수

오수·분뇨 및 축산폐수는 극히 고농도의 유기물을 함유하고 있으므로 처리하지 않고 방류할 때에는 방류수역의 수질을 악화시킬 가능성이 크며, 질소와 인 등의 영양염류에 의한 부영양화에 의한 수질오염도 우려되므로 철저한 관리대책이 요구된다. 현재 우리나라는 분뇨처리시설의 방류수 수질은 생물화학적산소요구량과 부유물질은 30mg/L 이하, 화학적산소요구량은 50mg/L, 총대장균군수는 3,000(갯수/mL), 총질소 60mg/L, 총인 8mg/L 이하로 기준을 정하고 있다. 집단농장시스템에는 가축분뇨를 콘크리트구조물에 저장하여 혐기성소화시킨 후 발생된 가스는 에너지로 사용하고, 방류수는 연못으로 유입시켜 조류 영양원으로 이용하여 성장한 조류를 가축사료로 이용하며, 안정화된 슬러지는 토양개량제로 이용한다. 그러나 대부분 소규모 축산시설에서는 현재 폐수가 무처리 방류되고 있는 실정이다.

(4) 비점오염원

비점오염원에 의한 수질오염은 강우시 지표면이나 배수로에 퇴적된 오염물질이 우수유출수에 혼합되어 하수도 등의 배수계통을 통하여 방류수역으로 유입되어 발생하게 된다. 국지적으로는 점오염원에 의한 수질오염에 못지않게 이러한 비점오염원에 의한 수질오염도 중요시 될 경우도 있으므로 방류수역의 수질 관리시 고려할 필요가 있다.

① 도시 우수 유출수의 관리대책

도시 우수유출수의 관리대책으로는 도로청소, 초기 우수유출수의 일시 저류(貯流)(체류지 설치), 초기 우수유출수의 처리(우수토옥을 설치하여 하수 종말처리장으로 유입처리) 등이 있다.

② 농경지 우수 유출수관리대책

우수 배수로 및 체류지를 설치(일시저류 방류)하거나 관개배수를 다른 전답의 농업용수로 사용하며, 비료 및 농약사용량을 적정화하므로 농경지의 우수유출수를 관리한다.

③ 매립지 침출수의 관리대책

침출수로 인한 방류수역의 수질오염을 관리하는 대책으로 일반적인 침출수량 감소대책(매립지 건설시 침출수 유출방지시설설치와 침출수 조사정설치 등)과 발생된 침출수를 차집처리하는 대책 등이 있다.

2) 부영양화관리

부영양화 방지를 위한 주요 관리방법은 첫째로 영양염류의 과다유입을 억제한다. 즉, 영양염류(질소 및 인)에 대한 배출허용기준의 설정, 고도처리(3차처리) 시설의 설치, 합성세제의 사용규제 및 인 함유량이 적은 세제개발 사용, 비료 및 농약 사용량의 적정화, 배수로를 설치하여 호수로 유입되는 하·폐수를 호수 하류부로 배출, 축산폐수에 의한 영양염류의 유입억제, 신규오염물질 배출원의 발생억제(신규배출시설, 위락시설 등), 호수의 수위를 일정하게 유지시켜 유역의 영양염류 용출 최소화, 상류의 갯벌농경지의 이용 억제, 양식업자로 인한 생활하수 및 분뇨 등의 발생억제, 관광객 및 관광업소 종사자들에 대한 환경보전 의식제고 등이 있으며 둘째로 부영양호에 대한 수면관리대책으로 호수바닥에 침전된 퇴적물의 준설, 약품에 의한 영양염류의 침전, 영양염류가 유입되는 입구에 말류(類)나 수초를 재배하여 영양염류를 세포합성에 이용토록 한 뒤 정기적인 제거, 인위적 또는 살조제(algaedice)를 이용한 조류의 제거, 수주의 용존산소결핍시 인공 포기(aeration) 실시 등이 있다.

7-3. 상수도 및 먹는물

우리가 일상적으로 사용하는 먹는물의 수원으로는 크게 지하수와 지표수로 나눌 수 있다. 심층부의 지하수는 오염도가 낮아 먹는물로 사용할 수 있으나, 지표수는 토양과 수질의 오염에 의해 바로 먹는물로 사용할 수 없다. 특히, 도시지역에서는 여러 가지 여건상 오염되지 않은 지하수를 구할 수 없어서 경제적 손실을 감수하면서도 지표수를 인공정수(water treatment)하여 상수도로 급수를 받아 먹는 물로 사용할 수 밖에 없다.

7-3-1. 상수도

도시지역에서 먹는물로 사용하는 물의 정수법(water treatment)은 크게 침전(sedimentation), 여과(filtration), 소독(disinfection)의 3단계를 거쳐 각 가정에 공급된다.

이를 자세히 설명하면, 지표수를 취수탑이나 취수구에서 모아→침사지로 보내어 흙과 모래를 걸러→도수관을 통하여 침전지로 보낸다. 침전지에서는 유속의 조정이나 황산알루미늄 등의 응집제를 사용하여 오염물을 침전시켜서 여과지

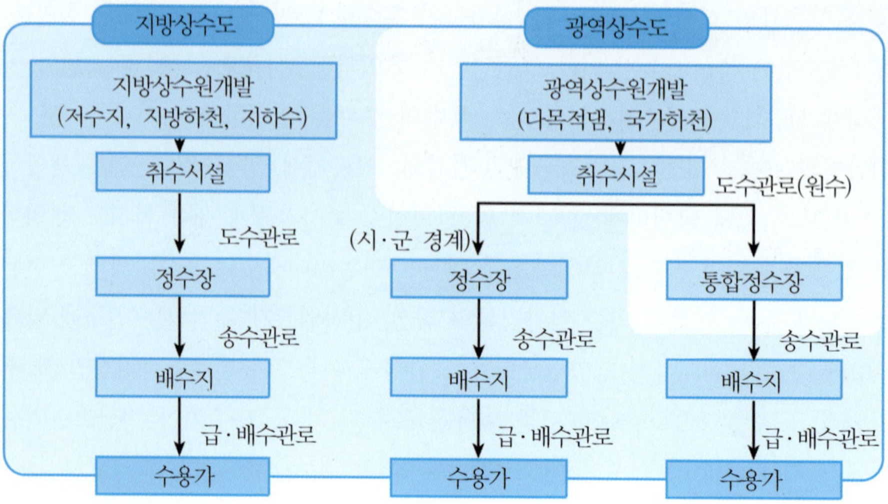

[그림 4-8 상수도 공급체계도]

로 보낸다. 여과지에서는 침전지에서 침전시키지 못한 작은 입자물질을 여과시킨다. 물을 걸러서 먹는여과법은 아주 옛날부터 있어 왔던 방법이지만, 근대적인 여과방법은 1893년경에 밀스(Mills)와 라인케(Reincke)에 의해 정립되었다(밀스 라인케 현상). 이처럼 여과시킨 물은 여과과정까지 거치는 동안 완전히 제거하지 못한 세균(약 10~15%)을 액체염소·차아염산나트륨·표백분 등을 사용하여 염소 소독(chlorination)시켜서 → 정수지로 보낸다 → 정수지로 보내진 물은 배수지 및 배수 펌프로 보내져서 → 각 가정에서 먹는 물로 사용하게 된다(그림 4-8 참조).

1. 물의 정수

물의 정수라 함은 불결하든가 또는 오염된 물을 위생적으로 깨끗하고 청결한 물로 만드는 것을 의미한다. 물의 정수 목적은 병원성세균을 제거하며 유해하고 맛이 나쁜 원인이 되는 물질을 제거하는 것이다.

1) 침전(sedimentation)

침전에는 응집제를 가하지 않고 수중미생물의 플럭(floc) 현상을 이용한 보통침전(plain sedimentation)과 화학적응집제(황산알루미늄 $Al_2(SO_4)_3$:명반 $Al_2(SO_4)_3 \cdot K_2SO_4, 24H_2O$)를 이용하여 응집한 후에 침전하는 약품침전(chemical sedimentation)이 있다. 보통침전은 침전 시간이 많이 소요되는 반면에 약품침전은 시간이 짧으므로 대도시에서는 주로 약품침전이 이용된다. 약품침전시 황산알루미늄은 일반적으로 5~35 ppm을 사용하며 침전시간은 2~5시간이다.

2) 여과(filtration)

혼탁도와 미생물을 제거하기 위하여 생수(raw water)로 여과하며 주로 완속여과법과 급속여과법을 이용한다.

(1) 완속여과법(slow sand filtration)

영국식여과법이라고도 하는 이 방법은 혼탁도가 300 ppm 이하인 생수(row water)에 대하여 응집제를 사용하지 않고 충분히 여과할 수 있지만, 넓은 저수지가 필요하다. 이 여과법을 사용하면 유기물, 암모니아, 아질산 등이 감소되고, 세균 제거율은 98~99%된다.

[표 4-18 완속여과법과 급속여과법의 비교]

구 분	완속여과	급속여과
분류	영국식	미국식
침전법(예비처리)	보통침전	약품침전
여과속도	4~5 m/day	120~150 m/day
모래층 두께	70~90 cm	60~70 cm
세정방법	상부사면대치	역류세척
1차사용일수	20~60일	12시간~3일
세균 제거율	98~99 %	95~98%
원수의 탁도·색도가 심하고 조류가 많을 때	–	양호하다.
수면이 동결되기 쉬운 장소	–	양호하다.
소요면적	넓은 면적	좁은 면적
건설 비용	많다	적다
운영비	적다	많다
전처리	불필요(탁도 15°이하)	절대필요

(2) 급속여과법(rapid sand filtration)

미국식여과법이라고도 하는 이 방법은 응집제를 사용하여 급속히 여과시키는 방법인데, 응집제로는 황산알루미늄(황산반토)과 폴리염화알루미늄 등을 사용한다.

3) 소독

소독(disinfection)이란 물 속에 존재하는 병원균을 멸살하기 위한 방법이다.

(1) 가열법(heating)

병원체는 대체로 75℃에서 10분 이상 끓이면 사멸하나, 물 속에 존재하는 병원체는 100℃에서 30분 가량 가열해야 살균된다(단, 무아포성 세균인 때에 한함). 주로 가정에서 음용수의 소독은 이 가열법이 사용된다.

(2) 자외선소독

광파장 2,800~3,200Å 사이의 것이 가장 살균력이 크다. 그러나 자외선(ultraviolet ray)은 투과력이 약하여 물이 혼탁 되어 있거나 색도가 있을 때에는 표면 이외에는 소독능력을 발휘하지 못한다. 그리고 소독 비용이 높아 사용가치성은 적은 편이다.

(3) 물의 화학적 소독방법

① 염소소독(chlorination)

염소는 0℃ 4기압하에서 액화시킨 액체염소를 사용하는데, 이 염소는 강한 산화력이 있어 유기물질이나 환원성물질에 접촉하면 산화력이 약화되므로 잔류염소(residual chlorine)가 필요하다. 잔류염소량은 평상시에는 수도꼭지에서 0.2 ppm, 비상시는 0.4 ppm 이상이 필요한데 송수, 배수, 급수, 그리고 사용과정에 오염될 수 있는 미생물 살균작용에 유효하다.

가. 유리잔류염소(residual free chlorine): **불연속점이후잔류염소**

불연속점 이후 계속 잔류하는 염소(1기압, 20℃에서 7,160 mg/L 정도 용해)이다.

$Cl_2 + H_2O \rightleftarrows HCl + HOCl$(차아염소산)

$HOCl \rightleftarrows H^+ + OCl^-$(차아염소 이온)

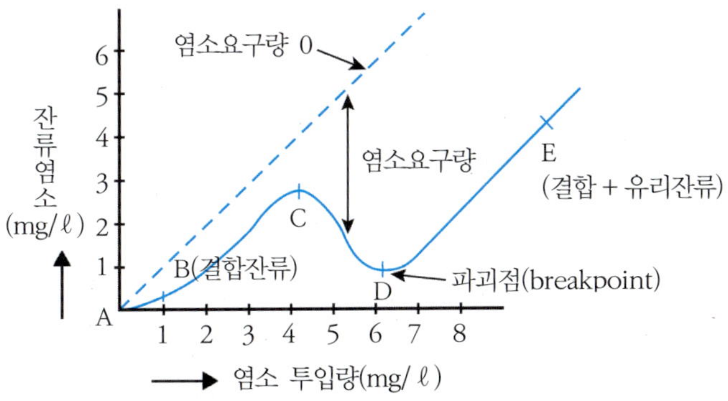

[그림 4-9 염소주입에 대한 잔류염소농도 곡선]

- AB 구간: 염소 주입에 따라 Fe^{++}, Mn^{++}, H_2S, Cr^{3+}, 유기물 등 산화 가능한 물지(환원제)들이 염소와 반응하여 잔류염소의 양이 없거나 극히 적다.
- BC 구간: 암모니아와 염소가 결합하여 클로라민(chloramine)이 형성, 염소 주입량에 따라 계속 증가한다.
- CD 구간: 주입된 염소가 클로라민(chloramine)을 NO, N_2 등으로 파괴시킴에 따라 잔류염소량이 급격히 감소한다.
- DE 구간: 더 이상 염소와 결합할 물질이 없으므로 주입된 염소량 만큼 잔류염소량이 증가한다.

- 염소요구량(chlorine demand): 물에다 가한 일정량의 염소와 일정기간 후에 남아 있는 유리 및 결합 잔류염소와의 차이를 말함. 즉, 수중의 유기물질의 산화에 소요된 염소의 양(염소 요구량 = 주입염소량 − 유리 및 결합잔류염소량)이다.

소독력은 염소(Cl_2) 자체와 HOCl, H^+, OCl^-도 살균력을 가지며 염소(Cl_2)를 직접 투입하는 것이 소독력이 강하다. 살균효과는 반응시간이 길수록, 온도가 높을수록, pH가 낮을수록, 잔류염소가 많을수록 살균력이 증가한다.

나. 결합잔류염소(residual combined chlorine): 불연속점 이전 잔류염소

수중에 암모니아가 존재하면 염소가 질소화합물과 결합하여 클로라민(chloramine)이 생기는데 이를 결합잔류염소라 한다. 결합잔류염소양은 수소이온농도(pH), 암모니아양, 온도에 따라 달라진다.

$$Cl_2 + H_2O \longrightarrow HOCl + HCl$$
$$NH_3 + HOCl \xrightarrow[(pH8.5)]{} H_2O + NH_2Cl(\text{monochloramine})$$
$$NH_2Cl + HOCl \xrightarrow[(pH4.5)]{} H_2O + NHCl_2(\text{dichloramine})$$
$$NHCl_2 + HOCl \xrightarrow[(pH4.4)\ \text{이하}]{} H_2O + NCl_3(\text{trichloramine})$$

이들 클로라민(chloramine) 상태의 결합잔류염소는 유리잔류염소에 비해 살균작용이 약하고, 주입량이 많이 요구되나 소독 후 물에 맛과 냄새를 주지 않고, 살균작용이 오래 지속된다.

다. 불연속점염소처리 또는 파괴점염소소독(break point chlorination)

물에 염소를 주입하면 주입량에 비례하여 잔류염소의 양도 증가하는데, 암모니아와 같은 물질이 함유된 물에서는 클로라민으로 형성되어 산화에 참여하므로(유기물 분해)써 잔류염소가 없는 상태에(거의 0에 가까운 점) 도달하는데 이를 불연속점 또는 파괴점이라고 하고, 이 점을 넘으면 다시 염소 주입량에 비례하여 잔류염소가 증가하는데, 이와 같이 암모니아성질소나 취미(臭味)의 원인이 되는 유기물을 분해하는데 필요한 양보다 많은 염소를 처리하는 방법을 말한다.

라. 탈염소화

염소를 과다하게 주입하였을 경우 이 염소가 다른 물질에 장해를 주어 제거할 필요가 있을 경우 탈염소제(Na_2SO_3, $Na_2S_2O_3$, $KMnO_4$, 활성탄, SO_2가스)를 사용하여 탈염소화($Cl_2 + 2H_2O + SO_2 \rightarrow 2HCl + H_2SO_4$)를 행한다.

마. 염소소독의 장단점

염소소독의 장점은 소독력이 강하고, 잔류효과가 크며, 조작이 간편하고, 가격이 저렴하다. 단점으로는 염소 고유의 냄새와 독성이 있다.

바. 부활현상(after growth)

염소소독 후 상수의 세균이 일단 사멸되었다고 본 세균이 일정한 시간 후에 세균이 재증식 하는 현상을 말한다. 부활현상이 생기는 이유는 첫째, 수중의 세균을 포식하는 식균생물이 염소소독으로 사멸하여 남아 있는 미생물이 크게 증가하게 되고 둘째, 수중의 조류가 사멸하면 남아 있는 세균이 죽은 조류를 영양원으로 하여 증가하게 되고, 셋째, 아포 형성균이 염소가 소실되면 다시 발아 증식하기 때문이다.

② 과망간산칼륨($KMnO_4$)소독

가축의 음용수 소독이나 하수소독에 간혹 사용되나 잔류효력이 없는 단점이 있다.

(4) 오존소독

오존 1.5~5 g/m^3의 양을 15분간 접촉시킴으로써 효과가 발생된다. 오존은 천연물질로는 불소 다음으로 강한 산화력을 갖고 살균, 냄새, 색, 맛, 망간, 철, 시안화합물 등 제거 및 페놀류의 분해제거, BOD·COD 제거, 기타 유해·무기물질의 무해화 등의 효과가 타 산화제보다 훨씬 좋다. 또한 공기 또는 산소만 있으면 어떠한 장소에서도 수시 임의 양의 오존이 용이하게 생성되기 때문에 수송저장이 필요없으며, 수중에서 단시간에 자가분해하여 산소를 방출하므로 과잉첨가에 의한 2차오염 우려가 없다. 이외 관리의 자동화가 쉬운 장점도 있지만 잔류효과가 없고, 값이 비싸서 대중적이 못되며, 복잡한 오존발생장치가 필요한 단점이 있다.

2. 특수정수법

1) 경수연화(softening of hard water)

안정한 물이란 부식성뿐만 아니라 결석(scale)을 형성시키는 성질이 없는 물, 통상 탄산칼슘($CaCO_3$)을 침전 또는 용해시키지도 않는 물을 말한다.

경수(hard water)란 경도의 원인이 되는 Ca, Mg, Fe, Mn, Cu, Zn, Pb 등의

이온이 물 속에 용해되어서 흔히 비누가 잘 안 풀리는 물을 말한다. 경수(hard water)는 세탁, 목욕, 식수 등에 부적합하고, 거친 피부, 보일러의 열손실, 설사의 원인도 된다. 경도는 칼슘 및 마그네슘 이온량을 이것에 대응하는 탄산칼슘($CaCO_3$)의 mg/L로 환산하여 나타낸다.

(1) 일시경수(temporary hard water) 중탄산칼슘[$Ca(HCO_3)_2$], 중탄산마그네슘[$Mg(HCO_3)_2$], 탄산마그네슘($MgCO_3$) 등을 함유하고 있는 경수는 끓이거나 소석회[$Ca(OH)_2$]를 가하면 물에 난용성인 탄산칼슘($CaCO_3$), 수산화마그네슘[$Mg(OH)_2$]이 생겨 침전되므로 물은 부드럽게 되는데 이를 일시경수라 한다.

$$Ca(HCO_3)_2 \xrightarrow{\text{가열}} CaCO_3\downarrow + CO_2 + H_2O$$
$$Mg(HCO_3)_2 \xrightarrow{\text{가열}} MgCO_3 + CO_2 + H_2O$$
$$MgCO_3 \xrightarrow[H_2O]{\text{가열}} Mg(OH)_2\downarrow + CO_2$$
$$Ca(HCO_3)_2 + Ca(OH)_2 \xrightarrow{\text{가열}} 2CaCO_3\downarrow + 2H_2O$$
$$Mg(HCO_3)_2 + 2Ca(OH)_2 \xrightarrow{\text{가열}} Mg(OH)_2 + CaCO_3\downarrow + 2H_2O$$
$$MgCO_3 + Ca(OH)_2 \xrightarrow[H_2O]{\text{가열}} Mg(OH)_2\downarrow + CaCO_3\downarrow$$

(2) 영구경수(permanent hard water): 황산칼슘($CaSO_4$), 황산마그네슘($MgSO_4$) 등의 황산염은 끓여도 별로 변화가 없기 때문에 이를 영구경수라 한다.

영구경수는 경도의 원인이 되는 이온을 전부 또는 일부를 석회소오다법과 제올라이트(zeolite)법을 이용하여 제거하는 방법이다.

석회소오다법은 석회를 사용하여 아래 식과 같이 제거하는데, 탄산칼슘이나 수산화마그네슘은 용해도가 낮기 때문에 침전된다.

$$CaSO_4 + Na_2CO_3 \rightleftarrows CaCO_3\downarrow + Na_2SO_4$$
$$MgSO_4 + Na_2CO_3 + Ca(OH)_2 \rightleftarrows Mg(OH)_2\downarrow + CaCO_3\downarrow + Na_2SO_4$$

제올라이트(Zeolite)법은 칼슘이나 마그네슘 이온이 제올라이트(zeolite)의 나트륨 이온($Na_2O\cdot Z$, $Na_2\cdot Z$, NaZ로 약칭)과 치환된다.

$$CaSO_4 + Na_2O\cdot Z \rightleftarrows CaO\cdot Z + Na_2SO_4$$

(3) 일시적경수와 영구경수가 동시에 있을 경우 소석회($Ca(OH)_2$)와 탄산소오다(Na_2CO_3)를 가하면 연화된다.

$$CaSO_4 + Ca(OH)_2 + Na_2CO_3 \rightleftarrows Ca(OH)_2 + CaCO_3 + Na_2SO_4$$
$$MgSO_4 + Ca(OH)_2 + Na_2CO_3 \rightleftarrows Mg(OH)_2 + CaCO_3 + Na_2SO_4$$

2) 불소주입법(fluoridation)

불소는 부족하거나 과량도 치아에 유해하다. 즉, 음용수에 불소가 너무 많으면 반상치가 되며 너무 부족하면 우치에 걸린다. 장기간에 걸친 만성과잉증인 불소 침착증은 하루 20~80 mg의 불소를 수년간 섭취했을 때 일어나며 골격의 건강, 신장기능, 근육과 신경기능에 영향을 준다. 치아반점과 에나멜층의 무기질화 이상 등을 일으키는 치아불소침착증은 음료수의 불소함량이 2 mg/L을 초과할 경우나, 1일 불소 섭취량이 0.10 mg/kg 체중을 초과할 때 나타난다. 첨가되는 불소의 적당한 농도는 기온 등 외부조건에 영향이 있으며 보통 0.6~1.7 mg/L 정도이다. 반대로 불소를 제거하는 방법에는 활성알루미나법이 있다.

3) 조류관리법(algae control)

조류제거에는 황산동($CuSO_4 \cdot 5H_2O$)을 사용하는데 어류에 나쁜 영향을 줄 수 있기 때문에 세심한 주의가 필요하다. 황산동의 주입량은 조류의 종류에 따라 다르며 약 0.6~1.2 ppm 정도다. 고인물에서는 햇빛을 차단하고 유기물질 등의 유입방지와 주위 식물들을 제거하는 것도 한 방법이며 이 밖에도 철과 망간을 제거시키고자 할 때는 포기법(aeration) 등이 이용되고 있다.

7-3-2. 먹는물

'먹는물 관리법'에서 먹는물이란 먹는데 통상사용하는 자연상태의 물, 자연상태의 물을 먹기에 적합하도록 처리한 수돗물, 먹는샘물, 먹는염지하수, 먹는해양심층수 등을 말한다.

먹는물의 수질과 위생을 합리적으로 관리하여 국민건강을 증진하는데 이바지하기 위하여 수질기준을 정하여 관리하고 있다.

1) 미생물에 관한 기준

가. 일반세균은 1 mL 중 100CFU(Colony Forming Unit)를 넘지 아니할 것. 다만, 샘물 및 염지하수의 경우에는 저온일반세균은 20 CFU/mL, 중온일반세균은 5 CFU/mL를 넘지 아니하여야 하며, 먹는샘물, 먹는염지하수 및 먹는해양심층수의 경우에는 병에 넣은 후 4℃를 유지한 상태에서 12시간 이내에 검사하여 저온일반세균은 100 CFU/mL, 중온일반세균은 20 CFU/mL를 넘지 아니할 것

나. 총대장균군은 100 mL(샘물·먹는샘물, 염지하수·먹는염지하수 및 먹는해양 심층수의 경우에는 250 mL)에서 검출되지 아니할 것. 다만, 제4조제1항제1호나목 및 다목에 따라 매월 또는 매 분기 실시하는 총 대장균군의 수질검사 시료(試料) 수가 20개 이상인 정수시설의 경우에는 검출된 시료 수가 5퍼센트를 초과하지 아니하여야 한다.

다. 대장균·분원성 대장균군은 100 mL에서 검출되지 아니할 것. 다만, 샘물·먹는샘물, 염지하수·먹는염지하수 및 먹는해양심층수의 경우에는 적용하지 아니한다.

라. 분원성 연쇄상구균·녹농균·살모넬라 및 쉬겔라는 250 mL에서 검출되지 아니할 것(샘물·먹는샘물, 염지하수·먹는염지하수 및 먹는해양심층수의 경우에만 적용한다)

마. 아황산환원혐기성포자형성균은 50 mL에서 검출되지 아니할 것(샘물·먹는샘물, 염지하수·먹는염지하수 및 먹는해양심층수의 경우에만 적용한다)

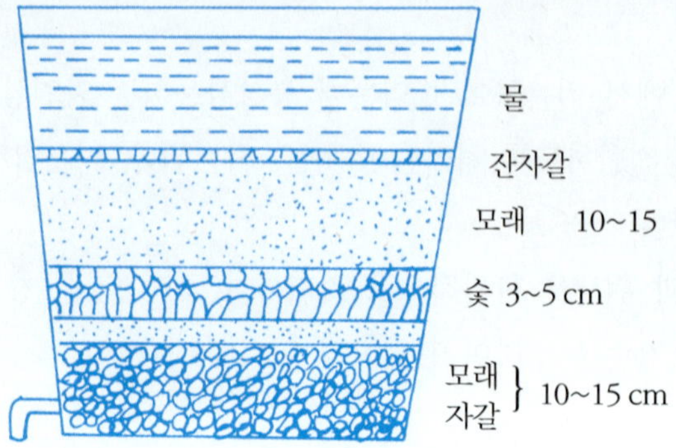

[그림 4-10 가정용간이여과장치]

바. 여시니아균은 2 L에서 검출되지 아니할 것(먹는물공동시설의 물의 경우에만 적용한다)

2) 건강상 유해영향 무기물질에 관한 기준

가. 납은 0.01 mg/L를 넘지 아니할 것

나. 불소는 1.5 mg/L(샘물·먹는샘물 및 염지하수·먹는염지하수의 경우에는 2.0 mg/L)를 넘지 아니할 것

다. 비소는 0.01 mg/L(샘물·염지하수의 경우에는 0.05 mg/L)를 넘지 아니할 것

라. 셀레늄은 0.01 mg/L(염지하수의 경우에는 0.05 mg/L)를 넘지 아니할 것

마. 수은은 0.001 mg/L를 넘지 아니할 것

바. 시안은 0.01 mg/L를 넘지 아니할 것

사. 크롬은 0.05 mg/L를 넘지 아니할 것

아. 암모니아성 질소는 0.5 mg/L를 넘지 아니할 것

자. 질산성 질소는 10 mg/L를 넘지 아니할 것

차. 카드뮴은 0.005 mg/L를 넘지 아니할 것

카. 붕소는 1.0 mg/L를 넘지 아니할 것(염지하수의 경우에는 적용하지 아니한다)

타. 브롬산염은 0.01 mg/L를 넘지 아니할 것(먹는샘물, 염지하수·먹는염지하수, 먹는해양심층수 및 오존으로 살균·소독 또는 세척 등을 하여 음용수로 이용하는 지하수만 적용한다)

파. 스트론튬은 4 mg/L를 넘지 아니할 것(먹는염지하수 및 먹는해양심층수의 경우에만 적용한다)

하. 우라늄은 30 μg/L을 넘지 아니할 것[수돗물(지하수를 원수로 사용하는 수돗물), 샘물, 먹는샘물, 먹는염 지하수 및 먹는 공동시설의 물의 경우에만 적용한다.]

3) 건강상 유해영향 유기물질에 관한 기준

가. 페놀은 0.005 mg/L를 넘지 아니할 것

나. 다이아지논은 0.02 mg/L를 넘지 아니할 것

다. 파라티온은 0.06 mg/L를 넘지 아니할 것

라. 페니트로티온은 0.04 mg/L를 넘지 아니할 것

마. 카바릴은 0.07 mg/L를 넘지 아니할 것

바. 1,1,1-트리클로로에탄은 0.1 mg/L를 넘지 아니할 것
사. 테트라클로로에틸렌은 0.01 mg/L를 넘지 아니할 것
아. 트리클로로에틸렌은 0.03 mg/L를 넘지 아니할 것
자. 디클로로메탄은 0.02 mg/L를 넘지 아니할 것
차. 벤젠은 0.01 mg/L를 넘지 아니할 것
카. 톨루엔은 0.7 mg/L를 넘지 아니할 것
타. 에틸벤젠은 0.3 mg/L를 넘지 아니할 것
파. 크실렌은 0.5 mg/L를 넘지 아니할 것
하. 1,1-디클로로에틸렌은 0.03 mg/L를 넘지 아니할 것
거. 사염화탄소는 0.002 mg/L를 넘지 아니할 것
너. 1,2-디브로모-3-클로로프로판은 0.003 mg/L를 넘지 아니할 것
더. 1,4-다이옥산은 0.05 mg/L를 넘지 아니할 것

4) 소독제 및 소독부산물질에관한기준(샘물·먹는샘물·염지하수·먹는염지하수·먹는해양심층수 및 먹는물공동시설의 물의 경우에는 적용하지 아니한다)

가. 잔류염소(유리잔류염소)는 4.0 mg/L를 넘지 아니할 것
나. 총트리할로메탄은 0.1 mg/L를 넘지 아니할 것
다. 클로로포름은 0.08 mg/L를 넘지 아니할 것
라. 브로모디클로로메탄은 0.03 mg/L를 넘지 아니할 것
마. 디브로모클로로메탄은 0.1 mg/L를 넘지 아니할 것
바. 클로랄하이드레이트는 0.03 mg/L를 넘지 아니할 것
사. 디브로모아세토니트릴은 0.1 mg/L를 넘지 아니할 것
아. 디클로로아세토니트릴은 0.09 mg/L를 넘지 아니할 것
자. 트리클로로아세토니트릴은 0.004 mg/L를 넘지 아니할 것
차. 할로아세틱에시드(디클로로아세틱에시드, 트리클로로아세틱에시드 및 디브로모아세틱에시드의 합으로 한다)는 0.1 mg/L를 넘지 아니할 것
카. 폼알데하이드는 0.5 mg/L를 넘지 아니할 것

5) 심미적 영향물질에 관한 기준

가. 경도(硬度)는 1,000 mg/L(수돗물의 경우 300 mg/L, 먹는염지하수 및 먹는해양심층수의 경우 1,200 mg/L)를 넘지 아니할 것. 다만, 샘물 및 염지

하수의 경우에는 적용하지 아니한다.

나. 과망간산칼륨소비량은 10 mg/L를 넘지 아니할 것

다. 냄새와 맛은 소독으로 인한 냄새와 맛 이외의 냄새와 맛이 있어서는 아니 될 것. 다만, 맛의 경우는 샘물, 염지하수, 먹는샘물 및 먹는물공동시설의 물에는 적용하지 아니한다.

라. 동은 1 mg/L를 넘지 아니할 것

마. 색도는 5도를 넘지 아니할 것

바. 세제(음이온 계면활성제)는 0.5 mg/L를 넘지 아니할 것. 다만, 샘물·먹는샘물, 염지하수·먹는염지하수 및 먹는해양심층수의 경우에는 검출되지 아니하여야 한다.

사. 수소이온 농도는 pH 5.8 이상 pH 8.5 이하이어야 할 것. 다만, 샘물, 먹는샘물 및 먹는물공동시설의 물의 경우에는 pH 4.5 이상 pH 9.5 이하이어야 한다.

아. 아연은 3 mg/L를 넘지 아니할 것

자. 염소이온은 250 mg/L를 넘지 아니할 것(염지하수의 경우에는 적용하지 아니한다)

차. 증발잔류물은 수돗물의 경우에는 500 mg/L, 먹는염지하수 및 먹는해양심층수의 경우에는 미네랄 등 무해성분을 제외한 증발잔류물이 500 mg/L를 넘지 아니할 것

카. 철은 0.3 mg/L를 넘지 아니할 것. 다만, 샘물 및 염지하수의 경우에는 적용하지 아니한다.

타. 망간은 0.3 mg/L(수돗물의 경우 0.05 mg/L)를 넘지 아니할 것. 다만, 샘물 및 염지하수의 경우에는 적용하지 아니한다.

파. 탁도는 1 NTU(Nephelometric Turbidity Unit)를 넘지 아니할 것. 다만, 지하수를 원수로 사용하는 마을상수도, 소규모급수시설 및 전용상수도를 제외한 수돗물의 경우에는 0.5 NTU를 넘지 아니하여야 한다.

하. 황산이온은 200 mg/L를 넘지 아니할 것. 다만, 샘물, 먹는샘물 및 먹는물공동시설의 물은 250 mg/L를 넘지 아니하여야 하며, 염지하수의 경우에는 적용하지 아니한다.

거. 알루미늄은 0.2 mg/L를 넘지 아니할 것

6) 방사능에 관한 기준(염지하수의 경우에만 적용한다)

가. 세슘(Cs-137)은 4.0 mBq/L를 넘지 아니할 것

나. 스트론튬(Sr-90)은 3.0 mBq/L를 넘지 아니할 것

다. 삼중수소는 6.0 Bq/L를 넘지 아니할 것

7-3-3. 지하수

지하수란 지하의 지층이나 암석 사이의 빈틈을 채우고 있거나 흐르는 물 즉, 생수를 말한다.

생수(生水)에는 물 고유의 생명요소(生命要素)인 각종 "미네랄"과 용존산소(DO)를 비롯하여 미생물을 함유하고 있다. 따라서 생수를 끓이면 유해세균을 살균할 수 있는 장점은 있어도 우리의 생명력에 유리한 "미네랄"이나 용존산소마저도 파괴되고 만다. 뿐만 아니라 물 속에 용해되어 있던 불순물(不純物)인 무기물질, 화학적 오염물질 및 그 밖의 불쾌한 맛이나 냄새 등은 오히려 응축(凝縮)되기 마련이고, 이러한 물을 먹게 되면 체세포 내로 흡수되어 중추신경계에 축적하게 되며 위장장애, 신장결석, 백내장 및 동맥경화 등의 병해를 초래한다. 뿐만 아니라 죽은 세균들은 또 다른 미생물(세균)들의 영양분으로 재활용되어 번식을 증대시키게 된다. 그러므로 먹는물로서는 끓인물보다는 냉수(冷水)가 생리기능상 더 좋다는 결론이 된다.

요컨대, 생수(냉수)는 체세포 주변의 체액처럼 약알칼리성이며 화학구조성이 [그림 4-11]에서 보듯이, 가열함으로써 6각고리형(ring form) 구조는 5개의 사슬형(chain form)이나 5각형의 고리형으로 변하고, 데운 물을 냉각시키면 다시

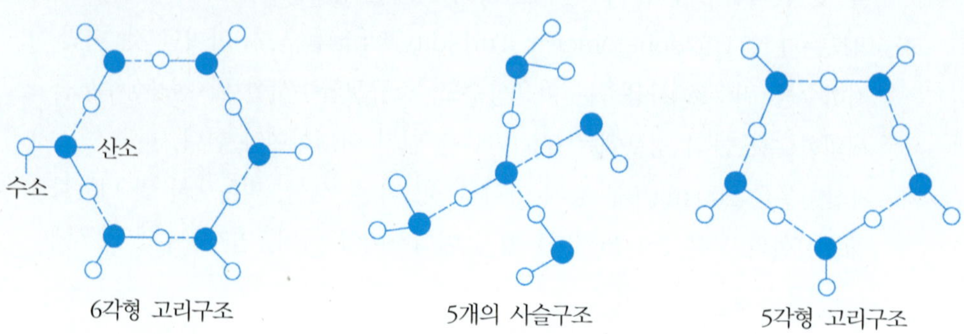

[그림 4-11 물의 화학구조]

6각고리형물로 되돌아간다.

이러한 6각고리형 물을 육각수(六角水)라고도 약칭해 부르기도 한다. 요컨대, "육각수"는 열용량이 크고, DNA나 RNA와 같은 생체 세포분자와의 친화성이 강하여 생명기능을 향상시키는데 활용되지만, 반대로 병변(病變)된 세포액에는 6각고리형으로 구조화되지 못한 5개의 사슬형이나 5각고리형 등의 물로 채워져 있음이 증명되고 있다.

1. 지하수의 관리체계

현재 지하수는 이용목적에 따라 환경부, 국토교통부, 농림축산식품부 등 10개 부처 17개 관련 법률에 의거 분산 관리하고 있다.

이 중 환경부와 국토교통부에서 지하수 업무를 수질과 수량으로 나누어 각각 총괄하고 있다.

2. 지하수 수질측정망 설치 및 운영

지하수 수질측정망은 2008년부터 국가측정망 및 지역측정망으로 구분·운영하

[표 4-19 먹는샘물 등 제조업자의 자가품질검사기준]

구 분	검사항목	검사주기	비 고
먹는샘물·먹는염지하수	냄새·맛·색도·탁도·수소 이온 농도(5개 항목)	매일 1회 이상	
	일반세균(저온균·중온균)·총대장균군·녹농균(4개 항목)	매주 2회 이상	3~4일 간격으로 실시
	분원성연쇄상구균·아황산환원혐기성포자형성균·살모넬라·쉬겔라(4개 항목)	매월 1회 이상	
	「먹는 물 수질기준 및 검사 등에 관한 규칙」 별표 1에서 정하는 모든 항목	매반기 1회 이상	
샘물·염지하수	일반세균(저온균·중온균)·총대장균군·분원성연쇄상구균·녹농균·아황산환원혐기성포자형성균(6개 항목)	매주 1회 이상	
	「먹는물 수질기준 및 검사 등에 관한 규칙」 별표 1에서 정하는 모든 항목	매반기 1회 이상	

주) 1. 샘물·염지하수에 대하여 매주 1회 이상 검사하는 미생물 항목 6개 항목의 어느 하나가 기준을 초과하는 경우에는 살모넬라·쉬겔라에 대한 검사를 3월간 매월 1회 이상 추가로 실시하여야 한다.
2. 먹는샘물·먹는염지하수 및 샘물·염지하수에 대하여 매분기 1회 이상 실시하는 검사항목 중 기준을 초과한 항목에 대하여는 6개월간 매월 1회 이상 검사해야 한다.
3. 염지하수의 방사능검사는 매년 1회 이상 실시하되, 수질기준을 초과한 경우에는 6개월간 매월 1회 이상 검사하여야 한다.

고 있다.

국가측정망은 환경부가 직접 설치한 수질전용측정망, 국토교통부·농림축산식품부가 고유목적으로 설치한 지하수 측정망을 활용하고 있으며, 지역측정망은 유역(지방) 환경청과 시·도에서 운영하는 지하수 수질 측정망으로 구성되어 있다.

3. 지하수오염방지시설

지하수법에서는 취수정으로 오염물질 유입방지 및 부대시설의 보호를 위해 지표 상부에 상부보호공을 설치하고 지표하부에는 보호벽(케이싱)을 암반선 이하까지 설치하여야 하며, 토지 굴착 후 토지와 공간에는 차수용 재료를 주입하여 그라우팅을 설치하도록 하고 있다.

[표 4-20 관리를 위한 지하수수질기준 (단위: mg /L)]

항 목 \ 이용목적별		생활용수	농업·어업용수	공업용수
일반 오염물질 (5개)	수소이온농도(pH)	5.8~8.5	6.0~8 5	5.0~9.0
	대장균군수	5.000 이하(MPN/100ml)	—	—
	질산성질소	20 이하	20 이하	40 이하
	염소이온	250 이하	250 이하	500 이하
	일반세균	1ml 중 100 CFU 이하	—	—
특정 유해물질 (15개)	카드뮴	0.01 이하	0.01 이하	0.02 이하
	비소	0.05 이하	0.05 이하	0.1 이하
	시안	불검출	불검출	불검출
	수은	불검출	불검출	불검출
	유기인	불검출	불검출	불검출
	페놀	0.005 이하	0.005 이하	0.001 이하
	납	0.1 이하	0.1 이하	0.2 이하
	6 가 크 롬	0.05 이하	0.05 이하	0.1 이하
	트리클로로에틸렌	0.03 이하	0.03 이하	0.06 이하
	테트라클로로에틸렌	0.01 이하	0.01 이하	0.02 이하
	1.1.1-트리클로로에탄	0.15 이하	0.3 이하	0.5 이하
	벤젠	0.015 이하	—	—
	톨루엔	1 이하	—	—
	에틸벤젠	0.45 이하	—	—
	크실렌	0.75 이하	—	—

주) 농업용수·공업용수 일지라도 생활용수의 목적으로 함께 이용되는 경우에는 생활용수의 기준을 적용한다.

4. 지하수수질기준

지하수는 음용수로 이용하는 경우 먹는물관리법에 따른 먹는물수질기준에 준하며, 지하수를 생활용수, 농·어업용수, 공업용수로 이용하는 경우 총 20개 항목(일반오염물질 4개, 특정유해물질 16개)이 지하수 수질기준으로 설정되어 있다. 이외도 지하수오염방지 및 오염된 지하수를 정화하기 위한 목적에 적합하도록 지하수를 관리하기 위하여 총 20개 항목(일반오염물질 5개, 특정오염물질 15개)이 설정되어 있다.

7-4. 하수 처리

인간의 일상생활 활동에서 발생하는 오수를 하수라 하며, 생활오수, 산업폐수, 우수(도시우수, 농경지우수 등), 매립지 침출수 등을 말한다.

하수 처리 방법은 크게 물리적(스크린, 침사지, 유량조정조, 침전지, 부상지, 여과), 화학적(중화, 응집, 산화 및 환원, 이온교환수지, 흡착, 추출, 살균) 및 생물학적 처리(살수여상법, 활성오니법)방법으로 구분할 수 있으며 일반적인 하수처리방법을 간략하면 다음과 같다.

- 예비처리: 스크린, 분쇄, 침사, 침전, 여과, 중화, 응집 등
- 본처리(생물학적 처리)
  - 호기성처리 — 활성오니법, 살수여상법, 산화지법, 접촉상법, 관개법 등 → CO_2 발생
  - 혐기성처리 — 부패조(septic tank)
    임호프 탱크(imhoff tank),
    중온소화법 → CH_4발생처리
- 오니(찌꺼기) 처리: 육상투기, 해양투기, 소각, 퇴비화, 사상건조법, 소화법 등

참고문헌

1. 한국도시환경학회, 인간과 환경, 대학서림, 2019
2. 서광석, 최신 환경위생학, 대학서림, 2007
3. 환경부, 환경백서, 2019
4. 서광석, 환경학, 대학서림, 2014
5. Parker, S. P., Encyclopedia of Environmental Science, Me Grow Hill, 1980
6. Krenkel, P. A., and novotny V., Water quality Management, Academic Press, 1980
7. Miller, G. T., Environmental Science, 11th ed., 2006
8. Preston Gralla, How to Environment Works, Ziff-Davis Press, 1997

8 폐기물오염

8-1. 폐기물의 정의

폐기물은 산업발달과 인구증가로 인하여 양적증가는 물론 질적으로도 다양화 내지 악성화 되고 있어 환경오염의 주요 원인이 되고 있다.

폐기물 관리법 제 2조의 폐기물의 정의에 의하면 다음과 같다.

- 폐기물이란 쓰레기, 연소재, 오니, 폐유, 폐산, 폐알칼리, 동물의 사체 등으로서 사람의 생활이나 사업 활동에 필요하지 아니하게 된 물질을 말한다.
- 생활폐기물이란 사업장폐기물 외의 폐기물을 말한다.
- 사업장폐기물이란 대기환경보전법·물환경보전법 또는 소음·진동관리법에 따라 배출시설을 설치·운영하는 사업장이나 그 밖의 대통령령으로 정하는 폐기물을 말한다.
- 지정폐기물이란 사업장폐기물 중 폐유·폐산 등 주변 환경을 오염시킬 수 있거나 의료폐기물 등 인체에 위해를 줄 수 있는 해로운 물질로서 대통령령으로 정하는 폐기물을 말한다.
- 의료폐기물이란 보건의료기관, 동물병원, 시험·검사기관 등에서 배출되는 폐기물 중 인체에 감염 등 위해를 줄 우려가 있는 폐기물과 인체조직 등 적출물, 실험동물의 사체 등 보건·환경보호상 특별한 관리가 필요하다고 인정되는 폐기물로서 대통령령으로 정하는 폐기물을 말한다.

8-2. 폐기물의 종류

폐기물의 분류체계는 생활폐기물과 사업장폐기물로 나누어진다.

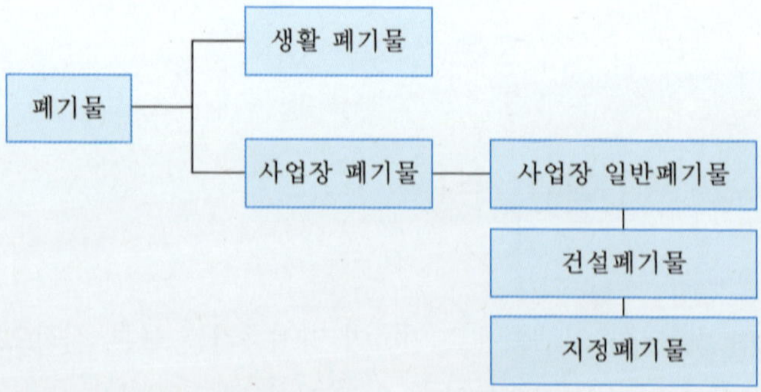

[그림 4-12 폐기물의 종류]

8-2-1. 생활폐기물

생활 및 활동과정에서 필요하지 않게 된 물질 중 사업장폐기물을 제외한 폐기물을 말하며, 여기에는 음식물과 종이류, 목재류 등 가연성폐기물과 금속류, 초자류, 연탄재와 같은 불연성폐기물로 구성되어 있다. 국민생활소득의 향상으로 불연성폐기물보다는 가연성폐기물의 발생량이 증가되고 있는 실정이다.

8-2-2. 사업장폐기물

사업장일반폐기물은 공업배치 및 공장설립에 관한 법률에 의한 공장으로서 대기환경보전법·수질 및 수생태계보전에 관한 법률 또는 소음·진동관리법의 규정에 의하여 공장 등 배출시설을 설치·운영하는 사업장과 폐기물을 1일 300 kg 이상 배출하는 사업장에서 배출하는 폐기물을 말한다. 그리고 건설폐기물은 건설공사로 인하여 5톤 이상 배출되는 폐기물을 말하며, 여기서 지정폐기물이라 함은 사업장폐기물 중 폐유·폐산 등 주변 환경을 오염시킬 수 있거나 인체조직 등의 적출물과 실험동물의 사체 등 의료기관이나 시험·검사기관 등에서 배출되는 인체에 위해를 줄 수 있는 폐기물이다.

8-3. 폐기물용기의 설치 및 처리

8-3-1. 폐기물용기

폐기물 중에서도 생활폐기물을 통상 쓰레기라고 하며 병원균을 옮기는 각종 해충과 쥐가 들끓기 쉬운 쓰레기 용기에 대한 제반 규정을 일반적으로 다음과 같이 정하고 있다.

(1) 금속·플라스틱 등 내수재료로 제조된 것일 것.
(2) 용량은 35리터 이상으로 하고 그 운반이 쉬울 것.
(3) 투입구에는 뚜껑이 붙어 있고, 그 외에는 전체가 밀폐되도록 할 것.
(4) 가정용 쓰레기 용기는 주택 안에, 사업장의 쓰레기 용기는 당해 사업장 안에 비치할 것.
(5) 아파트·연립주택 기타의 공동주택에는 동별 또는 출입구별로 공동 사용하는 쓰레기용기를 비치할 것.

8-3-2. 폐기물처리

일반적인 폐기물(쓰레기)처리방법은 다음과 같으며 가장 위생적인 방법은 소각법이나 대기오염의 원인이 될 수도 있다. 지금까지 우리나라에서는 매몰법이 주로 사용되어 왔다.

1) 방기법(放棄法) – 적당한 땅이나 바다에 버리는 방법으로 비위생적이다.
2) 소각법 – 가연성물질을 태우는 방법으로 쓰레기처분 중 가장 위생적인 방법이다. 장점으로는 면적이 적게 들고, 중심지에 설치 가능하며 기후조건에 영향을 적게 받는다. 그리고 남은 열의 회수가 가능하며 그것으로 수입을 얻을 수 있다. 단점은 건설비 즉, 초기 투자비가 많이 들고 대기오염의 원인이 될 수도 있다.
3) 매몰법 – 땅속에 묻고 흙을 덮는 방법으로, 쓰레기 두께는 3 m를 넘지 않도록 매립하며 24시간 이내 20 cm 정도 두께로 흙을 덮고 쓰레기가 부패되어 그 두께가 1/2 이하로 될 때까지 방치한 후 매립한다. 쓰레기 매립시

주의할 점을 요약하면 i) 두께는 2 m 이하 ii) 복토는 60~100 cm 정도, iii) 주택지는 10년 후에 사용할 것 등이다.

4) 그라인더(Grinder)법 – 가정 또는 작업장에서 쓰레기를 분쇄하는 방법이다.
5) 가축사료법 – 가축에게 밥, 찌꺼기, 야채류 등을 먹이는 방법이다.
6) 퇴비법(堆肥法–Composing) – 유기물이 많은 것은 부패시켜 비료로 사용할 수 있다. 이때 퇴비의 높이는 0.1~1.2 m 이상 1.5~1.8 m 이하가 적당하고, 퇴비의 온도는 50~70℃(보통 60℃)가 적당하며, 퇴비의 병원균과 기생충을 죽이기 위해서는 퇴비의 표면으로부터 10~20 cm 이상되는 곳을 뒤집어줘야 한다.

8-4. 폐기물의 관리

폐기물정책의 궁극적인 목표는 폐기물로 인한 환경부하를 줄임으로써 자연환경을 보전하고 모든 국민이 쾌적한 환경 속에서 살아갈 수 있도록 하는데 있다. 이를 위해서는 단순히 발생된 폐기물을 처리하기 보다는 지속가능한 개발이념에 기초한 자원순환형 사회로의 전환을 촉진하고, 미래세대와 공유해야 할 자원인 환경의 잠재력을 최대한 보전해 나가는 노력이 필요하며, 폐기물 관리는 다음과 같은 기본원칙 속에서 추진해야 한다.

첫째, 폐기물을 관리하고자 할 때에는 공동체 구성원간의 역할과 책무를 합리적으로 설정하여 정책목표를 효율적으로 달성하도록 해야 한다. 특히, 제품에 기인하는 폐기물에 대해서는 생산자, 소비자, 정부 및 지자체가 책임을 공유한다는 원칙을 존중하여 폐기물관리에 대한 책무관계를 정립해 나가야 한다.

둘째, 폐기물관리의 우선순위를 설정한다. 즉, 폐기물의 발생억제 및 감량(prevention or reduction), 재이용(reuse), 재활용(recycling), 중간처리(treatment; 에너지회수, 소각열이용, 음식물쓰레기 퇴비화), 최종처분(disposal; 소각, 매립)의 순으로 우선순위를 설정하여 폐기물을 관리해야 한다. 무엇보다 3R 즉, 감량(Reduction), 재활용(Recyle), 재이용(Reuse)을 생활화 하는 것이다.

셋째, 정책목표를 달성하기 위한 수단은 환경성과와 경제적 효율성을 동시에 충족시킬 수 있도록 단계적으로 개선해야 한다. 특히, 정부가 폐기물관리에 대한 세부적인 규제기준을 설정하는 것보다는 민간부문에게 목표를 부여하고 이를 달성하기 위한 자체규율권과 달성수단을 고안할 수 있는 기회를 부여하는 것이 효율적이라는 일반원칙을 널리 활용해야 한다.

넷째, 민간부문이 폐기물관리에 참여할 수 있는 기회를 확대함으로써 폐기물관리의 효율성을 제고하고 경쟁력 있는 기술개발과 노하우의 축적을 유도한다.

다섯째, 주요 정책결정은 과학적이고 합리적인 정보에 기초하여 이루어지도록 환경정보관리체계를 개선하고, 환경정보는 일반에 공개하는 것을 원칙으로 하여 국민적 의견개진 기회를 확대해야 한다.

8-5. 폐기물의 영향

급속도로 산업이 발달되고 인구가 증가하여 도시집중화 현상이 일어나면서 대량생산과 대량소비를 불러오게 되었고 그 결과 폐기물이 발생되고 축적되어졌다.

일반적으로 폐기물은 악취발생, 위생해충 번식으로 인한 감염병 발생 등 공중보건상 문제 발생, 미관상 불쾌감 등을 일으키고 또한, 폐기물을 처리할 때 즉, 고속퇴비화(compost)의 중간처리나 매립장에 매립할 때 그 주변 지역에 환경오염 문제를 일으킨다. 특히, 매립장에서 배출되는 침출액은 상수원과 토양을 오염시키며, 매립장에서 배출되는 메탄가스가 폭발하여 화재나 대기오염을 일으킨다.

8-6. 폐기물의 처리대책

폐기물처리는 궁극적으로 폐기물 관리체계 즉, 폐기물발생에서 보관, 수집, 운반, 중간처리를 거쳐 매립 등에 의한 최종처리까지 가장 효율적이고 경제적이며 국민보건이나 환경위해가 가장 적은 환경위생적인 방법으로 안전하게 관리 되어야 한다.

일반적인 폐기물 관리의 정책 목표로 폐기물의 감량화, 자원화, 무해화, 안정화 및 안전처리 등을 든다. 폐기물의 감량화는 폐기물의 양을 줄이는 방법이고, 폐기물의 자원화는 발생된 폐기물을 자원으로 다시 재활용하는 것이다. 무해화는 유해한 물질이 함유된 폐기물을 소각시켜 병원균을 사멸시키거나 환경위생상 해를 주지 않는 물질을 변화시키는 방법이며, 폐기물 안정화는 중금속 등 유해물질의 용출속도가 늦어지는 등 안정화 되어 환경오염을 줄일 수 있다. 그리고 폐기물 처리과정에서 발생될 수 있는 환경오염 요인을 감소시키는 폐기물 안전처리 방법으로 대기오염을 최소화시키면서 처리하는 소각법, 지하수오염이나 토양오염 그리고 비산먼지를 최소화시킬 수 있는 위생매립법 등이 있다. 이와 같은 방법은 서로 유기적인 관계를 가지고 있다. 즉, 폐기물의 수집, 운반, 전처리, 중간처리, 재활용, 최종처리 등을 한 묶음으로 하여 관리체계를 구축하는 종합관리 시스템의 도입이 필요하다. 이 외에도 대국민 교육 계몽 강화와 폐기물 처리장의 설치·운영에 대한 지역이기주의[NIMBY현상] 문제를 극복할 수 있는 방법을 강구해야 한다.

참고문헌

1. 환경학 교재연구회, 환경학개론, 자유아카데미, 2000
2. 한국도시환경학회, 인간과 환경, 대학서림, 2019
3. 서광석, 최신환경위생학, 대학서림, 2007
4. 서광석, 환경학, 대학서림, 2013
5. 서광석 외, 인간과 환경, 대학서림, 2009
6. 서부갑 외, 환경과 인간, 대학서림, 1993
7. 환경부, 환경백서, 2019
8. 安全工學 協會編, 水質汚濁·土壤汚染, 海文堂, 1982
9. Miller, G.T., Environment science, 11th ed., 2000
10. Preston Gralla, How to Environment Works, 1997

9 해양오염

9-1. 해양오염의 원인

해양을 오염시키는 주원인으로는 육지폐기물 유입에 의한 오염, 연안 농경지 배수로 인한 오염, 개발에 의한 오염, 대기오염물질에 의한 오염, 하천수 유입에 의한 오염, 연안폐기물에 의한 오염, 기름유출에 의한 오염 등이 있다.

9-2. 해양오염의 피해

9-2-1. 적조현상의 발생

적조(赤潮; red tide)는 일반적으로 산업폐수나 도시하수의 유기성폐수 유입으로 해역이나 호수의 부영양화가 원인이 되어 수중에서 부유생활을 하고 있는 미생물 특히, 식물성플랑크톤이 단시간에 급격히 크게 증식한 결과 수면이 적색으로 변화하는 현상을 말한다.

적조발생기전은 명확히 밝혀지지 않았으나 직접, 간접으로 바다에 유입되는 질소나 인등의 영양분이 풍부하며, 규소·칼륨·마그네슘 등 영양염이나 미량의 생활성물질 즉, 미량금속, 킬레이트제, 비타민 등이 풍부하고, 햇빛, 수온, 염분 등 환경조건이 적당할 때 발생된다.

적조를 일으키는 생물은 식물성플랑크톤과 원생동물, 세균 등인데 이 중 규조류, 편조류 등 식물성플랑크톤이 가장 큰 발생인자이다.

최근 이러한 적조현상은 날이 갈수록 발생지역이 넓어지고 피해양상도 다양해지고 있다.

9-2-2. 해안생태계의 파괴

배의 한 부분에서 기름이 유출되면 기름은 바다 표면을 따라 퍼지게 되며, 어느 정도는 증발한다. 기름 혼합물이 증발하면 기름층은 얇아지며, 접착력이 있는 기름은 파도에 부딪혀서 무스(mousse)라고 하는 물과 기름이 섞인 액체가 된다. 무스는 해변에 닿기도 하고 바람에 가라앉기도 하며 결국 표면에 있는 무스는 팬케이크만한 크기로 변해서 타르볼이 되어 해안생태계를 파괴시킨다.

바다새는 기름 유출의 첫 번째 희생자이다. 새는 몸에 기름이 묻게 되면 새 깃털의 열 차단력을 약화시켜 저체온 현상으로 얼어 죽게 된다.

기름은 치명적인 도미노효과(domino effect)를 일으켜 바다의 먹이사슬을 파괴한다. 즉, 기름은 먹이사슬의 기본이 되는 플랑크톤을 죽게 하는데 새끼 물고기와 같은 작은 물고기들은 식물성플랑크톤을 먹이로 하는 동물성플랑크톤을 잡아 먹고 살기 때문에 식물성플라크톤의 오염 및 감소로, 동물성플랑크톤이 줄어들게 되면 새끼 물고기는 죽게 되거나 완전히 자라지 못하게 된다. 이로 인해, 새끼 물고기를 잡아먹는 다른 물고기도 먹을 것을 잃게 되어 그들의 수는 감소하게 되고 또한, 물고기를 먹는 바다 포유류의 수도 역시 감소한다. 그리고 물고기와 갑각류도 기름의 유출로 인해 중독되어 죽게 되거나 혹은 살아남는다 해도 표면이 탄화수소화합물인 기름에 젖어 있기 때문에 중독될 수가 있다. 이런 물고기를 잡아먹으면 그 동물도 중독된다. 또한 기름은 해저에 가라앉아 연어, 게 등을 죽게 하며, 육지의 먹이사슬도 파괴한다. 즉, 동물의 시체를 찾아 헤매는 흰머리독수리 같은 포식동물이 기름이 묻은 물고기를 그들의 새끼를 위해 둥지로 가져오게 되면, 새끼 독수리는 기름에 오염된 고기를 먹고 죽게 되고, 기름에 오염되어 해변가로 밀려 나온 죽은 물고기를 곰이 먹으면 곰도 위험에 처하게 되고, 물오리, 아비, 거위 같은 바다 철새들은 바위나 갯벌에 둥지를 틀고 기름에 오염된 벌레와 생물을 잡아먹기 때문에 기름을 먹게 되며, 해변가로 온 사슴이 해초 켈프(기름에 오염된 해초)를 먹고 마찬가지로 오염되어 심각한 환경생태 파괴를 일으킨다.

9-2-3. 산호초의 멸종

세계 전역의 산호초는 위기에 처해 있으며 산호초의 석회암이 채굴되고 있다. 즉, 다이나마이트로 산호초를 파괴시키고 쇠지렛대로 떼어내서 집을 짓는 데 이용하고 있다. 자연이 수세기를 걸쳐 창조한 것을 인간은 짧은 시간에 파괴시키고 있다. 또한, 산호초는 낚시와 무분별한 여행자들과 기름의 유출, 수질오염물질의 방출로 멸종되어 가고 있다. 특히, 산호초 근처의 바다로 각종 하수와 화학비료 성분이 있는 지표수가 유입되므로 산호를 먹고 사는 불가사리가 폭발적으로 성장하는 결과를 초래하게 되는데 한 개의 불가사리는 매년 5 m^2 면적의 산호를 소비하므로 산호초를 멸종시킨다.

9-2-4. 고래의 멸종

인간들이 바다를 오염시키거나 고래 서식처를 파괴시키는 것이 고래 생존을 위협하는 주요인이 된다. 오랫동안 고래들의 서식처였던 바다가 점점 오염되면서 많은 고래가 죽어가고 있다. 독성폐기물과 오염물질로 인해 그 현장에서 죽거나, 중독되거나, 심각한 병에 걸려 죽게 된다.

고래에게 무엇보다 큰 위협이 되는 것은 그들의 먹이가 사라지는 것이다. 과학자들은 오존층의 감소가 자외선의 양을 증가시켜 고래와 크릴이 먹는 수많은 식물성플랑크톤을 죽게 한다고 한다.

해양오염도 직접 또는 간접적으로 고래를 죽게 하는 원인이 된다.

9-2-5. 사라지는 갯벌

바닷물이 드나드는 개흙땅인 갯벌 혹은 개벌인 대표적인 습지는 경제적 가치가 농경지의 약 70배를 능가하는 경제성을 지니고 있다. 특히, 우리나라 서해안 갯벌은 유럽의 북해연안과 미국 남동부연안과 함께 세계적인 갯벌로 알려져 있다.

그러나 우리나라에서는 이러한 습지가 개발의 미명 아래 매립되어 농경지와 공업단지로 조성되어 어업과 양식업의 위축은 말할 것도 없고, 새로이 조성된 이들 공단으로부터 배출되는 오염물질로 인한 환경피해는 엄청나다 할 것이다. 우리는 지금이라도 습지 개척사업을 환경생태계 차원에서 정확한 가치판단과 인식

전환으로 무분별 개발로 인한 자연자원인 갯벌이 사라지는 사례를 사전에 막아야 한다.

9-3. 해양오염 방지대책

9-3-1. 적조방지 대책

적조대책으로는 적조발생 자체를 방지하기 위한 예방조치와 일단 적조가 발생한 경우, 그 피해를 되도록 줄이기 위한 조치를 하여야 한다.

9-3-2. 온배수(냉각수) 대책

발전소에서 배출되는 냉각수(온배수)를 처리하는 방식에는 해양이든 하천이든 취수원으로부터 취수하여 냉각시설을 거친 다음 동일 수역에 그대로 방류하는 관류방식(once-through system)과 발생된 냉각 폐수를 냉각탑 등의 열교환시설로 거친 후 다시 냉각수로 재사용함으로써 자연수계에 전혀 배출하지 않는 무배출방식(close cycle system)이 있다.

지금까지 설치된 대부분의 발전소는 관류방식이지만 최근 몇몇 국가에서는 이런 관류방식 적용을 제한하는 경향도 있다.

9-3-3. 유류오염 방지대책

1. 해상 유출기름 정화대책

기름이 대량유출되었을 때는 일반적으로 기름방벽(oil-fance)을 펴서 기름을 회수선이나 회수장치로 회수하거나, 기름흡착제나 기름처리제 등으로 처리한다. 그리고 기름 유출이 소량일 경우에는 흡유재 또는 흡유재로 만든 방벽으로 처리하거나 소량의 기름처리제를 사용해서 분산시킬 수도 있다.

2. 연안동물들의 대책

바다새와 해달과 다른 동물들은 특히, 추운 겨울에 돌보지 않으면 기름 유출에 오염되어 얼어 죽게 된다. 솔과 식기 세제로 몸이나 발에 묻은 기름을 제거해 줘야 한다. 종종 죽음의 위험에 처해 있는 동물은 응급처치센터로 수송하여 치료·보호해야한다. 또한, 야생동물 전문가는 대포를 쏘거나 허수아비를 세워서 동물을 기름 오염지역으로부터 도망가게 하는 방법을 실시하고 있다.

3. 해변가 유출기름 정화대책

기름에 오염된 해변은 기름을 고압호수로 빨아들여 깨끗해질 수 있고, V자 모양의 방재(booms)쪽으로 뜨거운 물이나 차가운 물을 이용하여 기름을 씻어내고, 방재에 기름이 모아지면 운반한다. 사람이 직접 기름을 건질 수도 있다.

생물학적 개선법(bioremediation)은 해변가의 기름을 제거하는 기술로서 세균을 이용하여 기름을 파괴하도록 자연스럽게 유도하는 방법이다. 여기에는 기름이 유출된 해변에 기름을 먹는 미생물을 성장시키는 화학비료를 뿌리는 방법 등을 사용한다.

4. 기타

해양오염에 있어 유출기름 외에 각종 유기물질이나 중금속 등의 배출원인 산업폐수나 생활하수의 유입에 대하여는 원천적으로 방지하는 방법 밖에 없다. 즉, 철저한 처리를 한 다음 방류시키는 것이며 특히, 항만이나 해양시설 설치에 대해서는 설치 전에 해류의 영향이나 각종오염물 유입 가능성 등 해양환경에 미치는 영향에 대하여 조사를 철저히 하여 예방하는 사전관리가 중요하다.

또한 우리나라처럼 해역의 수질을 이용 목적에 따라 Ⅰ,Ⅱ,Ⅲ, Ⅳ, Ⅴ 등급으로 생태기반 해수수질기준을 정하여 해역별 수질을 관리하고 있다.

참고문헌

1. 서광석, 환경학, 대학서림, 2013
2. 서광석 외, 인간과 환경, 대학서림, 2009
3. 서부갑 외, 환경과 인간, 대학서림, 1999
4. 서광석, 최신환경위생학, 대학서림, 2007
5. 환경교재연구회, 환경학개론, 자유아카데미, 2000
6. 환경부, 환경백서, 2019
7. 한국도시환경학회, 인간과 환경, 대학서림, 2019
8. Miller G.T., Environmental Science, 11th ed., 2006
9. Preston Gralla, How to Environmental Works, Ziff-Davis Press, 1997

10 토양오염

10-1. 토양오염의 정의 및 특성

지구의 표면은 수권(hydrosphere)·암권(lithosphere)·대기권(atmosphere)으로 대별할 수 있으며, 지구상의 모든 생물을 이들 세 부분에서 생육함으로써 생물권(biosphere)을 형성한다. 여기서 암권에 속하는 토양은 육상생물이 생존할 수 있는 기반이며, 이들 생물의 생존에 필수적인 농작물을 생산해 내는 살아있는 자연체이고, 대기권과 암석권의 경계에 존재하면서 수권과 공존한다. 따라서 토양은 암석의 풍화산물인 무기물과 동식물의 시체 및 이들이 썩어서 된 유기물로 구성된 고상과 토양수분의 액상 및 토양공기인 기상 등 3상으로 이루어져 있다.

토양은 물과 대기와 접하고 있으므로 상호물질의 교환이 일어난다. 이러한 상호 물질교환과정 중에 오염물질이 토양에 유입되면 토양의 물리·화학·생물화학작용에 의한 자정능력이 있으나 그 속도가 매우 완만하여 토양 중에 축적됨으로써 토양오염(축적성오염)을 일으키게 된다.

토양오염은 토양 중에 특정물질의 농도가 어느 한계농도 이상으로 높아져 토양의 이화학적성질을 약화시키거나 토양생물의 생육에 지장을 초래하고, 나아가서 먹이연쇄를 통하여 생물농축이 일어남으로써 생태계에 커다란 변화를 일으키고, 인체에 유해작용을 유발하게 한다. 또한 토양오염은 농작물의 생육을 저해시킬 뿐 아니라 오염된 농작물을 섭취하는 인간에게 커다란 피해를 끼치는 간접오염이라는 점에서 수질오염이나 대기오염과는 그 성질을 달리한다.

10-2. 토양오염의 원인

토양오염원인은 대기오염물질과 수질오염물질 및 각종 폐기물의 토양유입이 주요인이며, 작물의 병해충을 방제하여 식량증산의 수단으로 사용되고 있는 합성농약 및 화학비료 사용량의 증가도 한 요인이 될 수 있다. 산업발달에 따른 화학물질의 사용증대로 환경오염이 심화되고 그로 인한 피해 역시 증대되고 있는데 화학물질은 그것들의 개발, 생산, 사용 및 폐기를 통한 순환과정에서 여러 가지 형태로 토양에 유입되며 화학적 특성에 따라 환경에 미치는 영향이 달라진다.

10-3. 토양오염의 영향

10-3-1. 농사와 농약에 의한 영향

토양오염은 우리들 농사와 직접적인 관련이 있다. 식량생산량을 증대시키기 위해 농약의 사용은 필요악이었다. 그 결과 초래되는 토양오염은 대기오염이나 수질오염과는 그 성질이 다른 오염이 가중되는 축적성오염이다.

세계적으로 농사는 토양을 심각하게 파괴시키며, 살충제는 상수도를 오염시킨다.

작물에 뿌려진 살충제는 강우로 인하여 강이나 호수로 씻겨 내려가서 그곳의 먹이사슬에 피해를 주게 된다.

비가 오면 화학비료가 강, 하천, 지하수로 흘러들어가게 되며, 이때 비료 속에 있는 인과 질소 성분이 호수를 부영양화 상태로 만들거나 호수 속의 산소를 소비하는 세균의 수를 증가시키므로 동·식물이 이용할 산소를 없애므로 수중생물을 죽게 한다. 또한 화학비료가 상수도로 흘러들어가게 되면 유독하게 되어 물은 마실 수 없게 된다. 그리고 산화질소와 같은 화학비료의 부산물은 대기를 오염시키며 온실효과에 기인된 지구 온도상승의 원인이 된다.

농사에 사용되는 살충제와 제초제는 해충들뿐만 아니라 사람을 포함한 동·식물에도 유독하다.

농사짓는 것은 농약사용 이외에도 여러 형태로 상수원에 영향을 끼친다. 호수, 저수지, 하천은 농지에서 떠내려 온 진흙으로 덮일 수도 있으며, 목장의 거름들이 상수원으로 흘러들어서 물을 오염시키고, 농업용수를 과다하게 사용하게 되면 지하수나 대수층의 물이 감소하게 된다.

10-3-2. 중금속에 의한 영향

중금속에 의한 식물의 피해를 살펴보면, 작물생육에 중금속 원소 중 피해가 심한 것은 구리로서 이것은 작물뿌리에 흡수되어 대부분이 뿌리에 고정·축적되어 뿌리로부터 영양 성분의 흡수기능을 저해하며, 뿌리의 표피 근처 피층부의 세포 원형질과 결합 고정되는 것으로 알려져 있다.

망간(Mn)이온도 기준량을 넘어서면 작물에 현저한 해를 미친다. 산성토양은 가용성 망간을 많이 함유하고 있어, 여기에 자라는 작물은 다량의 망간을 흡수하여 생육에 해를 입게 된다. [표 4-21]는 각종 중금속의 식물에 미치는 영향을 나타낸 것이다.

[표 4-21 중금속이 식물에 미치는 영향]

금속류	발생원	영 향
비소(As)	금속, 제혁, 염색 및 도자기 제조, 살충제	토양에 축적되어 식물의 성장 저해
카드뮴(Cd)	금속, 전기도금, 도자기, 사진재료	1. pH가 높은 경우에는 OH^-와 결합되어 불용성 2. 비료의 원료인 superphosphates내의 Cd는 식물의 체내로 흡수
크롬(Cr)	금속산세척처리, 도금, 제혁, 페인트, 염료, 제지, 도자기	1. 식물에 독성 2. 비료의 원료인 triple phosphates 내의 크롬은 사탕수수에 매우 독성이 크며 석회를 가하면 독성의 제거가 가능
구리(Cu)		pH와 유기물질의 농도에 따라 다름
붕소(B)	살균제(boron) 세척제(borax)	식물에 독성
리듐(Li)	유리, 밧데리, 금속	식물에 매우 민감
납(Pb)		식물에 독성
니켈(Ni)		대부분의 식물에 독성(석회를 가하면 독성이 절감)
아연(Zn)	페인트, 화장품, 염료, 살충제	식물에 독성

10-3-3. 기타 토양오염물질의 영향

토양은 식물을 지지하고 영양분을 공급하는 매개체이다. 따라서 토양 중에는 식물에 필요한 영양분이 적당한 농도로 존재하여야 하며, 필요 이상의 농도가 되면 오히려 식물의 성장을 방해하게 된다.

10-4. 토양오염 방지대책

10-4-1. 토양보전대책

토양오염을 방지하고 토양을 보전하기 위해서는 오염물질이 토양으로 유입되는 것을 막거나 그 양을 사전에 감소시키는 사전관리대책을 강구하여 시행해야만 한다. 토양이나 생태계는 일단 오염되는 균형이 파괴되면 그 회복에 있어 막대한 비용과 시간이 소모되며, 더구나 사실상 원상회복은 불가능하기 때문에 사전에 예방적인 조치가 절실히 요구되는 것이다.

토양오염을 방지하기 위한 예방대책으로서

첫째, 토양오염측정망을 운영한다. 1996년 1월에 시행된 토양환경보전법에 의거 1997년부터 토양측정망을 전국망, 지역망으로 이원화하여 운영하고 있다. 지역별 오염추세를 정기적으로 파악하여 토양오염의 사전예방과 토양오염 방지대책의 기초자료로 활용할 수 있다. 이는 이제까지 충분하지 못했던 오염도 자료 파악이 가능하게 되며, 오염별로 오염추세를 상시 파악 오염지역에 대해 필요한 대책을 강구하여 토양오염을 사전에 예방할 수 있을 것이다.

둘째, 영농화학물질 즉, 농약과 비료의 과오용을 지양하여야 한다. 영농화학물질의 사전 심사 강화와 적정사용기간 확립 및 홍보지도를 할 필요가 있다.

농약의 잔류성을 최소화하기 위해서 농약개발 과정에서 농약 본래의 목적을 달성하고 빨리 분해될 수 있도록 농약 분자구조가 개발되어야 할 것이며, 나아가서 미생물 농약과 천연물 농약 등 안전성 농약개발의 연구가 진행되어야 할 것이다.

또한 영농화학물질을 적게 사용할 수 있는 근본적인 영농방식의 개선 또한 필요하다.

이 밖에 토양을 오염시킬 우려가 있는 석유류의 제조 및 저장시설이 있는 폐광산에 대한 토양오염대책을 수립하여 토양보전관리에 만전을 기하여야 할 것이며 오랜 세월동안 토양생성작용에 의해 형성된 토양이 토양침식작용(soil erosion)에 의해서 소실될 수도 있으므로 토양을 침식으로부터 보전하는 합리적인 방법을 강구하여야 한다.

결국 토양오염은 한 번 오염되면 그 오염물질을 제거하기가 어려우므로 중금속과 같은 물질은 그 오염원을 제거할 필요성이 있으며, 농약과 같은 유해화학물질은 최종 분해자인 토양 미생물에 의해 쉽게 분해가 될 수 있도록 농약분자 구조를 개발해야 할 것이다.

10-4-2. 환경친화적 농업경영

농부들은 생산량을 증대시키거나 이익을 얻기 위해서 환경을 파괴할 필요가 없다.

사실 지속가능한농업(sustainable agriculture) 즉, 자연환경 파괴 없이 농사 짓는 유기농업인 환경친화적인 농업이 경영이 환경을 파괴시키면서 짓는 농사보다 더 많은 이익을 가져다준다. 왜냐하면, 값비싼 화학비료와 살충제의 사용이 최소화되기 때문이다.

이러한 농사방법이 환경과 농업간의 충돌을 고려한 점이다. 토양 파괴를 방지하기 위해 농부들은 매년 봄에 농사를 짓기 위해 재래식 방법으로 농지를 갈아엎는다. 환경을 오염시키는 값비싼 화학비료를 사용하는 대신에, 그들은 지난 연도의 농작물의 잔류물들을 논밭에 버려둔 채 썩은 퇴비를 거름으로 하여 씨를 뿌린다. 이런 것들은 토양이 수분과 영양분을 얻는데 도움을 주며, 토양 파괴도 막는다. 이런 보존 경작지는 농부들의 영농 비용도 절약하게 해준다.

농부들은 동물 거름이나 썩은 퇴비를 비료로 사용할 수 있으며, 이 방법은 토양에 영양분을 공급해 주며, 화학비료로 인한 환경오염물질을 제거시켜주는 역할도 한다.

해마다 단 한 종류만의 작물을 재배하는 방법은 토양의 유기물을 감소시킨다. 이런 현상은 병원체나 곤충 수의 증가를 불러오며, 더 많은 질병과 병충해의 원인이 된다. 또한, 윤작은 이 문제점들을 해결해 주는데 특히, 이런 작물들 중에

하나가 콩일 때 그렇다. 콩은 공기 중에 있는 질소를 흙을 통해 뿌리로 흡수하는데 그 뿌리에 박테리아를 가지고 있다. 다른 해결책은 같은 농지에 두 가지 다른 작물을 재배하는 혼작이다.

종합병충해관리는 환경을 오염시키는 살충제들을 최소화하거나 제거시키는 방법으로 그것은 병충해에 대항하게 하는 다양한 비화학적 방법들과 관련 있다. 그 한 가지 방법으로서 해충을 잡아먹는 포식자를 이용하거나 보존하는 방법이 있다. 또, 곤충 수를 제한하는 다른 비화학적 방법으로는 그 지역에 대량의 불임 수컷 곤충들을 놓아주는 것이다. 암컷들은 수컷과 교미를 하지만, 암컷의 알은 부화되지 않으므로 해충의 수가 줄어들게 된다. 해충을 억제시키는 다른 비화학적 방법으로는 고여 있는 물과 같이 해충이 서식할 수 있는 장소를 제거하거나 여러 가지 방법(덫 등)으로 곤충을 잡거나, 성충 곤충이 되는 것을 막는 자연적 곤충 호르몬을 사용하는 방법들이 있다.

참고문헌

1. 서광석, 환경학, 대학서림, 2013
2. 서광석, 환경보건학, 회수목출판사, 2015
3. 환경학교재연구회, 환경학개론, 자유아카데미, 2000
4. 서부갑 외, 환경과 인간, 대학서림, 1993
5. 서광석, 지구환경백과, 대학서림, 1998
6. 서광석 외, 최신 환경위생학, 대학서림, 2007
7. 환경부, 환경백서, 2019
8. 한국도시환경학회, 인간과 환경, 대학서림, 2019
9. 安全工學協會編, 水質汚染·土壤汚染, 海文堂, 1982
10. Miller G. T., Environmental Science, 11th ed., 2006
11. Preston Gralla, How to Environment Works, 1997
12. Parker S. P. Encyclopedia of Environmental Science, Me Graw-Hill, 1980
13. Reganold J. P., Papendick R. I., and Parr J. F., "Sustainable agriculture", Scientific American, June, 1990

11 방사능오염

11-1. 방사능오염 개념

1958년에 유엔 방사능영향과학위원회(U.N. Scientific Committee on the Effect of Atomic Radiation)에서 내린 정의에 의하면, 방사선(radiant ray)이란 "X선, 중성자, 양자우주선 및 방사성물질에서 방출되는 α, β 및 γ선" 등을 말하며, 물질 속을 투과할 때 전리작용(電離作用, electric ionization)을 일으키는 능력을 가진 입자선이나 전자파이기도 한 전리방사선을 뜻하기도 한다. 따라서 방사선에 의한 환경오염은 곧 방사선공해(pollution of radiant ray)와 직결된다. 그리고 그러한 방사선장해력은 방사선이 갖는 방사능(radioactivity)에 기인되며 특히, 환경공해에서 문제가 되는 것은 대체로 방사성물질(radioactive substances)의 취급 부주의에 있다.

여기서 방사능이란 불안정한 원소의 원자핵이 스스로 붕괴하면서 내부로부터 방사선을 방출하는데 이 방사선의 세기를 말하며 단위는 단위시간당 붕괴수 즉, $N = \frac{dN}{dt}$ 으로 나타내고 R은 방사능, N은 핵의 수를 나타낸다. dN/dt가 음의 수를 갖기 때문에 R의 값을 양수로 만들기 위해 (−)를 붙이며, 방사능의 SI 단위는 발견자 앙리 베크렐(Becquerel)의 이름 따서 1 becquerel = 1 Bq = 1 붕괴/s를 쓰고 실제로 나타나는 방사능은 매우 높기 때문에 megabecquerel (MBq)이나 gigabecquerel (GBq)이 실제 단위로 적당하다. 이러한 성질을 가진 원자핵을 방사선 핵종이라고 하고, 방사선 핵종을 함유하는 물질을 방사성 물질이라고 한다. 자연계에는 우라늄, 라듐을 비롯하여 약 40종에 이르는 원소의 원자핵이 이에 속하며, 원자핵반응에 의해서 인공적으로 방사능을 띄게 한 것에는 원자번

[표 4-22 방사성동위원소의 종류와 성질]

방위성 동위원소	^{235}U의 열중성자에 의한 핵분열 흡수열(%)	물리학적 반감기 (H_P)	생물학적 반감기 (H_b)	장기에서의 흡수열(%)	직업인에 대한 최대허용량 (μCi)	친화 성장기
^{239}Pu	-	2,400년	7.3×10^4일	3×10^{-3}	0.4	뼈
^{90}Sr	5.0	27.7년	1.3×10^4일	30	20.0	뼈
^{137}Cs	6.2	26.6년	70일	100	30.0	전신
^{147}Pm	2.6	2.6년	656일	〈10^{-2}	60.0	뼈
^{144}Ce	5.3	285일	563일	〈10^{-2}	5.0	뼈
^{95}Zr	6.4	65일	450일	〈10^{-2}	20.0	전신
^{91}Y	5.0	58일	1.4×10^4일	〈10^{-2}	5.0	뼈
^{89}Sr	4.6	51일	1.3×10^3일	30	40.0	뼈
^{95}Nb	6.4	35일	760일	〈10^{-2}	40.0	전신
^{140}Ba	6.0	13일	65일	5	4.0	뼈
^{131}I	2.0	8일	138일	100	0.7	갑상선
^{106}Ru	?	365일	7.3일	3	10.0	담낭

호 1인 수소에서 104번인 리더포듐(ruthefordium)을 포함하며 약 1,000종의 방사선 핵종이 존재한다.

11-1-1. 방사성동위원소

대기 중에 오염되는 방사성물질에는 많은 종류의 방사성동위원소(radio isotope, R. I)가 혼합되어 있고, 이들이 생체에 미치는 피해 정도는 매우 위협적이라 하겠다. 동시에 각 종류의 방사성동위원소는 각각 다른 장기에 대하여 특이적 친화력을 가지고 있으므로 그 피해 상황에도 각각 차이가 있게 된다. 이러한 상호관계는 다음 [표 4-22]에서 보는 바와 같다.

이들 중 ^{90}Sr과 ^{137}Cs 등이 환경을 오염시키면 음식물을 통하여 쉽게 체내로 흡수되어 위험하다. 왜냐하면 이들 방사성동위원소는 핵분열 흡수율이 높고, 물리학적 반감기(H_P)가 길며, 장관으로부터 잘 흡수되기 때문이다. 특히, ^{90}Sr에 오염된 목초를 먹고 성장한 젖소의 우유나 수육류 및 계란을 비롯하여 방사성동위원소에 오염된 수질에 의한 어패류 등은 먹이사슬(food chain)의 원리에 따라 식품의 공해원으로 작용하게 된다.

11-1-2. 최대허용량

인체에 대한 방사선의 최대허용량(maximum permissible concentration or dose)은 방사성물질의 종류나 장기에 대한 친화성, 단위시간 당 장기에 작용하는 양이나 배출량, 오염공기와 오염수의 섭취량 및 작용시간의 여하 등에 따라 다르다. 그러나 직업적으로 직접 관계되는 사람 또는 일반 주민에게도 피해를 줄 가능성이 많으므로 방사선의 최대허용량이 규제되어 있다. 즉, 1965년에 국제방사선방어위원회(International Committee or Radiation Protection, ICRP)에서는 다음 [표 4-23]에서 보는 바와 같이 전리방사선의 최대허용량을 결정하고 있다.

한편 공기와 물이 방사성 물질에 의해 오염되었을 때는 공해의 원인이 되기 때문에 이것도 [표 4-24]에서 보는바와 같이 최대허용량이 정해져 있다.

[표 4-23 전리방사선의 최대허용량]

피폭상태	친화성 장기명	최대허용량[5(N-18)rem]
직업성 피폭	조혈기관, 생식기관, 수정체 임산부의 복부 팔·손·발·다리(四肢)	100 rem/주 3 rem/13주 1.3 rem/13주 20 rem/13주
비직업적 피폭	조혈기관, 생식기 피부, 갑상선 및 뼈 사지(손, 팔, 발, 다리) 기타 장기 일반 주민(0~30세)의 평균축적 선량	1.5 rem/년 3 rem/년 7.5 rem/년 1.5 rem/년 5 rem

[표 4-24 사람에 대한 공기와 물의 방사능오염허용한계]

방사선 종류 / 대상종류	α-입자	β-입자 및 r선
공기	5×10^{-12} μCi/mL	10^{-9} μCi/mL
물	10^{-7} μCi/mL	10^{-7} μCi/mL

11-2. 방사선의 생물학적 영향

입자선인 α 및 β선과 전자파인 γ선과 X선과 같은 방사선의 생체조직에 대한 작용은 1차적인 전리작용과 2차적인 화학작용의 복합적 영향에 기인된다. 그리고 그의 작용도는 조직 내에 흡수된 방사능의 에너지양 보다는 여기에 형성된 이온쌍(ion pair, +, -)의 수에 따라 차이가 생긴다.

따라서 생체에 대한 방사선의 효과(effect)는 모든 생물이나 조직 및 세포에서 동일하게 나타나는 것이 아니고, 종족, 개체 및 조직의 종류 등에 따라 차이가 있고, 동시에 동일한 조직세포라 해도 그의 분열주기에 따라서 감수성이 좌우되는데, 이러한 감수성은 생체 자체의 요인 말고도 환경변화에 따라 차이가 있어 가령, 생물조직에 방사선을 쪼이면 생물의 세포분열이 지연되거나 이상 현상이 나타남으로써 유전형질의 변화로 말미암아 이른 바 돌연변이(mutation)가 되기 쉽다.

따라서 생체세포의 방사선에 대한 감수성은 대체로 증식력과 재생력이 왕성한 세포핵 분열이 연속 될수록, 또는 그의 형태와 기능이 미완성인 상태일수록 증대하기 마련이고, 그 때문에 생식세포나 악성종양세포(암)는 방사선에 대해 비례하여 예민해져서 장해를 받기 쉬워지는 동시에 한편 이 원리는 치료에도 적용된다.

11-3. 방사선에 의한 피해

정상적인 생물체가 허용량 이상의 방사선을 쪼이면 조직세포가 손실을 받게 되는데 이것이 방사선장해인 것이다. 방사선장해를 구별하면, 장해 상태가 일정한 정도 이하로 약할 때에는 회복될 수 있는 체세포상에 나타나는 생체효과(somatic effect)와 생식세포에 발생한 돌연변이이므로 회복되지 못하는 유전효과(genetic effect)를 들 수 있다. 특히, 생체효과와 달리 유전효과는 역치선량(threshold dose)이 없으므로 장해방지를 하기 위해서는 방사선에 노출되지 않는 수밖에 없다는 점이 곧, 방사선장해의 문제가 되는 것이다.

한편 방사선의 종류와 체내 또는 체외조사 여하에 따라 장해를 받는 장소를 달리해야 한다. 즉, α선 방사성물질은 생체 내에 존재할 때에 한하여 작용하고, β선 방사성물질은 체외에서는 피부에만 작용하나 체내에 들어오게 되면 비로소 β선이 지니는 특유한 조직친화력 때문에 해당된 부위에 농축 침착됨으로써 그 주위 조직에 장해를 미친다. 그러나 γ선 방사성물질은 체내·외에 있을 때 장해가 생기고, X선은 체외로부터의 조사나 체내에 투과시키면 내부 장기에 장해를 미치게 된다.

11-3-1. 직업병

방사성물질의 오염에 의한 직업병으로는 방사성동위원소를 취급하는 의료기관 종사자, 공업용 방사선을 취급하는 기술자나 연구자, 원자로나 핵발전소에 근무하는 기술자 및 방사선을 이용하는 채광·기술자 등이 대상자이다. 그러나 사고로 인한 급성장해자는 드물고 주로 만성장해자가 발생할 가능성이 많다.

11-3-2. 의료피해

병원에서 방사선치료를 받거나 진단을 받은 환자는 치료효과를 얻을 수 있는 반면에 만성장해자의 유발 요인이 되는 경우가 있어 문제되는 때가 있다. 가령 어떤 암환자에게 감마(γ)선을 조사하여 치료를 하는데 있어 치료효과를 보기는 하나 결국은 방사능의 과다조사(irradiation)에 의한 만발장해(滿發障害)가 발생할 경우가 있어 경계하여야 한다.

11-3-3. 대기오염

이미 일본 나가사키에서의 원폭 피폭이나 그 낙진(fall out)의 피해상은 너무나 잘 알려진 사실이거니와, 이 밖에도 핵실험에 의한 낙진의 피해로 전 인류는 피폭되는 결과를 가져오게 된다. 따라서 이러한 낙진은 대기를 오염시켜 직접·간접으로 음식물을 통하여 인체 내로 들어가게 됨으로써 인류의 유전문제와 밀접한 관계가 있다는 점에서 매우 중요시 된다.

11-3-4. 체내 투과에 의한 피해

생체 내에 방사성물질이 투과 침투됐을 때 그 물질은 장기(臟器)친화성에 의해 특유한 장기에 침착되거나 아니면 체외로 빨리 배출되거나 한다. 이때 체내에서의 작용은 다만 그 방사능물질의 물리적 반감기(half period, H_P)만 가지고 결정하는 것이 아닌데, 그 이유는 H_P가 길다 해도 방사성 물질이 신속하게 배출될 때에는 장해가 적기 때문이다. 그래서 체외로 배출되는 속도를 고려한다면, 결국 다음 식에서 보는 바와 같이 생물학적 반감기(biological half period, H_b)나 또는 양자를 합산한 실효반감기(effective half period, H_e)를 따져야 한다.

$$\frac{1}{H_e} = \frac{1}{H_p} + \frac{1}{H_b}$$

여기서 문제가 되는 것은 H_e인데, 가령 S^{90}은 H_p가 20년 간으로서 골격에 침착하여 쉽게 체외로 배출되지 않으므로 자연 H_b도 길어지기 때문에 H_e도 길어질 수밖에 없음을 알 수 있다.

11-4. 인체에 대한 방사선 장해

방사선에 피폭된 지 수 주일 이내에 증상을 나타내는 조기효과와 수년 내지 수십 년을 지나서야 증상이 나타나는 만발효과를 생각할 수 있다.

11-4-1. 조기효과

인체에 대한 방사선 장해의 조기효과는 X선이나 γ선 등의 전자파를 허용량 이상으로 일시에 조사하였을 때는 중추신경장해, 장관장해, 조혈장해, 피부장해 및 생식기장해 등의 급성조기장해가 발생하며 이것이 더 심할 때에는 사망한다.

11-4-2. 만발효과

방사선 이용 초기에 발생했던 방사선 피부염이었던 것이 피부암으로 발전하게 되고, 백혈병이나 방사선 백내장을 비롯하여 불임증과 태아의 장해를 볼 수 있다. 그리고 방사선에 의한 유전적 영향이 중요시 되는데, 이것은 조사된 방사선의 총선량에 관계되는 것이고 선량율과는 관계가 없다고 본다.

11-5. 방사선 장해관리

방사선 장해를 방지하기 위해서는 우선 방사선취급장소에 방어벽을 장치하고 일정한 거리에서 작업을 해야 한다. 방어벽으로서는 주로 감마(γ)선이나 베타(β)선에 대하여 알미늄(Al), 철(Fe)판 또는 4 mm 이상 두께의 유리판이 사용되며, X선이나 γ선인 경우에는 납(^{83}Pb)판을 사용하고 특히, γ선인 때에는 X선보다도 투과력이 더 강하기 때문에 철이나 콘크리트벽을 두껍게 쌓아야 안전하다. 그리고 그런 위험한 환경에서 작업을 하는 사람은 납이 들어 있는 고무제품의 방어복을 착용하는 것을 원칙으로 한다.

특히, 방사성물질에 의한 공기오염에 대해서 강하되고 있는 낙진(방사선 먼지 혹은 죽음의 재)에 대하여 직접 간접적인 피폭을 피해야 한다. 따라서 직접적인 방사선장해를 받을 위험성이 있는 자는 정기적 건강진단을 실시하여 백혈구(white blood cell, WBC)수가 4,000/mm^3 이하이면 요양을 시켜야 하며, 4,100~5,000/mm^3 경우에는 주의할 필요가 있다. 그리고 의사가 X선을 투시할 때나 의료요원에 의한 X선 간접촬영을 실시하는 일들은 위험성이 많은 편이다.

요컨대, 종합적인 일반대책으로서는 방사선의 원격작업, 방어벽의 장치 또는 방사선동위원소 취급자들에게 필름배지(film badge)나 포켓(pocket) 선량계 등에 의한 주기적인 피폭량검사를 실시함으로서 최대허용량 이하가 되도록 피폭시간을 단축시키거나, 작업을 할 때 개인보호구를 착용하게 하는 동시에 이들에 대한 정기적인 의학적 건강진단을 병용하는 일을 게을리 해서는 안 된다.

참고문헌

1. 환경학교재연구회, 환경학개론, 자유아카데미, 2000
2. 한국도시환경학회, 인간과 환경, 대학서림, 2019
3. 서광석 外, 최신 환경위생학, 대학서림, 2007
4. 서광석, 환경학, 대학서림, 2013
5. Hanlon P., Public Health(Administration and practice), Times, 1979
6. Parker S. D., Encyclopedia of Environmental Science, Mc Graw-Hill, 1980
7. Turk J. et al., Environmental Science, 3rd Ed., Saunders College Publishing, 1984

12 환경호르몬(내분비계 장애물질)

12-1. 환경호르몬의 정의

환경에 배출된 화학물질이나 오염물질 중에서 생체 내에서 내분비계 즉, 호르몬의 정상적인 작용을 방해하는 물질을 환경성내분비교란물질(Environmental Endocrine Disruptors, EED)이라고 하며, 이러한 물질이 체내에 유입되어 마치 호르몬처럼 작용한다고 하여 환경호르몬(environmental hormone)이라고 부르고, 이들 물질은 원래 학술적으로 내분비계 장애물질 또는 내분비계 교란물질(endocrine disruptors)로 알려져 있다.

12-2. 환경호르몬의 특성

환경호르몬은 일반적으로 합성화학물질로서 그 종류와 피해정도가 각각 다르다. 수많은 화학물질 중 확실하게 내분비 장애물질인 환경호르몬으로 밝혀진 것은 극히 일부분이며, 대부분 물질이 잠재적 위험성이 있는 것으로 알려져 있으며 다음과 같은 특성이 있다.

첫째, 환경호르몬은 세대를 통해 차세대에도 유전된다.
둘째, 환경 중 생체 내에 잔류하며 먹이사슬을 통해 순환된다.
셋째, 난분해성이며 안정하므로 분해되지 않고 환경 및 생물체의 지방 및 조직에 농축된다.

[표 4-25 내분비계장애가 우려되는 물질 및 주변생활용기]

세계생태보전기금 (WWF) 분류(67종)	일본후생성의 분류(142종)	내분비계장애물질 용출이 우려되는 생활용품
- 다이옥신류 등유기염소물질 6종 - DDT 등 농약류 44종 - 펜타-노닐 페놀 - 비스페놀 A - 디에틸헥실프탈레이트 등 프탈레이트 8종 - 스티렌 다이머·트리머 - 벤조피렌 - 수은, 납, 구리 등 중금속 3종	- 프탈레이트 에스테르 등 가소제 9종 - 플라스틱에 종재하는 물질 17종 - 다이옥신 등 산업장 및 환경오염물질 21종 - 농약류 75종 - 수은 등 중금속 3종 - DES 등 합성에스트로젠 8종 - 식품 및 식품첨가물 3종 - 식물에 존재하는 에스트로젠 유사호르몬 6종	- 플라스틱 용기, 음료캔, 병마개, 수도관의 내장코팅제, 치과치료 시 이용되는 아말감: 비스페놀 A - 합성세제: 알킬페놀 - 컵라면 용기: 스티렌 다이머·트리머 - 폐건전지: 수은 - 쓰레기소각장: 다이옥신 - 전기절연제: PCB - 플라스틱가소제: 프탈레이루 - 선박용 페인트: TBT - 살충제: DDT

12-3. 환경호르몬 유발물질

환경호르몬은 일반적으로 약물성내분비교란물질, 자연성내분비교란물질, 환경성내분비교란물질로 크게 대별되며, 지금까지 밝혀진 내분비계 장애를 일으킬 수 있다고 추정되는 물질은 거의 환경성내분비교란물질을 지칭하는 것으로 각종 산업용 화학(연료)물질, 농약류(살충제, 제초제 등), 유기금속류, 소각장의 다이옥신류 및 자연계 내 존재하는 자연성 내분비교란물질인 식물성 에스트로젠(phytoestrogen) 등의 호르몬유사물질과 병원에서 치료용으로 조제한 의약품인 DES(diethylstilbestrol)과 같은 합성에스트로젠류의 약물성 내분비교란물질 등이 있다.

현재 환경호르몬 관련된 연구결과 및 그 사례로 발표된 대표적인 물질로는 식품이나 음료수 캔의 코팅물질 등에 사용되는 비스페놀 A, DDT, PCB, 다이옥신류, 합성세제 원료인 알킬페놀, 플라스틱 가소제인 프탈레이트 에스테르, 뇌하수체에 작용하여 호르몬 합성을 저해하는 스티로폴의 성분인 스티렌다량체(스티렌 다이머·트리머), 벤조피렌, 수은, 납, 구리 등 중금속 등이 있다.

12-4. 환경호르몬의 영향

12-4-1. 환경호르몬의 장애기전

호르몬의 체내작용은 일반적으로 합성, 방출, 표적 장기세포로의 수송, 세포물질과의 결합, 신호전달, 유전적 발현 활성화 등의 과정을 통하여 이루어진다. 환경호르몬은 이러한 과정 중 어느 단계를 방해 또는 교란함으로써 장애를 일으킬 수 있게 된다.

현재 미국을 비롯한 선진 각국에서 환경호르몬의 작용기전을 밝혀내기 위해 연구를 하고 있는데, 지금까지 알려진 세포물질과 결합과정에서의 환경호르몬의 작용은 유사(mimics), 호르몬 봉쇄(blocking), 촉발(trigger) 작용 등으로 분류할 수 있다.

1. 호르몬유사작용

유사환경호르몬인 환경호르몬이 몸속 세포물질과 마치 정상 호르몬처럼 작용하여 비정상적인 생리작용을 일으키는 것으로 합성에스트로젠 DES(diethylstilbestrol)이 있다.

이와 같은 호르몬 유사물질은 정상 호르몬보다 강하거나 약한 신호를 전달함으로써 내분비계의 작용을 교란시킬 수 있다. 지금까지 알려진 주요 외인성 에스트로젠 유사물질로는 다음과 같은 것들이 있다.

1) DES(diethylstilbestrol)

여성의 유산방지제로 널리 사용되었던 약물로서 에스트로젠 성질을 가지고 있다.

2) Nonylphenol

가정에서 사용하는 세척제의 분해물, 살충제 또는 플라스틱제조에 이용되며 에스트로젠 성질을 가지고 있다.

3) Coumestrol

에스트로젠 유사 성질을 가지고 있다고 알려진 식물에서 합성되는 식물성에스트로젠(phytoestrogen)이다.

2. 호르몬봉쇄작용

환경 호르몬이 체내 세포물질과 정상호르몬의 결합부위를 봉쇄함으로써 정상호르몬이 체내세포물질에 접근하는 것을 막고 대신 결합하여 내분비계가 기능을 발휘하지 못하도록 하는 작용이다. 대표적인 물질로서 DDT의 분해산물인 DDE의 경우 정소의 안드로젠 호르몬 기능을 봉쇄하는 것으로 보고되고 있다.

3. 촉발작용

내분비계장애물질이 체내세포물질과 반응함으로써 정상적인 호르몬작용에서는 나타나지 않는 생체 내에 해로운 대사작용을 유발하는 작용이다. 촉발작용의 영향으로는 암과 같은 비정상생장, 대사작용이상, 불필요하거나 해로운 물질 합성 등을 들 수 있다. 대표적인 물질로서 다이옥신 또는 다이옥신유사물질 등이 이와 같은 작용기전으로 영향을 나타낼 수 있는 것으로 보고되고 있다.

12-4-2. 생태계에 대한 영향

인간들의 생활환경에서 광범위하게 사용되고 있는 합성물질이나 식물에서 만들어지는 천연물질 중 상당수의 물질이 체내 내분비계통에 장애를 일으키는 환경호르몬물질로 밝혀지고 있다. 특히, 이들 물질은 어류, 조류, 파충류 및 포유류 등의 야생동물에 지대한 영향을 미쳐 개체수의 감소와 성의 이상변이 등을 야기하는 것으로 지적되고 있으며, 나아가 현재 인간의 정자수감소 등에 따라 미래의 인간의 환경생태계에서 생존여부에 막대한 영향을 미칠 것에 주목하고 있다.

이러한 환경 중 내분비계 장애물질(환경호르몬)들은 야생생물의 생식과 발생에 심각한 영향을 미칠 수 있으며, 현재까지 생태계에 미치는 주요 영향으로서 호르몬 분비의 불균형, 생식기능 저하 및 생식기관 기형, 생장저해, 암유발, 면역기능 저해 등이 보고되고 있다.

1. 어류

환경호르몬물질의 어류에 대한 영향으로는 수컷 생식능력의 변화 및 수컷의 암컷화 등이 많이 관찰되고 있으며, 여기에 대한 관심 또한 높다.

2. 파충류

1980년 미국의 플로리다주의 아포프카 호수에 타워화학 회사가 유출시킨 디코폴과 DDT 등의 오염으로 인하여 그 호수의 악어의 수가 반으로 줄었으며, 수컷 악어의 암컷화와 수컷 성기의 크기가 정상에 비해 1/2~1/3 정도로 왜소화 된 것이 발견된 것이 대표적인 파충류의 환경호르몬피해현상이라고 할 수 있다. 또한 붉은귀거북(redeard turtle)의 경우 PCB_S 노출에 의해 알의 부화수가 감소되거나 거북의 알에 PCB_S를 묻혔을 경우 대부분 암컷이 태어났다는 보고도 있다. 이밖에 개구리 등이 생식 및 발생 시 다이옥신류나 중금속 등 유해물질에 노출될 경우 부화율 감소 및 기형발생이 현저히 증가한 사례도 보고되었다.

3. 조류

오염지역에 서식하는 새 즉, 갈매기, 왜가리, 매, 독수리, 가마우지, 펠리칸 등에서 생식능력 및 성적습성의 변화, 면역능력의 감소, 부리의 기형 등이 나타났다. 특히, 이들 대부분의 새들은 물고기를 먹이로 하기 때문에 오염물질이 농축된 물고기를 잡아먹을 경우 먹이사슬에 의한 영향은 심각하다고 할 수 있다.

[표 4-26 환경호르몬에 의한 야생생물에 대한 영향]

생 물		장 소	영 향	추정되는 원인 물질
패류	고등	일본해안	웅성화, 개체수 감소	유기주석화합물
어류	옥새송어	영국하천	자성화, 개체수 감소	노닐페놀(*판정되지 않음)
	잉어	영국하천	자웅동체화	노닐페놀(*판정되지 않음)
	연어	미국오대호	갑상선비대 형성, 개체수 감소	불명
파충류	악어	미국플로리다주 호수	음경왜소화, 알의 부화율 저하, 개체수 감소	호수에 유입된 DDT 등 유기염소계 농약
조류	갈매기	미국오대호	자성화, 갑상선종양	DDT, PCBs(*판정되지 않음)
	미국 가마우지	미국미시간호	알의 부화율 저하	DDT, PCBs(*판정되지 않음)
포유류	바다표범	네덜란드	개체수 감소, 면역기능 저하	PCBs
	흰돌고래	캐나다	개체수 감소, 면역기능 저하	PCBs
	아메리카 표범	미국	정류정소, 정자수 감소	불명
	양	호주(1940년대)	다발성사산, 기형발생	클로버유래의 식물성에스트로젠

4. 포유류

발트해 연안의 바다표범을 조사한 결과 PCBs의 대부분이 바다표범 생식선의 스테로이드합성에 장애를 일으키거나 갑상선기능저하를 일으킨다는 보고가 있다. 포유류에 영향을 나타내는 물질들은 인간에게 직접 영향을 줄 수 있다는 점에서 포유류에서의 영향 발견은 매우 심각한 문제가 아닐 수 없다.

12-4-3. 인간에 대한 영향

환경호르몬이 인체에 미치는 영향은 호르몬 기능이상, 성장발달장애, 발암유발 및 생식기능이상, 자극성 및 면역력 기능이상, 비만 및 대사증후군 유발 등으로 영향을 나타낼 수 있는 양에 대해서는 정확히 밝혀진 것이 없지만, 내분비계는 우리 인체를 조절하는 가장 중추적 역할을 하기 때문에 여기에 대한 관심도는 무엇보다도 높다고 할 수 있다.

70년대 유산방지제인 합성에스트로젠인 DES(diethylstilbestrol)를 복용한 임산부의 2세들에게 생식능이 감소되고, 딸의 경우 자궁기형, 불임, 면역기능이상이 증가하는 사례가 발생했다. 그러나 복용한 임산부에게는 영향이 나타나지 않았다고 한다. 이외에도 덴마크에서의 과거 50년 동안(1992년 기준) 남자들이 정자수반감 등이 보고된 바 있다. 이와 같이 환경호르몬은 남성의 경우 정자수의 급격한 감소 이외에도 고환암이나 요도하열, 정액감소, 정자운동성 감소, 기형정자발생증가, 생식기기형, 전립선질환, 기타 생식에 관련된 조직의 이상을 유발시키며, 여성의 경우 유방 및 생식기관의 암, 내분열증(endometriosis), 자궁섬유종(uterinefibroid), 유방의 섬유세포질환, 골반염증성질환(pelvic inflammatory disease) 등의 유발 및 증가도 이와 관련된 것으로 보는 경향이 있는데 이를 증명하기 위한 연구는 계속 진행 중이다. 최근 국내외적으로 가장 주목되는 물질로는 소각장 등에서 배출되는 다이옥신류에 대한 인체 영향이 발표되면서 사회적으로 커다란 문제가 되고 있다.

12-5. 환경호르몬에 대한 대책

내분비계장애물질이 환경호르몬에 대응하기 위해서는 일차적으로는 우리 인간 및 환경에의 노출을 최소한 줄이는 생활환경을 관리하는 것이고, 다음으로 정부나 산업체 및 연구기관 등에서 원인물질을 관리하는 방안이라 하겠다.

12-5-1. 생활환경관리대책

1. 음식물과 용기의 관리

지방질이 많은 육류보다는 곡류, 채소, 과일이 풍부한 식단을 선택하는 것이 중요하며, 과일이나 야채는 흐르는 물에 씻어 먹되 껍질은 되도록 벗겨서 먹도록 한다. 또 1회용 식품용기의 사용을 자제하고, 요리 시 전자레인지에 플라스틱 또는 랩으로 음식을 씌워 데우는 일은 삼가도록 해야 하며, 바퀴벌레 등 해충관리도 잘해야 한다.

2. 환경위생관리

파리, 모기 등 해충 구제를 위해 살충제 사용을 과도하게 하지 말아야 하며, 텃밭이나 정원 등에 농약살포를 되도록 이면 자제하는 것도 좋은 방안이다. 또한 금연을 한다거나 함부로 버리기 쉬운 폐건전지, 고장 난 수은온도계, 형광등과 같은 유해 폐기물을 적절하게 처리하고, 특히, 플라스틱 제품을 어린이가 입에 대지 않도록 주의할 필요가 있다.

3. 소비자로서의 자세

어린이용 장난감으로 PVC가 포함된 장난감 구매를 자제하고, 되도록 목재 또는 천연 소재로 된 장난감을 선택하도록 해야 하며, 세제를 사용할 때에는 노닐페놀에톡시레이트류와 같은 내분비계 장애물질이 함유된 세제 사용을 자제해야 한다. 이외에도 치과에서 주로 치아 치료 시 사용되는 아말감도 되도록 사용을 자제하는 것이 좋다. 또한, 음식조리시 지방의 녹는점을 감안하여 조리온도를 조절해야하며, 음식물 쓰레기를 분리 배출하는 것 등을 생활화하도록 한다.

12-5-2. 원인물질 관리 대책

1. 정부측면에서

정부차원에서 내분비계장애물질의 환경 중 방출을 최소화하기 위해 배출목록을 작성하고, 보고제도를 운영하는 방안과 실제 또는 잠재적 위험성에 따른 관리대상 물질의 우선순위 선정과 환경호르몬에 대한 환경 및 인간 건강에 영향을 미치는 농도 이하의 환경기준치설정 및 모니터링제도가 선행되어야 한다. 그 다음으로 농약의 의존도를 낮추기 위한 대체물질, 품종 및 방법의 개발, 청정생산기술 장려 및 지원, 대체물질개발에 대한 지침마련, 대상물질의 내분비장애정도를 측정할 수 있는 방법과 환경 중 규제치를 감시할 수 있는 지표(biomarker) 개발 등이 뒤따라야 한다.

2. 산업체측면에서

제품 생산에서부터 폐기에 이르기까지의 전 과정(life-cycle)평가를 통한 오염방지 및 청정생산기술을 이행하고, 생산 또는 폐기하는 물질에 대한 내분비계장애독성 평가 및 시험 및 소비자에게 상품과 위해성에 대한 정보를 제공해야 하며, 내분비계 장애물질에 의한 제품의 오염여부감시를 위한 측정업무를 시행해야 한다.

3. 연구계 측면에서

과학적이고 합리적인 연구수행을 위한 중·장기 연구 추진 전략을 수립하고, 내분비계장애물질 관련 실험·연구·조사 결과 등을 수집 평가하기 위한 관련부처 연구기관, 민간전문가로 구성된 연구기관 간에 전문연구협의체가 운영되어야 한다. 그리하여 내분비계장애물질에 대한 현황과 환경생태계에 대한 영향 등 조사, 내분비계 장애물질규제를 위한 평가 및 시험방법 등의 확립과 내분비계장애물질에 대한 환경 중의 노출량 및 인체 노출량 조사, 내분비계장애물질의 지정 및 환경 중 기준 농도 등을 마련하기 위한 역학조사와 유행성 평가가 이루어져야 한다.

참고문헌

1. 한국도시환경학회, 인간과 환경, 대학서림, 2019
2. 서광석, 환경학, 대학서림, 2013
3. 서광석, 최신환경위생학, 대학서림, 2007
4. 환경부, 환경백서, 2019
5. Preston Gralla, How the Environment Works, ZIFF-DAVIS PRESS, 1997

제 5 편

식품위생

Public Health

1-1. 식품위생의 의의

식품위생이 갖는 의의는 우리 인간생활에 있어서 가장 중요한 것이라 할 수 있으며, 식품의 가치는 영양소와 더불어 안전성이 중요하며, 아무리 많은 영양소가 내포되어 있다하더라도 안전성이 없는 식품은 가치가 없기 때문에, 이에 대한 위생은 공중보건에서 막중한 비중을 차지하고 있는 것이다.

우리나라에서는 식품으로 인한 위생상의 위해방지 및 식품영양의 질적 향상을 도모함으로써 국민보건을 향상시킬 목적으로 식품위생법이 제정되었다.

1-1-1. 식품위생의 정의

1. 세계보건기구(WHO)의 정의

식품위생의 정의에 대해서는 1955년 제네바에서 개최된 WHO의 환경위생전문위원회(Expert Committee on Environment Sanitation)에서 식품위생에 대한 보고서가 작성되었다.

> Food hygiene means all measures necessary for ensuring the safety, wholesomeness, and soundness of food at all stages from its growth, production or manufacture until its final consumption.

즉, "식품위생"이란 식품의 재배, 생산, 제조에서 최종적으로 사람에게 섭취될 때까지의 모든 단계에서 "식품의 안전성, 건전성 및 완전무결성을 위해 필요한 모든 수단을 말한다"라고 정의하고 있다.

2. 한국법상 정의

우리나라의 식품위생법(1962. 1. 20 공포)에 의하면 제 2조(정의)에서 "식품위생이라 함은 식품, 첨가물, 기구 또는 용기·포장을 대상으로 하는 음식에 관한 위생을 말한다"라고 정의하고 있다.

1-1-2. 식품과 감염병

식품을 통해서 경구적으로 인간에게 감염될 수 있는 대표적인 감염병은 소화기계 감염병이다. 경구감염병 중 세균성감염병에는 장티푸스, 콜레라, 이질, 파라티푸스 등이 대표적인 것이며 바이러스에 의한 감염병으로는 유행성간염, 폴리오, 감염성 설사증 등이 있고 그밖에 연쇄상구균과 디프테리아 등도 음식물을 통한 경구감염을 일으킨다.

식품을 통한 감염병 중에는 인축에 공통으로 감염되는 인수공통감염병(zoonosis) 즉, 결핵, 탄저, 브루셀라(brucellosis)증, 야토병 등이 있다. 결핵은 우유를 통해서 감염되는 우형결핵균이 원인균이며, 탄저(*Bacillus anthracis*)는 소·말·돼지·양으로부터 상처나 경구적으로 침입되고 호흡기계로 아포가 침입함으로써 폐탄저를 일으킬 수 있다. 브루셀라증은 주로 소의 젖 또는 오줌(尿)을 통해서 인체에 감염되며, 야토병(野兎病)은 토끼나 설치류에서 볼 수 있으며 진드기 등이 전파하고 인체감염은 토끼와의 접촉에 의해서 피부점막 혹은 경구로 감염된다.

1-2. 식중독(Food Poisoning)

식중독이라 함은 병원성미생물이나 독성화학물질이 함유되었거나 혹은 오염된 식품을 경구적으로 섭취한 단 시간 내 갑작스럽게 발생되는 위장증상을 총칭한 것으로 순수하게 음식물에 의해서 발생할 수 있는 질병이나 건강장해를 뜻한다.

식중독을 분류하는 방법은 많으나 여기서는 편의상 원인물질에 따른 분류를 해보면 다음 [표 5-1]과 같다.

[표 5-1 식중독의 원인물질별 분류]

구 별	식중독형	원인물질
세균성식중독	감염형식중독 독소형식중독	살모넬라균, 장염비브리오균 등 포도상구균, 보툴리누스균 등
화학적식중독	과실로 혼입된 유해물질에 의한 식중독 유해한 착색료에 의한 식중독 유해방부제에 의한 식중독 유해인공감미료에 의한 식중독 기타물질에 의한 식중독 조리기구·포장 등에 의한 식중독	농약, 수은, 카드뮴 등 오라민, 겐자바이오렛 등 붕산, 포르말린 등 덜실, 사이클라메이트, 톨루딘 등 메타놀, 간수 등 산화구리, 납, 비소 등
자연독식중독	동물성식중독에 의한 식중독 식물성자연독에 의한 식중독 곰팡이독에 의한 식중독	복어독, 조개독 등 감자독, 버섯독 등 맥각독, 아플라톡신 등
알러지 식중독	식품의 변질, 부패 등에 의한 식중독	

1-2-1. 세균성식중독

세균성식중독(bacterial food poisoning)에는 식중독의 발생근원과 기전에 따라 독소형(toxic type)과 감염형(infectious type)의 두 가지로 크게 구분하는데, 전자는 먹기 전에 세균이 이미 식품을 오염시켜 이열성균체외독소(thermolabile exotoxin)를 함유케 된 것을 섭취했을 때 발생할 수는 있으나, 후자는 오염된 식품을 일단 섭취한 뒤에 인체 내에서 발육 증식한 세균이 산출하는 내열성균체내독소(thermostable endotoxin)로 식중독증상을 나타내는 동시에 원인식품으로 인하여 다른 사람에게까지 동일한 식중독증상을 발병케 하는 것이 앞의 식중독과 차이가 있다. 이상에서 언급한 독소는 모두 사람의 장염(enteritis)의 원인이 독소이므로 장염독(enterotoxin)이라 부르고 있다.

여기서는 알아보기 쉽게 편의상 [표 5-2]와 같이 세균성식중독을 구별해 본다.

1. 독소형

1) 보툴리누스(Botulinus) 식중독(Botulism)

보툴리누스 식중독은 소세지(sausage)나 햄(ham)이 원인식품이며, 초기에는 소세지중독이라고도 하였으나, 근래에 와서는 총칭 보툴리누스식중독(botulism)으로 통한다. 이 식중독의 높은 발생비율별 원인 식품은 강낭콩, 옥수수, 시금치, 아스파라가스, 육제품 및 어패류 등 통조림과 병조림 등 밀봉저장식품 등이다.

[표 5-2 세균성식중독의 분류]

형 별	세균속(genus)	세균종(species)	소 재
독소형	Clostridium Staphylococcus	Cl. botulinum A, B 및 E형 Cl. perfringens A 및 F형 Staph. aureus(phage Ⅲ형)	토양, 식품 토양, 하수, 분변 화농병소, 코·목구멍
감염형	Salmonella Arizona Escherichia Morganella Vibrio	Sal. enteritidis의 10여종 Paracolobacterium arizona E. coli(병원성 대장균류의 일종) Proteus morganii Vibrio parahaemolyticus	사람, 개, 고양이, 가금류의 알, 소, 돼지, 쥐 등 사람, 조류, 도마뱀, 뱀 척추동물의 장관내 척추동물의 장관내 어육, 분변

(1) 병인론(etiology)

원인균은 아포(spore)를 갖는 보툴리누스균(*clostridium botulinum*)으로 편성혐기성세균(obligate anaerobic bacteria)이며 이 세균이 산출하는 강력한 신경독소인 균체외독소(exotoxin)의 혈청학적 분류에 따라 A, B, C, D, E, F 등의 여섯 형으로 나누어지며, 최근 G형이 추가 되었다. 그 중에서 사람에게 병원성을 보이는 것은 A, B 및 E형이고 C 및 D형은 동물(가축)에서만 병원성을 나타내는 것이 다르다.

(2) 역학(epidemiology)

원인식품 중에서도 우리나라에서 흔히 발생할 가능성이 많은 것은 어패류로 보는데 특히, 젓갈류의 처리과정 중에 토양이나 생선내장 속에 존재했던 보툴리누스균에 오염되어 식중독원인이 되는 경우가 있다. 이와 같은 원리로 젓갈류나 소금절임야채류의 통조림에 의한 식중독이 발생될 수 있으며, 식중독은 해안이나 하천지역에 국한되는 지역적 발생을 한다.

(3) 증상(symptom, clinical sign)

보툴리누스균독소에 의한 식중독은 마비증상을 일으켜 사망하는 경우가 많으므로 세균성식중독 중에서 가장 무서운 것으로 인정하고 있다. 이 식중독은 원인식품을 먹은 후 12~36시간(때로는 2시간~8일)의 잠복기(latent period)를 거친 다음에 발병하며, 처음에는 위장염증상으로 시작하였다가 그 증상이 소실되면서부터 2차적으로 특징적인 신경마비증상을 일으킨다. 따라서 증상의 주된 소견으로는 시력장애, 복시(diplopia), 동공확대 및 빛에 대한 반사작용 둔화 등이 보이며 더욱 심해지면 실성증(失聲症), 연하곤란, 변비, 복부팽만 및 호흡곤란 등을 일으켜서 결국 사망하게 된다. 특징은 체온상승(발열)이 없으며 사망률은 25%(10~80%) 정도이다.

(4) 예방과 치료(prevention & therapy)

식중독균의 오염원은 주로 토양과 보균동물의 분변이라고 보기 때문에 식품을 처리할 때에 어패류의 창자내용물에 오염되지 않게 하고, 야채류인 경우는 충분히 물로 세척하여 흙에 의한 오염이 없게 할 필요가 있다. 특히, 원인균은 아포형성균이며 독소생산균임을 감안하여 섭취하기 전에는 반드시 가열처리를 해야한다. 균체의 독소는 80℃에서 수분만 가열해도 파괴되나, 아포형은 100℃에서 6시간 가열하거나, 120℃에서 20분 이상 고압멸균해야 멸살된다. 또한, 보틀리누스균의 지적발육온도는 10~20℃이므로 어패류나 가공제품의 보존온도는 5℃ 이하이다.

식중독의 치료에는 보툴리누스균체의 독소에 대한 항독소혈청의 사용이 권장되나, 원칙적으로는 조기발견하여 대증요법을 실시하거나 응급치료로 대처해야 한다.

2) 포도상구균 식중독(staphylococcal food poisoning)

식중독 중에서 가장 발생률이 많은 독소형식중독증으로서, 모든 식중독증상 중에서 마치 화학물질에 의한 중독증인 때와도 같이 2시간이란 짧은 잠복기를 갖는 것이 특징이다. 병원균은 무아포성이며, 저항력이 비교적 강한 호기성세균이므로 자연계에 널리 분포되어 식품을 오염시킬 기회를 많이 갖고 있고, 식중독증상은 이른 바 이 세균이 산출하는 장염독(腸炎毒, enterotoxin)에 기인된다.

(1) 병인론

원인균은 본래 인축에게 화농성염증의 원인균인 황색포도상구균(Staphylococus-aureus)이며, 사람에 있어서의 오염원인균은 주로 황색포도상구균-3형(*Staphylococcus aureus* phage -Ⅲ)인 것이 판명되었다.

(2) 역학

포도상구균 식중독은 장염독생산포도상구균으로 오염된 식품을 섭취함으로써 발병을 하게 되는 것이므로 식품취급자에 의한 식품오염을 경계해야 한다.

원인식품은 우유 및 유제품, 김밥, 도시락 등이고, 팥을 가미해서 가공한 빵과 떡도 높은 발병률을 나타낸다. 과자류 중에서도 크림을 사용해서 만든 슈크림, 크림빵 및 크림과자 등에 의해 발생된 예는 많지만 어패류에 의한 포도상구균성 식중독이 발생된 예는 매우 낮다. 위생학적으로 특별히 주의해야 할 일은 조리한 다음에 오랫동안 시간이 경과한 후에 섭취하게 되는 김밥이라든가 또는 도시락과 같이 주로 손이 많이 가면서도 복합된 조리방식이 취해진 식품에 의한 식중독 발생이 대단히 높다는 점이다.

(3) 증상

식중독의 특징은 다른 독소형식중독과 달리 1~6시간(평균 3시간)의 잠복기를 갖는다는 점인데, 빠를 때에는 식후 30분 만에 발병될 때도 있다.

중독증상으로서는 급성위장염증상이 주증상으로서 처음에는 타액분비가 많으며, 두통, 설사, 구토가 나타나고 두통은 반드시 수반되는 것이 특징이다. 설사의 양상은 수양성-점액성으로 진전하게 되며, 발열은 거의 없는 편(37.5℃)이고 사망률은 극히 낮거나 없으며, 심한 설사와 구토로 인한 탈수증으로 쇠약해지는 일이 많다.

식중독 증세의 강도는 섭취한 독소량이나 개체의 감수성 여하에 따라 큰 차이가 있으며, 성인보다는 유아에서 더욱 큰 문제가 될 수 있다.

(4) 예방

병원균은 자연계에 널리 분포되어 있으므로 단지 식품을 깨끗이 하는 것만으로는 장염독에 의한 식중독을 예방하기에는 부족하다. 따라서 장염독이 산출될 수 없는 냉장온도(4~5℃)에서 보존하는 일이 가장 안전한 예방법이라고 하겠다. 그리고 더욱 주의해야 할 일은 화농병소를 손에 지닌 사람이 호텔이나 대중음식점의 조리사로 종사하는 일을 금지하는 것도 중요하고, 한편 유방염(mastitis)에 걸린 젖소에서 얻은 우유로서 식품조리를 하지 않는 일도 잊어서는 안 된다. 또 하나는 복합된 조리식품일수록 제조 후 장기간에 걸쳐 보존하거나 소비하는 일도 피해야 한다.

3) 웰치식중독(clostridium perfringens food poisoning)

웰치식중독은 감염형인지 독소형인지 현재까지 확실하지 않으며, 닭고기 전골이나 오징어 요리로 기인된 식중독이 보고되어 있으며 특히, 1949년에는 Zeissler 등에 의해서 이 원인균의 F형 괴사성장염으로 표현되는 식중독이 보고되고 있다.

(1) 병인론

원인식품으로는 어패류와 그 가공제품에 기인되는 일이 90%나 된다고 하나, 그 밖에 쇠고기, 돼지고기, 토끼고기, 닭고기 등 육류제품이다. 원인균은 클로스트리듐 퍼프린젠스(*Cl. perfringens*)로 웰치(*Cl. welchii*)간균이라고도 부르기 때문에 웰치식중독이란 말을 사용한다. 이 세균도 보툴리누스균과 같이 혐기성 그람 양성 아포형성균이고 혐기성균으로 독소의 형에 따라 병원균을 A, B, C, D, E, F 등 6종의 세균형으로 분류되지만, 사람에 있어서의 식중독은 주로 A 및 F형의 균에 기인될 때가 많고, 다른 형의 균보다 열에 대한 저항력이 강한 편이지만 독소의 생산 등은 비교적 약한 편이다.

(2) 역학

웰치식중독의 발생은 증가 경향이 있는 반면에 지역적 분포발생보다는 전국적 발생을 하는 것이 보툴리누스식중독과 차이가 있으며, 동시에 계절적 발생양상을 보아도 마치 감염형에서와 비슷한 점이 있어 5~9월에 발생이 많고 10월부터 4월까지 사이에는 거의 발생되는 일이 없는 것이 보툴리누스식중독과 다르다.

웰치균은 본래 토양균(soil bacteria)이지만 인축의 장관 내에서도 존재하므로 보균자, 쥐 및 곤충 등에 의해서 식품이 오염되는 일이 보통이다.

(3) 증상

독소의 형에 따라 잠복기와 증상에 차이가 있다. 즉, A형균에 의한 식중독은 8~20시간의 잠복기를 거친 다음 수양성하리와 복통으로 시작되나, 구토증세와 발열이 없이 경과하다가 24~48시간 만에 치유된다. 그러나 F형균에 의한 식중독증은 잠복기가 2~3시간으로 A형에서 보다 짧고, 구토가 있으며, 하복부의 격심한 통증과 설사로 시작하여 탈수증상이 나타나며 더 심해지면 허탈상태로 되어 사망하게 된다. 사망률은 보툴리누스식중독과 동일하다.

(4) 예방

웰치식중독의 원인균의 열에 대한 저항력은 보툴리누스균의 아포보다 약하지만 100℃에서 1시간 이상 가열하여도 견디어 내는 수가 있으므로 오염식품의 가열처리는 안심할 수 없고 따라서 조리한 식품을 오랫동안 방치하는 일이 없이 5℃ 저온에 보존하는 일만이 식중독 예방의 한 수단이라고 하겠다.

2. 감염형

1) 살모넬라식중독(Salmonellosis; Salmonella food poisoning)

감염형 식중독의 대부분을 차지하며, 장내세균의 일종인 10여 종의 살모넬라균속에 의해서 동물에서는 장티푸스성이나 패혈성(septicemica) 질병이 발생하며, 사람에게는 그런 동물을 매개로 하여 식품을 통한 급성위장염(acute enteritis)을 일으키는 식중독이다. 따라서 이 식중독은 역학적으로 볼 때 인수공통감염병에 해당된다.

(1) 병인론

식중독의 주된 원인균은 장염균(*Salmonella enteritidis*), 쥐티푸스균(*Sal. typhimurium*), 돈콜레라균(*Sal. cholerae susis*) 외에도 많은 살모넬라균종들이 원인균으로 작용한다.

병원균의 특징은 편모(flagella)가 있어 운동성을 가지며, 협막(capsule)이나 아포도 형성하지 않는 통기혐기성균이다. 그리고 살모넬라균은 균체항원(somatic antigen)과 편모항원(flagella antigen)을 가지고 있으므로 이것을 이용한 혈청학적 분류를 해보면 약 700종 가량의 항원구조로 되어 있음을 알 수 있다.

(2) 역학

살모넬라식중독은 6~9월(여름~가을)에 걸쳐 발생이 많은 것은 다른 세균독소형 식중독과 유사하다. 원인식품은 주로 식육이나 계란이 가장 높은 감염원이 될 수 있으며, 2차 오염이 가능한 샐러드나 마요네즈 등의 조리에 기인되는 일도 많고 또한, 장기저장식품에 기인되는 바퀴나 파리에 의한 식육오염에 기인되어 식중독이 발생하는 일이 많다. 특히, 우리나라 사람들이 즐겨먹는 날계란에 의한 살모넬라식중독은 흔한 일이면서도 모르고 넘어가는 일이 많으므로 주의를 요한다.

살모넬라식중독의 감염경로는 첫째로 대부분의 동물들이 고유숙주이기 때문에 살모넬라균에 오염되어 있거나(이환동물) 보균 중인 가축의 식육이나 계란 등을 직접 섭취함으로써이고, 다음은 살모넬라균에 감염된 동물(쥐, 파리, 바퀴)이나 보균자에 의한 매개적인 간접적 2차오염을 생각할 수 있다.

(3) 증상

잠복기는 비교적 길어서 대략 6시간~3일(평균 20시간)시간 정도이지만 식중독균의 독력이나 균량 내지는 감수성자의 저항력 등에 따라 잠복기의 기간에 차이가 생길 수 있다.

주된 증상은 급성위장염으로서 구토(주증상), 설사, 복통, 두통 및 38~40℃의 발열이 2~5일간 지속되는 일이 다른 식중독과 차이가 있다. 발병되면 대체로 예후는 좋아 1~3일 경과하면 자연회복되는 일이 많고, 치사율(사망률)은 0.3~1.0%로 매우 낮다.

(4) 예방

식중독 발생의 주된 원인은 매개동물(쥐)이나 곤충류 등에 의해 기인되는 일이 많으므로 우선 조리장, 주방, 찬장, 창고 등 식품을 보관하는 장소에는 반드시 방충 및 방서설비를 갖추어야 하며, 원인식품에 오염된 병원균이 장기간 보존하는 과정에서 증식하는 일이 없도록 조리 후에 반드시 냉장온도에 보존해야 하며, 섭취 전에 재가열 처리해서 먹어야 하고, 조리한 후 장기간의 보존을 피하고 날계란을 섭취하지 않는 일이 중요하다.

2) 장염비브리오식중독(Vibrio parahaemolyticus food poisoning)

우리나라에서 장염비브리오식중독이 발생된 예는 1969년에 처음으로 보고된 바 있으며, 오염식품으로 인한 환자의 분변이나 구토물 중에서 원인균(*Pasteurella parahaemolytica*)을 분리동정한 것이 시초가 된다. 따라서 여름철에 어육의 조리나 생식에 각별한 주의를 요한다.

(1) 병인론

비브리오균은 편모를 갖고, 운동성이 있으며, 무아포성 그람(Gram) 음성의 통성혐기성간균이다. 균은 내열성인 O항원과 이열성인 K(협막) 항원으로 구분되며, 혈청학적으로 26가지의 혈청형이 있다.

(2) 역학

병원균은 해수세균의 일종으로서 호염성이므로 이로 오염된 해수 중의 전갱이(일명아지) 건포물에 의한 식중독이나, 바닷물로 절인 오이절임 등도 원인식품으로 인정될 수 있다. 그러나 우리나라에서 가장 흔한 원인식품으로 볼 수 있는 것은 낙지나 오징어를 비롯한 어육 생선회와 이것들을 원료로 회덮밥과 초밥 등도 문제가 될 수 있다.

(3) 증상

잠복기는 보통 14~20시간의 경우가 많고, 발병하면 설사와 복통은 반드시 일어나며, 37~38℃의 발열을 하여 오한, 구토, 권태감 및 두통 등의 증상도 있다. 1~3일이 지나면 회복되나 탈수증으로 인한 허탈상태로까지 진전될 수도 있다.

(4) 예방

장염비브리오식중독은 여름철에서 가을철에 발생이 많으므로 이 시기의 해삼이나 어패류의 생식에 주의해야 한다. 또한, 균체가 열에 대해 약한 점을 이용해서 열처리 후에 섭취해야 하며, 호염성이므로 민물(수돗물)에 오래 담가 잘 씻어서 요리를 하면 안전하고 특히, 오염 가능성이 많은 조리기구나 행주 등의 소독과 청결을 철저히 하는 일도 중요하다.

3) 병원성대장균식중독(Pathogenic E. coli food poisoning)

본래 대장균은 동물의 장내에 존재하는 대장균속에 속하지만, 병원성대장균(pathogenic *E. coli*)은 사람에게는 일시적으로 장내에 존재하는 외래성인 병원균인 반면에, 동물에게는 정상 대장균의 일종이므로 동물성 식품이 이 식중독의 원인식품이 될 가능성이 많은 이유가 된다.

(1) 병인론

병원성대장균은 주로 대장균(*Escherichia coli*)으로 그람 음성으로 편모를 갖는 간균에 속한다. 혈청학적으로는 항원구조에 따라 O, H 및 K 항원의 세 가지를 가지고 있는데 특히, O-124, O-136 및 O-112a, O-112c 등은 성인에서 자연감염원이 되고 있다. 그러나 유유아의 설사증은 O-111 : B_4, O-55 : B_5, O-26 : B_6, O-86 : L 등이 관계한다. 특히, 1996년 초여름 일본 초등학교 급식아동에게 광범위하게 식중독을 일으킨 O-1 57은 사회문제화로 대두하게 되었으며, 우리나라도 이 식중독에 각별한 주의를 기울여야 할 것이다.

(2) 역학

병원성대장균식중독은 보균자의 오줌(尿)이나 분변에 의한 오염으로 소화기 계통을 통해 감염 된다. 보균자 즉, 병후보균자도 문제이나 특히, 건강보균자는 더욱 문제가 된다. 동물의 장내상재균인 병원성대장균은 우유를 통하여 유유아의 설사원인이 된다. 식중독의 발생은 연중 내내 일어나지만 봄에서 여름철에 걸쳐 더 많이 발생하는 경향이 많으므로 고아원, 탁아소 및 유치원 등에서의 병원성대장균식중독에 주의를 요한다.

(3) 증상

성인 식중독의 잠복기간은 10~30시간으로 평균 12시간인 때가 보통이다. 그러나 유유아의 식중독 때는 일반적으로 잠복기가 짧고, 증상이 심하다. 주된 증상은 설사로써 마치 이질과 비슷한 증상을 나타내는 것이 특징이다. 따라서 배변하는 횟수도 1일에 2~10회 가량 되며, 발열상태는 최고로 40℃가 되는 경우도 있겠으나 대체로 열이 없는 상태로 경과할 때도 있다. 유유아의 설사증 말고 소년~성인에게 발병된 예에서는 그 예후가 비교적 좋은 편으로서 수일간이면 쉽게 회복되며 항생물질(항생제, antibiotics)의 사용은 매우 유효하다.

(4) 예방

동물의 장내에 늘 존재하는 장내세균임을 감안하여 이 균으로 오염되지 않도록 각종 요리기구를 관리하고, 항상 가열식품을 섭취하는 습관이 필요하며 특히, 밀집된 장소에서 놀던 어린이들의 손에 의한 경구적감염에 주의할 필요가 있다.

4) 아리조나 식중독

병원체는 살모넬라 아리조나균(*Salmonella arizona*)으로서 척추동물의 장관내에 존재하는 세균이므로 돼지, 닭, 칠면조, 오리 및 꿩을 비롯한 수육과 조육이 원인식품이 될 수 있을 뿐더러 곤충류와 관련된 식품 등은 모두 아리조나 식중독의 원인이 될 소지가 다분히 많다.

잠복기는 비교적 긴 편으로서 6~40시간이며, 주된 증상으로서는 복통과 설사증이고, 38~40℃의 발열이 있으나 구토증이 없는 것이 다른 장내 세균성 식중독과 다른 점이다. 대체로 1~2일 경과하면 자연회복되는 일이 보통이다.

5) 모르가넬라 식중독

병원체는 모르가넬라 모르가니균(*Morganelle morganii*)으로 병원성과 장의 감염성 여부는 아직 확인된 바 없지만 여름철 어린이 설사증의 한 예로서 밝혀졌다. 그리고 발병기전에 대해서는 알러지성식중독에 관계되는 프토마인(ptomaine)중독이나 이 균이 생산하는 히스타민(histamine)과도 관계가 있는 것으로 추정하고 있을 따름이다.

1-2-2. 노로바이러스(norovirus)에 의한 식중독

1) 병인론

노로바이러스(norovirus)는 사람에게 장염을 일으키는 바이러스 그룹으로 노로바이러스라는 공식명명이 최근 승인되었다. 노로바이러스는 NLVs(normalk-like viruses, caliciviruses, small round structured viruses)로도 불린다. 이 바이러스는 크기가 매우 작고 항생제로 치료가 되지 않으며 사람의 체외에서는 생장할 수 없는 등 세균이나 기생충과는 매우 다르다.

2) 역학

국내에선 2004년 제주도 수학여행 중 지하수가 원인이 되어 집단 발생된 후 사회문제화된 식중독으로 노로바이러스는 감염자의 분변이나 구토물에서 발견되며, 사람은 다양한 경로를 통해 바이러스로부터 감염되고, 감염원은 감염자의 분변, 구토물, 감염식품 및 기구 등이다. 예를 들면, 노로바이러스가 감염된 식품이나 음용수를 섭취했을 때, 노로바이러스에 오염된 물건을 만진 손으로 입을 만졌을 때, 질병이 있는 사람을 간호할 때 또는 환자와 식품기구 등을 함께 사용했을 경우 등이다.

특히, 유아원이나 양로원에서 일하는 사람은 노로바이러스에 걸린 어린아이나 주민에 대해 특별한 주의를 기우려야 한다.

3) 증상

노로바이러스에 의한 질병 잠복기가 24~48시간이 일반적이지만 12시간 경과 후 증상을 보이는 경우도 있으며 주로 바이러스성 장염으로 위와 장에 염증을 유발한다. 대부분 경미한 오심, 구토, 복통, 설사를 하며 대부분의 사람은 1~2일

내에 호전되고, 심각한 건강상 위해는 없으나 가끔 어린이, 노인과 면역력이 약한 사람에 있어서는 오심, 구토, 복통, 설사, 탈수증을 보이기도 하므로 특별한 의학적 주의를 요하는 경우도 있다.

4) 예방

현재 노로바이러스에 대한 항바이러스제는 없으며 감염 예방백신도 없다. 또한, 항생제로 치료되지도 않는다. 다만 탈수증상을 막기 위해 다량의 음료수, 주스, 물을 마시는 것이 도움이 될 수 있다. 그러나 이 식중독은 사전에 용변후, 음식조리전, 음식먹기전, 기저귀 교체 한 후 반드시 손을 씻어야 하고, 과일과 채소는 흐르는 물에 20초 이상 씻어야 하며, 음식물은 80℃ 이상에서 1분 이상 익혀 먹는다. 질병발생 후 바이러스에 감염된 옷과 이불 등은, 즉시 비눗물을 사용하여 뜨거운 물로 세탁하며, 환자구토물은 적절히 폐기하고 주변을 청결히 유지하고, 노로바이러스에 감염된 조리사는 회복 후 7일 이상 조리업무에 참여할 수 없으며, 환자에 의해 오염된 식품은 적절한 방법으로 폐기되어야 한다.

1-2-3. 자연독에 의한 식중독

사람에게 유해한 동·식물의 일부 기관 내에 독성물질이 함유되어 있고, 이러한 식품을 오용함으로써 자연독식중독을 발생하는 일은 많다.

자연독식중독증을 원인별로 구별해보면 [표 5-3]에서 보는 바와 같다.

[표 5-3 자연독식중독의 분류]

구분	내용	예
동물성 자연독	• 동물 전체에 유독물질 함유 • 특이한 환경에서만 유독물질을 함유 • 동물의 일정한 기관 내에만 유독물질 함유	독꼬치 바지락 복 어
식물성 자연독	• 식물 전체에 유독물질 함유 • 특정한 시기에만 유독물질 함유 • 특정한 식물기관에만 유독물질 함유	독버섯 청 매 감 자
곰 팡 이 독		황변미, 맥각, aflatoxin

1. 동물성 식중독

여기에는 복어, 홍합(貽貝), 굴 및 모시조개 등에 의한 식중독을 대표적으로 들 수 있다.

1) 복어중독(swellfish poisoning)

복어의 알, 내장 및 피부 등에 유독물질인 테트로도톡신(tetrodotoxin: $C_{11}H_{17}O_8N_3$)을 함유하고 있으며, 이 중에서도 난소에 존재하는 복어독이 가장 강력한 독력을 가지고 있고 복어의 종류에 따라서도 그 유독성분의 함유량도 가지고 있다.

독소는 햇빛이나 열에 대하여 저항성이 강하여 100℃에서 4시간 가열해도 파괴되지 않는다. 복어중독의 발병률은 약 60%라 하며, 증상은 섭취 후 30분~3시간의 잠복기를 거친 후에 입술과 혓바닥의 지각마비, 사지의 운동장해 및 구토로 증상이 시작하여, 언어장해가 일어나고 결국 호흡중추의 마비로 8~9시간 만에 죽고 만다. 그러나 호흡마비 없이 10시간이 경과하는 경우에는 자연회복될 가능성이 많다.

복어중독은 3~5월의 산란기에 최고의 독력을 가지므로 이 시기에 복요리를 피하는 일이 제일 좋고, 믿을만한 복어전문요리사에 의한 조리식품을 먹는 것이 복어중독을 예방할 수 있는 길이다. 복어중독의 치료제는 아직 없으므로 대체로 위세척 내지는 대증요법으로 대처하는 것이 상례인데 무엇보다도 복요리를 먹을 때 각별한 주의가 필요하다.

2) 홍합중독

패류중독 중에서 대표적인 것이 홍합중독이라 하겠으나, 비교적 발생률은 적은 편이다. 홍합독은 홍합의 간에 있는 마이틸로톡신(mytilotoxin)으로서, 중독증상은 복어중독과 비슷하여 말초신경이나 호흡중추를 마비시킨다. 따라서 무더운 여름철에 잡은 홍합은 위생적으로 위험성이 많으므로 먹지 않는 것이 곧 홍합중독의 예방책이라 하겠다.

3) 바지락과 굴에 의한 식중독

굴의 간이나 모시조개를 비롯하여 바지락 등에서 생성된 베네루핀(venerupin)이란 유독성분이 식중독의 원인이다. 내열성이 강하여서 100℃에서 1시간 가열해도 파괴되지 않으며, 식후 1~2일 후에 발증한다. 식중독의 발생은 우리나라에서 7월경으로 알려져 있으며, 초기에는 권태감, 오한, 구토 및 두통 등이 일어나고, 더 심해지면 황달, 뇌증상 및 급성황색간위축증을 일으켜 사망하는 수가 있다.

4) 마비성조개중독(paralytic shellfish poisoning)

중독증은 섭조개(*Mytilus edulis or Myt. californian*)에 기인되므로 일명 섭조개중독(mussel poisoning)이라고도 한다. 섭조개중독의 원인 독물질은 삭시톡신(saxitoxin: $C_{10}H_{17}O_4N_7 \cdot 2HCl$)이며, 독물질을 함유한 유독조개를 먹으면 대개 5~30분만에 입술이 마비되기 시작하며, 중독의 경중에 따라 호흡중추 마비를 일으켜 사망하고 만다. 중독의 특징은 구토증이 있을 때와 없을 때가 있고 설사 및 복통이 없으며, 체온의 변화도 없다는 점이다.

중독증의 치료약은 아직 없다고 보며, 대체로 대증요법 내지는 응급처치로서 대처하는 것이 상례인데, 우선 환자로 하여금 구토를 시켜서 위 내용물을 모두 배출하고 위세척을 해주는 것이 효과적이다.

2. 식물성 식중독

1) 독버섯중독

버섯의 구조가 외견상으로 지나치게 화려하거나 아름다운 색을 띠는 것은 대체로 먹을 수 없는 독버섯으로 간주해도 된다. 버섯의 종류는 자연계에 수 천종가량 있지만 그 중에서 식용버섯은 불과 300여 종 밖에 되지 않으나, 오용으로 인한 독버섯 중독이 발생할 수 있다. 대체로 우리나라에서는 여름 장마철을 지난 다음 9~10월 경에 발생하는 비율이 많다. 독버섯 중의 유독성분인 무스카린(muscarine), 콜린(choline), 아마니타톡신(amanitatoxin), 노이린(neurin) 등의 독력은 버섯의 종류, 발병장기, 발생시기, 기후 및 버섯의 신구에 따라 차이가 있다.

독버섯중독 증상은 버섯 중에 함유된 알카로이드(alkaloid)에 의해 발증되며, 중독증상의 발현이 빠른 것일수록 독력이 강하다고 보아야 한다.

2) 감자중독

감자의 새싹이나 녹색으로 변색된 부분에는 솔라닌(solanine: $C_{45}H_{73}NO_{15}$)이란 독성분이 0.1% 이상 농축되어 있어 오용하면 수 시간 이내에 발열 없이 복통, 허탈 및 현기증 등을 일으키게 되며 심하면 위(胃) 카다르와 용혈현상이 나타나고, 간혹 호흡중추의 마비가 오는 수도 있다. 솔라닌은 이열성이므로 가열로서 충분히 파괴될 수 있으니까 조리방법에 주의하면 솔라닌중독의 발생은 염려할 필요가 없다.

3) 청매(靑梅)중독

미숙한 매실 속에는 아미그다린(amygdaline: $C_6H_5CH(CN) \cdot O \cdot C_{12}H_{21}O_{13}$)이라는 배당체가 함유되어 있어 공존하는 효소에 의해 분해되어 시안산(靑酸 HCN)이 되어 중독증의 원인이 된다. 증상으로는 소화불량과 구토, 경련 및 호흡곤란 등을 나타낸다.

4) 독미나리중독

식용미나리와 비슷하여 잘못 오용되면 독성분인 시큐토신(cicutoxin: $C_{17}H_{22}O_2$)에 의해 중독증상을 나타낸다. 소량의 섭취로 위통, 구토 및 경련을 일으키며, 치사량은 강한 편으로 독미나리 한개 정도로 치명적이다.

5) 목화씨중독

목화씨에는 고시풀(gossypol)이라는 독성분이 있어 면실유(綿實油)나 그의 유박(油粕)에는 0.7~1.5% 가량의 고시풀을 함유하고 있으므로 이로 인한 중독증의 발생이 간혹 있을 수 있다. 따라서 독성분을 제거하려면 제 1철 이온이나 칼슘(Ca)을 이용하여 불용성인 복합체로 만들어 제거할 수 있다.

6) 피마자씨중독

피마자유나 유박 중에는 라이신(ricin)이나 알카로이드인 라이시닌(ricinin)과 알러지 증세를 일으키는 알레르겐(allergen) 등이 함유되어 있다. 라이신은 적혈구를 응집시키는 혈구응집소(hemagglutinin)라는 식물성 단백질로 독성은 매우 크나 열에 대하여 이열성이므로 피마자유 정유과정에서 자연적으로 제거된다. 라이신은 양이 극소량이므로 큰 문제가 없으나, 알레르겐만은 피마자유박 중에 상당한 분량(유박 중량당 6~9%)이 함유되어 있고 더욱 내열성이 강하여 불활성화되기 어려워 중독증상을 일으키게 된다.

3. 곰팡이에 의한 식중독

1) 맥각(麥角)중독

보리가 개화할 무렵 특히, 우기(雨期)에 보리(귀리)에 기생하는 맥각균(Claviceps purpurea)에 의해서 생성되는 에르고톡신(ergotoxin)에 기인되는 중독증이다. 오용에 의해 에르고톡신이 인체 내에 0.5% 축적하면 위장장해나 신경증상을 나타내고 특히, 임신부인 경우에는 조산이나 유산을 유발하고, 만성중독의 위험성이 농후하여 사망률이 7% 정도이다.

2) 황변미(黃變米)중독

장기간 부적당하게 저장된 쌀은 곰팡이(*Penicillium islandicum, Pen. toxicarium, Pen. citrinum* 등)가 생산하는 수용성함염소 펩타이드(peptide: 속효성)와 누효성(漏效性)인 지용성 색소인 황변미독인 루테오스키린(luteoskyrin) 등에 의해서 쌀이 황색으로 변질되고, 이에 오염된 쌀이나 황변미를 오용하므로 각각 간질환, 신경장애 및 신장장애 등의 중독증상 등을 나타낸다.

3) 아플라독소중독

곰팡이 독소(mycotoxin) 중에서 가장 식품위생적으로 문제가 되는 것은 아스퍼질러스 플레비스(*Aspergillus flavus*)에 의해 산출되는 아플라톡신(aflatoxin)이다. 특히, 독소는 발암성물질(carcinogen)로 지목되고 있어 중요시 된다. 곰팡이는 땅콩, 옥수수, 콩, 쌀 및 보리와 같은 모든 곡류를 오염시킴으로써 아플라톡신을 산출케 하여 중독의 원인이 되고 있다. 예방책으로서는 저장 중의 오염방지는 물론이고, 오염된 곡식의 섭취를 금하거나 섭취 시에 1시간 이상 가열하는 것이다.

1-2-4. 알러지성 식중독

대부분의 식품은 자연계에서 부패되기 쉬우며 어패류, 조수육(鳥獸肉), 난류 및 우유 등과 같은 동물성식품과 과실 및 야채 등의 식물성식품 등이 있다. 자연식품이 가열되면 조직세포가 연화되며 단백질이 변성되고 추출물이 많아짐으로써 부패균이 오염을 받기가 쉬울 뿐만 아니라 증식하기에도 좋은 조건이 됨으로써 더욱 부패하기 쉽게 된다.

1. 식품의 변질

가공조리 식품을 장기간 방치하면 변질(spoilage)되어 먹기 곤란하게 된다. 식품의 변질에 있어서, 미생물의 증식에 의해 단백질이 변질되어 유해성 아민(amine)이나 암모니아를 산출하게 되어 악취를 발생시키는 현상을 부패(putrefaction)라 부르며, 탄수화물이나 지방성분이 많은 식품에 미생물이 번식해서 풍미가 나쁘게 변질되는 현상을 변패(deterioration)라 하고, 유지나 유지식품이 조리·가공, 보존 중에 산화되어 냄새가 나고 품질이 낮아지는 현상을 산패(rancidity)라 하여 부패와 구별한다. 실제 식품이 변질된다면 식품을 구성하는 성분이 다양하므로 변패와 부패는 동시성을 띠고 있다고 보아야 한다. 따라서 육류, 어패류 및 계란 등의 변질은 부패에 해당되고, 술이나 버터 등의 변질은 변패에 해당된다.

2. 부패세균에 의한 식중독

식품의 부패는 부패세균이 산출하는 여러 가지 효소(enzyme)계의 활성에서 유래되는데, 세균들은 식품 표면에서 호기적으로 증식하여 식품성분의 변화를 초래하여 변색과 악취를 내고 혐기성(피산소성) 세균이 식품 내부로 침입하여 완전히 부패과정을 완수하게 된다.

3. 프토마인(Ptomaine)중독

유독성 아민(amine)으로서 대표하는 것이 프토마인(ptomaine)이라면 이로 인한 중독증을 프토마인중독이라 하겠으나, 세균성식중독의 정체가 밝혀지면서부터 그 개념의 변화를 가져오게 되었다. 즉, 어육류에 의한 중독은 주로 해당식품 중에 생성된 히스타민에 기인되는 알러지성 식중독임이 확인됨으로써 서로간에 상관성이 있다고 보아야 한다.

중독증상은 프토마인중독이나 발생기전의 원리는 항원·항체반응에 따르는 병적 증상이므로 알러지성 식중독으로 취급하게 된다.

증상은 식후 30분의 잠복기를 거쳐 안면을 위시한 전신의 피부가 붉어지고 두드러기가 발생하며 입·눈 등의 점막이 충혈되고, 두통·구역질·구토·설사를 한다. 식중독으로 사망하는 일은 없고, 다만 발병 24시간이 경과하면 저절로 회복한다. 치료제로서는 항히스타민제(antihistaminics)의 사용이 유효하다.

1-3. 화학물질에 의한 식중독

1-3-1. 용기로 인한 식중독

음식물의 조리나 보존에 필요한 기구는 플라스틱 제품이나 각종 포장지 이외에도 대체로 금속성인 것이 많은 까닭에 여기에서 용출된 금속원소가 인체에 유해한 원인이 되는 경우가 많다.

1. 납(Lead, Pb)

납으로 된 식품조리용 기구나 통조림 등에서는 납이 용출 분해되어 나오고, 도자기나 법랑용기구에 도포한 안료나 유약 중의 납이 음식물과 접촉하면 납을 용출할 것이며, 납관으로 된 상수도관의 사용에 따른 음료수 중의 납이 조리식품을 오염시킬 수도 있다.

납에 의한 식품공해는 급성증상과 만성증상의 두 가지로 구별된다. 즉, 급성식중독(식품공해)은 다량을 섭취했을 때에 급성위장증상, 흥분, 의식불명 및 망상과 같은 뇌증상을 일으키고, 만성인 경우에는 얼굴이 파래지는 연창구증(鉛蒼句症), 빈혈증, 잇몸의 치아쪽 끝이 1 mm 가량의 넓이로 청자색으로 변색되는 연선(lead line), 사지근육의 마비, 맹장염(충수염)과 유사한 증상을 보이는 연선통(鉛疝痛) 등을 나타낸다. 이것을 치료하는 데는 Ca-EDTA(mono calcium disodium ethylene diamine tetraacetate)의 투약에 의해 골조직에 침착되었던 납 성분이 혈류를 거쳐 요(尿)로 배설 제거된다.

2. 구리(Copper, Cu)

구리는 열전도성이 강하기 때문에 가열 조리용기로 사용하는 일이 많아서 이들의 사용상 부주의로 인한 녹청[$Cu(OH)_2 \cdot CuCO_3$]의 발생과 조리기계 자체의 조작에 의해 깎여나간 구리성분이 식품을 오염시키게 된다.

구리성분은 인체에서 매일 1 mg씩 필요하지만 이것이 다량으로 섭취되면 오히려 식품공해원이 되어 구역질, 구토, 복통, 발한, 경련, 호흡곤란 등의 중독증상을 나타낸다.

3. 카드뮴(Cadmium, Cd)

카드뮴은 금속식기의 도금재로 사용되는데, 이러한 용기에 산성 식품을 보존하면 카드뮴 성분이 용출되어 식품을 오염시키므로 식품공해원이 된다.

대체로 카드뮴이 함유된 식품을 경구적으로 섭취(10 mg)하게 되면 급성중독증상이 단시간 내에 나타나서 격심한 위장자극 증상으로 시작하여 마치 독소형 식중독의 예에서 본 바와 같이 구토, 복통, 설사를 보이지만 그의 회복은 빠른 편이다. 중독증이 발생되면 즉시 위세척을 해주고 의사의 지시를 받아야 하며 치료는 약품으로는 황산나트륨이나 Ca-EDTA가 사용된다.

4. 아연(Zinc, Zn)

아연으로 된 식품용기에 산성식품을 장기간 보존하면 보존식품 속으로 아연성분이 용출 오염되어 식품공해원이 된다. 이러한 오염식품을 먹으면 단시간 내에 구역질, 구토, 설사 및 복통을 수반하는 위장장해의 중독증상이 일어나고, 입 안에서는 금속성 미각을 느끼게 된다.

1-3-2. 과실로 인한 식중독

사람의 일시적인 착각이나 실수 또는 식품가공 공정상의 과실로 인한 유해물질 내지는 유해금속 원소의 혼입을 비롯하여 농약, 살충 및 살서제 등의 오용 등으로 식품이 오염되어 일어나는 중독증상이 가끔 있어 주의를 요한다.

1. 메틸알코올(methyl alcohol)의 중독

에틸알코올(ethyl alcohol)로 잘못 알고 직접 마시거나 또는 발효주나 양조과정에서 과량의 메틸알코올로 혼입한 가짜술을 마시므로 발생하는 중독증상은 매우 치명적이어서 중요시 된다. 그러나 자연발효주 중에도 미량이나마 메틸알코올 성분이 함유되어 있으므로 함량을 법적으로 규정해 놓고 있는데, 가령 과실주에는 1.0 mg/mL이어야 하고, 일반주에서는 0.5 mg/mL까지 허용하고 있다. 중독증상은 음주 후 수 시간 만에 나타나며 두통이 심하고 현기증, 구토, 복통, 설사를 하나 특히, 심할 때는 시신경이 마비되어 실명하는 예가 있다. 물론 일시에 30~100 mL의 메틸알코올을 먹으면 심장쇠약, 호흡장해 및 전신마비가 일어나 사망한다.

2. 농약에 의한 식중독

농약은 본래 농작물에 해를 끼치는 세균, 곤충 및 들쥐 등을 방제하기 위해 사용되는 약제를 뜻하지만, 제초제를 비롯한 식물 호르몬제 및 토지개량제 등도 농약으로 취급되며, 인체에 대해 독성이 강하여 급성중독을 일으키는 것과 저독성이나 장기간에 걸쳐 축적됨으로써 만성중독이 되는 경우로 구분할 수 있다. 그리고 [표 5-4]에서 보는 바와 같이 중독장해의 양상은 농약제의 종류에 따라 차이가 있음을 알 수 있다.

1) 유기인제

현재 우리나라에서 사용되고 있는 독성이 비교적 약한 유기인제로서는 마라치온(malathion), 스미치온(sumithion), 다이아지논(diazinon), 바이텍스(bitex) 및 디디브이피(DDVP) 등이며, 과거에 사용되던 맹독성인 파라치온(parathion)은 사용금지되어 있다. 유기인제는 독성이 강한 반면에, 동·식물체 내에서 비교

[표 5-4 인체장해와 농약의 분류]

장해의 형태	농약의 종류
급성중독	유기인제, 유기염소제, 강독성 carbamate제, para coat제 등
피부염 allergy를 포함한 피부장해	유기염소제, 유기수은제, 유기주석, thiocarbamate제, 유기유황살균제, dichlortriazine 등
결막염	brustcysine S, 훈증제 등
만성중독증	유기인제, 유기염소제, PCB, 수은, 납 등
축적독	γ-BHC, dieldrin, heptachor 등의 유기염소제, 수은, 주석, 납, 비소 등

적 빨리 분해되어 무독화되므로 만성중독을 일으키는 일은 거의 없다. 급성중독의 작용기전은 생체 내에 존재하는 콜린 에스테라아제(choline esterase: ChE)라는 효소의 작용을 억제함으로써 아세틸콜린(acethyl choline: ACh)이 점차로 체내에 축적되어 결국 콜린(choline)의 기능에 관계하는 신경을 과잉 자극함으로써 무스카린(muscarin)이나 니코틴(nicotin) 중독에서 보는 바와 같은 신경중독 증상을 일으켜서 치명적이다. 증상을 치료하는 데는 PAM(Pyridine aldoxine melhiodide)이라는 해독제를 사용해야만 생명을 건질 수 있다.

2) 유기염소제

유기염소제는 유기인제와 달리 대부분 안정된 화합물로서 식물체내에서는 거의 분해되지 않고 동물의 지방층이나 뇌신경 등에 용입 축적되어 만성중독을 일으키는 경우가 많다. 유기염소제에 해당되는 살충제로서는 DDT, γ-BHC, dieldrin 및 aldrin 등이며, 중독기전에 대해서는 아직 분명치 않다.

주된 증상은 중추신경 증상으로서 식욕부진, 구역질, 구토, 두통 등으로 시작하여 증상이 진행됨에 따라 심한 자극성 흥분이 발생하고 강직성 또는 간헐적 경련증상을 보이다가 결국은 혼수상태로 빠져 사망하고 만다.

중독증상의 특효약은 없고 다만 대증요법으로 페노바르비탈(phenobarbital)과 같은 중추신경 진정제가 사용되고 있을 뿐이다.

3) 유기불소제

불소제 중에서 플로오르초산(CH_2FCOOH)은 다른 할로겐 유기물질과 달리 독특한 중독증상을 일으키는데 먼저 심한 구토증을 되풀이하며 다갈색의 위액을 토출한다. 이는 위내 출혈에 기인되므로 위의 동통을 일으켜서 점차로 의식이 혼돈해지고 간질과 같은 경련을 일으킨 후에 혼수상태로 되면서 부정맥과 청색증(cyanosis)을 병발하여 결국은 심장장해를 일으켜서 사망한다.

치료제로서는 아세트아마이드(acetamide)와 에탄올(ethanol) 등이 유효하다.

4) 비소제

살서제로 사용되는 아비산(亞砒酸)이나 비산납(砒酸鉛) 등이 간혹 소맥분의 베이킹파우더(baking powder)로 오용되거나, 분유제조 공정에 우유 중의 단백질 안정제로 사용되는 제 2인산나트륨에 5~8% 가량 함유된 비산성분에 기인되거나, 또는 비산납이 잔류한 야채를 먹음으로써 중독증상을 나타낼 때도 있다.

오염분유의 중독은 특히, 인공영양유를 먹이는 생후 4~12개월 이내의 유아에서 발생이 많으나 대체로 접촉에 의한 피부염을 비롯하여 경구적 섭취에 의한 콜레라증과 유사한 급성위장장해 및 체중감소, 발진, 탈모, 흑피증(피부암과 유관), 각피증, 설사, 신경염 및 순환기 계통의 장기와 간의 장해 등 만성 중독증상을 보인다. 특효약으로서는 BAL(British anti lewisite)이 있다.

5) 유기수은제

벼의 도열병 방제약제로서 사용되는 유기수은제의 주성분은 초산페닐수은이며, 이것에 오염된 곡류식품은 수은중독의 원인식품이 될 수 있고, 또한 앞에서 언급된 바 있는 미나마타(Minamata)병도 유기수은계의 알킬수은의 오염으로 인한 어류식품이 중독원인 물질로 수은 오염식품을 통한 식품공해 문제는 매우 심각한 문제이다.

중독증상으로서 피부염, 위장장해 및 신경증상 등이 나타나며 특히, 알킬수은 중독인 때는 경련, 시야축소, 언어장애 등의 중추신경 장애가 심하고 설령 회복된다 해도 폐인이 되고 만다.

1-3-3. 식품 중의 잔류농약 식중독

모든 농약은 살포 당시 농약의 독성, 침투성, 내·외적인 영향 등에 따라 잔류농약의 양에 차이가 생긴다. 일광, 바람 및 강우 등의 외적조건과 농작물 자체의 성장 정도나 자체의 물질대사 기능여하 등의 내적조건 등의 영향을 받아 잔류농약의 양은 점차로 감소되어 허용량에도 차이점이 생기게 된다.

1. 농작물의 잔류농약

가령 침투성이 강한 살충제인 메틸데메톤(methyl demeton)을 야채와 과수에 살포 또는 도말했을 때의 차이점을 모니터링(monitoring) 할 수 있는데, [그림 5-1]에서 보는 바와 같이 채소잎과 과실 사이에 차가 있고, 또한 투약방법 여하에 따라서도 차이가 있음을 알 수 있다. 즉, 살포당시에 과실에 부착된 농약의 양은 3~5 ppm이었으나 점차로 감소되어 15~20일이 경과한 후에 1 ppm이 되었고, 잎에 부착한 당시의 양은 과실에서보다 높아 10~15 ppm으로 높았고 그의 감소율이 빠른 것이라야 20일이 지나서 비로소 1 ppm으로 감소됨을 알 수

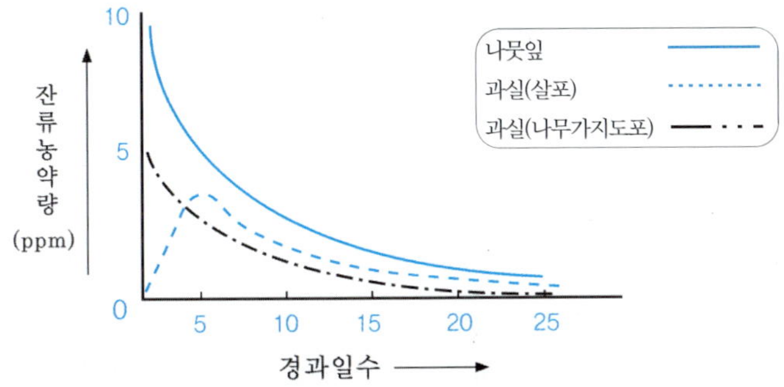

[그림 5-1 사용한 잔류농약의 변화]

있으므로, 살포농약의 잔류기간은 과실에서 보다 야채류의 잎에서 더 긴 것으로 보아 농약을 살포한 야채의 섭취로 인한 식품공해 문제는 더욱 중요시 된다.

그리고 독성이 강한 파라치온(parathion), 메틸파라치온(methylparathion)과 같은 농약은 물리적 침투성이 있어야 부착된 농약이 과실 내부로까지 침투되기 때문에 이의 감소율은 앞의 침투성이 강한 살충제와 거의 같을 것이다. 그러나 유기수은제, 비소제 및 구리제 등은 침투성이 거의 없기 때문에 거의 대부분이 표피에 부착된 채 서서히 분해되어 감소되니까 이러한 과실을 먹을 때나 과즙 및 과실통조림 공정에서는 흐르는 물로 충분히 표피를 씻어내야만 잔류농약에 의한 식품공해를 방지할 수 있어 안전하다.

2. 동물성 식품 중의 농약잔류

먹이사슬의 일환으로서 동물은 농약살포 식물을 식량으로 삼기 때문에 농작물에 잔류한 농약은 당연히 동물 체내로 이행되기 마련이다. 특히, 유기염소제는 지용성이고 대사분해가 잘 되지 않아서 동물 체내 지방분에 쉽게 용해되어 축적되므로 유리된 염소는 체내에 농축되게 마련이다. 따라서 어패류의 체내에는 수중 농도의 수 만 배에 해당되는 유기염소제가 농축되어 있고, 포유류 체내에는 목초 중의 DDT 농도의 6~14배 가량이 피하지방층에 축적하게 된다. 특히, 사람이나 동물에서 유기염소제의 농도가 높아지는 이유는 앞에서 언급한 식물연쇄(먹이사슬)를 경유함으로써 이루어지는 까닭이라 하겠다.

즉, 인간은 먹이사슬의 종점이 되므로 생물 중에서 가장 많은 유기염소제의 오염을 받을 소지가 된다.

1-4. 식품첨가물로 인한 식중독

식품의 상품적 가치향상을 비롯한 식욕증진, 식품보존 및 영양강화 등의 다양한 목적아래 식품에 첨가된 화학적 합성물을 식품첨가물(food additives)이라 하며, 우리나라의 식품위생법에는 "식품의 제조, 가공 또는 보존을 함에 있어 식품에 첨가, 혼합, 침윤, 기타의 방법에 의해 사용되는 물질"이라고 정의하고 있다. 양적으로 많이 사용되는 조미료로서 설탕이나 소금은 그 사용량이 많으므로 식품첨가물이라기보다 식품에 해당된다. 따라서 식품첨가물은 식량 이외의 물질인 동시에 비영양물질에 해당되고 특히, 단독적인 입장에서 보더라도 식생활과 직접적인 관계가 없는 화학물질 내지는 약품이라고 할 수 있다. 그러나 이러한 식품첨가물도 결코 발암성물질(carcinogen)이였서는 아니된다.

1-4-1. 유해보존료에 의한 식중독

법적으로 허용되지 않은 보존료는 독성이 강하여 사용이 금지되어 있지만, 악덕 상인의 위법행위로 인해 사람들에게 피해를 줄 때가 있다.

1. 붕산(boric acid, H_3BO_3)

붕산은 육제품인 마가린, 버터, 햄이나 베이컨 및 어육연제품 등에 첨가되나 방부효과가 약하므로 사용할 때는 고농도로 사용할 때가 많고 또한, 연속적 사용에 의한 신체 내 축적력이 강하여서 소화효소의 작용을 억제하게 된다. 그 결과 식욕감퇴나 소화불량이 생기며, 나아가 지방분이 분해를 촉진시킴으로써 체중감소를 초래한다.

2. 승홍(sublimate, $HgCl_2$)

승홍은 강력한 살균력이 있어 주류의 방부제로 많이 사용되나 독성의 강도는 수은(Hg)과 거의 비슷하여 중독증상도 유사하다.

3. 폼알데하이드(formaldehyde, HCHO)

폼알데하이드는 0.1%로 아포균을 죽이고, 0.002%로 세균의 발육을 억제하리 만큼 방부력이 강하여 두부 방부 목적으로 사용이 가능하지만, 단백질을 변성시키는 작용이 있어 생체 내 소화효소의 작용을 저해하므로 소화기계통의 중독증상을 초래한다. 주류, 장류(醬類), 어육제품, 유제품 등에 악용될 소지가 많다.

중독증상으로는 두통, 위통, 구토, 현기증, 호흡곤란 등을 일으키며 신장에도 장해를 미친다.

4. 베타-나프톨(β-naphtol)

베타-나프톨은 곰팡이류에 대하여 0.005%로 방부력이 있기 때문에 간장이나 된장 등의 보존에 사용되나 독성이 강하여서 사용이 금지되어 있다. 그러나 악덕 상인에 의해 사용될 때에는 신장에 장해를 일으켜서 단백뇨나 혈뇨를 발생시킨다.

5. 티몰(Thymol)

티몰은 고급페놀이며, 무색 결정체이고, 특유의 향기가 있으며, 미각을 자극촉진시키는 조건으로 첨가되는 수가 있지만 다량 섭취를 하면 신체에 유해하다. 급성독성은 석탄산(phenol)의 약 1/10 정도밖에 안 된다.

6. 불소화합물(fluorate)

불화수소(HF)나 불화나트륨(NaF) 등은 상당히 강한 방부력이 있어 과거에는 육류, 우유 및 알코올 등의 방부 목적으로 사용되었지만 독성이 너무 강하여 현재로서는 사용 금지되고 있다.

중독증상으로서 구토와 복통을 일으키며 장과 방광점막을 침해한다. 만성중독 때는 이른바 반상치(班狀齒) 증상을 나타내는 동시에 골격의 성장장해를 가져온다.

1-4-2. 유해 인공착색료에 의한 식중독

식품의 신선도를 증진시키고 외견상 아름답게 보이게 하기 위해서 인공적으로 본래 색깔에 색소를 식품에 착색시키는 경우가 있다. 착색료에는 천연산도 있지만 사용량의 충족을 위해서도 양산될 수 있는 인공착색료가 더 많이 쓰이는 동시에 사람에게 미치는 유해도도 정비례 한다. 그 중에서도 주로 염기성타르(tar) 색소가 사람에게 더욱 유해한 색소이며, 과거에 부정한 방법으로 쓰여지던 유해 색소들은 [표 5-5]에서 보는 바와 같으나 합성타르색소류는 모두 유독성인데 그 중 로다민-B(rhodamine-B)는 가장 독성이 강한 것으로 인정되고 있다.

그리고 같은 색깔의 합성 타르 색소들이라도 종류에 따라 중독 치사시키는 독성에 큰 차이가 있음을 알 수 있다.

그런데 이들 유해색소의 화학구조에 따라 다소의 차이는 있어도 대체로 간과 신장에 심한 장해를 줄 뿐만 아니라 혈액이나 신경계통에 대해서도 유해작용이 있으며, 이들 색소의 독성에 있어서 문제가 되는 것은 주로 만성독성이고 발암성의 색소가 있다는 점이다.

1. Auramine

오라민은 염기성황색색소로서 착색성이 좋고 값이 싸며, 광선이나 열에 대하여 안전성이 있어 과거에 많이 사용된 바 있다. 색소의 실험동물 시험결과 0.45±0.02 g/kg로 간의 장해와 발암성이 있음이 밝혀졌다. 사람의 중독 증상은 다량 경구섭취로 인해 20~30분 만에 피부에 흑자색의 반점이 생기며 두통, 심계항진, 맥박감소가 나타나고, 의식이 불명해지기도 한다.

[표 5-5 유해색소류]

색 상	색 소 명	분 류 명	착색 대상 식품명
적 색	rhodamine B	염기성 색소	과자류
적 색	acid fuchsin D	산성 색소	식초 절임류
적 색	amidonaphtol red	산성 색소	식초 절임류
등 색	chrisoizine	염기성 색소	과자류
등 색	orange	산성 색소	소세지, 과자류
황 색	auramine	염기성 색소	단무지, 과자류
녹 색	malachite green	염기성 색소	과자류, 알사탕
자 색	methyl violet	염기성 색소	과자류
갈 색	bismarck brown	염기성 색소	절임류
갈 색	direct brown	직접성 색소	과자류
흑 색	direct black	직접성 색소	참깨

2. Rhodamine B

로다민 B는 홍도색의 염기성색소로서 자외선 조사로 등적색형광을 발하며 쉽게 구할 수 있어 과자류, 알사탕 및 생선묵 등에 널리 사용되었다. 중독증상은 다량 섭취로 구역질, 구토, 설사 및 복통을 일으키며 전신이 등적색으로 착색되거나 색소뇨를 배설하게 된다.

3. Silk scarlet

실크 스칼렛은 등적색의 수용성인 색소로서 주로 견사나 모사의 염색에 사용되나 식품 착색료도 이용된다. 중독증상은 구토, 두통, 복통 및 마비증상 등이 나타난다.

4. p-nitroaniline

황색의 결정체로서 nitro-기를 갖는 방향족화합물로 혈액독성과 신경독성의 색소가 있다. 색소들은 섭취 후 10~30분이 경과하면 두통, 청색증(cyanosis), 심계항진, 맥박감소, 혼수 및 동공확대 등의 증상을 나타낸다.

1-4-3. 유해감미료에 의한 식중독

과거 천연설탕이 부족했을 때 설탕 대신으로 톨루딘(p-nitro-o-toludine), 사카린(saccharine), 덜신(dulcin) 및 사이클라메이트(cyclamate) 등이 식품첨가물로 사용되었으나, 발암성과 독성문제로 현재 dulcin(소화효소억제)과 cyclamate(발암물질)와 p-nitro-o-toludine(살인당)은 사용이 금지되어 있고(비허용첨가물), 사카린(saccharine)만을 허용하고 있다. 그러나 이것도 체내에서 분해되지 않고 그대로 배설된다 하더라도 장기간 중복 사용하게 되면 신장장해를 일으킨다는 점에서 문제가 되어 1989년 추가 금지시켰으나 근래에 와서 나라마다 소량 이용되고 있으며 이외에 허용감미료로 글리실리친산, 아스파탐, 2·3나트륨, D-소르비톨 등이 있다.

이외 유해표백제로는 롱갈리트(Rongalite: 물엿에 사용), 삼염화질소(Nitrogen trichloride: 밀가루표백에 사용), 형광표백제(국수, 생선어묵에 사용) 등이 있다.

1-5. 공장폐수에 의한 식중독

공장에서 배출되는 폐수에는 두 가지 종류가 있는데, 그 하나는 도금공장, 금속공장 및 화학공장 등에서 배출되는 무기성폐수가 직접 수산물이나 농작물 등에 피해를 주는 경우와 생물화학적산소요구량(BOD)치가 높고 부유물질을 많이 함유하고 있는 유기성 폐수로 공공용수를 오염시킴으로써 2차적인 피해를 주는 폐수가 있다.

따라서 무기성폐수의 대표적인 피해는 화학공장폐수 중 수은(Hg)이 어육을 오염시키고, 이것이 다시 먹이사슬에 의해 사람에게 피해를 준다. 그러나 유기성 폐수를 배출하는 식품가공공장에서는 유기성폐수가 식품의 품질에 직접적인 영향을 미칠 뿐만 아니라 공공용수를 오염시킨다는 점에서 볼 때 보다 심각한 식품공해문제라고 생각할 수 있다.

1-6. PCB에 의한 식중독

미강유에 의한 식품공해는 앞에서 언급한 바 있는 식품 중의 잔류농약을 비롯하여 식품가공이나 보존용기와 포장으로부터 용출되는 화학물질 중에서도 식품의 독성오염물질(toxic food contaminant)의 일종인 PCB(polychlorobiphenyl)에 기인되는 식품공해를 비소 중독과 더불어 중요시 하지 않을 수 없다. 즉, PCB는 미강유(米糠油)를 제조할 때 탈취공정에서 가열매체로 사용되는 PCB가 누출되어 기름에 혼입됨으로써 일어나는 중독사고라고 볼 수 있다. 그러나 PCB는 이성체가 많고 여러 가지 유사한 화합물이 존재하기 때문에 모두 그 물리학적 또는 생물학적 성상이 다르므로 자연 PCB가 식품을 오염하는 양상에 차이가 있고, 또한 오염식품의 종류에 의해서도 잔류하는 PCB의 질과 양에 차이가 있을 것이므로 식품에 대한 PCB의 분별이나 정량문제는 앞으로의 연구대상이 된다고 하겠다.

중독증상으로는 주로 안지(眼脂)의 증가, 손톱·발톱의 변색, 좌창양피진(座瘡

樣皮疹) 등을 주 증상으로 하는 피부증상을 위시하여 일반적으로 식욕부진, 구역질, 구토, 사지 탈력감, 저림감, 관절통, 월경이상, 체중감소 등의 유증(油症)을 보인다.

1-7. 식품보존

식품보존은 식품을 신선한 상태로 일정기간 저장하여 식품가치를 유지시키고, 유통·수송·비축 등의 조치를 원활하게 할 수 있을 뿐만 아니라 식품변질에서 오는 사고를 미연에 방지하고 영양가를 유지시키는데 그 목적이 있다.

1-7-1. 물리적 방법

물리학적 처리에 의한 식품보존법으로는 주로 냉동과 냉장법이 많이 사용되나, 가공공정에서 가열법, 탈수법 및 자외선 조사법 등이 사용된다.

1. 냉동 및 냉장법(Freezing and chilling)

냉동이란 0℃ 이하의 온도 보통 −45℃ 정도에서 식품을 동결시켜 보존하는 것을 말하며, 냉장이란 0~10℃(평균 4℃)의 온도에서 식품을 단기간(일시) 보존하는 것을 말한다.

냉동식품에 해당되는 것은 주로 수육이나 어패류 등이지만 이때 지나친 단백질의 변성을 가져올 수 있으므로 주의해야 한다. 한편 냉장식품으로 타당한 것으로 계란, 야채 및 과실류가 있다. 일반적으로 육류는 0~5℃에서 어류는 −4~−6℃에 저장하면 보존이 잘 된다.

2. 가열법(Heating)

식품 중의 오염된 미생물의 체내효소를 파괴하여 사멸시킴으로써 그의 작용을 저지하는 원리를 이용하는 방법이다. 따라서 완전하게 하기 위해서는 110~120℃에서 1~2시간 정도 가열하면 미생물은 완전히 사멸된다. 따라서 앞에서 기술했던 보툴리누스균의 균체나 장염독소(enterotoxin)는 고압멸균기(autoclave)를 사용하여야 한다.

그러나 우유인 경우 80℃ 이상 온도에서는 우유 중 영양물질을 변질시킬 염려가 있으므로 저온살균법(pasteurization)이 이용된다. 그러나 이와 같이 살균한 다음에 해야 하는 보존방법이 나쁠 때에 우유는 산패하고 대장균이 증가하는 까닭에, 식품살균을 끝낸 다음 1시간 이내로 10℃ 이하로 냉각보존(cooling preservation)해야 한다.

3. 탈수건조법(Drying or desiccation)

식품을 탈수(dehydration)하는 목적은 식품 중의 물기를 없애 건조시킴으로써 미생물의 발육을 억제하는데 그 목적이 있다. 자연건조법, 가열건조법 및 감압건조법 중 어느 방법이든 식품 중의 수분함량을 15% 이내로 감소시키면 된다. 탈수법은 곡류, 콩류, 어류, 우유 및 계란 등에 이용된다.

4. 자외선 및 방사성물질에 의한 방법

방사선의 일종인 유효파장이 2,500~2,700Å의 자외선(ultraviolet ray, UVR)을 조사하여 식품에는 거의 변화를 주지 않고 식품을 살균하는 방법이지만, 식품의 심부에까지 투과하지 못하는 결점이 있다. 최근에 이르러 방사성 동위원소(radio isotope)의 투시로 식품을 보존하게 되었는데 여기에는 비교적 투과성이 강한 γ선이나 β선이 이용되는데, 특히 γ선인 ^{60}Co이 많이 이용된다. 그러나 이것의 결점으로서는 특유한 냄새가 나고 식품의 성분을 변질시킬 수 있다는 점이다.

1-7-2. 화학적 방법

1. 방부제처리법

화학적 보존법으로는 주로 방부제(antiseptics)인 안식향산, 솔빈산, 디히드로초산 등을 가공식품이나 동물성단백질 등에 사용하기가 쉽다는 점에서 다른 것보다 많이 사용된다. 그러나 어떤 종류의 방부제이던 독성이 있기 때문에 사용량의 규제를 엄격히 준수해야 한다. 따라서 대부분 가공식품에는 방부제가 사용되고 있음을 감안하여 방부제가 갖추어야 할 주요 조건은 무독하고 만성중독을 초래하지 않을 것, 미량을 사용해서도 유효할 것, 무미, 무취, 내열성, 수용성 일 것, 식품보존이 확실하고 식품에 변화도 발생치 않을 것, 가격이 저렴하며 용량이 적고 사용하기에 간편할 것, 식품의 자가발효는 물론 세균, 효모류에도 유효할 것 등이다.

2. 염장법과 설탕절임법

보존식품에 고농도의 식염이나 설탕을 첨가하면 일반미생물의 발육이 저해된다. 특히, 소금이 식품 중에 10% 이상 함유되면 일반세균의 발육이 곤란해지므로 이 원리를 이용한 것이 염장(salting)법이다. 그러나 고농도 식염수 중에서도 발육하는 호염균(halophilic bacteria)이 있기 때문에 절임식품에서도 간혹 변질을 일으키는 경우가 있다. 식염에 의한 절임작용은 주로 탈수와 세균에 대한 염소이온(Cl−ion)의 직접작용에 의한 방부작용이라고 하겠다.

한편, 설탕은 50% 이상의 농도로 첨가되면 대부분의 미생물의 발육이 저지(설탕절임법)되므로 이 원리를 이용한 식품이 이른바 설탕절임 식품인 것이다.

3. 산장법(酸藏法, Pickling)

유기산으로 식품 중의 pH를 변화시켜 세균, 곰팡이 및 효모와 같은 미생물의 발육을 저지할 목적으로 식품을 식초에 절이는 일이 있다. 이 보존법은 과실이나 야채의 저장에 이용한다.

4. 항산화제(antioxidant) 첨가법

식용유지의 성분이 보존되는 동안에 산화되어 변패되는 일이 있는데, 이것을 방지하기 위해서 프로필에스테르(propylester)와 같은 항산화제를 사용할 때가 있다.

1-7-3. 미생물을 이용한 보존법

인체에 무해한 유용 미생물을 이용하여 식품을 보존하는 방법으로서 유산균(Lactobacillus)이 주로 이용되며, 그 대표적 식품으로 치이즈(cheese)를 들 수 있다.

1-7-4. 병용처리법

1. 훈연법(Smoking)

훈연법은 주로 어패류나 수육류보존법으로 널리 사용되는데, 대개는 염장이나 자열(煮熱)을 한 다음에 훈연을 하는 것이 상례이다. 훈연법은 탈수작용과 훈연 중에 발생하는 폼알데하이드(formaldehyde)나 개미산, 아세톤과 같은 살균물질의 육질 내 흡수효과 원리를 이용한 보존법으로서 햄이나 베이컨 등이 이에 속한다.

2. 삶아찌는법

가공식품에 소금이나 설탕을 적당량 첨가하여 쪄서(佃煮) 탈수하는 방법으로 소금이나 설탕에 의한 식품 내 미생물의 증식을 억제하고 부패를 방지할 목적으로 사용된다.

1-7-5. 가스저장법

어육류, 란(卵)류, 야채저장에 주로 이용되며 탄산가스(CO_2), CO_2와 O_2 혼합기체, 질소(N_2) 가스가 주로 사용된다. 예를 들면, 사과는 혼합기체(CO_2 3~15% + O_2 3~10%)에서 5℃로, 토마토는 혼합기체(CO_2 5% + O_2 5%)에서 12℃, 시금치는 혼합기체(O_2 10% + CO_2 10%)에서 0℃로 저장한다.

이외에도 곡류 저장에 이용되는 훈증가스제($CHCl_3$, NO_2 등)를 사용하는 훈증제, 여과법 등 여러 방법이 응용되고 있다.

1-8. 식품의 위생관리

인간의 건강과 생명을 유지하기 위해서는 식품뿐만 아니라 식품을 조리할 때 사용하는 기구, 기계, 시설, 포장, 용기 및 유통과정, 제조과정, 조리과정, 보존과정, 그리고 식품에 사용되는 각종 첨가물에도 세심한 주의를 기울여야 한다.

식품 위생관리의 문제점들을 해결하기 위해서는 식품위생법에 위반되는 식품

[표 5-6 HACCP(식품안전관리인증기준)의 12절차와 7원칙]

추진단계	12절차	내용	7원칙
준비단계	절차 1	HACCP팀 구성	
	절차 2	제품설명서 작성	
	절차 3	사용용도 확인	
	절차 4	공정흐름도(Process Flow Diagram) 작성	
	절차 5	공정흐름도 현장 확인	
본단계	절차 6	위해요소분석(Hazard Analysis)	원칙 1
	절차 7	중요관리점(CCP) 결정	원칙 2
	절차 8	허용한계기준(CL) 설정	원칙 3
	절차 9	모니터링(Monitoring) 체계 확립	원칙 4
	절차 10	개선조치(Corrective Action) 방법 수립	원칙 5
	절차 11	검증(Verification) 절차 및 방법 수립	원칙 6
	절차 12	문서화 및 기록유지	원칙 7

또는 첨가물의 판매 또는 진열 금지, 식품안전관리인증기준(HACCP) 준수, 식품의 위생검사 및 위생감시 철저, 조리 철저, 법의 강제집행과 법의 준수 철저, 식품위생에 관한 교육실시 등이 요망된다.

여기서 식품안전관리인증기준 해썹(HACCP; Hazard Analysis Critical Control Point)은 식품의 원료관리, 제조·가공·조리 및 유통의 모든 과정에서 위해한 물질이 식품에 혼입되거나 식품이 오염되는 것을 방지하기 위하여 각 과정을 중점적으로 관리하는 기준이다. 해썹(HACCP)은 식품의 최종 검사단계에서 발생되는 문제점에 대한 대응이 아니라 식품위생상의 위해요소 발생을 최소화하고자 하는 예방차원의 관리시스템으로서, 식품공정상에서의 위해요소를 완전히 없애고자 하는 것이 아니라 최소화하는데 그 목적이 있다.

참고문헌

1. 편찬위원회, 보건학개론, 서울대출판부, 2006
2. 유승흠, 양재모의 보건학, 계축문화사, 2005
3. 대한예방의학회편, 예방의학과 공중보건, 계축문화사, 2014
4. 이한기 외, 최신식품위생학, 대학서림, 2006
5. 노병의 역, 식품환경과 건강, 대학서림, 1909
6. 서광석 외, 최신환경위생학, 대학서림, 2007

제 6 편

공중위생

Public Health

1 의복위생

1-1. 의복의 정의

의복이란 신체의 표면과 의복의 대외 표면 간을 구성하고 있는 한정된 공간으로, 여러 벌의 피복이 한 벌의 복장을 이루는 것을 말한다.

일반적으로 의복은 바지형의 북방계의복과 스커트형의 남방계의복으로 나누는 것이 보통이다. 북방계의복과 남방계의복은 이러한 외형적 특성 이외에도 북방계의복은 추위로부터 체온을 보호한다는 생존본능적 목적이 있고, 남방계의복은 자신의 신체 일부를 보호한다는 종족보존적 의미가 있다. 북방계의상의 색상이 단조로운 반면에 남방계의상은 색상이 상당히 원색적이고 다양하다. 이것은 남방계의 자연환경이 원색적이고 다양하기 때문에 보호색을 띄우기 위하여 다양하다는 이외에 바로 장식성 의상이라는 점에서 다양해졌다고도 본다.

우리나라의 의상은 남성의 바지와 여성의 고쟁이로 볼 때 북방계의상이며, 반면에 일본 의상은 남녀 공히 기모노로 스커트식의 남방계의상이다. 따라서 이러한 사실로 미루어 일본인은 남방계 민족이며, 우리는 북방계 민족이라고 하는 인류학자 및 민속학자도 많다.

그 민족이 북방계 민족이냐 아니면 남방계 민족이냐 하는 것은 유전학적 또는 생태학적으로 질병에 대한 저항력과 면역성이 각기 다를 것이므로 이를 밝히는 것도 공중보건상 중요한 일이라고 본다.

1-2. 의복의 목적과 효과

인간이 의복을 입는 첫째 목적은 체온조절에 있으며, 두 번째 목적은 생식기의 보호에 있다. 추울 때 몸을 감싸 체온을 유지하고, 더울 때 직사광선을 막아 더위를 피하는 생존본능의 목적으로 의복을 입었다. 또한, 인간이 직립보행을 함에 따라 생식기가 외부로 노출되자 이를 보호하여 종족을 보호하자는 종족보존의 본능 목적에서 의복을 입었다.

학자에 따라서는 오염된 환경으로부터 신체를 청결히 지킨다는 신체청결의 목적, 외상이나 해충 등으로부터 신체를 지켜준다는 신체에 대한 봉사(보호)의 목적, 작업복이나 제복처럼 사회적 신분을 나타내기 위한 사회생활목적 또는 수치스러운 곳을 가린다는 장식목적 등을 들고 있으나, 이들은 엄밀한 의미에서 목적이라기보다는 옷을 입음으로써 얻어지는 부차적 효과라고 보는 것이 타당하다.

1-3. 의복의 조건

의복의 목적은 앞에서 기술한 바와 같이 체온조절과 신체보호에 있다고 가정할 때, 의복과 공중보건과의 관계에서 과연 어떠한 옷을 입어야 할 것인가 또는 사회생활의 일환으로서의 옷은 어떻게 입어야 할 것인가를 고려해야 한다. 첫 번째 체온조절의 측면에서, 겨울에는 보온능력이 뛰어나야 하며(방한력: 보통 작업복은 1 CLO, 방한화 2.5 CLO, 방한 장갑 2 CLO, 가장 좋은 것은 4 CLO로써 의복의 두께는 약 2.6 cm 정도), 열의 대류작용이 뛰어난 섬유여야 하고(대류성), 풍성하여 피부와 옷과의 일정 공간을 유지해야 하는(함기성) 동시에 피부의 촉감이 따뜻하고 부드러우며(촉감도), 지나치게 무겁거나 부피가 크지 말아야 한다(양질감).

여기서 CLO는 보온력(방한력)을 표시하는 단위이나 이는 열차단 단위로서 기온 21℃, 습도 50%, 기류 100 feet/min(5m/sec)에서 신진대사율이 50 kcal/m^2/hr로 피부온도가 33.3℃로 유지되어 쾌감을 느끼는 데 필요한 의복의 방한력을 1

CLO로 하고 있다.

여름철에는 공기나 바람이 잘 통할 수 있어야 하며(통기성), 땀이나 수분 등을 잘 흡수되고(흡수성), 가볍고 간편하며(간편성), 촉감이 까슬까슬해야 하고 촉감이 시원해야 하고(촉감도), 세탁이 용이해야 한다(세탁용이도).

둘째로 신체보호의 측면에서, 피부에 손상을 주지 않는 섬유로서 피부질환을 일으키지 않으며 특수상황에서 신체를 보호해야 하는 섬유여야 하고, 활동이나 작업에 알맞아야 하고 지나친 피복압이 없어야 한다.

셋째로 외관상의 측면에서, 신분·연령·직업 등에 알맞아야 하며 디자인·색상·계절감각과 활동 및 작업에 걸맞아야 하고 신체조건과 시대감각에 알맞아야 한다.

이상 세 가지 측면에서 이상적인 옷의 조건을 살펴봤다. 앞의 체온조절의 측면과 신체보호의 측면에서 본 이상적인 의복의 조건은 착용자에게 알맞은 조건이고, 뒤의 외관상의 측면에서 본 의복의 조건은 그 의복을 착용한 모습을 보는 제3자의 입장에 본 조건이다.

외관상의 측면에서 본 의복은 공중보건과 직접 관계가 없다고 생각하기 쉬우나 제3자에게 혐오감을 주거나 불쾌감을 주어 정신적으로 피곤하게 하므로 공중보건상 무시할 수 없다.

의복 이외의 모자·구두·양말 등의 액세서리도 대강 의상조건과 같은 것이라면 별 무리가 없다.

이외에도 의복과 신체표면과의 사이에는 소위 의복에 의한 의복기후가 형성되며, 체온조절에 직접적인 영향이 있다. 즉, 공기의 열전율은 아주 작아서 피복층 사이에 있는 공기의 두께가 약 1 cm인 경우에 보온효과가 가장 크며, 1 cm 이상일 때는 대류가 활발히 일어나 보온효과를 감소시킨다. 의복기후는 안정시 기온이 32 ± 1℃이고, 습도는 50 ± 10%, 기류 10 m/sec 이하인 경우에 쾌감을 느낄 수 있으며, 보행시에는 대체로 기온 30 ± 1℃, 습도 45 ± 10%, 기류 40 m/sec에 쾌감을 느낄 수 있다. 사람에 따라 다르지만 대체적으로 안정시에는 30℃ 이하에서는 냉감이, 34℃ 이상에서는 더운 감이 들며, 보행시에는 20℃ 이하에서 냉감이, 30℃ 이상에서 더운 감이 든다. 의복에 의해 체온을 조절할 수 있는 범위는 10~26℃로서 10℃ 이하에서는 난방을, 26℃ 이상에서는 냉방을 필요로 한다.

또한, 의복은 중량이 알맞아 경쾌해야 한다. 겨울철은 남자 6~7 kg 여자 5~6 kg, 여름철은 남자 3~4 kg 여자 2~3 kg 정도가 좋으며 전 중량이 5 kg이 초과하면 활동이 부자연스러워진다.

그리고 의복은 신체 각 부위의 운동에 중요한 관계가 있어 항상 일부 국소에 작용하여 신체각부의 운동을 방해하며, 내장과 각 기관의 변위를 초래하고 생리기능에 영양을 줄 수 있으므로(콜셋, 혁대, 구두끈 등) 피복압을 일으키지 않도록 주의해야 한다.

2 주택위생

2-1. 주택의 보건학적 조건

특수한 지역이나 경우를 제외하면 일반적으로 인간은 최소한 하루 12시간 이상을 옥내의 활동공간이나 주거공간에서 생활하게 되어 있다. 따라서 이러한 공간조건이 인체에 미치는 영향은 대단히 크므로 공간조건 여하에 따라 공중보건에 미치는 영향도 무시할 수 없다.

주거공간의 조건은 인간에게 육체적, 정신적으로 지대한 영향을 미치게 되므로 주거공간은 잘 고려되어 건축하여야 한다. 특히, 주택의 경우 손쉽게 바꿀 수도 없는 일이요, 자신을 비롯하여 전가족의 생활의 터전인만큼 더욱 여러 면에서 고려되어야 한다. 더욱이 4계절이 뚜렷하고 그 기간이 같은 우리나라의 경우 이에 알맞도록 경제적으로 냉난방 시설을 교체할 수 있어야 한다.

주거·활동공간의 최적온도는 16~18℃(취침 시 14~16℃, 온돌에서는 12~14℃), 습도는 40%, 실내의 온도와 외부 온도와의 차이는 5~7℃가 가장 위생적이며, 1인당 침실 면적은 4 m^2, 기적은 10 m^3가 적당하다.

2-2. 이상적인 주거 및 활동공간

이상적이고 보건학적인 주거환경은 계절에 관계없이 체온을 유지할 수 있어야 하며 비, 눈, 바람 등을 피할 수 있어야 하고, 활동과 주거생활에 경제적 부담이 적어야 하고, 모든 건축재료가 인체에 해가 없어야 하고, 활동 및 주거생활에 알맞은 공간이 확보되어야 하고, 천재지변을 가급적 피할 수 있어야 하고, 자체의 중압을 견딜 수 있도록 튼튼해야 하고, 활동·주거지의 교통조건이 좋아야 하고, 주위의 여러 가지 환경여건이 좋아야 하고, 경제적 가치가 떨어지지 않는 위치여야 하고, 미적인 구성을 유지하면서도 짜임새 있는 공간이어야 하고, 일조도가 우수해야 하고, 지하수위는 1.5 m 이상 3 m 정도이고, 좋은 수질의 먹는물을 얻을 수 있고, 하수의 처리가 편리하여야 한다.

2-3. 주택환기(Ventilation)

환기란 오염된 실내공기를 신선한 실외공기와 바꾸어 인체 유해작용을 방지하는 수단이다. 환기는 자연환기와 인공환기 등의 방법이 있다.

환기는 자연환기의 원동력 즉, 실내·외의 온도차, 기체의 확산력, 외기의 풍속에 의하여 자연적으로 환기가 이루어지는 것을 말한다. 여기서 온도차에 의한 자연환기 현상을 중력환기(gravity ventilation)라고 하며, 방의 하반부에서 들어오는 공기와 상반부에서 나가는 공기의 압력이 영(zero)인 면을 중성대(neutral zone)라고 한다. 중성대가 천정 가까이에 형성될수록, 창문은 바닥면적의 1/20 이상일수록 자연 환기가 잘 된다.

인공환기는 자연환기가 불가능한 공장·빌딩·선박·탄광 등에 인공적 즉, 동력으로 환기를 시키는 방법을 말하며 공기조정법, 배기환기법, 송기식환기법, 평형식 환기법 등이 있다. 그리고 실내에서 1인당 필요한 표준소요환기량은 실내에 담배 연기나 유해가스가 없을 경우 17 m^3/hr, 일반위생에서는 30~50 m^3/hr이다.

2-4. 난방과 냉방

쾌적한 실내온도를 유지하기 위하여 인공적으로 난방 또는 냉방을 한다. 건강한 사람의 신체는 계절에 따라 변하는 기온의 차에도 적응이 가능하게 되므로 너무 난방과 냉방에 의존하는 것은 건강상 좋지 않을 뿐만 아니라 에너지절약 면에서도 바람직하지 않다.

2-4-1. 난방

이상적인 난방조건은 실내를 골고루 따뜻하게 하여야 하며, 유해가스 또는 매연을 발생시키지 않아야 하고, 습도가 떨어지지 않도록 해야 하고, 온도의 조절이 가능하여야 하고, 비용이 저렴하여야 하고, 화재의 위험이 없어야 한다.

난방방법에 국부난방 및 집중난방이 있으며, 집중난방은 비용이 들기는 하지만 안전하고 건강에 좋다.

난방시에는 특히, 너무 건조하지 않도록 주의해야 할 필요가 있다. 온도는 20℃ 정도가 적당하다.

2-4-2. 냉방

감각온도는 습도를 내린 만큼 또는 바람을 보내는 것으로도 내려가며, 쾌적하게 느껴진다. 냉방의 온도가 낮고, 바깥 기온과의 차이가 클 때(5~7℃가 적당) 또는 찬바람을 직접 계속적으로 맞게 되면 냉방병에 걸리게 되며 복통, 설사, 요통, 신경통 등을 일으키고 감기에도 걸리기 쉬워진다.

2-4-3. 공기조정

공기조정은 하나의 장치로 난방과 냉방 모두에 응용되는 방법으로 온도와 습도를 조절하고 먼지를 제거한 깨끗한 공기를 각 방으로 보낸다. 같은 공기를 순환시켜 재사용하는 경우에는 유해가스 또는 미생물의 제거가 불충분한 공기와 일부에서 발생되는 오염물을 건물전체에 확산 전파하게 되는 경우도 있다.

1976년 미국의 한 호텔에 숙박하면서 집회 중인 재향군인단체에서 폐렴과 같은 병이 유행하여 다수의 사망자를 발생시킨 예가 있었다. 이것을 소위 재향군인병이라는 새로운 병명이 탄생되었다. 이것은 냉방장치에 의한 병원체가 감염되었기 때문이었다.

2-5. 햇빛과 채광

채광이라 함은 자연채광을 말하며 주간의 태양광선에 의하여 실내의 밝기를 유지하는 것이다. 주거에 충분한 햇빛을 얻기 위해서는 원칙적으로 남향이 좋지만 동으로 18도, 서쪽으로 6도까지 무방하다.

2-5-1. 자연채광

자연채광의 소요량은 100~1,000 Lux 정도이며 그 이상은 불필요하다. 인공조명은 10~50 Lux이며 서한도는 10 Lux이다.

1. 천공광(sky light)

자연 광원인 태양에너지에 의한 빛으로 이것이 하늘에서 구름과 먼지 등으로 확산되어 교란하는 빛을 말한다.

2. 주광(day light)

태양의 직사광과 천공광 모두 합한 것을 주광(晝光)이라고 하며, 이것의 조도를 가리켜서 총도(總度, total light)라고 일컫는다.

3. 자외선(ultraviolet ray)

태양 복사광 중에서 파장이 280~380 nm의 범위로 이 중에서 280~320 nm(2,800~3,200 Å)인 것은 인체 건강과 밀접한 관계가 있으며, 일명 건강선(Dorno ray)이라고도 하며 살균작용을 한다. 자외선이 투과물을 투과할 경우, 투과물 종류와 상대에 따라 투과율이 다음과 같이 다르다.

[표 6-1 자외선의 투과율표]

재료	두께(mm)	투과율(%)	재료	두께(mm)	투과율(%)
보통 유리	2.0	0	비닐판	2.0	40~70
Vita 유리	2.0	36	창호지	–	4.3~20
Corex 유리	2.3	90	셀로판	–	76

4. 적외선(infrared ray)

파장이 780~12,000 nm으로 일명 열선이라고도 한다. 적외선은 조직의 심부까지 침투하고 태양의 복사광선 중 가장 강하다.

5. 가시광선(visible ray)

파장이 380~780 nm(3,800~7,800 Å) 범위의 것으로 강력할 때에 시력장애, 시야협착 현상이 일어나며 어두운 곳에서 순응능력이 저하되기도 한다.

2-5-2. 주택의 채광성

주택의 조건에서 태양광선은 살균작용, 신진대사의 촉진, 비타민 D의 합성, 자연난방 등 인간의 보건에 깊은 관계가 있다. 즉, 채광은 주택의 실내온도와 밝기에 밀접한 관계가 있으므로 주택의 실내 온도가 쾌적하고 조명도가 밝으면 자연히 그곳에 거주하는 사람도 명랑한 가정생활을 할 수 있다. 채광도가 떨어져 실내 온도가 낮고 어두우면 그곳에 사는 사람이 우울하게 되며, 반대로 지나치게 덥다든지 밝으면 신경질적으로 변하게 된다. 지상에서의 태양조도는 약 100,000 룩스(Lux)이고, 건물의 창 내측에서는 약 2,000 룩스(Lux)이다.

흔히 남향 주택을 이상적으로 생각하는 것은 더운 여름에는 실내에의 채광도가 낮으며 채광 면적이 좁아 시원하고, 겨울에는 반대로 채광도가 높고 채광면적이 넓어 깊숙이 채광되어 따뜻하고 밝기 때문이다.

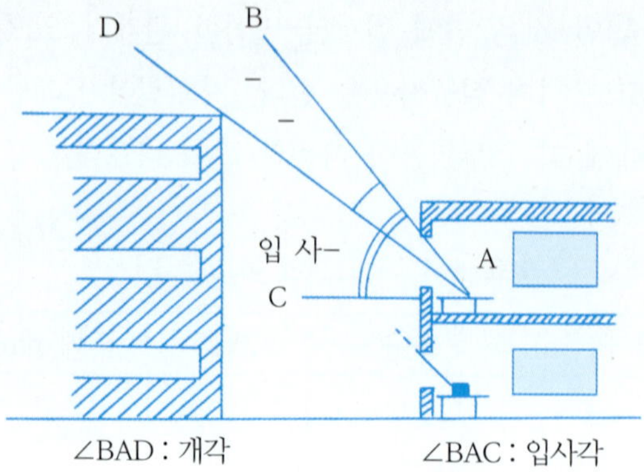

[그림 6-1 입사각과 개각]

채광 면적은 창문의 위치와 크기, 채광의 방법 등에 따라 다르지만 창문의 길이에 대한 변화율보다 창문의 높이에 따른 변화율이 더욱 크다. 일정 공간에 대한 이상적인 창문의 면적은 방바닥 넓이의 1/7~1/5이 가장 이상적이고, 입사각 27° 이상, 개각은 4~5° 이상이 적합한데 개각 1°의 감소를 입사각(앙각)으로 보충하려면 2~5°의 증가가 필요하다. 보통거실의 안쪽 길이는 바닥에서 창틀 윗부분의 1.5배 이하인 것이 좋다. 그리고 유리창이 청결하다 하더라도 10~15% 조도가 감소되며, 유리창을 깨끗이 닦은지 10일 후에는 35~40%, 30일 후에는 80%가 감소한다.

창틀의 넓이는 일조량과 관계가 있으며, 동서로 난 창은 폭이 좁고 높아야 하고, 정남북향 창은 평등하게 하는 것이 좋다. 또한, 창은 보온과 방음을 위하여 2중창으로 하며, 2중창의 내·외창 간격은 5 cm로 유지하는 것이 좋다. 일조시간은 최소한 4시간 이상(약 6시간 정도)이면 적당하다.

2-6. 인공의 조명

인공조명이란 인위적인 방법으로 밝기를 조종하여 채광의 효과를 내는 것을 말한다. 자연채광은 온도와 밝기, 피부건강 등에 관계가 있지만 인공조명에서는 밝기 이외에는 관계가 거의 없다는 점이 근본적으로 다르다.

2-6-1. 인공조명기구의 종류

1. 백열등

유리구 안에 필라멘트를 봉입하여 전류를 통하는 조명기구로 역사가 가장 오래며, 온도가 높아짐에 따라 백광(白光)이 되며, 전구의 광도가 증가한다.

2. 형광(방전)등

자외선을 방사하는 방전관의 관벽에 형광물질을 칠한 조명기구로 백색에 가까운 빛을 얻을 수 있다. 백열등·수은등보다 조명효율이 높아 1/3~1/4의 전력으로 백열등·수은등과 같은 조도를 얻을 수 있다. 형광물질의 교환에 따라 색상교환이 용이하고, 수명은 백열등의 약 7배나 된다.

그러나 전압이 낮으면 전기가 들어오지 않고, 보조기구가 필요하며, 빛이 흔들리고, 색상이 선명하지 않는(주로 적색계통) 단점이 있다.

3. 수은등

방전시의 수은 증기압 여하에 따라서 저압수은등, 고압수은등, 초고압수은등으로 분류할 수 있다. 형광수은등은 일반수은등의 청색에 백색을 가한 것으로 조명도가 높아 야외 작업장·운동장 등 넓은 장소의 조명에 주로 사용된다.

4. 나트륨등

나트륨 증기를 넣은 방전등으로 조도는 높으나 광색이 등황색 이어서 색의 식별이 곤란한 단점이 있다.

이외에도 밝고 경제적인 LED전등 등 여러 가지가 이용되고 있다.

2-6-2. 조명의 방법

조명의 부위에 따라서 전체조명과 국소조명으로 나누며, 조명방법에 따라서 직접조명(조명기구에서 직사광으로 비치는 조명)과 간접조명(조명기구에서 반사광으로 비치는 조명, 이상적인 조명) 및 반간접조명(반사광과 직사광을 병행해서 비치는 조명)으로 분류한다.

그리고 기술에 따라서 일반조명과 특수조명이 있다.

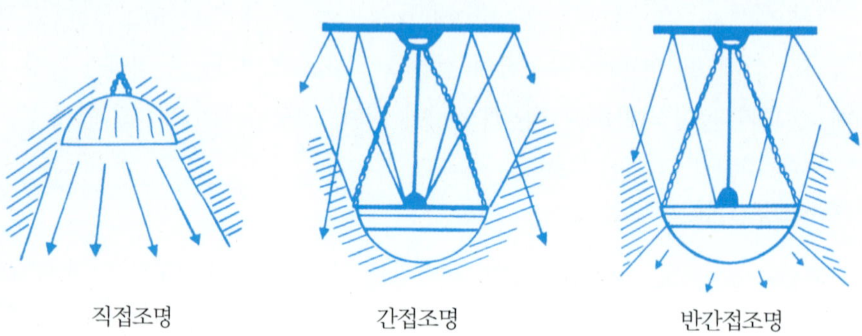

[그림 6-2 조명방법의 예]

[표 6-2 작업방법에 따른 기준조명도]

작업구분	기준조명 룩스(Lux)
초정밀작업	750 Lux 이상
정밀작업	300 Lux 이상
보통작업	150 Lux 이상
기타작업	75 Lux 이상

2-6-3. 인공조명시에 고려해야 할 사항

인공조명을 하고자 할 때 고려해야 할 것은 작업상 충분한 조도를 낼 수 있도록 할 것, 주광색에 가까운 광색으로 조도를 높여 줄 것, 조명시 유해가스가 발생하지 않을 것, 폭발 또는 발화성이 없고 취급이 간편하며 경제적일 것, 조명도를 균등히 유지하도록 해 줄 것, 가급적 간접조명이 되도록 설치할 것, 작업방법과 장소에 따른 기준 조명도를 유지해 줄 것, 빛은 작업자의 좌상방에서 비출 것 등이다.

2-6-4. 채광·조명과 공중보건의 관계

채광과 조명이 공중보건을 치명적으로 크게 해치는 경우는 거의 없다. 그러나 채광과 조명은 생활공간 및 주거공간에서는 명랑한 생활을 영위할 수 있느냐의 문제가 달려 있고, 작업장에서는 부적당한 조명으로 안구진탕증, 근시, 안정피로, 전광성안염, 백내장과 작업능률의 저하 및 재해발생 등 보건 외적인 문제까지 발생한다.

앞에서도 간단히 언급했듯이 채광과 조명 사이에는 보건학적인 면과 심리적인 면에서 다르게 효과가 나타나므로 이의 선택에는 작업상의 능률과 보건학적인 측면에 대한 깊은 고려가 있어야 한다.

조도의 변화는 보건학적인 면보다 심리적인 면에 더 깊게 작용한다. 조도가 필요 이상으로 높든지 낮으면 심리적 변화를 가져온다. 그러므로 특히, 작업장에서의 조도는 작업능률적인 면에서 신중히 배려되어야 한다.

그리고 조도가 필요 이상으로 높을 경우에는 심리적으로 불안정하여 모두가 흥분하기 쉬우며 운동 경기장, 단순한 육체노동 작업장, 무엇인가를 과시하기 위한 토론장이나 대회장 등에서는 기대 이상의 효과를 얻을 수 있다.

반면에 조도가 필요 이상으로 낮을 경우에는 주의 집중력은 높아지지만 심리적으로 위축되고 우울해지며, 진지한 토의장, 정신작업장, 도서실 등에서 큰 효과를 얻을 수 있다.

3 수영장 · 목욕장 위생

3-1. 수영장

3-1-1. 해수욕장의 위생관리

1. 해수욕장의 수질오염원인

1) 분뇨투기로 인한 오염

해양주변의 주민이나 수영장 등의 분뇨가 바다에 버려지면 외관상 보기 흉할 뿐더러 각종 감염병의 전파요인이 될 수 있다는 점에서 위험하다.

2) 유입하천에 의한 오염

해양오염의 주된 요인의 하나로서 해양에 유입되는 하천수가 문제가 된다. 즉, 도시하수, 공장폐수 및 농·축산 오물 등에 오염된 하천수가 유입되어 바닷물을 오염시키고, 해수의 수질을 악화시키므로 위생상 중요시된다.

3) 연안배수로 인한 오염

해수욕장에 인접하여 있는 민가의 분뇨나 농약을 비롯하여 여관, 관광시설, 음식점 및 공장에서 배출되는 폐수들은 바다를 오염시킨다.

4) 수영장에 의한 오염

해수욕장 주변 공장이나 각종 작업장에서 일하는 사람의 몸에 부착된 유독 화학물질을 잘 씻지 않고 바닷물에 들어가 수영을 함으로써 수질을 오염시키는 일도 있다.

2. 해수욕장의 수질기준

「해수욕장 수질기준 운영지침」의 규정에 따라 실시하는 해수욕장의 수질조사에 대하여 장구균은 100 MPN/100 mL 이하, 대장균은 500 MPN/100 mL 이하가 적합하며 그 외에는 「조사항목별조사표」에서 정하는 바에 따라 개별조사 항목의 조사결과에 해당하는 점수를 도출하고 이를 합산한다. 합산된 점수를 조사기간별로 산술평균하여 해당 조사기간의 해수욕장의 수질상태를 대표하는 총점을 산출한다. 산출된 조사기간 수질이 해수욕에 적합한지 여부를 확인한다. 단, 조사기간 중에 조사된 대장균군 수 평균이 1,000 MPN/100 mL 이상인 경우는 산술평균된 점수와 상관없이 해수욕장의 수질로서 부적합한 것으로 한다.

[표 6-3 조사항목별 점수표]

점수	기 준			
	부유물질량(mg/L)	화학적 산소요구량(mg/L)	암모니아질소(mg/L)	총인(mg/L)
1	10 이하	1 이하	0.15 이하	0.03 이하
2	20 이하	2 이하	0.3 이하	0.05 이하
3	30 이하	4 이하	0.5 이하	0.09 이하
4	30 초과	4 초과	0.5 이하	0.09 초과

※적용특례 : 부유물질량에 대한 조사결과는 서해안에 위치한 해수욕장에 대하여는 아래표의 점수를 적용한다.

부유물질량(mg/L)	20 이하	30 이하	40 이하	40 초과
점수	1	2	3	4

[표 6-4 해수욕장수질기준]

수질기준	적합	관리요망	부적합
총점	4~8	9~12	13~16

3-1-2. 하천수영장

각종 유독성 공장폐수를 비롯하여 도시의 하수 및 분뇨 등이 직·간접으로 하천에 유입되어 오염되기 쉬우며, 이러한 물에서 수영을 함으로써 눈병이나 소화기계통의 수인성감염병 발생률이 높아질 수 있다. 특히, 하천은 상류지역보다도 하류지역에서의 오염도가 더 높을 뿐만 아니라, 질병발생의 가능성도 높은 것이 상례이다.

3-1-3. 수영장

1. 오염경위

수영장을 오염시키는 원인으로서는 크게 나누어 사용수 자체에 의한 오염과 수영자에 의한 오염을 들 수 있는데, 앞의 것은 수도물이나 지하수에 의한다고 보기보다는 분뇨와 공장폐수 및 농업배수나 농약 등에 의하여 이미 오염된 하천수나 해수(海水)를 사용했을 때 문제가 될 것이며, 다음 것은 수영자의 가래침, 분뇨, 땀, 콧물, 몸때를 비롯하여 심지어는 수영복에 부착된 각종 병원 미생물들에 의한 오염으로 수인성질환, 고초균병(수영복), 결핵, 피부병, 안질환 등이 문제된다. 따라서 가래침에서는 결핵균이나 아데노바이러스(adenovirus)가 문제되고, 피부로부터는 포도상구균, 연쇄상구균, 사상균 및 화농균 등이 오염될 수 있으며, 안질환자의 눈으로부터는 트라코마바이러스(trachoma virus)의 오염이 가능한 동시에 아데노바이러스(adenovirus)에 의한 유행성각결막염(keratoconjunctivitis epidemica) 등이 감염 발병될 수 있다.

2. 예방대책

위에서 언급한 바와 같이 각종 감염 기회가 많으므로 수영장 물의 철저한 위생관리에 힘써야 한다. 따라서 폴리오바이러스 유행의 가능성이 많을 때에는 수영장을 폐쇄할 필요가 있으며 특히, 수영장 물은 수량이 한정되어 있어 단시간 내에 오염되기 쉬우므로 항시 청결하게 하고 각종 위생적 관리에 철저해야 한다. 수영장의 소독에는 10~15%의 티오황산나트륨(sodium thiosulfate)을 사용하며, 수온은 22℃ 전후, 입욕한계는 1인당 2.5m^3가 적당하다.

3. 위생관리 방법

수영장의 위생관리 방법으로는 다음의 네 가지가 사용된다.

1) 환수식

환수식은 수영장을 정화 소독할 때에 완전 환수를 함으로써 물리·화학적 수질오염의 청결문제는 해결될 수 있겠으나 세균학적 청정을 기대하기는 어려운 것이 단점이다. 요컨대 그러한 단점이 있다 해도 환수를 하면 위생적일 뿐더러 물의 정화가 가능하나 경제적 부담이 큰 것이 영업상 문제가 된다.

2) 표백분수면살포법

표백분수면살포법은 표백분을 살포한 다음 10분간 0.1 ppm의 잔류 염소량이 소모되기 때문에 적어도 1시간마다 한번씩 표백분을 살포해 주어야 하므로 비경제적일 뿐더러 노력(인력)낭비의 단점이 있다.

3) 주입식소독법

주입식소독법은 표백분이나 차아염소산나트륨 등을 사용하므로 조작하기가 간단한 동시에 세균학적 청정도 함께 기대할 수 있을 뿐만 아니라, 소독 시설비와 유지비가 적게 들어 경제적인 반면에 물리화학적 오염의 청정이 어려운 점이 있으므로 적시에 환수할 필요가 있다.

4) 순환식

순환식은 순환여과와 소독을 병행하는 방법으로서 물리·화학적 오염과 물질의 세균학적 오염의 청정에는 좋은 방법이라고 평가되나, 시설과 유지비가 과다하여 비경제적인 것이 단점이라고 하겠다.

[표 6-5 수영조의 욕수 수질기준]

항 목	욕수의 수질기준
잔류염소(Cl)량	유리잔류염소 0.4~1.0 mg/L(결합잔류염소일 때에는 1.0 mg/L 이상) 단, 오존소독으로 사전처리를 하는 경우의 유리잔류염소 농도는 0.2 mg/L 이상(결합잔류염소일 때는 0.5 mg/L 이상)
pH(수소 이온 농도)	5.8~8.6
탁도	1.5 NTU 이하
과망간산칼륨의 소비량	12 mg/L 이하
대장균군	10 mL의 시험대상 욕수 5개 중 양성이 2개 이하일 것
수상안전요원	감시탑에 2인 이상 배치하여야 한다.
비소	0.05 mg/L 이하
수은	0.007 mg/L 이하
알루미늄	0.5 mg/L 이하

4. 수영장의 수질기준

수영장의 위생관리상 가장 중요한 일이라면 욕수의 수질기준을 엄수하는 일이다. 그러나 이것은 나라마다 다소의 차이점이 있으며, 우리나라에서 정해져 있는 수질기준은 환경정책기본법시행령에 의한 2등급기준을 적용한다.

3-2. 목욕장

많은 사람이 모이는 목욕장의 위생엄수는 수인성 감염병을 비롯한 각종 감염병 만연을 방지하는데 매우 중요하다.

목욕장에서 문제시되는 감염병으로는 성병, 피부병, 트리코모나스(*Trichomonas*)성 질염을 비롯하여 대장균이나 일반세균에 의한 감염도 염려된다. 특히, 대중탕에서의 탁도나 과망간산칼륨($KMnO_4$)의 소비량 등은 입욕 인원수에 정비례하여 증가하는데, 이와 같은 오염물질은 순환여과 장치에 의해 처리한다면, 불용성 물질이 제거되어 청정이 가능하게 된다. 따라서 욕탕수의 관리와 목욕자의 관리는 목욕수의 청정을 위해서 절대적인 조건이라 하겠다.

그러므로 목욕장에 들어가기 전에 몸을 깨끗이 하거나, 목욕탕 내에서 수건이나 몸을 씻지 말아야 위생적이다.

우리나라의 공중위생법에 정하는 목욕장업에서 원수와 욕수의 기준으로 중요한 사항을 열거하면 다음과 같으므로, 관리자는 항시 목욕수의 수질여하에 관심을 갖고 확인해야 할 것이며, 동시에 욕탕 내에 항시 온도계가 비치돼 있도록 해야 한다.

3-2-1. 원수

목욕장의 원수 수질기준은 색도 5도 이하, 탁도 1 NTU(Nephelometric Turbidity Unif) 이하, 수소이온농도 5.8~8.6, 과망간산칼륨소비량 10 mg/L 이하, 총대장균군은 100 mL에서 검출되지 아니하여야 한다.

3-2-2. 욕조수

목욕장의 욕수 수질기준은 탁도 1.6 NTU 이하, 과망간산칼륨소비량 25 mg/L 이하, 총대장균군 1 mL 중 1개 이하, 욕조수를 순환하여 여과시키는 경우 유리 잔류연소농도 0.2mg/L~0.4mg/L, 레지오넬리균은 1,000CFU/L 이하로 하여야 한다. 이외 해수를 욕수로 하는 경우에는 화학적 산소요구량(COD)은 원수는 2mg/L 이하, 욕조수는 4mg/L 이하, 수소이온농도는 7.8~8.3, 총대장균수(총대장균수/100mL)는 1,000 이하여야 한다.

그리고 오수를 욕탕에 혼입하거나 유입시켜서는 아니되며, 원수의 수질검사는 연 1회 이상, 욕조수의 수질검사는 6월마다 1회 이상 공공시험기관에 의뢰하고, 검사결과서를 업소 내에 비치하여야 한다. 다만, 원수를 수돗물로 사용하는 경우에는 원수에 대한 수질검사를 하지 아니할 수 있다.

발한실(증기실 또는 건열실을 말한다)의 상부온도는 구조가 습식일 경우에는 섭씨 60도 내외로, 구조가 건식일 경우에는 섭씨 80도 이상으로 유지하여야 하며, 발한실의 안팎의 벽면에 온도계와 발한방법, 이용 시 주의사항 등에 관한 게시문을 붙여 놓아야 한다.

[표 6-6 공중목욕탕의 수질기준(일본 후생성 인용)]

항 목	주입되는 원수	욕조수
온도	42℃ 이상	42℃ 이상
색도	5도 이하	5도 이하
탁도	2도 이하	–
pH	5.8 ~ 8.6	–
$KMnO_4$	10 ppm 이하	25 ppm 이하
대장균군	50 mL 중 비검출	1mL 중 1 이하

이외 온천은 냉천(25℃미만), 온천(34~42℃), 미온천(25~34℃), 고온천(42℃ 이상)으로 분류되며, 원수는 총대장균군은 100mL에서 검출되지 않아야 하고, 욕조수에는 총대장균군이 1ml 중 1개 이하이어야 한다.

참고문헌

1. 편찬위원회, 보건학개론, 서울대출판부, 2006
2. 유승흠, 양재모의 보건학, 계측문화사, 2005
3. 서광석 외, 최신환경위생학, 대학서림, 2007
4. 보건복지부, 법령, 2020
5. 환경부, 환경백서, 2019
6. 대학서림; 최신의료관계법규, 2019

제 7 편

산업위생

Public Health

1-1. 산업위생의 개념

1-1-1. 산업위생의 정의

미국산업위생학회(AIHA)는 산업위생(Industrial hygiene)을 다음과 같이 정의하고 있다.

"산업위생이란 근로자나 일반대중에게 질병, 건강장애와 안녕방해, 심각한 불쾌감 및 능률저하 등을 초래하는 작업환경요인과 스트레스를 예측, 측정, 평가하고 관리하는 과학과 기술이다", 그리고 1996년 4월 24일 마드리드(Madrid)에서 열린 산업안전보건에 관하여 관련 있는 국제 조직과 국제회의의 비공식회합에서 배부된 자료인 참고자료(Background Information: VI)에는 1995년 4월 ILO/WHO 합동위원회가 산업위생의 새로운 정의를 다음과 같이 소개하고 있다.

"산업위생은 다음의 것을 목표로 하여야 한다. 모든 직업에 있어 근로자의 최고도의 신체적·정신적 그리고 사회적 안녕의 증진과 유지; 근로자 전체에 대하여 그들의 작업조건에 기인한 위험으로부터의 이탈방지; 건강에 불리한 요인에 기인한 위험으로부터의 취업중의 근로자 보호; 근로자의 생리적·심리적 능력에 적당한 직업적 환경에 배치와 유지, 정리하면; 사람에 대한 작업의 적응과 그 작업에 대한 각자의 적응이다."

산업위생의 중요한 과제는 근로자의 건강관리, 작업환경관리, 직업병의 예방과 치료를 해줌으로써 작업능률과 효율을 가져오는 데 있다고 할 수 있다.

1-1-2. 산업위생의 역사와 중요성

히포크라테스(Hippocrates: B.C 460~377)는 광부나 야금업에 종사하는 사람이 납에 폭로됨으로써 유해하다는 것을 기록하였으며, 이집트의 파피루스(Papyrus) 문서에도 직업병에 따른 신체장애를 기록하고 있다. 산업혁명 이후의 기계문명의 진보에 따라서 직업과 건강 및 질병과의 관계가 한층 더 복잡하고 심각하게 되었다.

그 후 15세기에 이르러 엘렌버그(Ellenberg: 1473)가 몇몇 금속 증기의 위험성을 인식하여 납 및 수은에 의한 중독증상을 기술하였으며 그 예방법을 암시하였고, 이탈리아의 아그리콜라(Georgius Agricola: 1494~1555)는 16세기에 오늘의 규폐에 관한 과학적 기술을 하고 있다.

또 스토크하우젠(Samull Skockhausen: 1656)은 "일산화납의 유독한 연기가 원인이 된 질환과 광부 천식에 관한 논설"이라는 연구 보고서를 낸 바 있고, 라마찌니(Bernardino Ramazzini: 1633~1714)는 "근로자의 질병"이라는 저서를 통해서 직업과 직업병과의 관계를 분명히 함으로써 직업병에 관한 과학적인 체제를 확립하였다.

그 후 산업혁명(1760~1830)이 일어나면서 새로운 공업의 발달로 인한 불량한 작업환경 때문에 발생하는 직업병에 의하여 상당수의 근로자들이 요절하게 되어 제도적인 근로자의 건강보호를 위해서 1833년 영국에서 공장법(English Factory Act)이 만들어짐으로써 근로자보호의 기틀이 마련되었다. 뒤이어 프랑스, 독일, 이탈리아 등에서도 근로자를 위한 입법을 추진하기에 이르렀다.

19세기에 이르러 예방의학과 공중보건의 발달에 따라 산업위생도 발달하였으며, 양대 세계대전을 계기로 노동인구가 증가하게 되고, 산업이 고도로 발달함에 따라 노동력 확보와 인력관리의 필요성이 증대하고, 아울러 근로자의 권익보호의 필요성이 곧 생산성향상과 직결된다는 의미에서 국가와 경영자들이 새롭게 인식하게 되었다. 우리나라는 근로기준법이 1953년에 제정되고, 1969년에는 근로보건관리규칙이 발령되어 산업위생의 지침이 확정되었으며, 근로자를 재해로부터 보호하고 작업의 생산성을 증대시키기 위한 적극적인 산업재해 예방책의 일환으로 늦은 감이 있으나 독립적인 산업안전보건법이 제정공포되어 1982년 7월 1일부터 시행하게 되었다.

1-1-3. 산업위생의 목표

1950년 ILO와 WHO의 합동위원회에서 산업위생의 목표를 다음과 같이 정의하였다.

> 근로자가 정신적으로나 육체적으로나 또는 사회적으로 건전하며, 사업장의 환경관리를 철저히 하여 유해요인에 기인한 손상을 사전에 예방하고, 합리적인 노동조건을 설정함으로써 건강유지를 도모하며, 정신적·육체적 적성에 맞는 직종에 종사케 함으로써 사고를 예방하고 작업능률을 최대로

올리는 것을 기본목표로 삼고 있다.

그 후 1995년 4월 ILO/WHO 합동위원회는 산업위생에 있어 새로운 주요한 세 가지 목적을 채택하였다.

즉, "산업위생에 있어 주요한 초점은 세 가지 목적을 가지고 있다. (i) 근로자의 건강과 작업능력의 유지와 증진; (ii) 안전과 건강에 도움이 되도록 작업환경과 작업의 개선; (iii) 작업에 있어서의 건강과 안전을 뒷바침하고 또 그리하여 적극적인 사회적 기풍과 원만한 운영을 촉진하며 또 사업의 생산성을 올리게 하는 방향으로의 작업조직과 작업문화의 발전; 작업문화의 개념은 여기서는 해당 기업에서 채용되는 불가결한 가치 시스템의 기업의 경영시스템, 직원대책, 참가원칙, 훈련방침과 품질관리에 반영된다."

1-2. 작업환경관리

인간은 환경의 변화에 따라 순응 또는 순화하지만 여기에는 인간의 생리적 한계가 있다. 따라서 작업환경의 각종 조건을 개선하여 쾌적한 환경을 유지시켜 근로자의 건강유지는 물론 산업능력을 가져올 수 있다.

1-2-1. 보호구(Protective equipment)

1. 보호구의 개념

보호구는 개인 근로자를 유해물질로부터 절대, 완전히 보호할 수 있는 것이 아니며 일시적인 대처, 돌발사고에 대한 대비 방법이므로 이의 사용자는 각 근로자가 자신의 몸은 자신만이 보호할 수밖에 없다는 인식이 앞서야 한다. 또한, 사용자는 보호구의 사용, 보관 등에 대한 지식을 가지고 있어야 하며, 경영자는 근로자들에게 이에 관한 교육을 실시해야 한다.

2. 보호구의 종류

1) 호흡용 보호구

(1) 방진마스크

공기 중의 부유입자, 흄, 미스트, 안개 등이 체내에 흡입하지 못하도록 하는 작용이다. 이의 선정기준으로는 높은 포집효율, 적은 흡기저항, 적은 배기저항, 무게가 가벼울 것, 시야가 넓을 것, 중심이 앞쪽에 치우치지 않을 것, 밀착성이 강할 것, 사용방법과 손질이 쉽고 간편할 것 등이다.

(2) 송풍, 호스 마스크

산소가 결핍하거나 유해물의 농도가 높을 때 사용한다. 송기법에는 압축공기의 사용, 송풍기의 사용, 작업자의 호흡에 의하는 세 종류가 있다.

(3) 방독 마스크(gas mask)

유독성 장소에서 필요한 보호구로 산소가 결핍된 상황(16% 이하)에서는 반드시 방독 마스크 착용을 금한다. 방독마스크는 안면을 덮는 부분과 유해물을 흡수·여과하는 흡수관의 연결방식에 따라 격리식과 직결식 두 가지로 나눈다. 그리고 흡수통은 원칙적으로 재사용을 금지한다.

2) 차음 보호구

차음 보호구는 회화음을 통과시키거나 돌발적인 고음이나 폭발적인 진동음에 대해서는 기계적으로 방향을 바꾸어서 차음효과를 나타낸다. 차음 보호구에는 귀마개(ear plug), 귀덮개(ear muff)와 이어 밸브(ear valve)가 있다.

(1) 귀마개(ear plug)

소음을 차단하는 것이 목적이므로 외이도에 잘 맞아야 하고, 대화에 지장이 없

[표 7-1 귀마개의 장단점]

장 점	단 점
휴대가 간편 안경, 헬멧에 관계없이 사용 가능 고온작업에 사용 가능, 좁은 장소에서 사용가능 값이 저렴	착용에 요령과 시간이 요함 귀덮개보다 차음효과 낮음 외청도에 이상이 없어야 사용 가능 사용시간에 제한을 받음

[표 7-2 귀덮개의 장단점]

장 점	단 점
귀마개보다 차음효과가 크다. 크기가 일정하다. 착용여부의 식별이 용이하다. 귀에 이상이 있는 환자도 착용 가능하다.	고온작업장에서 착용이 어렵다. 휴대, 보관이 불편하다. 안경, 헬멧 착용시 사용이 불편하다. 좁은 작업장에서 사용이 불편하다. 값이 비교적 비싸다.

도록 2000 cps(cycle per second)에서 20 데시벨(dB) 이상, 4000 cps에서는 25 dB 이상의 차음 효과를 가져야 한다. 그러나 110 dB 이상인 곳에서는 사용해도 별 효과가 없다.

(2) 귀덮개(ear muff)

이어폰(earphone)과 비슷한 형태로 귀마개에 비해 압박감과 이물감이 적다. 종류는 헬멧(helmet)식과 머리띠(head band)식이 있다. 소음이 120 dB 보다 클 때는 귀마개와 귀덮개를 동시에 사용하는 것이 좋으며, 단단하고 치밀한 것을 사용하고, 덮개의 둘레는 되도록 작게 하는 것이 효과적이다.

(3) 이어벨브(ear valve)

일종의 소음휠터(ear filter) 형식으로 돌발적인 고음이나 폭음, 진동 등에는 기계적으로 방향을 바꿔 효과를 낸다.

3) 피부 보호구

무엇보다도 피부질환을 일으키지 않는 재료로 만들어져야 한다. 불침투성 보호의복 즉, 방한복, 방한화, 방열복, 방한장갑, 안전화, 안전모, 헬멧, 작업용 앞치마, 절연용 보호구 등 이에 속한다.

4) 눈 보호구

눈을 보호하는 보호구로는 유해한 광선(적외선, 자외선, 가시광선)을 차광하는 것과 눈에 이물질이 들어가지 않도록 막아주는 보안경이 있다. 특히, 눈 보호구는 특수한 열처리를 하여 렌즈의 강도를 높여 눈 보호구가 파손됨으로서 발생하는 피해를 줄일 수 있어야 한다.

1-2-2. 작업형태에 따른 작업환경관리

1. 작업환경개선의 원칙

일반적으로 작업환경은 자연환경보다 오염되었을 확률이 많은 환경이다. 따라서 위해요소가 상존하여 작업자에게 건강장해를 일으키기 쉬우므로 이에 대한 대책을 수립, 관리하여야 하며 이것을 가리켜 작업환경위생관리라 한다. 그러므로 작업환경에 위험이 있다고 판정되면 어떤 종류의 대책을 어느 수준까지 세워야 하는가를 결정하고 이를 실천에 옮겨야 한다.

이의 대책으로는 대체, 격리, 환기, 교육으로 크게 나눌 수 있다.

1) 대체(substitution)

대체란 대단히 중요하고 실용적인 대책의 하나이다. 대체방법에는 물질변경, 공정변경, 시설변경 등이 있다. 대체는 위생대책의 근본방법이며 때로는 비용도 적게 들지만 기술적인 어려움이 따른다. 그러므로 여러 가지 대체방법을 검토하여 이와 유사한 방법을 병용하는 것이 바람직하다.

첫째, 물질의 대체방법에는 대표적인 것이 물질의 변경(벤젠 → 톨루엔, 황린 → 적린)이다.

물질의 대체방법에는 유사한 화학구조를 갖는 것 중에서 선택하는 것이 쉬우며 독성이 작다는 이유만으로 선택해서는 아니 된다.

둘째, 공정을 변경하는 대체방법이다. 즉, 예를 들면 대기오염을 줄이기 위한 내연기관의 변형, 페인트를 공산품에 분수하는 작업대체방법을 공산품을 페인트에 담그는 방법 등으로 공정을 변경하는 방법 등이 있다.

셋째, 시설을 변경하는 방법이다. 시설변경의 목적은 사용하고 있는 시설, 기구, 기계를 바꿈으로써 효과를 얻는 방법으로 비용이 적게 들고 단기간 내 성과를 얻을 수 있어 사업장에서 자주 활용되는 방법이다.

2) 격리(isolation)와 작업공정의 밀폐

격리는 작업자와 유해인자 사이에 장벽 즉, 물체(저장물질, 시설 등) 거리, 시간 등이 놓여 있는 상태를 의미한다.

격리방법을 예를 들면 대표적인 것이 작업공정의 밀폐이다. 여러 가지 작업공정을 밀폐식으로 하면 유해물의 비산을 막을 수 (분쇄기, 운반기 등에 먼지 비산방지로 기계 전체를 밀폐) 있지만 작업공정을 밀폐할 수 없는 경우에는 이 공정을 격리시켜 근로자가 유해물질에 폭록되지 않도록 한다.

3) 환기(ventilation)

환기는 작업장의 오염공기를 제거하고 새로운 신선한 공기로 치환하는 발생원의 대책으로 국소환기법과 전체환기법이 있다.

첫째, 국소환기(local exhaust ventilation)의 원리는 오염된 공기를 발생원으로부터 제거하여 실내에 퍼지는 것을 방지하는 것이다.

그리고 효과적인 환기를 하기 위해서는 환기량과 흡기량은 같아야 하며 국소환기시설의 개구부에는 난기류가 형성되지 않도록 주의해야 한다.

둘째, 전체환기(general ventilation)는 작업장의 유해물질을 희석하는 것이 목적이므로 일명 희석환기라고도 한다. 주로 고온과 다습을 조절하는 데 이용되며 때로는 먼지, 냄새, 유해증기를 희석하는 데에도 이용된다.

4) 교육

모든 교육의 근본목적은 훈련에 의해서 얻어진 지식을 실제로 활용하는 데 있다. 지식은 경험에 의해서 얻어지기도 하지만 불완전하므로 경험에 의한 지식을 보완하여야 한다. 교육은 경영자, 기술자, 감독자, 작업자 등 모두에게 이루어져야 한다.

2. 공학적 대책계획

1) 공학적 대책의 여러 가지 정의

최근 OSHA(Occupational Health and Safety Administration)에서 공학적 대책에 대하여 여러 각도로 정의한다. 즉, 보호구(protective equipment)란 유해요인의 노출을 줄이기 위하여 근로자 개인이 물체를 착용하는 것이며, 관리대책(administrative control)은 유해요인 노출을 줄이기 위한 작업계획(work schedule)의 조정이고, 공학적 대책(engineering control)이란 유해요인을 줄이기 위한 모든 수단을 말한다.

2) 작업환경 개선방법

작업환경을 개선하려면 첫째, 개선 계획의 수립방법을 연구하고, 둘째, 실행계획을 면밀히 검토하고, 셋째, 개선방안의 실행과 그 개선방안이 효과적으로 실행되었는가의 결과를 확인하는 것이 필요하다.

3) 공학적 대책의 접근방법

공학적 대책은 상식적인 방법 또는 동일한 업종에서 설치한 방법을 그대로 옮겨 설치한다는 것은 위험하므로 이때에는 정확한 기초자료를 이용하여야 한다.

첫째, 환경개선의 목표를 설정해야 한다.

유해물을 발생하고 있는 배출원에 대한 정보(유해물의 종류, 배출량의 주기적인 변동, 연간배출량과 해당 유해물의 허용기준과 현재의 초과 정도)를 검토하여 제거 목표를 설정해야 한다.

효과적인 개선이란 개선 후에 기대되는 효과와 투자 비용간의 효율을 뜻한다. 따라서 제한된 비용으로 목적을 달성하는 기술이 곧 공학적 대책이다.

둘째, 시설형식의 선정이다.

선정상 필수자료의 검토와 시설형식을 선정하는 데에는 시설설비의 검토 및 설비 비용 등을 검토한 후에 이를 선정하여야 한다.

셋째, 시설규모의 결정이다.

시설의 규모는 대상 유해물질의 종류에 따라서 달라질 수 있다.

4) 산업의 합리화

산업의 합리적 운영을 위해서는 여러 가지가 고려되어야 한다.

(1) 근로자의 적정배치

여러 가지 조건을 조사하여 적정배치함으로써 기업의 합리화를 가져올 수 있으며 근로자의 정기건강검진 즉, 신체계측(키·몸무게·가슴둘레·앉은 키), 기능검사(심폐기능·시력·색약·청력·악력·배근력), 건강진단(결핵·고혈압·간질), 정신적 적성검사(일반 지능검사·성격검사·일반직업 적성검사)를 실시하여 사전에 질병예방과 산업재해를 미리 알아야 한다.

(2) 작업동작의 합리화

동작연구를 위해 순간사진촬영을 이용한다. 그리고 자세의 안정도, 동작의 경제도, 동작의 안정도, 동작의 능률성 등 네 가지가 작업동작의 능률화를 위해 필요하다.

(3) 작업(생활)시간의 시간배분합리화

근로시간과 생활시간 즉, 몸차림, 식사. 가사근로, 휴식, 교양, 오락, 수면 등에 대하여 추적조사 기록을 함으로써 시간배분이 합리적인지를 추구한다.

(4) 작업강도(labour intensity)에 따라 작업관리합리화

육체적 작업강도의 지표로서 에너지대사율(RMR: relative metabolic rate)이 사용된다.

$$\text{RMR} = \frac{\text{작업시 소비에너지} - \text{그와 같은 시간의 안정시 소비에너지}}{\text{기초대사량}}$$

$$= \frac{\text{근로대사량}}{\text{기초대사량}}$$

(단, 안정시 소비에너지는 기초대사량의 1.2배로 계산된다)

RMR=0~1(경노동), 1~2(중등노동), 2~4(강노동), 4~7(중노동), 7 이상(격노동)으로 구분한다.

여기서, 기초대사량이란 외부에서 일하지 않는 상태에서 몸의 열평형 유지를 위하여 방출되는 에너지의 양이다. 20~25 ℃의 쾌적한 실온과 정신적, 육체적 안정상태에서 음식물 섭취 후 12~14시간 사이에 생산, 방출되는 에너지 양은 생명유지에 필요한 최소한의 에너지량이다. 기초대사량은 체표면적에 비례하는

[표 7-3 RMR에 의한 작업강도와 분류]

구분	노동강도	실효율(%)	주작업의 RMR	근무시간 중의 RMR	근무시간 중의 소비열량(cal)	1일 소비열량(cal)	비고
A	경노동	80 이상	0~1	0~0.8	남 920 이하 여 720 이하	2,200 이하 1,920 이하	의자에 앉아서 손으로 하는 작업(2,200 cal)
B	중등노동	80~76	1~2	0.8~1.5	남 920~1,250 여 720~1,020	2,200~2,550 970~2,220	지속작업, 6시간 이상 쉬지 않고 하는 작업 (2,500 cal)
C	강노동	76~67	2~4	1.5~2.7	남 1,250~1,750 여 1,020~1,420	2,550~3,050 2,220~2,620	전형적인 지속작업 (3,000 cal)
D	중노동	67~50	4~7	2.7~3.5	남 1,750~2,170 여 1,420~2,920	3,050~3,500 2,620~2,920	휴식의 필요가 있는 작업(3,500 cal)
E	격노동	50 이하	7 이상	3.5 이상	남 2,170 이상 여 1,780 이상	3,500 이상 2,980 이상	중도적 작업 (4,000 cal)

데 동물의 종류와 관계없이 체표면적 1 m^2당 약 1,000 kcal가 된다.

(5) 작업조건의 합리화

작업자세를 편리하고 알맞도록 해야 하며 작업대의 고저와 불안정, 서 있는 곳의 불편, 기계장치의 불편, 습관, 장해물개선 등을 실시한다. 그리고 작업속도를 경제적 속도에서 생리적 속도에 접근시키도록 작업속도를 조정한다. 또한, 중량, 속도, 시간을 고려하여 인력운반을 기계적 운반으로 전환하는 등 운반 방법을 개선하여야 하며, 작업시간과 휴식은 그 기간과 횟수를 노동의 성격(육체노동·정신노동·신경감각노동)과 강도에 따라 조정하고 작업의 종류에 따라 교대시간의 간격과 교대순서, 야근교대, 휴일조정을 실시한다. 그리고 기기의 설계와 조작에 있어서 인간공학적인 견지에서 고려하여 공구의 무게, 크기, 굵기, 길이, 각도, 디자인 및 손잡이의 적합성 등을 고려하고 휴일과 여가를 제도화하여 유효하게 지내게 한다.

5) 기술훈련 및 보수교육 실시

일반 근로자와 신규채용자는 각각 그에 알맞은 교육훈련이 필요하며, 직책에 따라 그에 필요한 교육을 실시한다.

1-3. 산업피로와 작업조건

1-3-1. 산업피로

1. 산업피로의 정의

피로란 정신이나 몸이 지나치게 활동한 결과 신경이나 근육이 쇠약하여 일을 견뎌내기 어려운 상황이라고 사전에서 밝히고 있지만, 산업위생학적 입장에서는 정신과 육체적으로 고단하다는 주관적인 느낌이 있으면서 체내의 물리·화학적 변화로 생체기능의 변화를 초래해서 작업능률의 저하를 가져오는 현상이라고 정의할 수 있으며, 이 중 생체기능의 변화가 가장 중요하다.

2. 산업피로의 발생조건(피로현상)

심슨(Shimson)의 주장에 따르면 피로물질이라 일컬을 수 있는 젖산, 초성포도당, 암모니아, 시스틴, 잔여질소 등 중간대사물질의 축적과 체내의 물리·화학적 변화와 산소, 영양소 등 활동자원의 감소 그리고 직접적인 발생조건으로 신체조절기능저하를 들 수 있다.

3. 산업피로의 발생요인

산업피로는 여러 가지 요인에서 비롯되지만 이를 대별하면 작업부하조건(작업공간, 작업방식, 작업밀도, 작업환경의 상호관계), 노동시간조건(작업일수, 작업시간, 휴식시간, 작업일정), 휴식·생활환경조건, 개인적응조건(개인의 영양과 체력상태, 작업적응력, 개인작업의 숙련도) 등 4가지로 나눌 수 있다.

4. 산업피로의 종류

산업피로의 종류는 그 원인, 발생부위, 증상 등에 따라 정신피로(중추신경계피로, 신체피로 – 근육피로), 국소피로와 전신피로, 보통피로(하루 자고 나면 완전히 회복되는 피로), 과로(다음 날까지 피로상태가 계속되는 피로), 곤비(과로상태가 축적된 상태) 등으로 분류되고 있으나 피로의 본태를 확실하게 알고 있지 못하므로 본질적으로 분류하고 그것을 정확하게 파악하는 것이 중요하다.

5. 피로의 증상

피로증상은 자각적 증상, 육체적인 순환기와 호흡기의 변화, 정신적인 신경변화 등으로 나타나며 무엇보다 중요한 것은 자각적 증상이 일어났을 때 즉각적인 대응책을 펴야 하며, 자각적인 증상이 생기지 않도록 사전에 대책을 강구해야 한다.

자각증상으로는 순환기능변화(맥박이 빨라지고, 혈압은 높았다가 낮아짐), 혈액소견(혈당치가 낮아짐), 호흡기능 변화(호흡이 얕고 빠르며, 심하면 호흡곤란), 오줌 소견(소변량이 줄고, 진한 갈색), 신경기능 변화(지각기능이 둔해지고, 반사기능저하, 판단력 저하, 졸음), 체온변화(체온조절 기능의 장해, 높았다가 낮아짐), 지각증상(신체적 증상과 정신증상) 등이 온다.

6. 피로예방대책과 회복대책

피로의 본태가 명확하지 않기 때문에 그 대책은 경험에 의하는 것이 주가 되며 일반적인 피로예방대책으로는 작업 환경개선(온·습도, 환기, 조명 등), 작업시간·휴식시간·작업강도의 적정화, 작업시 자세배려, 수면·레크레이션·운동·영양배려, 적극적인 휴양과 기분전환에 관한 피로회복 및 피로축적 방지 등이 있으며, 피로회복대책으로는 충분한 영양섭취(고온노동 – 식염, 비타민 A, B, C 복용 / 저온노동 – 지방질, 비타민 A, B, D 복용 / 중노동 – 비타민 및 칼슘 강화식품 복용)을 시키거나 작업 후 목욕 등 마사지로 혈액순환을 좋게 하거나 피로회복제(커피, 홍차, 엽차 등)를 복용한다.

1-3-2. 작업조건과 개선대책

1. 작업조건

작업조건은 작업 종류에 의한 작업강도, 정적작업, 작업자세, 작업곡선, 그리고 근로자의 의욕, 숙련도, 피로 등에 영향을 받으며, 이외 작업시간과 휴식 등도 관련된다.

1) 작업강도

작업종류에 의한 생리적 부담의 크기를 작업강도라 하며 영향을 미치는 요인은 열량소비량이 클수록, 작업속도가 빠를수록, 작업대상의 종류가 많을수록, 정밀작업일수록, 작업대상이 자주 변화할수록, 작업대상이 복잡할수록, 판단을 요하는 작업일수록, 제약이 많은 작업일수록, 무리한 작업자세를 취하는 것이 많을수록, 위험도를 많이 느낄수록, 주의력을 집중하는 작업일수록, 대인접촉이 많을수록, 작업밀도가 클수록 작업강도에 영향을 미친다.

2) 정적작업

육체노동 중에서 근육을 정적으로 쓰는 경우를 말하며 동적작업에 비해 빨리 피로한다.

3) 작업자세

작업물체와 눈과의 거리를 30 cm 정도 유지하도록, 작업에 사용하는 신체부위(주로 팔)를 심장 높이에 위치하도록, 정적작업과 불안정한 자세는 피하도록, 의자에 앉을 때 작업대의 높이와 의자의 높이를 적정하게 배치한다.

4) 작업곡선

작업시간에 따른 작업량의 변동곡선을 말하며, 작업조건, 작업환경, 근로자의 작업의욕, 숙련도, 피로의 영향을 받으므로 직종에 따라 차이가 있다.

(예) 작업능률은 작업을 처음 시작할 때는 낮고, 낮에는 점차 높아져 최고에 도달하였다가 다시 떨어진다(오전보다 오후에 최고 능률을 나타내고 시간은 짧고 그 정도는 낮다).

5) 작업시간과 휴식

작업의 종류에 따라 근로시간과 휴식시간을 달리해야 한다. 즉, 가벼운 일을 빠른 속도로 처리하는 작업은 짧은 휴식을 자주 배정하고, 지속작업은 휴식을 자주 취할 필요가 없고, 경작업은 3시간 이상 작업을 중지(15~20분씩 오전 오후 휴식)하지 말아야 하고, 중작업은 1회 1시간 지속 후 20~30분씩 휴식으로 오전 3회, 오후 2회 정도 휴식을 취하고, 고온작업은 연속작업시간을 보통 작업 때보다 단축하고 휴식시간을 길게 한다.

2. 개선대책

근로자는 자기적성에 맞는 직장에서 일을 하는 것이 개성의 주체성을 발전시키는 것이 되므로 노동에 있어 불필요한 낭비와 재해, 질병 그리고 노동수명의 단축 등을 방지하기 위하여 근로자에게 자기 적성에 맞는 직장에 배치 근무토록 해야 한다. 이를 위한 적성검사의 종류에는 신체적성검사(신장, 흉위, 체중 등 신체계측), 생리기능검사(감각기능검사, 심·폐기능 검사, 체력검사), 심리적성검사(지능검사, 지각동작검사, 기능검사, 인성검사) 등이 있다.

1-3-3. 근로시간과 교대제

1. 근로시간

1) 근로시간

인간은 최소의 시간으로 최대의 생산을 올릴 수 있도록 노력하고 있다. 특히 근로시간은 근로자의 건강 및 생산능률과 직결되고 있다.

국제노동헌장(1919년 제1회)에서 1일 8시간씩 주 48시간을 채택했었으나 1931년 이후에는 1일 8시간씩, 주 40시간의 근로제가 채택 실시되고 있으며, 1919년 이래는 대개 주 52시간 이상을 근로시간으로 했었다.

우리나라 근로기준법에서 "근로시간은 휴식시간을 제하고 1일 8시간, 1주 40시간을 초과할 수 없다"라고 명시하고 있으며(연장근무는 1주 12시간이므로 1주 52시간 근로가능), 15세 이상 18세 미만인자의 근로시간은 1일 7시간, 1주일에 40시간을 초과하지 못한다. 다만, 당사자의 합의에 따라 1일 1시간, 1주일에 6시간 한도로 연장 할 수 있다. 또한 산업안전보건법에서는 "사업주는 유해하거나 대통령령으로 정하는 위험한 작업에 종사하는 근로자에게는 1일 6시간, 1주 34시간을 초과하여 근로하게 하여서는 아니 된다"라고 명시하고 있다.

2) 작업시간 단축 실시조건

작업시간은 작업내용이 극단적으로 어려울 때, 작업이 야간 업무일 때, 작업환경과 의식주의 조건이 불량할 때, 신규채용자·약력자·부녀자의 근로, 심신이상자(병후·임신시·생리일), 저임근로시 단축 실시하여야 한다.

3) 여성근로자와 연소자보호

여성근로자는 가벼운 수기적(手技的) 작업이 많으며, 이와 같은 작업은 남성보다 우수하다.

여성의 경우는 생리일 등이 작업에 어느 정도 영향을 줄 수 있으며, 기혼여성의 경우는 어머니·아내 및 근로자로서 삼중부담을 지는 경우도 있다.

여성근로자의 보호를 위해서는 주작업의 근로강도는 RMR 2.0 이하일 것, 중량물 취급업무는 중량 제한을 할 것(16세 이하로서 연속작업은 8 kg, 16~18세는 15 kg, 18세 이상은 20 kg), 서서하는 작업(방직·백화점)은 연속작업시간을 제한하고 휴식의 횟수와 그 시간을 고려할 것, 생리휴가, 산전·산후 각 6~8주간의 휴가를 줄 것, 손의 과도 사용(타이피스트, key puncher)에서는 작업조건 개선 및 적정배치를 할 것, 기타 환경관리를 실시할 것 등을 고려하여야 한다.

연소자는 신체 및 정신의 발육과정에 있으므로 중노동은 성장발육의 억제와 추리력, 통찰력, 운동조절력을 열등화시킨다. 또한, 성년에 비해 근로에 의한 피로가 빨리 오고 체중이 감소되며 결핵 등 질병에 잘 이환되고 직업병에 잘 걸릴 수 있으며, 인격발달도 왜곡된다.

연소자의 근로보호를 위해서 근로기준법은 취업 최저연령, 보호연령, 유해위험 근로의 제한, 근로시간의 제한, 취급물의 취급 중량 제한 등을 한다.

우리나라 근로기준법에서 "15세 미만자(중학교 재학중인 18세 미만자 포함)는 근로자로 사용하지 못한다"라고 규정하였으며, 또한, 임신중이거나 산후 1년이 경과되지 아니한 여자(이하 임산부)와 18세 미만자는 도덕상 또는 보건상 유해한 사업에 사용하지 못하며, 15세부터 18세까지 보호연령으로 정하여 이들이 1일 7시간 1주일에 40시간을 초과하지 못하도록 작업시간을 제한하고 있다. 그리고 임신후 12주 이내, 26주 이후 여성근로자는 1일 2시간 근로시간 단축을 허용(임금삭감불가)하며 동시에 정기건강진단시간도 허용하여야 하고, 생후 1년 미만의 유아를 가진 여성근로자에게는 1일 2회 각 30분 이상의 유급 수유시간이 허용된다. 또한, 산후 1년이 경과되지 아니한 여성에 대하여는 단체협약이 있는 경우라도 1일에 2시간, 1주일에 6시간, 1년에 150시간을 초과하는 시간 외의 근로를 시키지 못하도록 하고 있다.

2. 교대제

교대제를 채택하는 중요한 이유는 국민생활과 이용자의 편의를 위하여, 생산과정이 주야로 연속되는 산업을 위하여, 시설투자의 상각을 조속히 달성하기 위한 생산설비 완전가동을 위해서이다.

그리고 교대제도를 실시하고 할 때에는 야근 근속일수, 각반 작업시간 배정, 각반 교대순서와 교대수 및 조편성, 반 교대시 휴일수, 이상 모든 것은 휴식과 수면에 중점을 두어 고려하여야 한다.

바람직한 교대제도는 야간근무의 연속은 2~3일 정도, 각반(낮 근무) 개시시간은 통근이 가능한 한 오전 6시에 가깝게, 각반의 근무시간은 8시간씩, 2교대면 최저 3조의 정원을, 3교대면 4조편성으로 하고, 야근 후 다음 반으로 가는 간격은 최저 48시간을 가지도록, 평균 주 노동시간은 40시간을 기준으로 갑반–을반–병반으로 순환되게 한다.

1-4. 작업능률과 작업장애

1-4-1. 근로자의 영양관리

근로자의 영양관리는 작업능률과 근로자의 건강에 직결되는 요소이다. 작업에서 소비되는 에너지를 충분히 공급함으로써 작업의 능률화를 기대할 수 있는 것이다. 에너지 보급에는 당질을 주로 하며 일부를 지방질로서 보충한다.

또한, 중노동자에게는 단백질의 보급이 중요하며, 근육 내의 에너지 공급을 원활하게 하기 위해 비타민 B_1의 보급도 필요하다. 성인의 활동별 에너지 권장량은 다음 [표 7-4]와 같다.

노동의 종류에 따라 영양소가 다르게 필요하다. 즉, 고온노동에는 식염 및 비타민 A, B, C가 필요하며, 저온노동에는 지방질 및 비타민 A, B, C, D, 격노동에는 비타민 및 칼슘 강화식품, 소음작업에는 비타민 B_1 등이 필요하다.

이와 같이 근로자를 위한 급식관리도 세심한 주의가 필요하다. 즉, 식량 구성비를 적절하게 하며, 음식의 양과 질을 고려하여야 하고, 근로자의 기호조사를 통한 변화 있는 공급이 필요하다.

직업성 중독에도 특별히 고려되어야 할 영양이 있다. 즉, 벤젠의 급성중독에는 비타민 B_2와 만성중독에는 비타민 B_6가 필요하고, 암모니아중독에는 비타민 C, 일산화탄소중독에는 비타민 B_1, 사염화탄소중독에는 비타민 E, 이황화탄소중독에는 비타민 B_2, 아연중독에는 철·동·대두단백 등이 필요하며, 알카리성 식품인 우유·야채·과실 및 해초 등의 투여가 좋다.

[표 7-4 성인의 활동별 에너지권장량]

	남 자		여 자	
	에너지 권장량		에너지 권장량	
	kcal/kg 체중	kcal/일	kcal/kg 체중	kcal/일
가벼운 활동	33	2200	32	1700
보통 활동	38	2500	38	2000
심한 활동	45	3000	40	2100
격심한 활동	55	3600	45	2400

특히, 모든 작업자에게는 급식관리가 중요하며, 식량의 적절한 구성이 필요하고, 양·질·맛·기호의 변화 등에 많은 고려가 있어야 한다. 또한, 위생적인 관리를 해서 식중독 등의 예방도 필요하다.

1-4-2. 직업병(occupational disease)과 산업재해(industrial accident)

1. 직업병

1) 개념

일정한 직업에 종사함으로써 야기되는 질병이며, 그 직업에 종사하는 사람은 누구나 이환될 가능성 있는 직업기인성질환이다.

2) 직업병의 역사

직업에 따라서 어떤 특별한 병에 걸리기 쉽다는 것이 예로부터 알려져 왔다. 그러나 직업병이 근대적인 사고로 종합하게 된 것은 1700년부터라고 한다.

그 후 유럽에서는 산업혁명의 진행과 더불어 산업노동은 한층 강화되어 작업환경은 더욱 나빠지게 되고, 산업재해도 다발하게 되었다. 또한, 여성 또는 어린이가 심한 노동에 종사하고 있었는데, 18세기 말부터 개선이 이루어져 근로조건은 조금씩 나아졌었다.

한국에서는 1970년 이후 급속한 중공업의 발달과 더불어 근로조건은 극도로 나빠져서 원진레이온산업 근로자의 죽음과 같은 비극적인 상태도 발생하였다.

1980년대 이후 경제의 안정과 더불어 생활환경이나 작업환경도 개선되고, 의료의 발달로 인하여 결핵과 같은 후천성 질환은 급속히 감소하게 되었다.

한편, 새로운 산업이 개발되면서 새로운 물질에 의한 산업중독이 발생하게 되고 또한, 주위의 주민에게도 공해병이 나타나게 되었다.

새로운 공장에서는 자동기계화가 진행됨에 따라 인간이 하는 일은 소수인원으로 작업을 감시하는 업무뿐이라고까지 하게 이르렀다. 이와 같은 추세에 의하여 육체노동은 하지 않고 정신적 긴장을 지속하게 되므로 일어나는 정신피로가 새로운 문제로 나타나기 시작하였다.

또한, 사무실자동화(OA)가 발전되어 모든 사무작업에 컴퓨터를 사용하게 되고, 비디오디스플레이단말장치(VDT: video display terminal)를 이용한 작업이 급격히 증가하게 됨에 따라 자동화 기기로 인한 인체의 영향인 컴퓨터모니터증후군(VDT증후군)의 문제가 주목되고 있다.

3) 직업병의 발생원인

직업병을 그 원인별로 대별하면 다음과 같다.

(1) 근로조건에 의한 것

긴 근로시간과 잔업(殘業) 및 불규칙적인 야간근무 등은 피로를 심화시키며, 각종 질환에 쉽게 감염될 수 있게 하고, 산업재해를 야기시키게 된다.

(2) 작업방법에 의한 것

무거운 도구를 다루는 작업에서는 관절염, VDT 오퍼레이터에게는 화면을 주시하기 위한 눈 피로 또는 동일 자세를 장시간 유지하기 위한 근골격계의 피로 등 특유한 병이 발생된다.

(3) 작업환경에 의한 것

작업하는 장소의 온도, 기압, 소음 등에 이상이 발생하게 되거나 작업환경 중에 부유하고 있는 유독가스가 피부에 접촉하게 되면 직업병이 발생된다.

4) 주요한 직업병

작업환경별로 발생되는 직업병은 표 7-5를 참고하기 바란다.

5) 직업병의 예방과 건강관리

직업병은 일반적으로 만성이며 치료가 곤란하고, 일단 발생되면 치료하기가 어려우므로 무엇보다 예방과 건강관리에 노력을 집중하여야 한다.

[표 7-5 작업환경별 직업병]

*물리적 환경에 의한 것			
이상온도	• 고온 • 저온	• 열중증 • 동상	• 제철, 조선, 유리의 용광로 앞의 작업 • 한냉지의 옥외작업
이상기압	• 고기압(급속감압) • 저기압	• 감압병 • 저산소증	• 잠수부, 턴넬작업 • 비행사, 등산가
방사선	• 자외선 • 적외선 • X선	• 각막염 • 백내장 • 빈혈, 암	• 전기·아세틸렌가스로 인한 용접 작업 • 유리, 제철 등의 용광로 앞의 작업 • X선 취급자
소리	• 소음	• 난청(C_5dip)현상	• 제철, 각종 공장 내의 소음
진동	• 진동	• 레이노현상(백납병)	• 임업, 광업 등의 진동공구사용 작업
*화학적 인자에 의한 것			
금속	• 납 • 수은 • 크롬 • 비소 • 금속 흄	• 빈혈 • 구내염 • 비중격천공 • 피부각화증, 피부암 • 금속열	• 인쇄, 축전지, 염료 • 체온계 제조 • 크롬제품제조 • 금속제련소, 농약 공장 • 관련금속제조, 가공
유기화합물	• 벤젠 • 기타 유기용제	• 빈혈 • 마취작용, 피부, 간장애	• 금속세척, 크리닝, 접착제, 잉크
가스	• 일산화탄소 • 황화수소	• 혼수, 사망, 보행장애, 실어증 • 폐염, 호흡마비	• 탄광폭발사고 • 하수공사, 펄프제조
먼지		• 심폐기능장애	• 광산, 탄광, 토석채취
*생물학적 인자에 의한 것			
바이러스 미생물		• 암	

[표 7-6 직업병의 예방대책]

방 법	환경 대책	근로자 대책
1. 대체 (substitution)	• 생산기술(설비, 원료 등) 자체의 무해화·작업방법의 개선 및 변경	• 채용시 신체검사 • 적정배치
2. 보호 (protection)	• 작업환경의 개선 (희석, 배기, 환기, 밀폐, 격리 등)	
3. 감독 (inspection)	• 환경 측정 • 작업장의 점검 및 보존	• 정기신체검사 및 특수건강진단 • 건강장해자의 조기발견
4. 청결과 정돈 (cleanliness)	• 작업장의 청소와 정리, 정돈	• 신체청결 • 개인위생철저
5. 보건교육 (education)		• 기업주 및 근로자에게 직업병예방 및 사후대책에 관한 지도계몽

[표 7-7 근로자 건강관리구분 판정]

구분		건강관리구분 내용
A		건강관리상 사후관리가 필요없는 근로자(건강한 근로자)
C	C_1	직업성 질병으로 진전될 우려가 있어 추적검사 등 관찰이 필요한 근로자(직업병 요관찰자)
	C_2	일반질병으로 진전될 우려가 있어 추적관찰이 필요한 근로자(일반질병 요관찰자)
D_1		직업성 질병의 소견을 보여 사후관리가 필요한 근로자(직업병 유소견자)
D_2		일반 질병의 소견을 보여 사후관리가 필요한 근로자(일반질병 유소견자)
R		건강진단 1차 검사결과 건강수준의 평가가 곤란하거나 질병이 의심되는 근로자(제2차 건강진단 대상자)

[표 7-8 근로자 업무수행 적합여부 판정]

구분	업무수행 적합여부 내용
가	건강관리상 현재의 조건하에서 작업이 가능한 경우
나	일정한 조건(환경개선, 보호구착용, 건강진단주기의 단축 등) 하에서 현재의 작업이 가능한 경우
다	건강장해가 우려되어 한시적으로 현재의 작업을 할 수 없는 경우(건강상 또는 근로조건상의 문제가 해결된 후 작업복귀 가능)
라	건강장해의 악화 또는 영구적인 장해의 발생이 우려되어 현재의 작업을 해서는 안되는 경우

※건강진단의사는 일반질병유소견자(D_2) 및 직업병유소견자(D_1)에 대하여는 반드시 업무수행 적합여부를 판정하여야 한다.

2. 산업재해(industrial accident)

1) 정의

산업안전보건법 제2조에서 "산업재해"란 "근로자가 업무에 관계되는 건설물, 설비, 원재료, 가스, 증기, 분진 등에 의하거나 작업 또는 그 밖의 업무로 인하여 사망 또는 부상하거나 질병에 걸리는 것을 말한다"라고 정의하고 있다.

2) 재해의 종류

산업재해는 크게 영구장해와 일시장해, 전면장해(1일 정규 근로시간에 종사할 수 없을 정도의 장해)와 부분장해(1일 정규 근로시간 중 일부시간에 종사할 수 없을 정도의 장해)가 있다.

우리나라 산업안전보건법에서는 사망 등 재해 정도가 심한 재해를 중대재해라고 정하고 있으며, 여기에는 사망자가 1명 이상 발생한 재해, 3개월 이상의 요양이 필요한 부상자가 동시에 2명 이상 발생한 재해, 부상자 또는 직업성질병자가 동시에 10명 이상 발생한 재해 등이 있다.

3) 재해정도별 발생률

산업재해가 발생했을 때 근로자에게 발생되는 재해를 보면 사망 0.7~0.9%, 중상 23~27%(휴업 2주 이상, 중등상 휴업일수 8~14일), 경상 72~76%(휴업일수 3~7일)이며, 재해의 발생부위는 수족이 70~80%로 가장 많고 신체 부위별로는 손 30~50%(왼손과 왼손가락이 다발), 다리 25~35%, 왼쪽 눈 순이다. 업무상으로는 근골격계 질환이 가장 흔하게 발병되며 고령일수록 증가한다.

4) 불휴재해

일일 정규근무시간 중 장해로 인하여 치료 등을 위해 근무시간의 일부를 비우더라도 나머지 몇 시간은 근무 가능하여 작업능력이 보존되어 있는 재해이다.

5) 하인리히(Heinrich) 법칙

산업재해의 결과로 일어나는 상해와 재산 피해의 관계를 말한다. 즉, 현성재해(휴업재해) 불현성재해(불휴재해) 잠재성 재해가 1 : 29 : 300으로 발생된다.

6) 산업재해의 발생

산업재해지수는 산업재해의 발생빈도와 작업에 미치는 손실을 산출하기 위한 지수로써

- 도수율 $= \frac{\text{재해건수}}{\text{연근로시간수}} \times 1{,}000{,}000$ (산업재해발생 상황의 표준적 지표)
- 강도율 $= \frac{\text{손실 작업 일수}}{\text{연근로시간수}} \times 1{,}000$ (손실정도 파악)
- 건수율 $= \frac{\text{재해건수}}{\text{평균실근로자수}} \times 1{,}000$ (산업재해발생 상황의 총괄적 파악)
- 평균 손실 일수 $= \frac{\text{손실 작업 일수}}{\text{재해건수}}$
- 연천인율 $= \frac{\text{연간재해자수}}{\text{연평균 근로자수}} \times 1{,}000$

- 월천인율 $= \frac{\text{월간재해자수}}{\text{월평균 근로자수}} \times 1,000$
- 연백분위율 $= \frac{\text{연간재해자수}}{\text{연평균 근로자수}} \times 100$ 등이 있으며, 산업재해가 발생되는 상황은 업종별(제조업과 소규모 사업장에서 빈발), 시간별(오전, 취업 후 3시간, 오후 2시경에 빈발), 주별(목, 금에 빈발(토요일 최저)), 월별(7, 8, 12월이 최대 발생률이 높지만 월별로 큰 차이는 없음)에 따라 다르고, 산업재해의 원인은 작업환경조건(이상온도, 소음, 채광, 조명의 불량 등), 작업방법(작업속도, 작업의 규칙성과 복잡성, 노동시간과 휴폐시간 제도 등)에 기인하며 종업원의 심신이상(체질기능의 결함, 피로 권태 유무, 과로와 음주 등)이 있을 때나 기타 불가항력적 원인에 의해 발생된다.

7) 재해빈발소질(accident proneness)

같은 작업, 같은 위험에 폭로될 때 다른 작업자보다 빈번히 재해를 일으키는 재해경향을 말하며 신체의 형태 및 기능이상(사지질환, 난청, 색맹, 시력부족 등), 체질의 이상(혈우병, 흉선 림프 체질, 내분비 이상, 기타 특이체질, 과민성 체질), 기왕증 또는 잠재성 질환(간질, 고혈압증, 심장병환자), 근속 연수가 짧아서 익숙지 않은 자, 정신적 결함자 같은 사람에게 빈발한다.

3. 산업재해 대책

산업재해의 예방대책으로 경영자의 주도, 책임의 할당, 안전한 작업조건의 유지, 안전훈련, 재해기록기구제도, 의료구급제도, 근로자에 의한 개인적 책임의 인수 등 일곱 가지 방법이 있으나, 이 중 경영자의 주도역할이 가장 중요하고, 재해기록제도는 모든 재해에 있어서 예방대책의 기본이 된다.

4. 재해보상

현재 우리나라 산업재해보상보험법에 의한 급여의 종류에는 다음과 같이 8종류가 있다.

1) 요양급여

4일 이상의 치료를 요하는 상병(부상, 질병)에 대한 진찰 및 검사, 약재 또는 진찰재료와 의지(義肢) 또는 그 밖의 보조기 지급, 처치·수술 그 밖의 치료, 재활 치료, 입원, 간호 및 간병, 이송 등 요양에 필요한 비용전액이다.

2) 간병급여

요양급여를 받은자 중 치유 후 의학적으로 상시 또는 수시로 간병이 필요하며 실제로 간병을 받는 자에게 지급한다.

3) 휴업급여

업무상 사유로 부상을 당하거나 질병에 걸린 근로자에게 요양으로 취업하지 못한 기간에 대하여 지급하되, 1일 당 지급액은 평균 임금의 100분의 70에 상당하는 금액으로 한다.

4) 장해급여

근로자가 업무상의 사유로 부상을 당하거나 질병에 걸려 치유된 후 신체 등에 장해가 있는 경우 그 근로자에게 지급한다.

5) 유족급여

근로자가 업무상의 사유로 사망한 경우에 유족에게 지급한다.

6) 상병보상연금

요양급여를 받는 근로자가 요양을 시작한지 2년이 지난 날 이후에도 그 부상이나 질병이 치유되지 않는 상태이거나 그 부상이나 질병에 따른 중증 요양상태의 질의 정도가 중증 요양상태 등급 기준에 해당되거나 요양으로 인하여 취업하지 못하였을 경우에 지급한다.

7) 장의비

업무상의 사유로 사망하였을 때 그 장제를 지낸 유족에게 평균 임금의 120일분에 상당하는 장의비가 지급된다.

8) 직업재활급여

장해급여 또는 진폐보상연금을 받은 자나 장해급여를 받을 것이 명백한 자로서 취업을 위하여 직업훈련이 필요한 자에 대하여 실시하는 직업훈련에 드는 비용 및 직업훈련수당, 직장복귀지원금, 직장적용훈련비 및 재활운동비이다.

1-5. 작업환경

1-5-1. 이상기온 작업

이상기온이란 고열·한랭·다습으로 인하여 열사병, 동상, 피부질환 등을 일으킬 수 있는 기온을 말한다.

1. 고열작업환경

고열작업환경에서 일하는 근로자에게 열로 인하여 열 경련, 열 탈진, 열사병 등 건강장해인 고온질환 즉, 열중증이 발생된다.

1) 열중증

(1) 정의

고온 또는 고습환경 내에서 활동하는 경우에 환경의 영향을 심하게 받으면 열 방산이 적은 조건 하에서 비교적 급격하게 활동능력이 소모되고 심하면 졸도하게 되는 건강장해의 총칭을 말한다.

열중증은 첫째, 고열, 고습, 무풍, 복사열에 기인하며, 체온조절의 부조화, 순환기계 이상, 식염·수분 상실 등 장애를 일으키고, 둘째로 작업자의 체질과 예비적 조건에 기인하는데 수면부족, 위장장애, 과로 등이 나타난다.

(2) 종류

① 열성발진(heat rash): 습난한 기후대에 머물거나 끊임없이 고온다습한 대기에 폭로될 때 발생한다.

② 열경련(heat cramps): 장시간의 고온환경 폭로 후에 오며, 체내수분과 대량의 염분상실을 동반한 발한 과다 때문에 발생하고 주로 사용한 근육에 호발한다.

③ 열피로(heat exhaustion): 혹은 열허탈증(heat collapse) 또는 열소모증: 고온 환경에서 육체노동에 종사할 때 순환기계기능이상 즉, 주로 말초순환기계이상으로 허탈상태에 빠지는 것을 말하며 신규채용자 및 미경험자에게 호발한다.

④ 열사병(heat stroke) 혹은 울열증(heat retention): 체온조절의 부조화 때문에 생기는 중추신경의 마비를 말하며, 어지러움, 오심, 두통이 있고 발한정지로 피부는 고온건조상태가 되며 체온은 42℃ 이상으로 계속 상승하여 치사율이 높다.

⑤ 열쇠약(heat prostration): 고열에 의한 만성체력소모 즉, 만성울열상태를 말하며 특히, 고온작업에 의한 비타민B_1의 결핍이 중요원인의 하나이다.

2) 고온작업의 허용기준

고온의 생리적작용의 판정기준은 심부온도와 심박수이며, 안정시 맥박수가 135회/분을 넘으면 불쾌감을, 고온환경작업에서 160회/분에서 심한 고통을, 180회/분에서 허탈상태에 빠지게 된다. 고온작업조건의 허용한계는 심부온도가 38.3℃, 심박수는 125회/분을 넘지 않는 것을 기준으로 하고 있다.

우리나라에서는 습구·흑구온도지수(wet bulb glove temperature index, WBGT index)를 고온작업환경기준으로 이용되고 있으며 풍속이 고려되지 않은 결점이 있다. WBGT는

$$\text{WBGT} = 0.7\,\text{WT} + 0.2\,\text{GT} + 0.1\,\text{DT} \quad (\text{옥외})$$

$$\text{WBGT} = 0.7\,\text{WT} + 0.3\,\text{GT} \quad (\text{옥내})$$

로 계산하며 WT는 습구온도, GT는 흑구온도, DT는 건구온도이다.

2. 한냉작업환경

기온이 평상기온보다 떨어지면 공기냉각력이 커지고, 이러한 외계에 노출된 인체는 자연히 외계환경으로 인하여 많은 열을 빼앗기게 된다. 이에 따라 인체는 상온을 유지하기 위하여 화학·물리적 변화를 일으키게 되는데 체내의 산화를 왕성하게 한다든가, 사지를 위축시켜 체표면적을 적게 하여 체내의 열 방출을 왕성하게 하기 위한 생리적 반응을 보인다. 저기온은 체내 불필요한 에너지의 손실을 가져오기 때문에 말초신경이 마비되어 신체일부가 동상을 입게 되고, 심할 경우 동사하게 된다.

1) 저온환경으로 인하여 발생하는 건강장해(저온질환)

보통 체온은 한냉환경에서는 체온조절의 중추에 의한 생리기전에 의하여 1.0~1.5℃ 이상 체온이 내려가지 않지만, 극심한 추위나 폭로시간이 오래 지속되면 체온 내려가는데, 체온이 26.7℃에 달하면 혼수상태에 빠지고, 25~21℃까지 내려가면 동사하게 된다.

(1) 전신체온강하(general hypothermia)

장시간 한냉 폭로와 체열상실에 따라 발생하는 급성중증장해며, 진정제 복용과 음주는 체온하강의 위험을 더욱 증대시킨다.

(2) 동상(frostbite)

동상은 실제로 조직이 동결되어 세포구조에 기계적 파탄이 일어나기 때문에 발생하며, 증상은 3도로 분류되는데 1도는 발적, 2도는 수포형성, 3도는 조직괴사가 일어난다.

(3) 침수족(immersion foot)과 참호족(trench foot)

직접 동결상태에 이르지 않더라도 오랫동안 지속적으로 습하고 차가운 곳에 노출되어 나타나는 현상으로, 침수족은 동결온도 이상의 찬물에 노출되어 발생하고, 참호족은 동결온도 또는 그 부근의 찬공기에 장기간 접하거나 물에 잠겨서 발생된다.

2) 한냉폭로의 허용기준

앉아서 추위에 견딜 수 있는 한계(Yaglou)는 −10.2℃(10°F)에서 6시간, −23.3℃(−10°F)에서 4시간, −40℃(−40°F)에서 1.5시간, −56.7℃(−70°F)에서 25분이다. 그리고 물에 빠졌을 때 수온에 따라 견딜 수 있는 한계는 15.6℃(60°F)에서 2~5시간, 4.4℃(40°F)에서 1시간 이내, 16.7℃(62°F) 이상에서 약 8시간 생존하며 기온이 7.8℃(46°F)에서는 나체로 8시간 생존이 가능하다.

3. 고온장애 및 한랭장애대책

1) 고온장애 예방대책

고온장애에 대한 예방대책으로 공학적 관리와 보건관리가 있다.

(1) 공학적 관리

적절한 냉방, 환기, 복사열차단장치 및 기계화를 통하여 작업률을 감소시키고 시원하고 쾌적한 휴게소 등을 설치한다.

(2) 보건관리

첫째, 고온작업에 종사하는 근로자를 적정배치하거나 고온순화해야 한다. 즉, 비만자, 심혈관질환자, 당뇨병환자, 약물중독자 등은 고온에 노출되면 견디기 어려우니 신체적으로 적합한 조건을 갖춘 사람을 적정배치할 것이며 특히, 신규채용자와 9일 이상 결근한 사람은 계획적인 고온순화훈련이 필요하다. 둘째, 근로자들에게 충분한 수분과 전해질공급이다. 근로자들에게 체계적인 수분보충에 관한 훈련과 갈증해소시킬 양보다 다소 많은 양의 식염수(0.2%)를 15~20분 간격으로 보충하도록 한다. 셋째, 건강장애를 일으킬 수 있는 한도 이상의 고열근로자들에 대한 신체검사, 병력검사 등 의학적감시와 기업주의 투자가 필요하다. 넷째, 방열복, 방열화, 방열안경 등 보호구를 착용토록 한다.

2) 한랭장애 예방대책

한랭작업에 대한 대책으로 작업환경의 기온은 10℃ 이상으로 유지시키며 방풍시설설치와 적당한 방한작업복을 착용한다. 즉, 방한작업복은 함기량이 크고 외부의 열 차단력이 큰 단별의 의복이 적합하며, 동상에 걸리지 않도록 수족부는 습윤하지 않도록 관리해야 한다. 아울러 지방식과 비타민을 충분히 섭취토록 하고 고혈압, 심혈관질환, 간 및 신장질환자는 한랭작업을 시키지 말아야 하며, 동상이 발생하면 그 부위는 온수에 담가 동결을 녹여야 한다.

[표 7-9 우리나라 고온의 노출기준]

(단위: 0℃ WHGT)

매시간당 근로조건	작업내용		
	경작업	중등작업	중(重)작업
계속 작업	30.0	26.7	25.0
매시간 75% 작업, 25% 휴식	30.6	28.0	25.9
매시간 50% 작업, 50% 휴식	31.4	29.4	27.9
매시간 25% 작업, 75% 휴식	32.2	31.1	30.0

1) 경작업: 200 kcal까지의 역량이 소요되는 작업(손과 팔을 가볍게 쓰는 일)
2) 중등작업: 시간당 200~350 kcal까지의 열량이 소요되는 작업(물체를 밀거나 들면서 걸어다니는 일)
3) 중작업: 시간당 350~500 kcal까지의 열량이 소요되는 작업(곡괭이나 삽질 등)

1-5-2. 소음작업과 진동작업

1. 소음작업환경

1) 소음작업의 종류

소음작업이란 1일 8시간 작업 기준을 88데시벨(dB) 이상의 소음이 발생하는 작업을 말하며 강렬한 소음작업과 충격소음작업이 있다.

(1) 강렬한 소음작업

다음 어느 하나에 해당하는 작업을 말한다.

- 90데시벨 이상의 소음이 1일 8시간 이상 발생하는 작업
- 95데시벨 이상의 소음이 1일 4시간 이상 발생하는 작업
- 100데시벨 이상의 소음이 1일 2시간 이상 발생하는 작업
- 105데시벨 이상의 소음이 1일 1시간 이상 발생하는 작업
- 110데시벨 이상의 소음이 1일 30분 이상 발생하는 작업
- 115데시벨 이상의 소음이 1일 15분 이상 발생하는 작업

(2) 충격 소음작업

소음이 1초 이상의 간격으로 발생하는 작업을 말한다.

- 120데시벨 초과하는 소음이 1일 1만회 이상 발생하는 작업
- 130데시벨 초과하는 소음이 1일 1천회 이상 발생하는 작업
- 140데시벨 초과하는 소음이 1일 1백회 이상 발생하는 작업

2) 소음작업 등의 관리기준

(1) 소음감소조치

사업주는 강렬한 소음작업이나 충격소음작업 장소에 대하여 기계·기구 등의 대체, 시설의 밀폐, 흡음 또는 격리 등 소음감소를 위한 조치를 하여야 한다.

(2) 소음수준의 주지 등

사업주는 근로자가 소음작업, 강렬한 소음작업 또는 충격소음 작업에 종사할 때에는 해당 작업 장소의 소음수준, 인체영향과 증상, 방지대책과 그 이행여부확인, 작업전환 등 의사의 소견에 따른 조치사항을 근로자에게 알려야 하며, 근로

자에게 소음성 난청 등의 건강장해가 발생하였거나 발생할 우려가 있는 경우에도 동일하다.

2. 진동작업환경

1) 정의

진동작업이란 착암기(鑿巖機) 동력을 이용한 해머, 체인톱, 엔진 커터(engine cutter), 동력을 이용한 연삭기, 임팩트 렌치(impact wrench), 그 밖에 진동으로 인하여 건강장해를 유발할 수 있는 기계 기구를 사용하는 작업을 말한다.

2) 진동작업의 관리

(1) 진동보호구의 지급

사업주는 진동작업종사자에게 방진장갑 등 진동보호구를 지급하여 착용하도록 하여야 한다.

(2) 유행성 주지등

사업주는 진동작업에 종사하는 근로자에게 인체에 미치는 영향과 증상, 보호구의 선정과 착용방법, 진동기계·기구관리방법, 진동장해예방법 등을 충분히 알려야 하며, 작업장에 진동기계·기구의 사용설명서를 비치하여야 하고, 진동기계·기구 등의 상시점검 및 보수 등 관리를 하여야 한다.

1-5-3. 이상기압과 유해광선작업

1. 이상기압 작업환경

인체는 대기압($1\ \text{atm} = 1\ \text{kg/cm}^2 = 760\ \text{mmHg} = 10.33\ \text{mH}_2\text{O}$)의 변화에 잘 적응하지만 그 변화가 현저할 때는 건강에 주는 영향이 크며, 즉, 이상기압(압력이 제곱센티미터당 1 Kg 이상인 가압)과 대기압은 앞에서 기술한 바와 같이 해면으로부터의 고도에 따라 감소한다.

그리고, 공기 중에서도 땅 속의 깊이가 늘면 압력이 증가한다. 이와 같이 대기압의 증·감에 따라 기압병이 발생되며, 이에 대한 종류, 증상, 관리대책은 제4편 제3장 3-1. 이상기압편을 참고하기 바란다.

2. 유해광선 작업환경

1) 방사선

방사선이란 전자파나 입자선 중 직접 또는 간접적으로 공기를 전리하는 능력을 가진 것으로 알파선, 중성자선, 양자선, 베타선, 그밖의 중하전입자선, 중성자선, 감마선, 엑스선 및 5만 전자볼트 이상(엑스선 발생장치는 5천 전자 볼트 이상)의 에너지를 가진 전자선을 말한다. 그리고 핵연료물질, 사용 후의 핵연료, 방사성동위원소 및 원자핵분열생성물을 방사선물질이라 한다.

(1) 전리방사선(ionined rays)

① 전리방사선의 성질

방사성 원소가 파괴될 때 방출되는 초고속입자 또는 방사에너지를 전리방사선이라고 하며, 이는 물질을 이온화하는 특성을 지니고 있다.

전리방사선의 상대적인 생물학적 효과는 [표 7-10]과 같다.

[표 7-10 전리방사선의 상대적인 생물학적효과]

방사선	본 태	주된 선원	투과력	상대적인 생물학적 효과
α선	고속의 Helium 핵	방사선 원자핵	매우 쉽게 흡수	10
β선	고속의 전자	방사선 원자핵	쉽게 흡수	1
γ선	전자파(光子)	방사선 원자핵	비교적 투과력 있음	1
X-선	전자파(光子)	X-선관	비교적 투과력 있음	1
중성자	중성 입자	핵분열·핵변환 반응	매우 강한 투과력	10

② 전리방사선의 생체작용

인체에 미치는 영향은 투과력, 전리작용, 피폭방법, 피폭선량, 조직 감수성에 따라 다르며, 투과력의 크기 순서는 X선 또는 γ〉β〉α, 전리작용은 X선 또는 γ〈β〈α고, 피폭방법에는 체외피폭(전자선; X선, γ선), 표면오염, 체내피폭(입자선; α선, β선) 등 세 종류가 있고, 피폭선량은 일시에 그 선량을 받을 경우보다 분할해서 받는 쪽의 영향이 나타나기 어렵다. 그리고 전리방사선에 대한 신체조직의 감수성이 큰 조직의 순서는 골수·림프조직·생식세포(600~3,000

rad 조사로 파괴), 타액선·피부 및 위·장관의 상피세포(600~3,000 rad 조사로 파괴), 골·연골·신경·콩팥(3,000 rad 이상 조사로 파괴)순이며 인체에 다음과 같은 방사선 장해를 일으킨다.

* 피폭자의 신체장해
  - 급성장해
    - 전신장해 – 급성방사선 증후군 (식욕부진, 구역, 구토)
    - 국소장해 – 급성방사선 피부염
  - 만성장해
    - 전신장해 – 만성빈혈증 등
    - 국소장해 – 난치성궤양성피부염 등
  - 방사능 중독(내부 피폭자) – 라듐중독 등
  - 만기장해
    - 악성신생물(백혈병 포함)
    - 백내장, 섬유증식증 등
    - 노화촉진, 수명단축 등
* 후세대적 장해
  - 태아장해, 기형발생
  - 유전적 장해(염색체 이상과 유전자 변이)

[표 7-11 주요 방사성 물질과 표적조직]

방사선 물질	방사선	유효반감기	표적조직
스트론튬(Sr–90)	β	18년	뼈
스트론튬(Sr–89)	β	50.3일	뼈
세슘(Cs–137)	β	70일	연골, 내장
요오드(I–131)	β, γ	7.6일	갑상선

(2) 비전리방사선

흔히 유해광선으로 알려져 있으며 그 에너지 범위는 자외선 영역을 포함하여 이보다 에너지가 낮은 전자파를 총칭한다.

① 자외선(ultraviolet ray): 일명 화학선

가. 자외선의 성질

태양에서 지구에 도달하는 자외선의 파장은 2,920~3,800 Å이며 파장에 따라 진공자외선(1,600 Å 이하), 원자외선(2,800 Å 이하), 중자외선(2,800~3,200 Å),

근자외선(3,200~3,800 Å)으로 구분하고, 이 중에서 2,800~3,150 Å 파장을 가진 자외선은 인체에 유익하므로 건강선(도르노선: UV-B)이라고 하는데 이는 소독작용, 비타민 D 형성, 피부색소침착 등의 작용을 한다.

나. 자외선의 생물학적 작용

280~320 nm(2,800~3,200 Å) 파장의 자외선은 일광화상, 홍반유발, 피부암(DNA손상)을 발생시킬 우려와 피부비후, 색소침착(피부색을 검게 만듦) 등을 일으킨다. 2,950 Å 파장 이하의 자외선이 각막이나 결막에 흡수될 경우 눈물이 흐르고 결막염을 일으키기도 하며, 햇빛이 비치는 설원(雪原)이면 설맹·설안염으로 되고, 전기용접의 불꽃을 직접적으로 보고 있으면 전기(광)성 안염이 된다. 심할 경우에는 궤양, 혼탁, 수포형성, 결막이나 안막부종을 일으키기도 한다. 오랜 동안 자외선을 조사하면 적혈구, 백혈구, 혈소판이 증가하며 심할 경우 두통, 흥분, 피로, 불면, 체온상승 등의 2차적 현상이 일어나기도 한다. 그러나 비타민 D를 형성하여 구루병을 예방하거나 살균작용이 있어 수술실·중환자실 등 소독용으로도 이용되고 있다. 이외 광화학적 작용(반응)을 하여 오존과 같은 광화학적 산화물질을 발생시키거나 염화탄화수소에 작용하여 독성이 강한 포스겐($COCl_2$)을 생성시킨다.

② 가시광선(visible rays)

가. 가시광선의 성질

가시광선은 약 380~750 nm(3,800~7,500 Å)의 파장을 갖는 전자파이며 망막을 자극해서 광각(光角)을 일으킨다.

지표에 도달하는 태양 가시광선의 강도는 지리적 조건 이외에 시각, 계절, 일기, 대기오염에 따라 달라진다.

나. 가시광선의 생체작용

중요한 가시광선 장해는 조명부족과 조명과잉으로 일어난다. 즉, 조명부족으로 인한 장해시 근시, 안정피로, 안구진탕증 등이 발생되며, 조명과잉으로 인한 장해로는 시력장해, 시야협착, 망막변성과 황반부변성, 암순응의 저하와 약시가 온다.

다. 조명의 기준

작업을 원활하게 진행시킬 수 있는 데에 충분한 조도이면 안전기준에 맞는 조명이라고 할 수 있으며 초정밀작업, 정밀작업, 보통작업 및 기타 작업별로 각각 750 Lux, 300 Lux, 150 Lux, 75 Lux 이상으로 정해져 있다.

③ 적외선(infrared ray): 일명 열선

가. 적외선의 성질

적외선은 복사선 중에서 광파장이 가장 긴 것으로서 약 750~12,000 nm의 파장을 가진 전자파로서 절대온도 이상의 모든 물체는 온도에 비례해서 적외선을 복사한다.

나. 적외선의 생체 작용

적외선의 인체에 대한 작용은 가시광선에 비하면 조직의 심부까지 침투하는 힘이 강하기 때문에 복사선 중에서 제일 강하고, 더욱이 파장이 짧을수록 피해는 격심해진다. 적외선은 자외선과 달리 피부색소나 유리(초자) 등에 흡수되지 않고 심부조직에 흡수되어 열을 발생함으로써 국소부위를 뜨겁게 하여 혈관의 확장 및 충혈을 유발함으로써 혈액순환이 촉진되어 신진대사 작용이 왕성해진다. 따라서 이 원리에 의해 혈액순환작용을 왕성케하여 상처(wound)에 대한 치유적 작용을 하는 반면에 지나칠 때에는 피부에 색소침착을 일으킨다.

그와 반대로 인체에 대한 유해작용으로서 적외선이 뇌조직에 흡수되기 쉽기 때문에 강렬한 직사광선에 폭로되었을 때는 일사병에 걸리기 쉬운 이유의 하나가 곧 적외선의 뇌조직 침투에서 오는 상승작용(synergism)에 기인된다고 보는 것이 옳을 것이다.

㉠ 피부장해

적외선의 피부 투과성이 제일 강할 때 파장은 7,000~7,600 Å이며, 피부장해로는 충혈, 혈관 확장, 괴사를 일으킨다.

㉡ 안구장해

1,400 nm 이상의 장파장 적외선은 각막 손상을 일으키며, 만성 폭로로 적외선백내장(초자공백내장)을 일으킨다.

백내장은 강한 적외선에 쪼이면서 일하는 유리공, 용광로의 화부들에게 후극성백내장을 일으킨다.

㉢ 두부장해

두통, 어지러움, 자극작용이 있으며 강력한 적외선은 열사병을 일으켜 사망에까지 이른다.

④ 레이저광선(LASER ray)

가. 레이저광선의 성질

LASER는 Light Amplification by Stimulated Emission of Radiation의 약호이며 유도방출에 의한 광선 증폭의 뜻이다. 즉, 원자와 분자가 지니는 특별한 성질을 살려서 순수한 광선을 방출하는 장치로부터 발생하는 전자파이다. 보통 광선과는 달리 단일 파장이며 강력하고 예리한 지향성을 가지고 있다. 또한, 통신이용, 재료, 가공, 물질구조의 연구, 홀로그래피(halography), 의학, 생물학적 이용, 우주선추적, 지면의 융기상태조사, 다이아몬드의 절단 등 여러 방면에 활용되고 있다.

나. 레이저광선의 생체작용

㉠ 시각장해

가장 민감한 표적기관은 눈으로 각막염을 일으키기도 하며(400nm 이하의 자외선과 1,400nm의 적외선), 700~1,400 nm의 적외선과 300~400 nm 자외선은 백내장을 일으킨다.

㉡ 피부장해

고출력의 레이저는 열응고, 괴사, 탄화 등의 피부화상을 일으키며, 피부에 미치는 작용은 피부색에 따라 다르며 흑인보다 백인이 유리하다.

⑤ 마이크로파와 라디오파(microwave and radiofrequency radiation)

가. 마이크로파와 라디오파의 성질

마이크로파는 10~300,000 MHz의 전자파를 총칭하며 이를 가리켜 마이크로파와 무선주파 또는 극초단파/RF라 하고 텔레비전, 라디오, 일반 및 군용 레이더에 광범위하게 사용되어서 피폭인구가 많은 반면에 그 생체 효과는 아직도 확실하게 알려져 있지 않다.

특히, 마이크로파와 라디오파를 다루는 근로자(자동차 중공업 종사자, 식료품 제조, 가죽제조 및 목공, 그라스화이바공, 지류 제조, 플라스틱 열접착, 고무제품

제조공, 섬유제조업 종사자, RF/마이크로파 응용장치 조작자 등) 등은 주기적인 체크를 받아야 한다.

나. 마이크로파와 라디오파의 생체작용

㉠ 열작용 – 150~1,000 MHz 조사시 열 발생, 10,000 MHz 이상 온감 감지

㉡ 눈에 대한 작용 – 백내장 발생

㉢ 중추신경 장해(300~1,200 MHz에서 민감) – 두통, 불안, 피로, 지적 능력 저하

㉣ 혈액변화 – 백혈구 증가, 망상적혈구출혈, 혈소판감소

㉤ 유전 및 생식기능 장해 – 생식기능 저하, 다운증후군 발생

다. 허용기준

미국정부산업위생전문가협의회(ACGIH)의 허용기준에 의하면 최대허용폭로량이 10 milliwat/cm^2이며 전피폭시간이 1일 8시간으로 제한하고, 10 milliwat/cm^2에서는 전피폭시간 8시간 중 매시간 10분 보다 길지 않도록 조절하며, 25 milliwat/cm^2를 초과할 때는 피폭을 허용치 않는 것으로 되어 있다.

2) 전자기장(electromagnetic field)

(1) 전기의 성질

전기손상의 정도는 전류의 종류, 통전시간, 신체 내부의 전기통로에 따라 달라진다.

교류는 직류보다 4배나 위험하며, 주파수는 50~80 Hz 경우가 치명상을 초래하기 쉽고, 전압은 220~250 V에서 가장 많이 중상을 일으키고 생체의 전기저항은 주로 피부에 의한 것이며, 습기와 부위에 따라 1,000~100,000 Ω 정도로 일정하다.

(2) 생체에 주는 장해

전기는 생체에 질식사(전류가 지각을 자극하는 역치는 1 mA 정도), 지속성 호흡정지(전류가 호흡중추를 통해서 흐를 때 발생), 심실세동(심실이 확장기에 들어설 때 전기가 통하는 경우에만 발생), 전격화상(Joule 화상이라고도 하며 전류가 전도체를 통과할 때 열이 발산되는 원리와 같으며 가장 흔한 수상부위는 수지), 섬광화상(핵무기 폭발시 열복사성에 의해 노출된 피부가 과도하게 받아서

일어나는 화상), 이차적 장해(전기성 협심증, 전기성 백내장, 색소단백뇨, 신경학적 속발증 등이 발생) 등을 일으킨다.

(3) 전자기장

전자기장이란 전기장과 자기장을 아우르는 단어로서 넓은 의미로는 전기장 또는 자기장을 의미하며, 좁은 의미로는 전기장과 자기장이 공존하는 벡터공간을 의미한다.

모든 전류는 전자기장을 형성한다. 사람들이 가정에서 사용하는 전기는 극히 낮은 주파수의 전자기장(ELF)으로 전류가 매우 약해서 전기 기구에서 몇 미터(m)만 떨어져도 사라진다. 그래서 이런 전기장에는 계속 노출되지도 않으며, 에너지도 거의 없다.

그러나 전자기장(ELF)이 매우 강한 고전압선이나 변전소에서는 강력한 전자기장을 형성한다.

학교나 집이 고압선이나 변전소 근처에 위치하는 경우 학교의 학생들이나 집에 있는 사람들은 하루 일정 시간 이상을 강한 전자기장에 노출되게 되어 문제가 발생된다.

이런 고전압선과 변전소 근처의 학교나 그 부근에는 뇌암이나 백혈병 그리고 여러 종류의 암이 발생되는 빈도가 다른 지역보다 많다. 미국 코네티컷트주의 길포드의 변전소 근처에는 뇌암환자의 발병률이 높다는 보고가 있다.

전자기장(ELF)이 질병을 유발한다고 증명할 방법은 없지만 학부모들과 이웃의 주민들과 어떤 과학자들은 전기선과 변전소로 인해 질병이 발생된다고 믿고 있다. 그들은 전자기장이 뇌의 화학반응을 바꾸고, 종양을 유발시켜서 신체의 면역체계가 떨어진다고 주장한다.

현재는 어느 쪽도 확실치 않지만 고압선과 변전소의 위치 선정에는 신중을 기해야 할 것이다.

전자기장이 암, 백혈병 같은 질병을 유발시키는 것에 관하여 활발히 연구되고 있다. 이온방사선은 암을 유발한다고 알려져 있지만 전기에 의해 전자방사선이 나오는지는 확실치 않다. 그러나 수많은 연구가 그것과 관련이 있는 것을 입증하고 있다.

전자기장은 전선이나 회로를 통해 전기가 흐르는 어느 곳에서나 존재한다. 가정용 전기기구에는 그 근처에 전기가 흐르기 때문에 전자기장이 있으나, 전자기기에 흐르는 전류가 매우 적어서 전자기장은 매우 약하다.

발전소에서 전기가 만들어지면 가정으로 송출되는데 이때 저압전기보다 고압전기가 먼거리를 보다 효율적으로 이동할 수 있기 때문에 변압기의 전압이 높이 올라간다.

고압동력선은 가정의 저압의 전자기기보다 더 강력한 전자기장을 만들어 낸다.

그러므로 고압선 근처의 전자기장은 특히 강력하다. 또 변전소 근처는 전기의 전압이 높아질 때마다 강한 전자기장이 생기기 때문에 전자기장도 강하다. 그러나 전봇대의 변압기 근처의 전자기장은 강하지 않다.

동력선의 높은 전압은 가정에서 사용할 110볼트로 전환되어야 한다. 변전소에 있는 전압기는 높은 전압을 가정으로 보내기 위해 낮은 전압으로 바꾼다. 그러나 낮아진 전압은 여전히 가정에서 사용하기에는 너무 높으므로 전봇대의 변압기가 가정에서 사용할 수 있도록 110볼트의 전기로 바꾼다.

1-6. 먼지

1-6-1. 먼지의 정의

지상의 물체가 외력에 의해서 파쇄되어 생긴 미립자로서 1 μm 이하의 미세한 입자로부터 육안으로 볼 수 있는 500 μm 정도까지 달하는 것을 말한다. 공중에 부유하는 먼지는 호흡기로 침입하여 폐에 침착하여 진폐증을 일으키고, 흡수되어 중독증을 일으키거나 그 밖의 병변을 나타낸다.

1-6-2. 먼지의 종류

1. 진폐증성 먼지: 5 μm 이하의 먼지로 폐에 들어가 섬유 증식·결절 형성 등의 증상을 나타내며 폐의 산소섭취 능력을 방해하여 폐결핵증을 병발하기도 한다(유리규산·석면·활석·흑연 등 광산지대의 먼지).
2. 알러지성 먼지: 알러지성 천식이나 피부병을 일으키는 먼지(꽃가루·나무가루·작은털 등 삼림지대 및 전원도시의 먼지)

3. 중독성 먼지: 중추신경 계통, 콩팥이나 조혈장기 등에 작용하여 갑자기 장해를 일으키는 먼지(납·수은·카드뮴·안티몬·망간·베릴륨 등의 금속성 먼지와 비소·인·셀레늄·유황 등의 화합물 등으로 산업장에서 일어나는 먼지)
4. 자극성 먼지: 눈·호흡기·소화기 등의 점막과 피부 등을 자극하고 염증 또는 궤양을 형성하고 치아 등을 부식시키는 먼지(산·알카리·불화물·크롬산 등의 생산·사용지역의 먼지)
5. 불활성 먼지: 다량의 입자를 흡입하지 않는 한 특별한 유해 작용이 일어나지 않는다고 보는 먼지(석탄·석회석, 시멘트 등을 생산하는 광산지대의 먼지)

1-6-3. 먼지의 크기

호흡기로 흡입되는 먼지의 양은 주로 그 크기에 달려 있으나 밀도, 모양 및 습도의 영향에도 크게 받는다.

폐포에 들어가 축적되는 먼지의 크기는 대부분 0.1~10 μm인데 특히, 폐포침착률이 높은 것은 0.5~5.0 μm이다.

1-6-4. 진폐증의 종류

1. 규폐증(silicosis)

규폐증은 유리규산(SiO_2)의 먼지흡입으로 폐에 만성 섬유증식을 일으키는 대표적인 진폐증이다. 규폐증은 진폐증 중 가장 독성이 크고, 서서히 장애 의식없이 진행되어 폐의 기능장애를 가져오는 질환으로 납중독, 벤젠중독과 함께 3대 직업병 중의 하나이다. 이 질병은 금속광산, 금속제련소, 탄광, 토석 채취업 등 광산관계업종에서 수십 년의 폭로로 발병하며 보통 3년 이상에서 발병하고 규폐말기 약 80% 이상 폐결핵 합병증으로 사망한다. 진폐의 일반적인 예방대책으로는 설비개선 및 시설의 개량과 노무 및 의무관리를 철저히 하는 것이 필요하다.

2. 석면폐증(asbestosis)

소화용제, 절연체, 내화직물 등에 사용되는 석면을 다루는 근로자에게 석면폐증이 발생하며, 근무 4~5년이면 발생된다고 한다. 석면의 크기가 2~5 μm인 석면섬유가 가장 유해하며, 작고 가는 기관지에 부착하여 폐섬유화를 유발하며 석면분진에 25~40년에 노출되면 폐암이 빈발하게 된다. 증상은 규폐증과 비슷하며 초기에 체중감소가 나타난다.

3. 석탄광부폐증(Coalworker's pneumoconiosis)

석탄먼지의 흡입으로 발생되는 폐질환으로 탄폐라고도 하며 석탄광부 이외에 흑연광부, 연탄제조공, 탄소전극제조공 등에게 발생된다.

4. 활석폐증(talc pneumoconiosis)

활석채굴, 도료, 리놀륨, 고무, 화장품 제조 등의 활석분 사용 작업장 근로자에게 발생되며, 증상은 석면폐증과 비슷하다.

5. 기타 진폐증

위 네 가지 이외에도 만성육아종과 섬유증식을 일으키는 베릴륨(beryllium)폐증과 철폐증, 시멘트폐탄폐증, 흑연폐증 등의 진폐증이 있다.

6. 금속열(metal fume fever)

아연(Zn), 구리(Cu), 마그네슘(Mg), 납(Pb), 망간(Mn) 등 금속산화물의 증기를 다량 흡입했을 때 일시적인 발열이 생기는데 이 발열현상을 금속열이라 한다. 흡입 후 2~8시간에 발열하며 오한과 전율을 수반하고 백혈구증가증(leucocytosis)이 생겨서 해열 후까지도 계속된다.

1-6-5. 먼지 흡입에 대한 인체의 방어기전

호흡기를 통하여 인체 내에 흡입된 먼지는 코 및 상기도 점막에서 분비되는 점액에 포착되며, 이 점액은 소기관지에 이르기까지 기관지의 섬모운동에 의해 위쪽으로 운반(3~4 cm/h)되어 밖으로 배출되거나 위 속까지 삼켜버린다. 먼지의 흡입량이나 점액의 분비량이 너무 많을 때에는 소기관지의 연동과 기침 또는 재채기 반사작용에 의하여 밖으로 배출된다. 폐포에까지 이른 먼지는 대식세포에 먹혀서 림프선으로 운반된다.

1-6-6. 먼지의 허용농도

건강한 근로자가 30~40년간 매일 반복해서 먼지를 들여마시면서 일하는 경우 근로자의 1% 정도가 진폐증에 걸리게 되는 것을 기준으로 정한 먼지량이다.

[표 7-12 ACGIH의 먼지의 허용농도(1978)]

SiO_2(%)	ppcc	mppcf	mg/m^3
석면(5 μm 이상) 5섬유/mL	$\frac{300}{\%SiO_2+10} \times 353$	$\frac{300}{\%SiO_2+10}$	$\frac{10}{\%\text{흡입성 } SiO_2+2}$ / $\frac{30}{\%\text{총 } SiO_2+3}$

세계 각국에서 나름대로 허용농도를 규정하고 있지만 미국의 ACGIH의 TLV가 가장 많이 사용되고 있다. 우리나라는 대기환경기준과 실내공기질 유지기준에서 미세먼지와 초미세먼지 기준을 규정하여 관리하고 있다.

1-6-7. 먼지의 측정

1. 측정법

1) 부유측정법

실내공기 중에 부유하고 있는 먼지를 측정하는 방법으로 광화학적측정법과 압전식측정법(piezobalance)이 있다. 광화학측정법이 많이 활용되고 있으나 연기까지 측정되는 단점이 있다.

2) 포집측정법

포집원리가 다양하며 포집한 먼지의 정량법도 현미경측정방법과 화학천칭측정방법이 있다.

2. 먼지측정계의 종류

먼지측정계로는 디지털먼지(분진)계, 압전식측정계(piezobalance), 여과지먼지계, 미세먼지 측정계, 먼지 및 분진환경 풍속 측정계·차압계 등이 있다.

1-7. 유해물의 종류

오늘날 국내에서 유통되는 화학물질의 종류는 약 43,000여 종 이상으로 매년 400여종 이상의 신규 화학물질이 생겨나고 있다.

1-7-1. 자극물질(Irritants)

1차자극물질은 수용성이며 국소적으로 작용하고 암모니아, 염산(급격한 수용성), 아황산가스, 요오드, 불소의 할로겐화합물(중급의 수용성), 오존, 포스겐, 질소산화물(난용성), 유기성할로겐화합물(비수용성) 등이 있다.

2차자극물질로는 황화수소, 휘발성 탄화수소화합물, 산화에틸렌 등이 있다. 여기서 폼알데하이드, 암모니아, 아황산가스, 아크롤레인($CH_2=CHCHO$)은 상기도에, 염소와 오존은 상기도와 폐조직에, 이산화질소와 포스겐($COCl_2$)은 말단호흡기관 및 폐포에 영향을 미친다.

1-7-2. 질식물질

단순성질식제로 산소결핍을 일으키는 수소, 질소와 질식을 일으키는 메탄, 에탄, 프로판, 에틸렌 등이 있으며, 화학적질식제로 시안화합물, 황화수소, 일산화탄소 등이 있고 흡입하면 혈액에서 작용하여 질식을 일으킨다.

1-7-3. 휘발성물질

휘발성물질에는 마취성물질(에테르, 알데하이드, 케톤, 올레핀), 신경계침입물질(4에틸납, 2황화탄소, 메틸알코올), 간과 신장침입물질(4염화탄소), 혈관계침입물질(벤젠 및 그 동족체), 용혈성물질(비소, H_3AS), 발암성물질(크롬화합물, 니켈, 석면, 비소, 타르물질, 방사선) 등이 있다.

1-7-4. 유해물질의 종류와 표시방법

유해물질이 보관·저장된 곳에는 다음과 같은 표시를 하여 인명피해가 없도록 해야 한다.

안전을 위해 산업안전보건법에 근로자의 보건상 해로운 물질 등에 대한 표시 방법을 명기 이를 준수토록 의무화하고 있다.

[표 7-13 유해물질 표시방법]

유해물	종 별	색 채	비 고
유기용제	제 1종 제 2종 제 3종	적색 바탕에 흑색 글자 황색 바탕에 흑색 글자 청색 바탕에 흑색 글자	사염화 아세틸렌 류 파라클로로 에틸렌 등 노말 핵산 등
특정화학물질	제 1류물질 제 2류물질	적색 바탕에 청색 글자 황색 바탕에 청색 글자	디클로로 벤지딘과 그염, 벤젠 등

1-8. 공업중독

공업중독이란 공업계통에서 주로 사용되는 각종의 원료, 제품, 제조과정에서 발생하는 물질로 고체, 액체, 기체 및 이의 혼합물에 의해 생기는 건강장해를 총칭하는 말이다.

1-8-1. 유해물질의 인체침입경로

유해물질의 종류에 따라서 침입경로가 다르나 대개 호흡기계(가장 심한 증상 초래), 소화기계 및 피부(점막)로 침입되며, 같은 유해물질이라도 침입경로에 따라 장애부위 및 증상이 다를 수 있다. 즉, 유해물질인 분진(규소, 석면, 코발트, 산화철 등)은 폐조직에, 벤조피렌은 폐에, 폐자극제(산화질소, 암모니아, 염소, 오존 등)는 기도점막에, 황화수소는 호흡중추에, 일산화탄소는 혈색소(Hb)에, 폼알데하이드는 피부와 폐에, 황산화물은 호흡기도, 유기인제는 신경근육에, 탄화수소와 염소화합물은 간장, 지방조직 등 인체기관에 침입하여 피해를 일으킨다.

1-8-2. 유해물질의 흡수 및 배설

유해물질이 흡수될 때 다소의 차이는 있으나, 비소, 수은, 우라늄의 염 및 인은 국소작용을 나타내지 않고 전신중독을 일으키는데 충분한 양이 흡수된다.

유기인은 흡수되더라도 쉽게 분해 배설되는데, 납은 체내에 오래 머물러 서서히 배설된다.

특정의 장기와 세포가 친화성이 있어서 그들의 기능장애를 일으키는 것들이 있는데 납은 혈액, 일산화탄소는 헤모글로빈·수은·납·망간, 벤젠은 신경, 인 및 납은 뼈와 관계가 있음은 유명한 예이다.

유해물질의 배설은 주로 신장에서 이루어지며, 그 밖에 장에서도 배설되는데 땀·젖·타액을 통해서도 분비된다. 일반적으로 소변으로 대변의 5~10배가 배설된다. 대개 소변 중의 배설량에서 혈 중의 농도를 추정할 수 있다.

장기에 축적된 것이 서서히 혈액 중으로 동원되어 소변 중에 배설되는 경우도 있으며(Pb, Cd, Bi, Hg) 젖으로 분비되어 영아의 중독을 일으키는 경우도 있다(Pb).

1-8-3. 공업중독의 종류

1. 납중독

1) 납중독의 원인

납을 제련하는 작업, 납을 용해 또는 주입하는 작업, 납을 분쇄 및 소성하는 작업, 납의 축전지 극도포 작업, 납 용접 작업, 납 안료를 사용하는 작업 등에 종사하는 작업자의 납 먼지 및 증기의 흡입에 의한 체내 섭취가 중독의 주된 원인이다. 그 밖에 작업자의 손가락에 부착된 납이 경구적으로 섭취되어 장애를 일으키는 경우도 있다. 또 경피적으로 흡수될 수도 있으나 이로 인해 직업성 질환을 일으키는 일은 별로 없다.

2) 납중독의 일반적 증상

초기증상은 권태, 체중감소, 연선(치은연), 식욕저하, 변비, 적혈구수의 감소, 헤모글로빈(hemoglobin)량의 저하, 혈액비중저하, 염기성과립적혈구수증가, 빈혈 등이 있고, 안면이 창백해지며, 소변 중에 코프로포르피린(coproporphyrin)

이 배출된다.

납중독 후기증상은 더 진행되면 연선통, 관절통, 심근마비가 나타난다. 납중독의 5대 증상이라고 하는 빈혈(납창백), 연선(lead line 또는 Burton's line), 호염기성적혈구의 증가, 신근마비, 소변의 코프로포르프피린(coproporphyrin)의 검사는 중독의 초기진단에 유용한 소견이다.

3) 납중독의 예방 및 치료

공업중독의 일반적 예방대책에 준한다. 치료는 최근 칼슘이타르륨(Calcium disodium), EDTA(ethylene diamine−4−acetic acid), D−penicillamine의 투여가 납의 배설을 촉진하므로 경구투여에 의한 예방 또는 주사에 의한 치료가 실시되고 있다.

4) 4−에틸납중독

항공기·자동차 및 기타 연료의 옥탄가(octane)를 올려서 녹킹방지(anti−knocking)의 효과를 촉진할 목적으로 4−에틸납이 가해지고 있어 이것을 제조업자가 가솔린에 혼합하는 작업 중에 중독의 위험이 있다. 휘발성이 높고 또한 지용성이므로 흡입에 의해 또는 경피적으로 체내에 침입하여 장해를 일으킨다. 흡입에 의한 경우는 출혈성 폐렴을 일으켜 중독증상을 나타내며, 체내에서는 중추신경계의 친화성을 가지고 그 계통의 기능장애를 일으킨다.

2. 수은중독

수은중독은 주로 수은을 취급하는 업종 즉, 수은광산의 갱내작업, 수은의 정련·증류작업, 계기·수은등 등의 수은봉입작업 등에서 작업하는 근로자에게 무기수은은 급성호흡장애, 떨림(tremor) 등 유기수은(메틸수은, 에틸수은)은 미나마따병이 발생된다. 일반적인 증상으로는 피로감, 기억력감퇴, 두통, 구내염, 설사 등의 자각증상이 있고, 진행되면 중추신경계의 장애가 나타나서 소위 홍독성흥분(汞毒性興奮)을 일으킨다. 초기에는 구내염이 나타나며, 치은발적, 동통, 출혈이 있고 방치하면 치은이 괴사한다.

3. 크롬중독

크롬중독은 크롬도금작업과 크롬산염을 촉매로 취급하는 작업 등에서 종사하는 근로자들이 크롬증기 혹은 분진을 흡입하므로 장애가 일어나는 것이다. 전신 장애는 확실하지 않으나 크롬산염이 피부점막에 부착해서 국소의 부식 궤양을 일으킨다. 그리고 호흡기계로 흡입되었을 경우에는 코, 인후 등 호흡 기관에 영향을 미쳐 비염, 인두염, 기관지염, 천식, 폐암 특히, 비중격천공을 일으킨다.

4. 카드뮴중독

카드뮴 관련작업 즉, 카드뮴 정련가공 및 도금작업, 카드뮴 합금제조 및 가공작업, 카드뮴 전지와 화합물 제조업 그리고 합성수지·도료·안료 등의 제조공정작업에 종사하는 근로자들에게 카드뮴은 접촉성피부염을 일으키고, 경구섭취나 분진흡입으로 이따이이따이병이나 전신장애도 일으킨다. 경구섭취시는 위장점막을 강하게 자극하여 급성 위장염을 일으키고, 호흡기계 흡입시는 호흡곤란, 급성 폐렴, 두통, 흉부압박감 등을 일으킬 수 있다. 만성중독의 3대 증상으로는 폐기종, 신장장애, 단백뇨 등이 있다.

5. 아황산가스중독

아황산가스(SO_2)를 발생하는 장소에서는 그 흡입에 의해 중독을 일으킨다. 아황산가스는 점막·피부 등의 수분 존재하에서 산으로서 자극 작용을 하여 이것이 독작용의 본태가 된다.

만성적으로 되면 폐, 치아, 장기, 특히 간·소화기의 장애를 일으키며 대량 단기간의 폭로보다 소량 장기간의 폭로 쪽이 장애도가 강하다. 장애 우려가 있는 작업으로는 천연유황의 갱내굴착작업, 유황을 함유하는 암석 또는 황화물의 소결 혹은 배소작업, 황산제조 작업, 셀룰로이드 제조, 제지·제빙 등의 공정에서 SO_2 가스가 발생하는 장소의 작업 등이 있다.

아황산가스중독 증상으로는 주로 눈, 상기도, 폐, 위 등에 만성염증이 발생하는 것 외에 흡수된 산에 의해 산혈증이나 치아산식증이 발생한다.

6. 망간중독

망간이나 그 산화물의 먼지흡입에 의해 만성인 신경장애를 일으킨다. 망간광의 채굴작업 및 망간광의 분쇄작업에서 중독의 위험이 많다. 망간의 섭취가 장기간에 걸치면 특유한 신경증상을 나타낸다. 보통 파키슨증(Parkinsonism)과 비슷한 증상으로 보행장애와 안면이 무표정하며 가면 모양의 안면을 하고, 악력과 배근력이 저하된다.

7. 인중독

황인 또는 인산염의 증기의 흡입에 의해 생긴다. 인은 산화효소의 작용을 저지하고, 독성도 심하며, 직업성의 장애로서는 악골에 대한 작용이 특이하다.

장애 우려가 있는 작업은 황인 또는 인산을 제조하는 작업 및 이를 사용하는 작업으로 살충제를 만드는 공장에서 황인을 가온 용해하여 혼합하는 작업과 인산을 사용한 세산작업에서 발생할 수 있다.

전신증상으로는 권태, 식욕부진, 소화기장애, 빈혈, 황달이 있을 수 있으며, 특이한 소견은 골의 혈관에 인이 작용하여 혈관벽의 세포를 침범하여 혈관 지배부를 전색하는 결과로서 하악의 변화가 현저하여 불량 육아 발생이 증가하게 된다.

정확한 것은 X선 진단에 의하여야 하며, 치은의 발적, 종창, 농양을 나타낼 수도 있다.

8. 유기용제중독

공업에서는 용제 특히, 유기용제의 이용범위가 넓으며, 종류도 많고, 용도에 따라 쓰는 용제도 다르다.

일반적인 특성으로 상온에서는 용액이며 휘발되기 쉽고 지용성으로 유기용제 중독의 특성이 된다. 즉, 흡입에 의한 중독을 일으키기 쉽고, 피부에 닿으면 그 부위의 지방을 용해하여 피부장애를 일으킨다.

1) 벤젠(benzene) 및 그 유도체의 중독

벤젠 및 그 유도체는 석탄의 건류 또는 코우크스 제조의 부산물로서 만들어지며, 타르염색의 원료로서 쓰이는 외에 용제로서 가장 널리 쓰이고 또한 그 독성도 강하므로 중요한 직업병의 하나이다.

주로 흡입에 의한 중독인데, 피부에 닿아서 직업성 피부장애를 일으킨다. 급성중독은 주로 신경계의 장애이며, 만성중독은 혈관, 혈액, 간에 중독작용을 나타낸다.

중독을 일으킬 우려가 있는 작업으로는 벤젠 및 그 유도체를 제조하는 작업,

이를 분류·증류하여 용기에 주입하는 작업, 이를 이용하여 안료를 용해하는 작업, 이들을 용제로 하는 도료를 사용하는 작업 특히, 분무 도장작업 등을 들 수 있다.

이로 인한 증상으로서 급성중독 증상은 두통, 이명, 현기증, 오심, 구토, 근육의 경련, 마비, 의식상실이 발생되며 중증의 경우는 사망한다.

만성중독증상은 피로감, 두통, 전신쇠약, 위장장애, 조혈기능장애가 일어나며, 조혈기능장애로서 고도의 빈혈을 일으키고, 혈구의 감소, 적혈구대소부동증이 나타난다. 그리고 간기능장애로서 뉴로빌리노겐(urobilinogen) 양성, 알부민(albumin)/글로브린(globulin)의 저하를 나타내고, 소변이 요단백 양성으로 되는 수가 있다.

피부에 닿으면 그 부위의 홍반, 괴사, 각질 증식 등의 변화를 나타내며, 어떤 사람은 알러지 반응을 일으키기도 한다.

2) 이황화탄소중독

이황화탄소(CS_2)는 휘발성 액체이며, 주로 이황화탄소 가스의 흡입으로 중독을 일으킨다. 인견·인조섬유 공업의 급속한 발전과 관계가 있으며, 용제로서도 이용되므로 고무·지방축출·양모·피혁의 제조 및 가공공업에서도 중독발생이 있을 수 있다. 지용성이며 체내에서 지방산이 많은 장관에 친화성을 가지고 신경장애와 부신피질의 기능장애 형태로 나타난다.

중독의 우려가 있는 작업으로서는 이황화탄소 제조작업, 인견·인조섬유를 제조하는 공정에서 방사를 하는 작업, 셀로판 제조공정 작업, 용제로서 이황화탄소(CS_2)를 사용하는 작업 등에서 발생할 수 있다.

증상은 폭로된 후 비교적 초기에 정신장애가 나타난다. 취업 1주일만에 생기는 수도 있고, 2~3개월 만에 생기는 수도 많이 있는데, 종래의 보고에 의하면 평균 8~9개월이다.

정신장애로서는 흥분, 우울증, 기억력 감퇴, 주의력 산만과 환청 및 환시가 오는 수가 있다. 정신장애는 직업에서 떠나면 소실된다고 한다. 전신증상으로서는 두통, 체중감소, 권태감, 불면 등이 있으며 헤모글로빈(Hb)의 감소 및 망상적혈구(reticulocyte)의 증가도 뚜렷하다.

3) 트리클로에틸렌(Trichlorethylene) 중독

탈지제로서 최근에 많이 쓰이고 있다. 상온에서 쉽게 휘발하므로 흡입에 의한 중독이 많으며 급성중독에는 마비작용이 주가 되고 만성중독은 아직 확실치 않다. 중독의 우려가 있는 작업은 탈지·세정작업이 있으며 증상은 복시, 피로감, 현기증, 구역증, 경련 등이 나타난다.

1-8-4. 중독기전

이와 같은 물질에 의해서 중독이 일어난다는 것은 그 정의를 명백히 하지 않으면 여러 가지 오해가 생기게 될 것이다. 생체가 어떠한 이상적인 환경조건에 의해서 장해를 받는 경우 그 물질 고유의 성질이나 조건을 독성이라고 말하는 것으로서 통상 그 양(dose)은 일정시간 인자를 수반하고 있다. 중독학의 이론으로 하버(Haber)의 법칙이라는 것이 있다. 즉,

$$C \times T = K$$

이라는 것으로서 C는 농도, T는 시간을 표시하며, K는 어떤 결말, 통상 죽음을 의미하고 있다. 실제로 K는 LD_{50}이나 LC_{50} 등일 것이다. LD_{50}이란 실험동물 등을 어떤 독물로 그의 50%, 즉 반수를 죽음에 이르게 하는 양이라는 것이며, LC_{50}이란 독물의 반복흡입 폭로시험으로 그 반수가 죽음에 이르는 독물의 공기

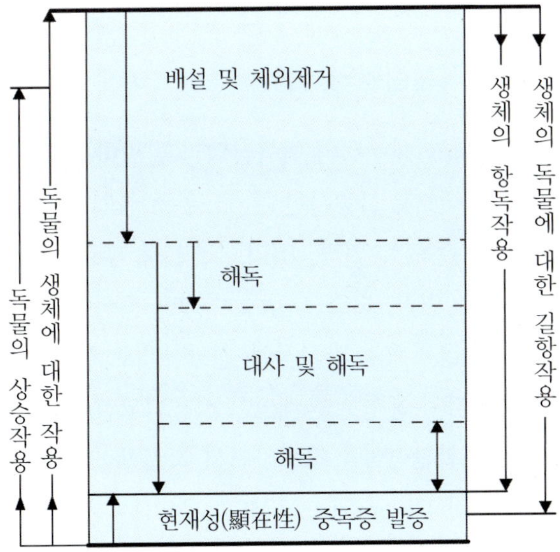

[그림 7-1 생체와 독물과의 상호작용 개념도(Stokinger)]

중 농도를 의미한다. 현재까지 이와 같은 실험은 세계에서 약 2,000여 물질에 대하여 실험이 이루어졌다.

중독발현에는 [그림 7-1]에 도시한 것과 같은 개념으로 독물이 생체에 미치는 작용과 생체가 독물에 대항하는 작용의 2개 요소의 차감에 의해서 설명될 수 있다(Stokinger). 여기서 중요한 것은 현재성 중독증상은 항상 진성중독보다도 정도가 낮게 보인다는 것과 생체내의 현상은 항상 시험관 내 실험의 현상보다도 낮게 보인다는 것 등이다. 또 해독은 쌍날의 칼과 같은 것으로서 독성과 생체반응과의 양자에 대한 방향으로 화살표가 향하고 있다. 이 사실은 해독물질은 반드시 원래의 물질보다도 독성이 약하다는 일은 없다는 것을 의미하고 있다.

체내에 경구적, 또는 경피적으로 섭취된 독물은 체내에 상존하는 효소 등의 영향을 받아서 대사작용을 받지만, 이러한 효소는 본래 인간의 생존을 위해서 필요한 식물이나 영양물질의 대사를 위한 것이 주가 되므로 독물의 대사는 통상 불완전하며, 대개의 경우 독물은 체내에 일정기간 체류하는 일이 많을 뿐 아니라 본래의 정상적인 대사에 필요한 효소의 소모나 장해를 받게 된다.

1-9. 직업성 근골격계질환 (Wokr-related Musculoskeletal Disorder, WMSDs)

1-9-1. 직업성 근골격계질환의 정의

근골격계질환은 특정한 신체부위의 반복작업과 불편하고 부자연스러운 작업자세, 강한 노동강도, 과도한 힘, 불충분한 휴식, 추운 작업환경, 진동 등이 원인이 되어 목, 어깨, 팔꿈치, 손목, 손가락, 허리, 다리 등 주로 관절부위를 중심으로 근육과 혈관, 신경, 인대, 연골, 디스크 등에 미세한 손상이 생겨 결국 통증과 감각이상을 호소하는 근육골격계의 만성적인 건강장해로 알려져 있다.

근골격계질환은 여러 가지 용어로 혼재되어 사용되고 있다. 최근 미국 산업안전보건청(OSHA)에서는 직업관련성을 강조하면서 직업관련성근골격계질환(Work-related Musculoskeletal Disorders, WMSDs)이라는 용어를 사용하고 있으며, 여기에는 가장 많은 비중을 차지하고 있는 직업성요통을 포함하고 있다.

이 외에도 주로 캐나다, 북유럽, 호주 등에서는 반복성긴장장해(Repetitive Strain Injuries, RSI)라는 용어로, 그리고 일부에서는 누적외상성질환(Cumulative Trauma Disorders)이라는 용어를 사용하고 있다. 아직 우리나라에서는 통일된 용어로 사용되지는 않고 있으나 최근 개정된(2012.12.30) 산업안전보건법에서는 '단순반복작업 또는 인체에 과도한 부담을 주는 작업에 의한 건강장해'로 규정하고 있으며, 산업보건기준에 관한 규칙 개정안에는 '근골격계질환'에 대한 용어를 다음과 같이 정의하고 있다.

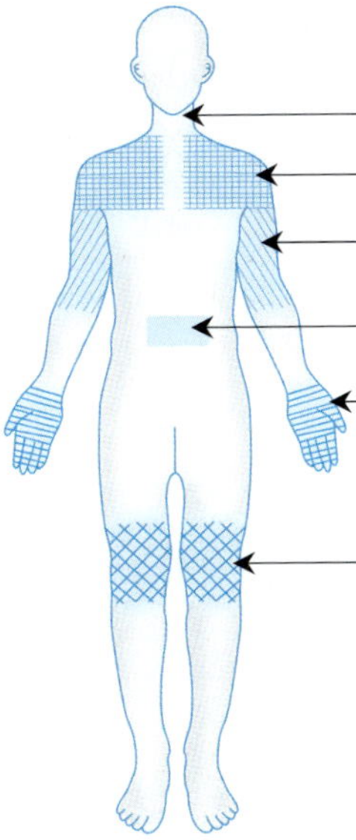

[그림 7-2 근골격질환과 관련된 주요 관절 부위]

"근골격계질환이라 함은 반복적인 동작, 부적절한 작업자세, 무리한 힘의 사용, 날카로운 면과 신체접촉, 진동 및 온도 등의 요인에 의하여 발생하는 건강장해로서 목, 어깨, 허리, 팔다리의 신경·근육 및 그 주변 신체조직 등에 나타나는 질환을 말한다."

미국에서는 근골격계질환을 정부에서 정한 포괄적 기록관리규정(29 CFR Part 1904)의 등록기준을 충족시키는 근육, 신경, 건, 인대, 관절, 연골, 척추디스크 등에 나타나는 상해 또는 질환을 포함하고 있다. 그러나 이러한 근골격계질환에는 미끄러지거나 걸어 다니거나 넘어지거나 물건에 부딪치는 등의 사고 또는 이와 유사한 사고로 인한 상해는 포함되지 않는다.

근골격계질환과 관련된 다양한 용어들을 정리하면 다음과 같다.

- Cumulative Trauma Disorders(CTDs, 누적외상성질환): 주로 상지에서 발생하는 근골격계질환을 말함
- Musculoskeletal Disorders(MSDs, 근골격계질환): 요통을 포함한 포괄적 의미의 근골격계질환을 말함
- Repetitive Strain Injuries(RSI, 반복성긴장장애): 주로 북미와 북유럽, 호주 등에서 많이 사용해왔던 용어로 상지의 근골격계질환을 말함
- Repetitive Motion Disorders(RMDs): 주로 상지에서 발생하는 근골격계질환을 말함
- Overuse syndromes(운동과다증후군)
- Microtraumas(미세외상증후군)
- 목위팔증후군

1-9-2. 근골격계질환의 종류

1. 근골격계질환의 증상과 징후

미국 산업안전보건청(OSHA)에서 정의하고 있는 근골격계질환에 대한 신체부위 및 징후와 증상은 [표 7-14]과 같다.

[표 7-14 미국 산업안전보건청(OSHA)에서 정의한 근골격계질환의 징후와 증상]

신체부위	근골격계질환의 징후(signs)	근골격계질환의 증상(symptoms)
• 근육(muscles) • 신경(nerves) • 건(tendons) • 인대(ligaments) • 관절(joints) • 연골(cartilage) • 척추디스크(spinal discs)	• 기형(deformity) • 악력저하(decreased grip strength) • 행동반경축소 (decreased range of motion) • 기능손실(loss of function)	• 감각의 마비(numbness) • 따끔거림(tingling) • 통증(pain) • 화끈거림(burning) • 뻣뻣함(stiffness) • 경련(cramping)

여기에서 말하는 증상과 징후는 다음과 같은 의미를 갖는다.

1) 근골격계질환의 증상(symptom)

작업자로부터 표현되는 감각마비, 따끔거림, 통증, 화끈거림, 뻣뻣함, 경련 등과 같은 주관적인 통증과 불편함을 말하며, 미국 산업안전보건연구원(NIOSH)에서는 근골격계질환에 대한 증상기준을 다음과 같이 정의하고 있다.

> "적어도 1주일 이상 또는 과거 1년간 적어도 한 달에 한번 이상 상지관절 부위(목, 어깨, 팔꿈치 및 손목)에서 지속되는 하나 이상의 증상들(통증, 쑤시는 느낌, 뻣뻣함, 화끈거리는 느낌, 무감각 또는 찌릿찌릿함)이 존재하고, 동일한 신체부위에 유사질병과 사고병력이 없어야 하고 증상은 현재의 작업으로부터 시작되어야 한다."

2) 근골격계질환의 징후(sign)

작업자의 신체 및 운동기능의 변화로부터 나타나는 객관적 근거를 말하며, 근골격계질환과 관련된 대표적인 징후는 특정 신체부위가 부었거나 혹이 생기는 등의 기형이 나타난 경우, 손의 주는 힘 혹은 손가락의 집는 힘 등의 악력이 저하된 경우, 팔을 들어 올리거나 허리를 굽히는 등의 행동반경이 축소된 경우, 손, 다리 등의 감각이 저하되는 등 기능의 손실이 나타나는 경우이다.

2. 근골격계질환의 발전단계

이와 같은 근골격계질환의 증상은 매우 다양하며 구분하기가 애매한 경우가 많으니 특히, 통증, 민감함, 쇠약함, 무감각함, 운동의 이상 등의 증세를 보이게 되며 일반적으로 [표 7-15]과 같이 세 단계로 분류할 수 있다. 여기에는 단계 2가 근골격계질환의 초기증상이며, 이때부터 의학적 관리가 시작되어야 한다.

주로 문제되고 있는 근골격계질환을 신체 부위별로 정리하면 [표 7-16]과 같다. 그러나 이러한 근골격계질환은 진단하는 의사에 따라 동일한 질환이라 할지라도 각기 다른 진단명으로 진단될 수도 있으며 그 종류 또한, 매우 다양하다.

[표 7-15 근골격계질환 증상과 장해의 발전 단계]

증상 단계	증상 및 장해 내용
단계 1	작업시간 동안에 통증이나 피로함을 호소한다. 그러나 하룻밤을 지내거나 휴식을 취하게 되면 아무렇지도 않게 된다. 작업능력 저하가 발생하지는 않는다. 이러한 상황은 몇 주, 몇 달 동안 계속될 수 있으며 다시 회복할 수 있다.
단계 2	작업시간 초기부터 발생하는데 하룻밤이 지나도 통증이 계속된다. 통증 때문에 잠을 방해받으며, 반복된 작업을 수행하는 능력이 저하되고, 몇 달 동안 계속 된다.
단계 3	휴식을 할 때에도 계속 고통을 느끼게 되며, 반복되는 움직임이 아닌 경우에도 발생하게 된다. 잠을 잘 수 없을 정도로 고통이 계속되며 낮에도 수행할 수가 없게 되어 다른 일에도 어려움을 겪게 된다.

[표 7-16 신체부위별 발생 가능한 작업관련성 근골격계질환의 종류]

신체부위	질병명
목	근막통증후군, 경추부추간판탈출증, 경추부염좌(cervical strain)
어깨	근막통증후군, 회전근개염(충돌증후군 포함), 유착성관절낭염, 이두근건염, 삼두근건염, 삼각근하점액낭염, 퇴행성관절염, 갱글리온, 반복적견관절 탈구
팔꿈치	주관절외상과염, 주관절내상과염, 퇴행성관절염, 요골, 척골 신경포착증후군, 전환부취의 건염 및 건활막염
손 및 손목	수근관증후군(정중, 요골, 척골 신경 포함), 신·굴근 건염, 드퀘르뱅 병, 수지 활액막염, 수지 퇴행성 관절염, 방아되 수지, 갱글리온, 수지진동증후군
허리	근막통증후군, 요추부 염좌, 요추부 추간판 탈출증, 요추관 협착증, 추간판 내장증, 악화된 요추전방전위증 또는 분리증, 퇴행성관절염
무릎	연골연화증, 반월상연골 손상, 슬관절인대의 손상 및 긴장, 점액낭염, 퇴행성 관절염, 슬관절 염좌
발목 및 발	발목관절 염좌, 전족부 염좌, 발목관절 혹은 발의 건염, 지간신경종, 족저근막염

1-9-3. 근골격계질환의 발생원인

근골격계질환의 원인이 되고 있는 위험요인은 [그림 7-3]에서 보는 바와 같이 매우 다양하며, 이러한 요인들이 복합적으로 작용했을 때 작업자에게 건강상의 문제를 일으킨다고 할 수 있다. 중요한 것은 이러한 문제점들은 과다한 업무량과 작업강도, 부적합한 작업장 설계와 그로 인한 부자연스러운 작업자세, 그리고 열악한 작업환경에서 기인된다는 점이다. 그리고 작업장 환경요인, 직무설계요인, 작업자의 특성을 복합적으로 고려하여야 근골격계질환의 발생요일에 대한 정확한 이해가 가능하다고 할 수 있다.

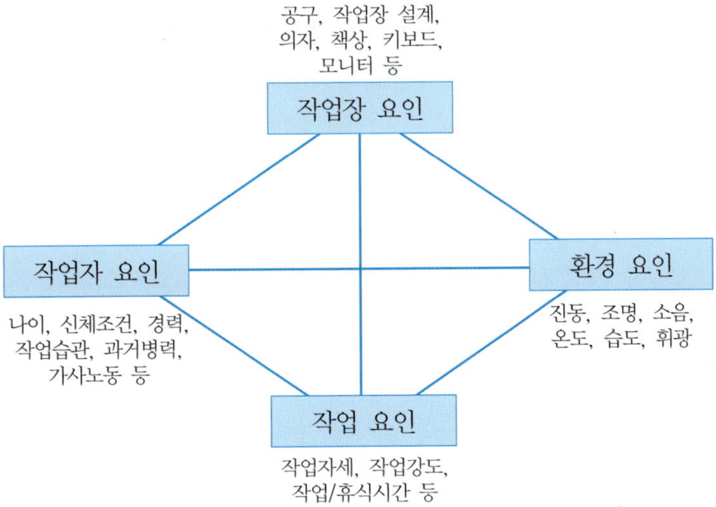

[그림 7-3 근골격계질환의 발생요인]

1. 인적 요인 특성

근골격계질환에 영향을 미치는 인적 요인들은 개인특성에 기인한 과거병력 및 사고력, 생활 및 취미습관, 작업방법 및 기술수준, 연령, 성별 등이 있다.

류마티스관절염이나 알코올중독, 당뇨병, 악성종양, 통풍 등과 같은 과거병력이 있거나 교통사고 혹은 추락과 같은 사고경력이 있는 경우 작업자가 느끼는 통증이 작업에 의한 것인지 여부를 분별하는 데 한계가 있을 수 있으며, 작업요인에 의해 증상이 더 악화될 수 있다.

생활 및 취미습관 등은 후천적인 요인에 의해 많이 좌우되는데, 예를 들면 규칙적인 운동습관이 있는 경우 운동종류와 강도에 따라 근육발달 및 근육 등이 변화되어 그렇지 않은 사람들에 비해 근골격계질환 유병률이 낮은 것으로 보고되고 있다. 또한, 손목을 자주 쓰는 취미활동(악기연주 등)을 많이 하게 되면 작업요인과 관계없이 근골격계질환과 관련된 통증이 문제될 수도 있다.

작업방법 및 기술수준과 관련되어 작업자숙련도가 떨어질 때는 무리한 작업자세나 불필요한 힘의 소요 정도가 더 커지게 되어 근골격계질환의 발생위험도가 높아질 수 있다.

그동안 많은 연구들에서 연령이 증가할수록 근골격계질환의 발생위험도가 커진다고 보고하였으나 그렇지 않은 연구결과들도 있으며, 성별에 따라서는 남성에 비해 여성작업자들의 근골격계질환 발병위험도가 커지는 것으로 보고되고 있다. 또한, 여성과 남성은 근골격계질환의 발생측면에서 차이가 있을 뿐만 아니라 질환에 걸린 이후 직장복귀를 하는 기간도 여성의 경우 긴 것으로 알려져 있다.

여성의 근골격계질환이 연구에서 높게 나타난 이유는 여성이 종사하는 산업이나 직무가 다르기 때문이다. 이러한 차이에 대해 어떤 연구자는(Faucett 등, 1998)은 성별에 따른 해부학적 차이를 지적하고 있으며, 어떤 연구(Messing 등, 1998)에서는 여성의 인체조건들이 남성 중심으로 디자인 된 많은 작업조건들에 잘 맞지 않을 뿐만 아니라 남녀간의 사회적 혹은 경제적인 차이의 복합적인 원인에 의해 근골격계질환의 차이와 회복에 영향을 미친다.

기타 유전적 소인에 따라 뼈의 다양성, 근육질량과 근섬유형태 분포, 인대유연성, 추간판디스크단면적 및 수핵수분함유정도, 인대크기, 수근관크기 등에 차이가 있을 수 있다.

2. 작업요인 특성

작업요인과 관련된 위험요인 특성은 근골격계질환의 직접적인 발병요인인 물리적 스트레스가 중요한 요인들로 지적되고 있다. 최근 국제인간공학회기술위원회(International Ergonomics Association Technical Committee: IEA TC)에서는 상지에 대한 반복작업의 위험요인을 조직체계, 반복정도, 힘의 정도, 작업자세 및 동작의 상태, 휴식시간과 그 주기, 기타(진동공구의 사용, 극도의 정밀작업, 해부학적으로 극소의 물리적 접촉을 요하는 자세, 작은 온도, 맞지 않는 장갑의 사용 등)와 같이 정하고 그에 대한 예방대책을 세울 수 있도록 제안하였다.

이 중에서도 힘, 반복정도, 자세, 휴식시간에 관한 내용은 근골격계질환의 가장 중요한 위험 요인으로 알려져 있다(Putz-Anderson, 1988).

미국산업안전보건연구원(NIOSH)에서는 이와 같은 위험요인들과 근골격계질환과 어떤 관련이 있는가에 대한 2,000개 이상의 연구들을 분석한 결과 [표 7-17]와 같은 결론을 얻었다.

다만 중요한 것은 여기에서 제시되는 모든 내용이 절대적으로 적용되는 기준이 아니라 일반적으로 참고할 수 있는 기준이라는 사실이다. 왜냐하면 근골격계질환을 일으키는 요인들은 한 가지가 독립적으로 문제되는 것이 아니라 다양한

[표 7-17 근골격계질환과 물리적 위험요인과의 관련성(NIOSH, 1997)]

신체부위		위험요인	관련성 높음	관련성 있음	관련성 불충분
목 목-어깨 부위		반복성		○	
		힘		○	○
		자세	○		
		진동			
어깨 부위		반복성		○	
		힘			○
		자세		○	
		진동			○
팔꿈치		반복성			○
		힘		○	
		자세			○
		혼합된 위험요인	○		
손/ 손목	수근관증후군	반복성		○	
		힘		○	
		자세			○
		진동			
		혼합된 위험요인	○	○	
	건초염	반복성		○	
		힘		○	
		자세		○	
		혼합된 위험요인			
	수근관증후군	진동	○		
허리		들기작업/이동	○		
		자세		○	
		힘든 작업		○	
		전신진동	○		
		정적인 자세			○

위험요인들이 서로 복합적인 관계 속에서 질환의 원인이 되고 있기 때문이다.

3. 작업조직 및 사회심리적인 요인

미국 산업안전보건청(OSHA)에서는 근골격계질환의 위험요인 중 물리적인 스트레스 외에 작업현장에서 관리되어야 할 작업조직(job organization)과 관련하여 부적절한 휴식 시간, 부적절한 작업 속도와 작업 시간(시간외근무, 장기간 지속되는 교대근무, 과도한 작업강도 등), 비숙련된 작업(신규작업자나 작업전환자 등), 다양성이 없는 단순작업(지속되는 제한된 동작, 부적절한 작업순환, 제한된 작업공간 및 내용), 기계에 의존되는 작업 속도 같은 요인들을 지적하고 있다.

이외에도 동료나 상급자에 의한 조직과 사회적 영향이 중요한 요인으로 지적되고 있으나, 이에 상반되는 결과를 보이는 연구도 있다(Dehlin et al., 1977). 이러한 연구결과는 업무로 인한 정신, 사회적 스트레스에 대한 인지 정도에 따라 근골격계질환의 유병률이 달라짐을 시사하고 있다.

특히, 사회심리적 요인은 최근 산업안전보건에서 새로운 분야로 떠오르고 있다. 기존의 산업보건의 접근방식이 물리적, 기계적, 화학적인 측면에 강조를 두었다면 노동자가 조직 내에서 느끼는 자신의 노동에 대한 통제정도, 자율권, 직장내의 사회적 지원 등이 건강에 영향을 미치기 때문이다. 특히, 사회심리적 요인은 산업구조 서비스산업으로 나아갈수록 그 중요성이 더욱 강조되고 있다.

외국의 경우 사회심리적인요인과 근골격계질환과의 상관성에 관한 최근의 논의가 활발해지고 있다. 최근의 연구결과는 한마디로 사회심리적인 요인이 근골격계질환의 가장 직접적인 요인은 아니라고 할지라도 작업환경의 제반조건과 함께 노동자의 질환 발생률에 영향을 미치고 있음을 보여주고 있다(EU, 1999).

우리나라에서 가장 많은 부분을 차지하고 있는 소음성난청의 경우 발생건수에서는 중요한 비중을 차지하고 있지만 작업손실로 인한 경제적인 손실비용은 극히 미미하다고 할 수 있다. 그러나 근골격계질환은 주로 근육의 만성적인 피로로 인해 근육과 신경 및 혈관 등에 장해가 나타나는 병리적인 특성을 가지고 있다. 따라서 일정한 육체적인 활동을 해야 하는 모든 노동에 있어 즉각적인 육체적 활동능력의 저하로 나타나 곧바로 노동력 손실을 가져온다는 데 그 문제의 심각성이 있다.

1-10. 산소결핍증

1-10-1. 산소결핍의 정의

산소결핍이라 함은 공기 중의 산소농도가 18% 미만인 상태라고 되어 있다(산업안전보건법).

산소결핍위험작업을 할 때에는 작업장의 공기 중 산소농도가 18% 이상 즉, 정공기(산소농도 18% 이상 23.5% 미만, 탄산가스농도 1.5% 미만, 일산화탄소농도 30ppm 미만, 황화수소농도 10ppm 미만의 공기)가 유지되도록 환기시켜야 한다. 다만 폭발·산화 등의 위험으로 환기가 곤란할 경우는 공기호흡기 또는 호스마스크를 착용하고 작업할 수 있도록 되어 있어 특별한 경우에는 18% 이하에서도 작업을 할 수 있다.

1-10-2. 산소결핍에 의한 인체반응

산소결핍증을 일명 저산소증이라고도 한다. 인체 중에서 산소결핍에 대하여 가장 민감한 조직은 생체 중 최대 산소 소비기관인 뇌신경세포이다.

이 뇌신경세포는 산소결핍으로 순간에 그 기능을 정지할 정도는 아니지만 단시간 내 비가역적 파괴가 일어난다. 즉, 산소결핍에 의하여 순간적으로 활동을 정지하고 산소 공급정지가 1.5분 이내일 때에는 모든 활동성이 복구되나 2분 이상이면 활동성이 회복되지 않는다. 산소결핍에 대한 생체의 항상성 유지의 한계는 14±2% 정도이고, 이 이하가 되면 산소결핍증 중증화가 되어 치사한계에 가까워지게 된다. 산소결핍의 증상은 초기에는 대뇌피질의 신경세포의 기능이 저하되고 산소농도 저하상태가 진행됨에 따라 중추기능 장해가 발생되면서 사망하게 된다. 산업장에서의 산소결핍은 일반적으로 작업하기 전에 산소가 결핍된 곳에서 발생되며, 작업 중 서서히 발생하는 일은 드물다.

1-10-3. 산소결핍증의 방지대책

산소결핍증의 방지대책으로서 다음과 같은 방법이 있으나 무엇보다도 그 예방에 힘써야 한다.

(1) 환기

(2) 적정공기유지: 작업장내의 산소농도 18% 이상 23% 미만, 탄산가스 1.5% 미만, 황화수소 10 ppm 미만 유지

(3) 보호구 착용

(4) 작업자에 대한 교육 실시: 산업위생교육과 작업수칙교육

[표 7-18 산소농도에 따른 인체의 영향]

산소농도(%)	산소분압 (mmHg)	동맥혈의 산소분압 (mmHg)	동맥혈의 산소포화도 (%)	증 상
16~12	120~90	60~45	89~85	맥박 및 호흡수 증가·정신집중곤란·두통·이명
14~9	105~60	55~40	87~74	판단력이 둔해지며 의기양양감, 불안정한 정신상태, 자상 등을 못 느낌·명정상태·전신탈력·청색증
10~6	70~45	40~20	74~33	의식불명·중추신경장해·경련·청색증
10~6에서 지속 또는 그 이하	45이하	20이하	33이하	혼수(호흡이 늦어짐·호흡정지), 6~8분 후 심장박동 정지

참고문헌

1. 서광석·박종웅, 최신환경위생학, 대학서림, 2007
2. 서광석, 신 산업위생관리사, 대학서림, 2007
3. 환경부, 환경관련법규, 환경부, 2020
4. 환경부, 환경백서, 환경부, 2019
5. 이정환 외, 산업위생관리, 신광출판사, 1998
6. 고용노동부, 산업안정보건관련법, 고용노동부, 2020
7. U.S., OSHA(Occupational Safety and Health Administraction), "Industrial hygiene Technical Manual", 1984
8. 환경학교재연구회, 환경학개론, 자유아카데미, 2000
9. Encyclopedia of Occuoational Health and Safety, 3rd Ed., International Labour Organization, 1983

10. Parker, S.P., Encyclopedia of Enviromental Science, Mc Graw-Hill, 1980
11. Krenkel, P.A., and novotny V.: Water quality Management. Academic Press, 1980
12. Peavy, H.S. et al.; Envirommental Engineering, Mcgraw-Hill, 1985
13. Tehobamoplous, G. er al.; Solid Wastes, Mcgraw-Hill, 1977
14. Metcalf & Eddy, Wastewater Enginneering, Trearment Disposal Reuse, Mcgraw-Hill, 1979
15. Bethee, R. M.; Air Pollution control Technology, van Nostrand reinhold, 1978
16. Benarie, M.M.; Air Pollution Modelling, Macmillan Press, 1980
17. HohmoHol,: Soil chemistry, John wiley & sons, 1979
18. Guene, W.D.: Pesticide in soiland water, Madison, 1974

찾아보기

ㅇ

ㅊ

INDEX

최신 공중보건학

2014년 6월 1일 초판 발행
2016년 2월 29일 개정 1판 발행
2018년 2월 28일 개정 2판 발행
2020년 3월 16일 개정 3판 발행

저 자 김갑중 · 박상남 · 박형기 · 송민영
유원종 · 허재원 · 서광석

발행인 윤 진 영
발행소 도서출판 대학서림
(03076) 서울시 종로구 혜화로 2길 8
전화 : 02) 745-1220, 763-1220
FAX : 02) 744-1210
등록번호 : 제1-88호

정가 25,000원

ISBN : 978-89-6940-229-5 93510
저자와의 협의에 의해 인지를 생략합니다.

http : //www.daihaks.com